军队后勤科研重大项目（ALJ17J001）

AME 学术盛宴系列图书 014

ECMO
成人的体外生命支持

主编：[意]法比奥·桑加利（Fabio Sangalli）

　　　[意]尼古拉·帕特罗尼蒂（Nicolò Patroniti）

　　　[意]安东尼奥·佩森蒂（Antonio Pesenti）

主审：樊　嘉

主译：诸杜明　钟　鸣

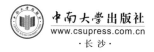

中南大学出版社
www.csupress.com.cn
·长沙·

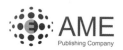

图书在版编目（CIP）数据

　　ECMO：成人的体外生命支持/（意）法比奥·桑加利，（意）尼古拉·帕特罗尼蒂，（意）安东尼奥·佩森蒂主编；诸杜明，钟鸣主译. —长沙：中南大学出版社，2020.10

　　书名原文：ECMO-Extracorporeal Life Support in Adults

　　ISBN 978 - 7 - 5487 - 4170 - 1

　　Ⅰ.①E…　Ⅱ.①法…　②尼…　③安…　④诸…　⑤钟…　Ⅲ.①体外循环　Ⅳ.①R654.1

　　中国版本图书馆CIP数据核字(2020)第175893号

AME 学术盛宴系列图书 014

ECMO——成人的体外生命支持

ECMO——CHENGREN DE TIWAI SHENGMINGZHICHI

主编：[意]法比奥·桑加利，[意]尼古拉·帕特罗尼蒂，[意]安东尼奥·佩森蒂
主译：诸杜明　钟　鸣

□丛书策划　郑　杰　汪道远
□项目编辑　陈海波　廖莉莉
□责任编辑　陈　娜　江苇妍　董　杰
□责任校对　石曼婷
□责任印制　易红卫　潘飘飘
□版式设计　王　李　林子钰
□出版发行　中南大学出版社
　　　　　　社址：长沙市麓山南路　　　　邮编：410083
　　　　　　发行科电话：0731-88876770　　传真：0731-88710482
□策 划 方　AME Publishing Company
　　　　　　地址：香港沙田石门京瑞广场一期，16 楼 C
　　　　　　网址：www.amegroups.com
□印　　装　天意有福科技股份有限公司

□开　　本　710×1000　1/16　□印张 31　□字数 623 千字　□插页
□版　　次　2020 年 10 月第 1 版　□2020 年 10 月第 1 次印刷
□书　　号　ISBN 978 - 7 - 5487 - 4170 - 1
□定　　价　168.00 元

原著主编

[意]法比奥·桑加利（Fabio Sangalli）

意大利蒙扎圣杰勒德医院麻醉和重症监护室。

[意]尼古拉·帕特罗尼蒂（Nicolò Patroniti）

意大利米兰比可卡大学圣杰勒德医院急诊科和健康科学系。

[意]安东尼奥·佩森蒂（Antonio Pesenti）

意大利米兰比可卡大学临床外科学院健康科学系。

编者风采

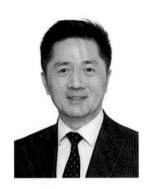

主审：樊嘉　中国科学院院士、肝肿瘤外科学家

　　复旦大学附属中山医院院长，上海市肝病研究所所长，复旦大学肝癌研究所所长，复旦大学附属中山医院肝外科教授。以第一完成人获国家科技进步奖二等奖、教育部自然科学奖一等奖、上海市科技进步奖一等奖等。

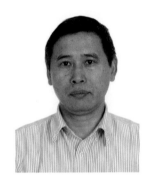

主译：诸杜明

　　复旦大学附属中山医院重症医学科主任、主任医师、硕士生导师，现担任中国医师协会重症医学医师分会常委、上海市医师协会重症医学医师分会会长、上海医学会危重病专科分会主任委员、中华医学会重症医学分会全国委员。

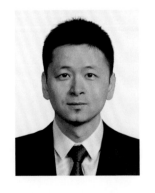

主译：钟鸣

　　医学博士，硕士生导师，2017—2018年赴美国伊利诺伊大学医学院从事博士后工作。现任复旦大学附属中山医院主任医师，重症医学科副主任。学术兼职包括中国医师协会重症医学医师分会青年专业委员会副主任委员、中国体外生命支持协会常委，*Journal of Thoracic Disease*杂志专栏编辑。

译者：

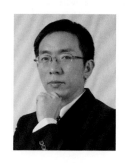

邓喜成

医学博士，湖南省儿童医院心胸外科副主任医师。2012—2013年以临床研究员身份于澳大利亚接受临床培训一年。目前担任多家国际国内杂志编委或审稿人。主持湖南省级科研课题1项，参与国家级和省厅级科研课题数项。以第一作者或通讯作者身份在SCI收录期刊发表论文10余篇。

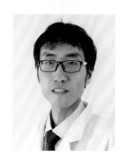

范博

医学博士，大连医科大学附属第二医院泌尿外科主治医师，主持国自然及省市课题6项，以第一/通讯作者发表SCI收录论文9篇，参编书籍6本，翻译外文书籍10本，参与专利发明2项，担任《临床与病理杂志》中青年编委，《现代药物与临床》审稿专家。

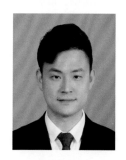

范昊哲

浙江大学医学院附属金华医院重症医学科主治医师，中共党员，中国重症超声研究组（CCUSG）浙江工作组成员，擅长重症心超导向的血流动力学治疗，重症肺部超声导向的ARDS治疗，ECMO小组成员，多次参与外文书籍和文献的翻译工作。

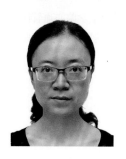

方芳

麻醉学博士，复旦大学附属中山医院麻醉科副主任医师。主要科研方向为脑发育和脑保护。担任中国心胸血管麻醉学会疼痛学分会青年委员会副主任委员、中国整形美容协会麻醉与镇静镇痛分会常委、中华医学会麻醉学分会临床及转化医学研究学组组员、中国心胸血管麻醉学会围术期基础及转化医学分会青年委员。

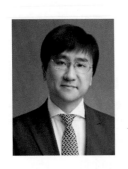

顾劲扬

医学博士，上海交通大学医学院附属新华医院移植科主任，普外科副主任，硕士生导师。中国医师协会整合医学分会肝胆外科专业委员会委员，中国研究型医院学会普通外科学专业委员会青年委员，中国医师协会临床精准医疗专业委员会青年委员会委员，上海市医学会器官移植专科分会委员。

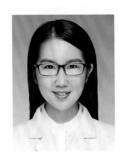

赫嘉惠

医学硕士，2016—2017年就职于哈尔滨市第二医院心内科，现就职于武汉亚洲心脏病医院超声科。

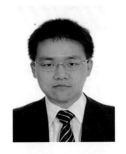

黄俊峰

医学硕士，现任复旦大学附属中山医院主治医师，肝脏重症亚专科方向（急性肝衰竭诊治、肝移植围术期管理），曾多次参加全国重症医师年会ECMO研讨会演示教学。

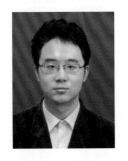

黄雷

医学博士，2018—2019年赴英国伦敦大学国王学院心血管医学科学中心学习。现任天津市第三中心医院心脏中心主治医师。《中国胸心血管外科杂志》中青年编委。

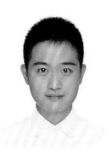

靳凯淇

医学博士，毕业于同济大学临床医学专业八年制，师从著名胸外科专家姜格宁教授。目前任职于同济大学附属上海市肺科医院胸外科，担任住院医师。

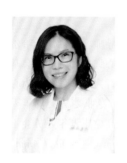

李玉萍

医学博士，同济大学附属上海市肺科医院胸外科ICU副主任医师。美国克利夫兰医学中心访问学者。上海市肺科医院肺移植团队以及体外生命支持团队的主要成员。学术兼职包括欧洲胸外科医师协会（ESTS）会员，上海市生物医学工程学会会员。

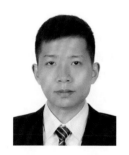

励述元

2018年获同济大学临床医学博士学位，现就职于同济大学附属上海市肺科医院胸外科。曾于2016—2017年至美国梅奥医学中心联合培养学习，主攻肺癌外科治疗及流行病学研究。

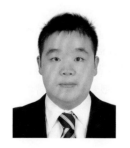

刘鼎乾

医学博士，2018年毕业于复旦大学上海医学院临床医学（八年制），师从王春生教授。目前为复旦大学附属中山医院心脏大血管外科医师。学术任职包括美国心脏病学会青年医生和研究者（ACC-FIT）、欧洲心脏病学会会员等。

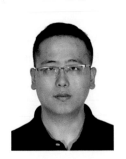

刘凯雄

医学博士，福建医科大学附属第一医院呼吸与危重症医学科副主任医师。主持和参与多项国家级、省部级课题，以第一作者和通讯作者身份发表SCI收录论文13篇。

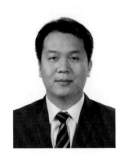

刘越

医学博士，博士后，主任医师，硕士生导师。现工作于哈尔滨医科大学附属第一医院心内科，中国心胸血管麻醉学会基层心血管病分会常务委员，中华医学会行为医学分会行为心脏病学学组委员，中国医师协会高血压专业委员会青年委员，黑龙江省医疗保健国际交流促进会高血压青年委员会主任委员，*Cardiovascular Diagnosis and Therapy*专题编辑，*Annals of Translational Medicine*客座专题编辑。

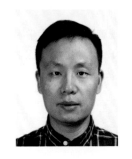

倪布清

医学博士、硕士生导师，现任南京医科大学第一附属医院心脏大血管外科副教授、副主任医师，学术兼职包括中华医学会器官移植学分会第八届全国青年委员、国家心血管病专家委员会血管外科专业委员会第二届青年委员等。

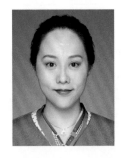

宋洁琼

医学博士，复旦大学附属中山医院重症医学科副主任医师，擅长各类危重症患者救治，现任中国人体健康科技促进会重症医学与器官支持专业委员会委员，共发表论文近20篇，其中SCI收录论文10余篇，申请国家实用新型专利6项，曾参编或参译多本著作。

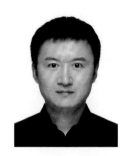

帖红涛

重庆医科大学附属第一医院心胸外科住院医师，德国明斯特大学心胸外科博士在读，研究方向为：心室辅助装置、缺血再灌注损伤及循证医学。《中国胸心血管外科临床杂志》第三届青年编委，主持国家自然科学青年基金1项。

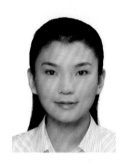

王海燕

医学硕士，上海交通大学附属第六人民医院麻醉科主治医师。

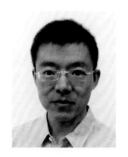

王凯

医学博士，访美博士后，现在温州医科大学附属第一医院儿科工作。浙江省医师协会儿童重症医师分会委员、浙江省医师协会儿科医师分会心血管学组委员。美国毒理学会心血管分会博士后成员。担任 *Translational Pediatrics*、*Cardiovascular Innovations and Applications* 杂志编委。

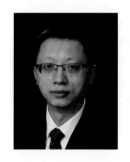

王学敏

医学博士，主任医师，硕士生导师。上海交通大学医学院附属松江医院急诊危重病科主任。上海市医学会危重病专科分会委员，上海市医师协会重症医学医师分会委员。

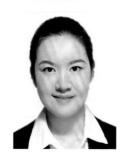

王莹

医学博士，毕业于黑龙江省哈尔滨医科大学。现就职于黑龙江省中医药大学微生物免疫教研室。以第一作者身份发表SCI文章2篇，参与发表SCI多篇。

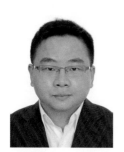

吴威

医学博士，现任复旦大学附属中山医院重症医学科主治医师。2018—2019年赴美国伊利诺伊州立大学医学院进修。目前担任中国体外生命支持协会委员。

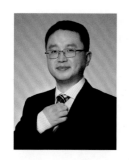

谢冬

2013—2014年在美国Mayo Clinic客座访学。目前担任同济大学附属上海市肺科医院胸外科科室副主任，副教授，博士生导师。

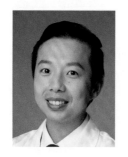

谢晖

医学博士，上海交通大学附属第一人民医院急诊危重病科副主任医师。中国毒理学会中毒与救治专委会青年委员，上海市社会医疗机构协会急诊危重病分会常委。

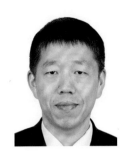

闫宪刚

医学博士，复旦大学附属儿科医院厦门分院心血管中心执行主任，副主任医师。中国医师协会体外生命支持专业委员会儿科学组委员，中国医师协会体外生命支持专科医师，《中国胸心血管外科临床杂志》中青年编委。

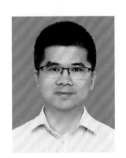

姚海军

医学硕士，复旦大学附属华山医院虹桥院区重症医学科主治医师，从事重症医学工作10余年，主要负责神经重症感染与控制、气道管理、围术期安全及神经重症大数据等临床工作。

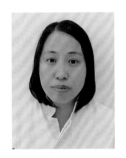

叶海燕

医学硕士，现为同济大学附属东方医院重症医学科主治医师，上海市中医药学会危重病分会委员。

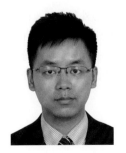

张珂诚

中国人民解放军总医院普通外科医学部主治医师，*Military Medical Research*青年编委，*Frontiers in Oncology*副主编，获中华外科青年学者奖，北京医学科技三等奖等科技奖励。

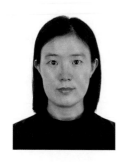

张琳

医学博士，2014—2015年在美国叶史瓦大学爱因斯坦医学院作访问学者。现任复旦大学附属金山医院副主任医师，急危重病中心副主任。上海市医学会危重病专业委员会重症心脏学组青年委员，荣获上海"医树奖"青年临床医学科技创新奖。

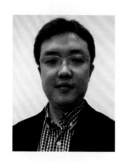

赵晋波

医学博士，副主任医师，副教授，硕士生导师，空军军医大学唐都医院胸腔外科副主任。中国医师协会胸外科医师分会青年委员会副主任委员。

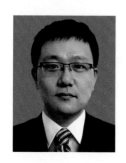

赵爽

天津医科大学医学检验诊断学硕士，就职于天津市第四中心医院（南开大学第四中心临床学院）从事血液骨髓细胞病理学工作，参与完成天津市局级科研1项，在核心期刊发表论著1篇，参与编译医学专业著作数十本。

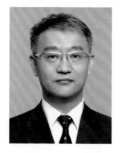

朱丹

医学博士，硕士生导师，上海市胸科医院心外科主任，微创心脏外科主任，主任医师。美国胸心外科学会会员，国际微创胸心外科协会会员，上海市医师协会心血管外科医师分会委员，上海市医学会心血管外科分会委员，亚洲心脏瓣膜病学会中国分会委员。

兰青

本科毕业于福建医科大学临床医学专业，目前研究生在读，就读于复旦大学附属华山医院神经外科。

童洪杰

金华市中心医院重症医学科。

周明利

镇江市第三人民医院普通外科。

审校者：

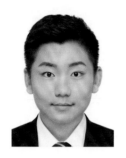

安倬玉

北京大学第二临床医学院八年制在读，现于北京大学血液病研究所/国家血液系统疾病临床医学研究中心进行本科生科研学习。

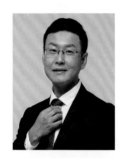

陈秦生

2001—2008年在北京友谊医院急诊及ICU工作，主治医师。2008—2016年加入国际SOS救援中心（新加坡、澳大利亚等地），任急诊&飞行医生/医疗总监。2016年加入华为技术有限公司，任医疗总监。2019年成为华为消费者BG医疗健康总监，参与智能穿戴与运动健康相关产品的研发。

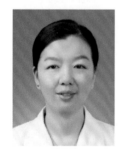

邓丽

医学博士，广东医科大学博士后，哈尔滨医科大学附属第一医院心外科副主任医师，硕士生导师。国家心血管病中心体外循环与体外生命支持质控中心专家组成员，中国心胸血管麻醉学会体外生命支持分会委员；中国医师协会体外生命支持专业委员会青年委员，中国生物医学工程学会体外循环分会青年委员会委员。

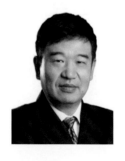

杜心灵

华中科技大学同济医学院附属协和医院心脏大血管外科，教授，主任医师、博士生导师。中国心胸血管麻醉学会体外生命支持分会常委，湖北省生物医学工程学会体外循环专业委员会主任委员。从事心血管疾病基础研究、临床与教学工作30余年。发表专业学术论文60余篇。

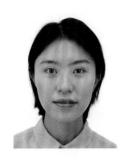

冯莹莹

医学博士，中日友好医院呼吸与危重症医学科主治医师，现任Thorax青年编委。

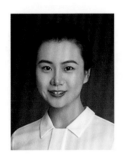

高思哲

中国医学科学院阜外医院博士生在读。研究方向：体外生命支持的器官保护；搏动性体外生命支持设备的血流动力学特性；体外膜肺氧合在心脏移植术后移植物功能衰竭的应用。

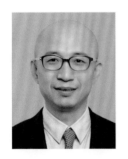

郭震

医学博士，副主任医师，上海交通大学附属胸科医院体外循环与生命辅助亚专科主任，中国生物医学工程学会体外循环分会委员，中国心胸血管麻醉学会体外生命支持分会常委，中国非公立医疗机构协会体外生命支持专业委员会常委，上海体外循环学会副主任委员，体外生命支持小组副组长。

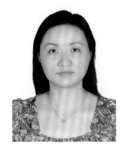

胡萍

医学硕士，中南大学湘雅医院心脏大血管外科副教授。中国生物医学工程学会体外循环分会青年委员，中国心胸血管麻醉学会体外生命支持分会委员，中国心胸血管麻醉学会血液管理分会委员。

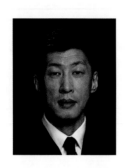

吉冰洋

医学博士，主任医师，博士生导师。现任中国医学科学院阜外医院体外循环中心主任、成人体外循环科室主任；中国心胸血管麻醉学会体外生命支持分会现任主任委员；国家心血管病中心专家委员会委员，国家心血管病临床医学研究中心主要研究者（PI）；中国医学科学院阜外医院学术委员会委员。

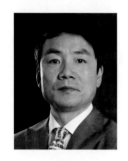

金振晓

空军军医大学西京医院心血管外科副主任。陕西省生物医学工程学会体外循环分会主任委员；中国生物医学工程学会体外循环分会常务委员；《中国体外循环杂志》副总编。

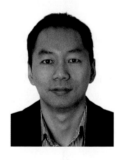

李欣

医学博士，主任医师，硕士生导师。复旦大学附属中山医院心血管外科体外生命支持亚专科主任，兼复旦大学附属中山医院ECMO治疗组主任。目前担任中国体外循环学会候任主任委员，上海市生物医学工程学会体外循环专业委员会主任委员，中华医学会心胸血管外科分会青年委员。

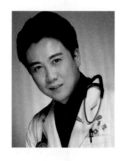

梁宏亮

医学博士，空军军医大学西京医院心血管外科副教授，硕士生导师，冠心病外科专业组组长。美国胸外科医师学会（STS）会员，中国医师协会心血管外科医师分会青年委员。年独立完成不停跳搭桥、Bentall等心血管外科手术300余台。以第一作者身份发表SCI收录论文12篇。

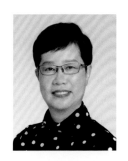

林茹

儿科学博士，主任医师，浙江大学医学院附属儿童医院心脏中心副主任，体外循环/体外生命支持科主任，中国心胸血管麻醉学会体外生命支持分会常委；中国医师协会体外生命支持专业委员会儿科学组常委；中国生物医学工程学会体外循环分会儿科组副组长。作为主要完成人获国家科技进步二等奖1项，浙江省科技进步一等奖1项等。

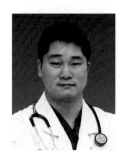

刘凯

复旦大学附属中山医学重症医学科，呼吸治疗师。中国医药教育协会超声医学专业委员会重症超声学组委员，中国重症超声研究组（CCUSG）培训讲师，以第一/共一作者身份发表SCI收录论文5篇、中文核心论文1篇，主持院内科研课题1项，参编专业书籍5本，已获专利2项。

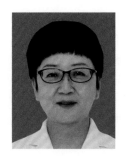

刘燕

武汉亚洲心脏病医院体外循环科和体外生命支持中心主任，教授，研究生导师。现任中国非公立医疗机构协会体外生命支持专业委员会主任委员、湖北省生物医学工程学会体外循环分会副主任委员、中国医师协会体外生命支持专业委员会常委、中国心胸血管麻醉学会体外生命支持中心支持分会常委、中国生物医学工程学会体外循环分会常委。

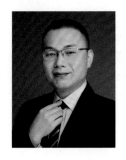

刘洋

空军军医大学西京医院心血管外科博士，副教授，硕士生导师。美国马里兰大学医学院博士后。专注心血管疾病微创治疗及体外生命支持技术研发。国家心血管病专家委员会微创心血管外科专业委员会委员，陕西省体外循环学会委员。

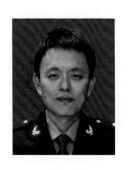

刘宇

医学博士，2015年毕业于第四军医大学。现任中国人民解放军北部战区总医院心血管外科副主任医师，硕士生导师。学术兼职包括中国生物医学工程学会体外循环分会委员、中国心胸血管麻醉学会体外生命支持分会委员。获辽宁省科技进步一等奖1项、军队医疗成果一等奖1项。

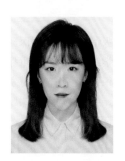

齐嘉琛

医学博士，中国医学科学院阜外医院。

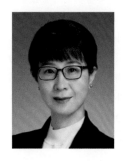

荣健

主任医师，博士生导师。中山大学附属第一医院体外循环科主任。中国心胸血管麻醉学会体外生命支持分会常委，广东省健康管理学会高级生命支持专业委员会主任委员。以第一/通讯作者身份发表SCI收录论文13篇，单篇最高IF 5.228。主持国家自然科学基金面上项目1项，广东省自然科学基金项目1项，广州市科技计划项目1项。

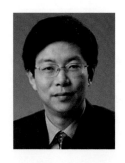

王伟

上海交通大学医学院附属上海儿童医学中心党委副书记，体外循环科主任，主任医师，硕士生导师。现任中国生物医学工程学会体外循环分会常委，中国医师协会体外生命支持专业委员会常委，上海市生物医学工程学会体外循环专业委员会候任主任委员。

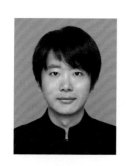

王振卿

医学硕士，郑州大学第一附属医院心血管外科体外支持中心，主治医师。发表国内核心期刊论文5篇，SCI收录论文1篇。现任河南省卒中学会心血管分会结构性心脏病专业委员会委员。

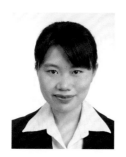

闫姝洁

中国医学科学院阜外医院体外循环中心副主任医师，北京协和医学院临床医学（八年制）专业博士毕业。致力于体外生命支持领域临床和基础研究，发表SCI收录论文16篇（第一作者8篇），参加横向课题4项，参加专业书籍编译5部。

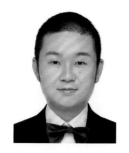

杨寅愉

医学硕士，2011年毕业于上海交通大学医学院，现就职于上海交通大学医学院附属上海儿童医学中心，主要担任体外循环和ECMO管理工作。2015年赴美国肯塔基大学参与ECMO系统的研究工作。2019年起担任中国医师协会体外生命支持专业委员会理论及模拟培训导师。

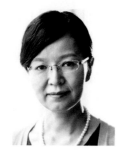

于坤

医学博士，中国医学科学院阜外医院体外循环中心主任医师，硕士生导师。中国心胸血管麻醉学会体外生命支持分会秘书长；中国医师协会住院医师规范化培训评估专家；中国体外循环学会委员；中国研究型医院学会委员。

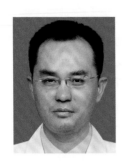

詹庆元

医学博士，北京协和医学院及首都医科大学主任医师，教授，博士生导师，中日友好医院呼吸与危重症医学科四部与五部主任。中国医师协会内科医师分会副会长，中国医师协会呼吸医师分会危重症医学工作委员会主任委员，中国医师协会重症医学医师分会常委。

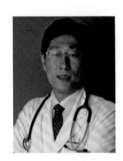

张海波

首都医科大学附属北京安贞医院心外科主任医师、教授、博士导师，主持国际合作课题、国自然、北京市科委等科研课题10余项。中国医师协会心血管外科分会全国委员兼结构性心脏病专业委员会副主委、房颤委员会副主委。亚洲心脏瓣膜病学会中国分会常委兼秘书长、瓣膜病介入委员会副主委兼秘书长。

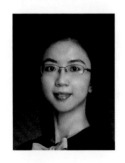

张巧妮

中国医学科学院阜外医院体外循环中心博士研究生。

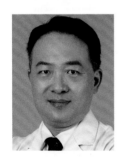

周成斌

广东省人民医院心外科体外循环室主任，主任医师，博士生导师。从事体外循环、机械辅助循环和体外生命支持工作。现任中华医学会麻醉学分会体外循环学组副组长，中国心胸血管麻醉学会体外生命支持分会候任主任委员等。

郭铮

上海交通大学医学院附属上海儿童医学中心体外循环科。

闵苏

重庆医科大学附属第一医院麻醉科。

沈佳

上海交通大学医学院附属上海儿童医学中心心胸外科。

AME 学术盛宴系列图书序言

这个系列图书具有几大特色：其一，这个系列图书来自Springer，Elsevier，Wolters Kluwer，OUP，CUP，JBL，TFG等各大出版社，既有一些"经典图书"，也有一些实用性较强的"流行图书"，覆盖面甚广；其二，这个系列图书的翻译工作，都是基于"AME认领系统"，我们花费近1年时间，开发这套"认领系统"，类似出版界的Uber/滴滴，成功地对接了图书编辑老师、译者和审校者之间的需求。一般情况下，我们发布一本书的目录等信息之后，48小时内该书的翻译任务就会被AME注册会员一抢而空——在线完成译者招募和审校等工作，参与翻译和校对工作的人员来自国内众多单位，可谓智力众筹；其三，整个翻译、审校、编辑和出版过程，坚持"品书"与"评书"相结合，在翻译的同时，我们邀请国内外专家对图书进行"点评"，撰写"Book Review"，一方面刊登在我们旗下的杂志上，另外一方面将其翻译成中文，纳入本书中文版，试图从多个角度去解读某个图书，给读者以启迪。所以，将这个系列图书取名为"学术盛宴"，应该不足为过。

虽然鲍鱼、鱼翅等营养价值较高，但是，并非适合所有人，犹如餐宴一样，享受学术之宴也很有一番讲究。

与大家分享一个真实的故事。有一天，南京一位知名上市公司的总裁盛情邀请我参加一个晚宴。

席间，他问了我一个问题：国外的医术是不是比中国先进？瑞士的干细胞疗法是不是很神奇？

因为我没有接受过瑞士的干细胞治疗，所以，对此没有话语权，我个人对这个疗法的认识仅限于"一纸"——只是有几次在航空杂志上看到过相关的"一纸"广告。

正当我准备回答他的问题的时候，他进一步解释，"上个月，我的一位好朋友就坐在你今天这个座位，他已超过50岁，但是，看起来很年轻，因为他去瑞士接受过干细胞治疗……"

"您的这位朋友，他的心态是不是很平和？他的家庭是不是很幸福？他的爱情是不是很美满？"我反问了几个问题。

他毫不犹豫地回答："是的。"

"他的外表看起来很年轻，可能是由于接受干细胞治疗这个因素导致的，更可能是干细胞治疗、家庭、爱情、事业等多个因素共同作用所造成的。"听完我的回答，这位优秀的总裁先生好像有所感悟，沉默了片刻。

虽然这个系列图书，从筛选图书，到翻译和校对，再到出版，整个环节中，层层把关，但是，我们无法保证其内容一定就适合您。希望您在阅读这个系列图书的过程中，能够时刻保持清醒的头脑、敏捷的思维和独立的思考，去其糟粕，取其精华，通过不断学习消化和吸收合适的营养，从而提高和超越自我的知识结构。

开卷有益，思考无价，是为序。

汪道远
AME出版社社长

原著序

体外膜肺氧合（extracorporeal membrane oxygenation，ECMO）并不是一项新技术。过去的40年间，虽一直在临床使用，但管理的复杂性和应用后相关并发症限制了其在新的专科中心的推广。

近年来，新材料的研发和流程的简化使得体外生命支持（extracorporeal life support，ECLS）中心的数量以及应用ECMO的病例数都大为增多，呼吸循环方面的适应证也得到了极大拓展。

医学文献中，关于ECLS各个方面的文献与日俱增。

尽管ECLS的应用和相关研究都在增多，但ECMO的临床管理仍然主要基于当地医院自己的方案和流程，在临床实践的诸多方面尚缺乏指南性文件。国际体外生命支持组织（ELSO）数据库、网站及其"红宝书（Red Book）"，代表了最具权威性的资源。许多网站提供了不同ECLS中心的方案和管理指南。但这些适应证主要是基于当地的经验，也可能没有进行常规更新。

因此，我们尝试采用两种不同方法整理了与ECLS息息相关的各个方面。在不同适应证方面，部分章节深入分析了当前的证据和文献，而其他章节以更加实用的角度解析技术问题。显然，后面的章节会受到作者所在单位实践经验的影响，特别是在各中心意见有分歧的方面，如左室引流、置管技术、呼吸支持的管理等方面，但我们会尽可能将其与文献和不同经验整合起来。

ECLS是一门快速发展的技术，许多方面仍需研究和优化。部分内容在本书中相关章节得到了总结性概述，而还有更多方面尚无结论需要我们去应对。每个章节的末尾提供了大量的参考文献，供有兴趣的读者深入探究细节。

ECLS是一种相对容易的技术，但它不仅仅是一种需要学习和运用的"流程"。ECMO是器官支持的极佳工具，但它需要扎实的生理和病理生理知识，同时需要顶级标准的护理。

我们清楚，作为本书第一版，读者会发现该书有许多值得改进的地方，我们也欢迎任何关于本书的建议。衷心希望本书将有助于ECLS知识的传播并促进更深入的学习和研究。

Fabio Sangalli, Nicolò Patroniti, Antonio Pesenti, Monza (MB), Italy

译者：张珂诚，中国人民解放军总医院普通外科
审校：李欣，复旦大学附属中山医院心血管外科体外生命支持亚专科

译前序（一）

从吉本博士（Dr.Gibben）发明体外循环机到希尔博士（Dr.J.Donald.Hill）和巴特利特博士（Dr.Bartlett）将体外循环技术成功地延伸到体外生命支持（ECLS）已经有半个多世纪了。与现代医学中的其他学科比较，ECLS的发展经历了相当漫长艰苦的过程。无法想象，如果没有ECLS先驱们的执着和坚持，绝不会有ECLS技术的迅猛发展，也不会有数以万计的生命得以挽救。据体外生命支持组织（ELSO）2016年的数据，全球已经登记注册的ECLS中心有305个，而且每年还在不断地增加，每年可统计的ECLS的数量多达8 000例。随着临床ECLS使用领域的不断扩大，ECLS的例数还会大幅度地增加。

ECLS在我国开展得较晚，主要的原因，一是昂贵的设备和耗材，二是缺少相关专业的专家和书籍。因此，目前对于我国的ECLS临床工作者来说急需专业化强、实用性强的专著帮助我们更好地消化和吸收最新的ECLS理念和发展动向。作为重症医学领域内的年轻才俊，钟鸣医生组织了这本由欧洲专家组织编写的ECLS专著的翻译工作，与ELSO的"红宝书"相比，这本"蓝宝书"汇集了许多欧洲ECLS专家的最新经验和理念，具有简洁明快的风格，其临床的实用性更强。这本书的问世，对于帮助业内的同仁理解最新的诊治理念、工作指南等，将发挥巨大的作用。

在此，我要对组织翻译的钟鸣医生，还有所有参与章节翻译的同仁表示感谢；同时也感谢参与后期编审的中国心胸血管麻醉学会体外支持分会的全体常委。正是你们的严谨认真铸就了该译本的出现。由于水平有限，错误在所难免，真诚希望同行们不吝赐教。

吉冰洋

译前序（二）

1939年，吉本博士（Dr.Gibbon）开始研发人工心肺机，并在1954年第一次成功使用人工心肺机取代患者心肺功能，使医生在静止跳动的心脏上进行修补手术。1971年，希尔博士（Dr.J.Donald Hill）等首次将人工心肺机应用到急性呼吸窘迫综合征（acute respiratory distress syndrome，ARDS）患者的长期生命支持。虽然经历了波折，随后对体外膜肺氧合（extracorporeal membrane oxygenation，ECMO）的应用主要集中在新生儿患者上，但经过对ECMO使用和认识的进步，现已成为重症心肺功能不全患者可靠且有效的中短期辅助支持系统。

在探索实践中国ECMO系统化和标准化的道路上，我们要不断地学习和总结国外的先进经验。法比奥·桑加利（Fabio Sangalli）教授等主编的*ECMO-Extracorporeal Life Support in Adults*，是ECMO的经典教材，于2014年5月由Springer公司出版，随后被翻译成多国语言出版。由于原版书封面是蓝色的，被大家称为ECMO的"蓝宝书"，这充分说明了这部专著在全球ECMO学者心中的地位。为了让国内同行获得欧洲ECMO学者的治疗理念和策略，进一步提升我国ECMO治疗的标准化，中华医学会心胸麻醉分会特组织了一批长期在临床一线的青年医生将"蓝宝书"翻译成中文，以期更能准确传达原作者的用意。

我希望本书的信息，将会通过译者的辛勤劳动，为更多的医生体会ECMO带来便利，帮助每一位需要使用ECMO的重症患者，确保"The right treatment to the right patient at the right time"（在正确的时间为正确的患者提供正确的治疗）。

邱海波

译前序（三）

体外膜肺氧合（extracorporeal membrane oxygenation，ECMO）本质上是将人体的静脉血引入人工肺，然后泵回患者循环的环路。看似简单的环路，恰是最可靠有效的体外生命支持（extracorporeal life support，ECLS）工具，也是迄今为止唯一能完全替代肺/心功能的方法（VV ECMO取代衰竭的肺，VA ECMO取代原生肺/心功能）。然而，一旦ECMO环路接入循环系统，或多或少会引起患者循环生理的改变，尤其静脉—动脉体外膜肺氧合（VA ECMO）会使血流的脉动变小，甚至消失。外周VA ECMO可引起左心室后负荷增加，肺动脉血流量降低，以及区域性低氧血症，严重时影响冠状动脉和大脑氧输送，甚至可导致灾难性缺氧损伤。可见ECMO蕴含着最前沿的应用生理原理，管理ECMO更是重症医疗实践中应用生理知识最为复杂的技术，相关的应用生理知识是ECMO团队必须掌握的。本书极尽可能地在生理和病理生理层面上解读ECMO期间血流动力学变化、凝血抗凝和炎症、相关并发症，以及器官功能保护等，希冀在临床和生理间架起桥梁，特别有助于读者提升认知，加深对常见临床问题的认识和理解。

本书的另一个特点是作为成人ECMO专著出版于2014年，距体外生命支持组织推出的权威之作ECMO: Extracorporeal Cardiopulmonary support in critical care第3版发行（2005年）已过去了9年。2005年，ECMO仍主要用于先天性儿童疾病，此后才有成人ECMO病例数的增加，适应证也不断扩大。从事该领域的灌注师、护士、呼吸科医生、重症科医生，以及胸心外科医生等跨学科ECMO团队成员都迫切需要成人ECMO专用参考书。作者顺应临床需求，复习了大量文献和循证医学证据，并尽可能地将其与临床经验相结合，就建立ECMO的技术、监测、并发症、ECMO患者转运和新适应证作了详尽的论述；同时将不同适应证的ECMO按其主要治疗目标归为循环支持ECMO、呼吸支持ECMO和用于器官获取的ECMO分别论述，使概念表述尽在场景中，道理尽可能地变成了故事，给每一个复杂的理论和技术都构建了认知模型，理论和实际联系紧密，译者也追求"信、达、雅"，故阅读起来趣味浓浓。

在此，特别感谢本书的主译——中山医院重症医学科诸杜明教授和钟鸣教授。同时，感谢所有参与本书翻译工作的同道在繁忙的医、教、研工作之余，依然笔耕不辍，成就该著作中文版本。当然，更要感谢AME出版社定力十足，慧眼识珠！

技术每一次进步和新的发展趋势都有可能挖掘出ECMO技术更多的潜力。我们深信，关于ECMO的故事，序曲刚刚奏响，未来必将谱写更多华彩乐章！

汤耀卿

前言

短暂支持或替代机体重要脏器功能的最优途径，在于是否有可靠而高效的工具能代行已衰竭自然脏器的功能。就肾脏而言，这早已成为可能，随后，心脏和肺支持也实现了这种可能。技术进步使支持装置小型化，改善了血管通路，提升了人工心肺支持的效能，使循环和呼吸体外支持能够用于许多临床情况和不同专业重症监护病房（心脏、呼吸和综合）。近来，暴发性疾病（H1N1呼吸衰竭）救治和心脏骤停院外急救得以改善的两个案例充分体现了体外生命支持是挽救生命的可能方式。为了正确运用新的技术，应培养和积累专业素养和技能，如同在重症病房中取得的成功经验，整个医疗团队，包括灌注师、护士和医生均应接受培训，获得此项新技术的专业知识。当前，处处强调医疗资源的合适配置，因此对于这种价格不菲，运行时间长的临床技术的适应证，专家们有必要准确权衡以期达到一致共识。

本书旨在为读者提供循环和呼吸体外支持理论和实践经验。相信本书有助于读者加深对体外生命支持技术的理解和认识，并提高该技术运用实践水平。

Roberto Fumagalli, Milan, Italy
译者：张珂诚，中国人民解放军总医院普通外科
审校：李欣，复旦大学附属中山医院心血管外科体外生命支持亚专科

目　录

第四部分　ECMO用于器官获取

第五部分　ECMO患者的监护

第一部分

历史与技术

第一章　体外生命支持的历史

Fabio Sangalli, Chiara Marzorati, and Nerlep K. Rana

F. Sangalli, C. Marzorati
Department of Anaesthesia and Intensive Care Medicine, San Gerardo Hospital, University of Milano-Bicocca, Via Pergolesi 33, Monza 20900, Italy.
e-mail: docsanga@gmail.com; chiara.marzorati@yahoo.it.

N. K. Rana
Anaesthesiology and Critical Care Department, Città della Salute e della Scienza, Ospedale S. Giovanni Battista-Molinette, Corso Bramante, 88, Turin 10126, Italy. e-mail: nerlep@yahoo.it.

　　体外膜肺氧合（extracorporeal membrane oxygenation，ECMO），也称体外生命支持（extracorporeal life support，ECLS），其实际应用由心外科心肺机演化而来。依据其结构——静脉—静脉模式或静脉—动脉模式，ECMO可用于呼吸功能、循环功能或两者同时支持。该治疗为器官功能的恢复或过渡到长期辅助设备及器官移植架起了一座桥梁。实际上，尽管ECMO可以短时间支持心肺功能，但无法治疗原发疾病。正如ECMO之父Warren Zapol 1972年在《新英格兰医学杂志》发表的一篇论文中指出，ECLS是通过维持充分的组织灌注来"赢得时间"[1]。虽然ECLS源于心外科和心肺机，但直到近年来其主要应用和大多数相关研究是在严重呼吸衰竭领域。

　　从现代医学伊始，"人工氧合"这个主题就吸引着科学家。1869年，Ludwig和Schmidt将去纤维蛋白血液和空气混合在一个气囊内，首次实现了在体外循环条件下对血液进行人工氧合[2]。1879年，首次通过简易"气泡氧合器"进行体外肾灌注；同年，Frey和Gruber发明了第一个"二维"直接接触式体外氧合器，将血液薄膜暴露于一个倾斜的气缸中，气缸在电动机驱动下以30次/min的频率旋转[3-7]。

　　20世纪20年代初期，研发出了几种气泡和表面型氧合器。但妨碍该技术发展的主要问题是血栓形成和溶血[8]，出现解决问题的转折点是Jay Maclean于

1916年发现了肝素，这解决了大多数因血气接触导致的凝血激活等问题[3-4,7]。1929年，俄罗斯的Brukhonenko和Tchetchuline在实验犬身上第一次实现了全身体外灌注[3,7,9-11]。

1930—1953年，3种重要的氧合器问世，为在人体上应用该技术铺平了道路：

（1）Dr.Gibbon于1937—1953年发明的薄膜氧合器包括一个静立垂屏式氧合器[12-15]，该氧合器由6~8根丝网筛垂直组成，平行地放置在塑料容器中，血液从中流过形成稳定的膜，暴露于氧气气流中[5,11]。明尼苏达州罗彻斯特市Mayo诊所的Kirklin等在此膜肺基础上，进一步改进为Mayo-Gibbon泵氧合器装置[16-19]。

（2）1948年Bjork研制出了旋转碟片式氧合器。几位科学家进一步改良了其在临床上的应用，并且氧合器随着材料的发展而得到持续改善。

（3）鼓泡式氧合器在1952年由Clarke、Gollan和Gupta研制。他们报告说，虽然小气泡的表面积与体积的比值较大，有利于氧的摄取，但它们的浮力较小。这意味着较小的气泡不太可能自发地上升到表面，并且有可能保持悬浮状态，因此更有可能导致空气栓塞。所以需要取得最佳平衡。如果气泡直径在2~7 mm之间，则认为可以达到最佳平衡。或者，可以将小气泡和大气泡混合在一起。随后氧合器不断改良，直至发明DeWall氧合器——一个"悬挂鼓泡式氧合器"，其组成部分（起泡器、消泡剂、储存器和泵）均串联排列[7,20]。

外科医生John Gibbon于1953年成功实施了首例体外心肺转流。1954年，Gibbon描述了如何在紧急情况下使用心肺机器来支持呼吸和循环。这一理论与实际情况有冲突，因为体外循环无法持续6 h以上。这主要是由于血液和气体直接接触会造成细胞损伤。在血液和气流之间插入气体交换膜解决了大部分问题。通过这种技术创新，机器变得更加有效，可以开展长时间的ECMO治疗。

1971年，J.Donald Hill首次成功使用心肺机开展长时间的生命支持治疗。患者24岁，患有创伤后急性呼吸窘迫综合征（acute respiratory distress syndrome，ARDS），在其病理急性期接受了3 d的ECMO支持治疗。患者最终从ECLS撤机并存活下来（图1.1）[21]。这一成功对于ECMO随后的发展和传播至关重要。在同一时期，ICU正在不断发展中，并且引入血液透析技术治疗急性肾衰竭。ARDS仍然是危重患者的根本问题，ECMO的成功是彻底解决这一问题的希望。由于这种治疗可以让损伤的肺功能得以恢复。当时人们对于ECLS治疗的关注点主要在于其在呼吸支持方面的有效性，所以创立了ECMO这一名字，着重强调人工氧合方面的特性。

1975年，Bartlett首次成功应用ECMO治疗了一个名叫Esperanza的新生儿。这一成功激发了ECMO治疗热潮，患者年龄段涵盖了婴儿到成人[22]。1974年，英国国家心肺研究所（NHLI）启动了一项大型多中心研究，比较ECMO和传

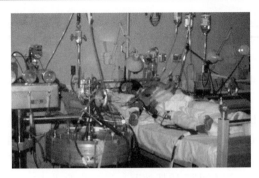

图1.1　第一位成功的ECMO患者

统方法治疗急性呼吸衰竭的疗效。结果令人失望，两组患者都只有10%的生存率，而且两种治疗方法对预后的影响无差异[23]。

　　美国国立卫生研究院（NIH）的研究结果导致对ECMO的关注减少，但仍有少数中心继续不断改进ECMO技术（图1.2）。1978年，Kolobow和Gattinoni引进了一种改良的体外气体交换技术，称为体外CO_2清除（$ECCO_2R$）。该技术的基本原理是通过清除CO_2让维持肺复张所需的通气量降到最低值。新型ECMO装置在低体外血流量条件下即可开展（心排血量的20%~30%），因此静脉—静脉旁路技术取代了静脉—动脉技术，从而减少了对红细胞、凝血功能和脏器的损害。Gattinoni等报道，低流量正压通气体外二氧化碳清除（LFPPV-$ECCO_2$-R）技术可以使患者生存率提高至49%。在接下来的几年中，一些中心证实患者生存率有希望达到50%左右甚至更高[14,24-27]。

　　出于协调各ECMO中心的需要，1989年在新奥尔良成立了一个开放的临床医生和研究人员的组织——体外生命支持组织（ELSO），旨在从各ECMO中心收集数据，以建立一个独一无二的数据库并将流程标准化。

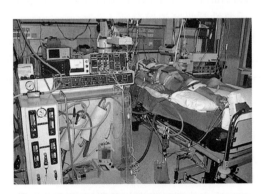

图1.2　20世纪90年代，意大利蒙扎，VV ECMO

随着时间的发展，静脉—静脉体外膜肺氧合（VV ECMO）和静脉—动脉体外膜肺氧合（VA ECMO）走上了不同的发展道路。VV ECMO进一步巩固了其在呼吸支持上的重要地位，而VA ECMO在循环衰竭的后期管理中发挥着越来越大的作用。

1.1　VV ECMO

由于ECMO的相关并发症以及吸入性一氧化氮、俯卧位通气等创伤性较小的新技术出现，VV ECMO呼吸支持治疗地位一度剧降。但在CESAR研究[15]结果公布后，VV ECMO重新引起了人们的关注。这是一项对比传统治疗和ECMO的多中心研究。结果显示，ECMO治疗组6个月的生存率更高，致残率更低。其他研究结果提示ARDS应用VV ECMO支持治疗28 d生存率较传统治疗组提高了25%。

实际上，此研究结果证明将严重ARDS患者集中到一个专业中心接受治疗是十分重要的，这大大推动了对ECMO的研究，而在澳大利亚和新西兰H1N1流感暴发期间，ECMO处理急症低氧血症的明显优势使其得到全球认可，ECMO应用呈现暴发式增长[28]。这次流感暴发期间获得的结论超过了任何随机试验，让全世界开始接受膜肺技术。这促使了美国国家心脏、肺和血液研究所以及美国国立卫生研究院创立ARDS网络协作组，旨在开展多中心ARDS治疗研究。在意大利[29]以及其他许多国家[30]有类似经验，从临床和组织管理角度来看效果颇佳。

1.2　VA ECMO

虽然VA ECMO最初用于呼吸支持，但目前主要用于循环支持。直到近些年，VA ECMO基本是用于心外科术后心源性休克支持。

在过去几十年里，VA ECMO在手术室中占据了一席之地，成为心源性休克先进的治疗手段，现在被广泛用作各种病因导致的心源性休克的循环支持治疗。因其有效、简便、低成本且无场地需求，使其成为其他机械循环支持系统的替代方案，特别是在紧急情况下。对于难治性心脏骤停，ECMO是唯一的选择，且能发挥关键作用。在预期死亡率为100%的患者中，ECMO支持治疗在死亡率和神经系统预后方面均显示出优势[18]。

小型化系统和更多的生物相容性管道的发展让ECMO可以在医院任何地方使用，从没有ECMO设备的医院转运挽救患者，甚至在院外也能发挥巨大作用[19,31]。

随着技术进步，生物相容性更好的小型化ECMO问世。小型装置便于携带，方便患者活动以及转运（图1.3）[19,31]，这在20年前根本不可想象。

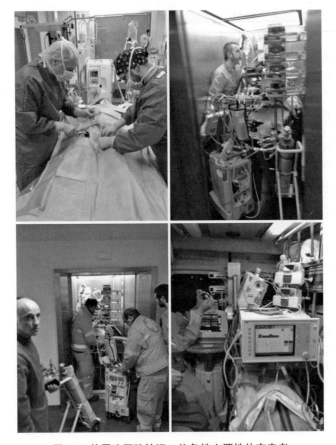

图1.3　从周边医院转运一位急性心源性休克患者

1.3　结论

ECLS技术日新月异，适应证逐渐扩展。在ECMO相对简短的历史进程中，有伟大的创新进步，也有令人沮丧的困惑，但未来一定会有更多故事载入史册。

声明

本文作者宣称无任何利益冲突。

参考文献

[1]　Zapol WM，Kitz RJ. Buying time with artificial lungs[J]. N Engl J Med，1972，286(12)：657–658.

[2] Ludwig C, Schmidt A. Das Verhalten der Gase, Welche mit dem Blut durch die reizbaren Säugethiermuskelz strömen[J]. Leipzig Berichte, 1868, 20: 12–72.

[3] Rendell-Baker L. History of thoracic anaesthesia. In: Mushin WW (ed) Thoracic anaesthesia[M]. Blackwell Scientific Publications, Oxford, 1963: pp 598–661.

[4] Wylie WD, Churchill-Davidson HC. A practice of anaesthesia[M], 3rd edn. Lloyd-Luke, London, 1972: pp 691–715.

[5] Hewitt RL, Creech O Jr. History of the pump oxygenator[J]. Arch Surg, 1966, 93(4): 680–696.

[6] von Frey M, Gruber M. Studies on metabolism of isolated organs. A respirationapparatus for isolated organs. Untersuchungenuber den stoffwechsel Isolierter organe. Ein respirations-apparat for isoliert organe [in German][J]. Virchows Archiv Physiol, 1885, 9: 519–532.

[7] Lim MW. The history of extracorporeal oxygenators[J]. Anaesthesia, 2006, 61(10): 984–995.

[8] Kirklin JW, Theye RA, Patrick RT. The stationary vertical screen oxygenator. In: Allen JG (ed) Extracorporeal circulation[M]. Thesis. Charles C Thomas, Springfield, 1958: 57–66.

[9] Lee LH, Krumhaar D, Fonkolsrud EW, Schjeide OA, Maloney JV. Denaturation of plasma proteins as a cause of morbidity and death after intracardiac operations[J]. Surgery, 1961, 50(1): 29–37.

[10] Probert WR, Melrose DG. An early Russian heart-lung machine[J]. Br Med J, 1960, 1: 1047–1048.

[11] Brukhonenko S. Circulation artificielle du sang dans l'organisme entire d'un chin avec Coeur exclu[J]. J Physiol Pathol Gen, 1929, 27: 251–272.

[12] Brukhonenko S, Tchetchuline S. Experiences avec la tete isolee du chien[J]. J Physiol Pathol Gen, 1929, 27: 31–79.

[13] Miller BJ, Gibbon JH, Fineburg C. An improved mechanical heart and lung apparatus; its use during open cardiotomy in experimental animals[J]. Med Clin North Am, 1953, 1(6): 1603–1624.

[14] Gattinoni L, Pesenti A, Mascheroni D, Marcolin R, Fumagalli R, Rossi F, Iapichino G, Romagnoli G, Uziel L, Agostoni A. Low-frequency positive pressure ventilation with extracorporeal CO 2 removal in severe acute respiratory failure[J]. JAMA, 1986, 256(7): 881–886.

[15] Peek GJ, Mugford M, Tiruvoipati R, Wilson A, Allen E, Thalanany MM, Hibbert CL, Truesdale A, Clemens F, Cooper N, Firmin RK, Elbourne D. Efficacy and economic assessment of conventional ventilatory support versus extracorporeal membrane oxygenation for severe adult respiratory failure (CESAR): a multicentre randomised controlled trial[J]. Lancet, 2009, 374(9698): 1351–1363.

[16] Gibbon JH Jr. Application of a mechanical heart and lung apparatus to cardiac surgery[J]. Minn Med, 1954, 37(3): 171–185.

[17] Jones RE, Donald DE, Swan JC, Harshbarger HG, Kirklin JW, Wood EH. Apparatus of the Gibbon type for mechanical bypass of the heart and lungs; preliminary report[J]. Proc Staff Meet Mayo Clin, 1955, 30(6): 105–113.

[18] Avalli L, Maggioni E, Formica F, Redaelli G, Migliari M, Scanziani M, Celotti S, Coppo A, Caruso R, Ristagno G, Fumagalli R. Favourable survival of in-hospital compared to out-of-hospital refractory cardiac arrest patients treated with extracorporeal membrane oxygenation: an Italian tertiary care centre experience[J]. Resuscitation, 2012, 83(5): 579–583.

[19] Arlt M, Philipp A, Voekel S, Camboni D, Rupprecht L, Graf BM, Schmid C, Hilker M. Hand-

held minimized extracorporeal membrane oxygenation: a new bridge to recovery in patients with out-of-centre cardiogenic shock[J]. Eur J Cardiothorac Surg, 2011, 40(3): 689–694.

[20] Iwahashi H, Yuri K, Nosè K. Development of the oxygenator: past, present and future[J]. J Artif Organs, 2004, 7(3): 111–120.

[21] Hill JD, O'Brien TG, Murray JJ, Dontigny L, Bramson ML, Osborn JJ, Gerbode F. Extracorporeal oxygenation for acute post-traumatic respiratory failure (shock-lung syndrome): use of the Bramson Membrane Lung[J]. N Engl J Med, 1972, 286(12): 629–634.

[22] Bartlett RH, Gazzaniga AB, Jefferies R, Huxtable RF, Haiduc NJ, Fong SW. Extracorporeal membrane oxygenation (ECMO) cardiopulmonary support in infancy[J]. Trans Am Soc Artif Intern Organs, 1976, 22: 80–88.

[23] Lewandowski K, Metz J, Deutschmann C, Preiss H, Kuhlen R, Artigas A, Falke KJ. Incidence, severity, and mortality of acute respiratory failure in Berlin, Germany[J]. Am J Respir Crit Care Med, 1995, 151(4): 1121–1125.

[24] Kolobow T, Gattinoni L, Tomlinson T, White D, Pierce J, Iapichino G. The carbon dioxide membrane lung (CDML): a new concept[J]. Trans Am Soc Artif Intern Organs, 1977, 23(1): 17–21.

[25] Kolobow T, Gattinoni L, Tomlinson TA, Pierce JE. Control of breathing using an extracorporeal membrane lung[J]. Anesthesiology, 1977, 46(2): 138–141.

[26] Gattinoni L, Pesenti A. The concept of 'baby lung'[J]. Intensive Care Med, 2005, 31(6): 776–784.

[27] Gattinoni L, Agostoni A, Pesenti A, Pelizzola A, Rossi GP, Langer M, Vesconi S, Uziel L, Fox U, Longoni F, Kolobow T, Damia G. Treatment of acute respiratory failure with lowfrequency positive-pressure ventilation and extracorporeal removal of CO2[J]. Lancet, 1980, 2(8189): 292–294.

[28] The Australia and New Zealand Extracorporeal Membrane Oxygenation (ANZ ECMO) Influenza investigators. Extracorporeal membrane oxygenation for 2009 influenza A(H1N1) acute respiratory distress syndrome[J]. JAMA, 2009, 302(17): 1888–1895.

[29] Patroniti N, Zangrillo A, Pappalardo F, Peris A, Cianchi G, Braschi A, Iotti GA, Arcadipane A, Panarello G, Ranieri VM, Terragni P, Antonelli M, Gattinoni L, Oleari F, Pesenti A. The Italian ECMO network experience during the 2009 influenza A(H1N1) pandemic: preparation for severe respiratory emergency outbreaks[J]. Intensive Care Med, 2011, 37(9): 1447–1457.

[30] Zangrillo A, Biondi-Zoccai G, Landoni G, Frati G, Patroniti N, Pesenti A, Pappalardo F. Extracorporeal membrane oxygenation (ECMO) in patients with H1N1 influenza infection: a systematic review and meta-analysis including 8 studies and 266 patients receiving ECMO[J]. Crit Care, 2013, 17(1): R30.

[31] Lebreton G, Pozzi M, Luyt CE, Chastre J, Carli P, Pavie A, Leprince P, Vivien B (2011) Out of-hospital extra-corporeal life support implantation during refractory cardiac arrest in a halfmarathon runner[J]. Resuscitation, 2011, 82(9): 1239–1242.

译者：宋洁琼，复旦大学附属中山医院重症医学科
审校：荣健，中山大学附属第一医院体外循环科
　　　安倬玉，北京大学医学部临床医学（八年制）在读

点评

　　人类发展史中，任何一项伟大的进步都涵盖着振奋、彷徨、坚持。ECLS就是这样一项伟大的创新。自1896年伊始，ECLS技术创新和临床应用起伏跌宕，随着人类疾病谱的发展，如今已成为心肺支持的主要技术之一，临床适应证也快速扩展。无论如何，ECLS是人类向死神"买时间"的技术。从这个角度出发，应该向伟大的科学家致敬。

——荣健

第二章 ECMO项目的建立

Antonio F. Arcadipane and Giovanna Panarello

A. F. Arcadipane, G. Panarello
Department of Anesthesia and Critical Care, ISMETT (Mediterranean Institute for Transplantation and Advanced Specialized Therapies), Via Tricomi 5, Palermo 90127, Italy.
e-mail: aarcadipane@ismett.edu; gpanarello@ismett.edu.

　　自从John Gibbon第一次成功地运用人工心/肺装置，体外循环技术不断优化，临床应用范围得以拓展。最近几十年，体外膜肺氧合（ECMO）已经成为对传统治疗无效的严重循环呼吸衰竭患者机械循环支持的一线治疗。

　　由于ECMO技术在临床实践中的传播以及在并发症发生率和死亡率方面较好的结果，尽管意识到这是一项有创且高风险的治疗，且妥善地管理需要专业技术和临床能力，许多医院仍然渴望开展这项技术。只有具备特殊的基础设施，知识全面、经验丰富以及专门团队组织的高度专业化的医疗中心才适合实施体外循环。

　　自从2009年H1N1流感大暴发流行以来，以及继之CESAR[1]实验结果和Anzic[2]研究的发表，医学委员会认为有必要增加能开展体外循环的医院数量，拓展体外应用范围。

　　本章节内容针对精于重症监护方面并有意愿实施ECMO的医务工作者。

　　体外生命支持组织（ELSO）[3]是成立于1989年的一家国际组织，该组织出版了一系列的推荐规范及要求，只有满足这些要求的中心才能被认为有资格适合开展体外生命支持（ECLS）。为了适应科学的进步和技术的发展，这些指南每3年修正更新一次。隶属于ELSO的240家国际中心必须全部满足ELSO制定的标准。

　　虽然体外生命支持（ECLS）本身就存在风险，其并发症发生率和死亡率与各医疗中心的管理方案、患者的选择及最新技术的应用相关。学习的过程当然是必不可少的，在开展ECMO项目时，相应的专业技术、临床能力和科学标准需要达到与之相匹配水准。

获得这一领域内公认的有丰富经验的医院的支持，并在学习阶段，分享决策和管理经验对于确保较好的临床结果是至关重要的。

详细的步骤在ECLS的建立中都可以找到，在启动这一项目前，所有内容都应该进行充分分析理解以期获得最佳的临床结果。

2.1　机构

一个理想的ECMO中心应该设立在一家三级医院中，所有的机械通气模式和复苏技术都有保障。同时有各领域专家可以快速咨询，这对危重患者来说是非常有必要的。根据ELSO指南，还应建立区域化的转诊系统，即特定的中心覆盖明确的地理区域。区域化转诊有下述优点：从组织的角度来看，这有助于协调区域内的活动；从临床角度出发，区域化可以保证每个中心每年至少救治6例患者，这是公认的能够保证临床经验积累及维持良好预后的最低病例量[4,8-9]。对于高风险患者（比如ECMO患者），临床预后和区域化及患者数量之间的关系更加紧密。虽然目前尚没有关于ECMO预后和患者数量之间关系的正式报道，但是从高度专业化的成人和儿童ICU的病例研究中可以推断出，集中管理是改善预后及降低费用的有效手段。

2.2　策划

确定项目的范围以及ECMO中心在当地卫生保健系统中的作用是第一步，这不仅可以明确职责，也是对这一高度复杂活动的限制。

一个完整的计划首先是对需求的评估，核实社会及各社区医疗部门对ECMO的需求，决定新的ECMO中心需要配备哪些人力和物力来满足这些需求。需求评估包括：

（1）识别有ECMO指征的患者人群；

（2）评估运行支持项目所需要的人员配备；

（3）所需设备的评估；

（4）资金需求的预算。

2.3　可控的患者人群

新ECMO中心在项目启动时，其需求量应考虑到目前尚未得到满足的需求以及可能日益增加的新需求。进一步的考虑就是附近是否有潜在的转诊医院。这也对更好地评估中心的患者数量非常重要。转诊中心已经救治成功的患者可以是新项目的受益者，事实上一个新的患者群体也有可能会从中获益。

在项目运行的最开始，中心可能还没准备好处理各种体外生命支持技术和各种类型的患者。最初的选择取决于患者年龄、需要ECMO支持的疾病种类以及现有的技术专长。新生儿/小儿技术的缺乏并不影响成人ECMO技术的发展。比如，一个心脏手术中心可以对呼吸系统疾病的患者采取单纯心脏ECMO支持的方式。一开始选择某类特定疾病中预后较能控制的患者作为入选人群是明智的。项目业务扩展了以后再选择临床病情更为复杂、风险更高及预后更难预测的患者[5-6]。

2.4　人员配备

要启动新的ECMO项目，必须要确定一个指导小组。指导小组的构成包括医疗人员和行政人员，其职责包括：

（1）确认项目实施的目的；

（2）项目的启动；

（3）确立切实可行的临床目标，明确操作指征，原则上临床结果与类似中心的基准接近；

（4）项目的实施；

（5）拟定一个经营方案，对支出和潜在收益进行预算，不仅仅是经费上的（QUALY调整）[11]。

2.5　成员

要确保ECMO的运行，需要一个专业的团队，一位具有协调能力的领导，且全天候24 h待命。支持人员也是非常重要的。顾问医生和康复专业人员对于ECMO患者来说都是非常有价值的，无论是接受ECMO治疗后，还是所有治疗结束后。

2.5.1　协调人员

至少要指定一名ECMO协调员（理想的领导人数量要根据实际ECMO的数量决定）。这部分职责包括：对专业技术人员的选择，对设备器材的选择，定期组织在职人员对相关技术和知识进行修正及更新，对专业知识和专业技能进行认证，以及日常工作的组织。

协调员的另一个职责是监督和审查以下规定的草案：

（1）适应证和禁忌证；

（2）ECMO治疗期间的临床管理，包括撤机和拔管；

（3）设备维护和技术升级；

（4）ECMO支持的中断；

（5）拔管后患者的随访。

2.5.2　团队

ECMO团队的成员应该是重症医学科的医生和护士，并且具有管理ECMO患者的知识。有些中心还会配有心胸外科医生和体外循环灌注师，但这不是强制性的。

有心胸外科医生加入多学科团队肯定是锦上添花，如果可以确保血管外科随时参与会诊并解决血管出血等并发症，那么就算没有专职的心胸外科医生加入团队也不会阻碍ECMO的发展。团队人员的最终组成要视ECMO的服务范围而定。如果ECMO是用作体外心肺复苏（ECPR）和（或）心室辅助（VAD）用以过渡到心脏移植，那么团队中必须要有心脏外科专家[7]。

ECMO团队的核心人员必须具有经皮大血管置管和体外循环管理的经验。同样地，这些人员还需具备处理突发事件的专业技术能力，无论是临床方面还是设备方面。

ECMO团队的医生必须有丰富的急救经验和全面的专业理论知识，这样才能胜任终末器官衰竭患者的临床管理。这意味着为了确保患者得到最合适的管理，团队的医生必须接受全面科学的临床训练和呼吸循环衰竭的专业知识，特别是在进行体外生命支持之前，因为那时患者病情瞬息万变，可能发生致残和不可逆的脏器损伤。ELSO没有给出具体的建议来定义ECMO医生所需要的水平等级，因此，各中心评估医生的能力有更多自主权。每个中心根据能力的评估，给每位成员分配不同的角色并在行动中具有相对的自主权。团队倾向多学科合作，学科之间的技能交流是非常重要的。

没有任何明确的指标来定义ECMO团队的组成，但通常每个中心都有各自组织上和财务上的考虑。正如前面提到的，灌注师不一定必须参与其中。在欧洲和澳大利亚，经过体外循环训练的重症监护室的护士在管理中扮演主要的角色。但是，快速建立ECMO和优化管理资源最理想的环境还是在心脏外科重症监护室，那里的医护人员和辅助人员都已经具备保证体外支持成功运行所必需的专业知识。

床旁护理没有固定的模式，主要取决于人员组成和患者数量。因此，在某些条件下需要一种双重保障模式来专职同时监管患者和ECMO管路。

院内参与体外支持患者管理的人员不一定都具有院外转运患者所必需的技能和（或）资源，这就需要依赖中心之间的相互合作。

2.5.3　人力支持

在管理体外生命支持危重患者方面，具备除重症监护领域之外其他特长的专家是非常必要的。在三级医院的ICU，可以及时获得相关专家必要的帮助和支持，不仅在ECMO运行时，甚至在ECMO撤机后。

根据三级重症监护病房的要求，必须保证每天不间断地提供以下服务：

（1）临床实验室；

（2）血库；

（3）放射科保证床边拍片及X线透视检查；

（4）专门的心胸外科手术的手术室（对于使用VA ECMO进行心肺支持治疗的患者来说不可缺少）。

此外，还应特别关注康复问题：物理治疗和呼吸治疗。在一些肺移植中心，目前的趋势是使ECMO患者保持清醒并拔除气管插管，这使得康复措施更为重要。存活的患者可能会有严重的呼吸和骨骼肌功能障碍，需要长期康复训练。

最后，营养支持必须保证。因为患者营养状态不佳，会出现一系列相关的问题，如机体合成障碍、肌肉萎缩，重症患者可能出现更严重的问题如呼吸衰竭[12]。

2.6　配套设备的评估

随着ECMO技术的快速发展，相关设备的选择不仅根据临床所需，而且需考虑更新速度。遵循标准之一是设备的统一性，因为这有助于人员的培训，提高对设备的熟悉度，降低出错的风险。这一复杂的技术经常需要专业的技术支持。灌注和（或）生物医学工程部门负责设备维修和仪器维护，设备的维护和更换需和卖方公司达成一致协议。

实际的病例数量是决定最少设备储备量的首选标准。如果预期病例数会突然增加，须保证可以提供额外的配套设备。

基本保障包括备用ECMO系统、管路和仪器配备（包括光源），用以满足床旁外科操作所需，如插管的调整或出血性并发症的处理。如果是中心插管ECMO，紧急外科开胸手术所需的设备必须准备就绪，应对这些并发症的训练有素的人员应该随时可以就位。

2.7　资金支持及成本效益比的确定

ECLS是一项高度复杂的技术，属于劳动密集型和资源依赖型，需要高度专业化的人员参与。在项目开展的早期阶段，申请资金支持需要将所有这些列入计划。一个清晰的计划书应根据设备、物资、基础设施和人员的预期成本，明确所需的启动经费。从ECMO项目获得收益和经济利益是很困难的。ECLS的效益将取决于地区/国家的医疗保健系统报销状况。对于这样一项用于救治致命疾病的高新技术，其临床应用的成本效益比是通过权衡疾病治疗费用与生存率以及治疗后质量调整生命年（QALY）为效用指标来计算的。在新生儿患者中，接受ECLS的生存结局较好[13-14]。CESAR试验也有类似的积极结果。在成年急性呼吸窘迫综合征患者中，应用ECMO治疗患者与接受常规治疗相比，生存率提高了20%[15]。

2.8 培训

任何一项新技术的开展和实施，医疗及护理人员都必须接受理论和实践操作方面的培训。而且在开展这一项目时，获得的技能和培训的效果必须通过反复测试和验证。

ELSO成立以来，建立了一个全面的教育推广计划，制定了有价值的推荐及相应指南，包括《ECMO专家培训和继续教育指南》[4]《ELSO "红宝书"》[10]《ELSO ECMO专家培训手册》。根据ECMO专家具体教育需求预期，ELSO组织起草了培训内容，尽管不同区域的机构组织和法规的不同，会产生一些偏差，此外，每个中心都采用当地的培训项目，包括理论课程和实践培训，这是很常见的。根据ELSO指南，ECMO培训课程应持续至少1周，包括24~36 h的讲座课程和8~16 h的操作培训，以便深入学习ECLS设备部件、功能检查、基本和应急操作程序以及患者的安全保障。讲座课程须包括以下主题：

（1）适应证、禁忌证、风险/效益比评价；

（2）需要应用ECMO支持的疾病的病理生理学；

（3）选择最适当的ECLS支持方式（VA，VV，VA-V）；

（4）体外膜肺功能的生理学，氧气供应及消耗的病理生理学，静脉—动脉ECMO和静脉—静脉ECMO的生理学；

（5）了解ECMO设备、插管、管路和体外支持所需的相关耗材；

（6）患者和ECMO管路系统的日常管理；

（7）识别和处理临床的突发事件；

（8）ECMO撤机、拔管；

（9）抗凝治疗；

（10）ECMO术后并发症和转归。

每名ECMO专业人员都应该参加培训课程的学习，定期更新知识体系，复习流程，研究结果。教育规划的层次和深度由每个培训中心的现有能力所决定。ECMO协调员主要负责ECMO团队培训、能力认证、遵循国际性和（或）内部标准。

与其他ECMO中心定期分享成果和经验是提高培训效果的重要部分之一。一个更广阔的交流平台，有助于纠正管理瑕疵，优化治疗模式。

2.9 建筑与基础设施特征

医院的基础设施须同时满足患者和ECMO运行时所需整套设备临床管理的要求。根据ICU病房的结构，无论是公共病房还是单人病房，每位患者所需的理想空间面积为22~26 m²，应提供充足的电力插座和医疗气体供应源，以确保每个患者单元都能充分满足所有支持脏器功能的设备正常运行。

院内转运路线是评估ECMO中心完善程度的重要因素之一。患者可能在不同区域转运，转运路径上不应有建筑障碍阻挡。

在ECMO运行过程中，可能需要一些辅助设备，包括肾脏替代治疗、血浆置换、一氧化氮的供应和主动脉内球囊反搏。空间和基础设施不应该成为患者临床治疗方案的限制因素。

此外，还必须考虑空间布局和就近原则，设备和仪器必须放置在可以快速存取的存放区。

在过去10年里，ECMO取得了令人鼓舞的结果。越来越多的新一代简易小型化设备被广泛应用，体外生命支持变得更加普遍。无论如何，满足本章节所论及的人力物力要求是非常必要的，这为成功开展新ECMO项目提供了保障。

声明

本文作者宣称无任何利益冲突。

参考文献

[1]　Peek G, et al. Efficacy and economic assessment of conventional ventilatory support versus extracorporeal membrane oxygenation for severe adult respiratory failure (CESAR): a multicentre randomised controlled trial[J]. 2009, Lancet, 374(17): 1351–1363.

[2]　Davis, et al. Australia and New Zeland Extracorporeal membrane oxygenation (ANZ ECMO) influenza investigators[J]. JAMA, 2009, 302(17): 1888–1895.

[3]　ELSO Guidelines for ECMO Centers[R], version 1.7, Feb 2010: 1–7.

[4]　ELSO guidelines for the training and continuous education of ECMO specialists[R/OL]. Version 1.5, 2012. Available at: http://www.elsonet.org/index.php/resources/guidelines.html

[5]　MaClaren G et al. Extracorporeal membrane oxygenation and sepsis[J]. Crit Care Resusc, 2007, 9(1): 76–80.

[6]　Skinner SC, et al. Improved survival in venovenous vs venoarterial extracorporeal membrane oxygenation for pediatric non cardiac septic patients. A study of the Extracorporeal Life Support Organization registry[J]. J Pediatr Surg, 2012, 47(1): 63–67.

[7]　Sung K, et al. Improved survival after cardiac arrest using emergent autopriming percutaneous cardiopulmonary support[J]. Ann Thorac Surg, 2006, 82(2): 651–656.

[8]　Halm EA, et al. Is volume related to outcome in health care? A systematic review and methodologic critique of the literature[J]. Ann Intern Med, 2002, 137(6): 511–520.

[9]　Kahn JM, Volume, outcome and the organization of intensive care[J]. Crit Care, 2007, 11(3): 129.

[10]　Ogino MT, et al. ECMO Administrative and Training Issues, and Sustaining Quality. In Annich G (ed) ECMO: extracorporeal cardiopulmonary support in critical care[M], 4th edn. Ann Arbor: ELSO, 2012: 479–497.

[11]　Extracorporeal Life Support Organization. Extracorporeal: ECMO specialist training manual[M]. ELSO: Ann Arbor, 2010.

[12]　Sheean PM, et al. The prevalence of sarcopenia in patients with respiratory failure classified as normally nourished using computed tomography and subjective global assessment[J]. JPEN J Parent Enterl Nutr, 2014, 38(7): 873–879.

[13]　Roberts TE, Economic evaluation and randomised controlled trial of extracorporeal membrane oxygenation: UK collaborative trial. The Extracorporeal Membrane Oxygenation Economics Working Group[J]. BMJ, 1998, 317(7163): 911–916.

[14]　Petrou S, et al. (2004) Cost effectiveness of neonatal extracorporeal membrane oxygenation based on four years results from the UK Collaborative ECMO trial[J]. Arch Dis Child Fetal Neonatal Ed, 2004, 89(3): F263–F268.

[15]　Peek GJ, et al. Efficacy and economic assessment of conventional ventilatory support versus extracorporeal membrane oxygenation for severe adult respiratory failure (CESAR): a multicentre randomised controlled trial[J]. Lancet, 2009, 374(9698): 1352–1363.

译者：范博，大连医科大学附属第二医院泌尿外科
　　　范昊哲，浙江大学医学院附属金华医院重症医学科
审校：于坤，中国医学科学院阜外医院体外循环中心
　　　王振卿，郑州大学第一附属医院心血管外科体外支持中心

第三章　ECMO辅助期间的生理学基础

Vittorio Scaravilli, Alberto Zanella, Fabio Sangalli, and Nicolò Patroniti

V. Scaravilli

Dipartimento di Scienze della Salute, University of Milan-Bicocca, San Gerardo Hospital, Via Donizetti 106, Monza 20900, Italy. e-mail: vittorio.scaravilli@gmail.com.

A. Zanella

Dipartimento di Scienze della Salute, University of Milan-Bicocca, San Gerardo Hospital, Via Donizetti 106, Monza, Milan 20900, Italy. Department of Experimental Medicine, University of Milano-Bicocca, San Gerardo Hospital, Via Donizetti 106, Monza 20900, Italy. e-mail: zanella.alb@gmail.com.

F. Sangalli

Department of Anaesthesia and Intensive Care Medicine, San Gerardo Hospital, University of Milano-Bicocca, Via Pergolesi 33, Monza 20900, Italy. e-mail: docsanga@gmail.com.

N. Patroniti

Health Sciences Department, Urgency and Emergency Department, University of Milano-Bicocca, San Gerardo Hospital, Via Pergolesi 33, Monza (MB) 20900, Italy. e-mail: nicolo.patroniti@unimib.it.

3.1　引言

　　除古细菌外[1]，每种生命形式都依赖于细胞呼吸产生的生命能量，而这一过程会消耗氧气产生CO_2。由于气体通常顺着分压梯度向下游移动，因此只有氧气从外部环境持续弥散至每个细胞的线粒体，同时CO_2经过相反过程排出，生命才能存在[2]。该过程也被称为"氧的级联反应"。在单细胞生物中，气体稳态是通过简单的气体跨膜弥散完成的。而多细胞生物则必须进化出复杂的心肺系统，以吸收、输送、利用和清除这些性命攸关的重要气体。

　　现代重症监护医学的基石是保证呼吸循环系统的功能。体外膜肺氧合（ECMO）是目前唯一能够完全取代这些重要功能的治疗方法。

ECMO生命支持技术是指将患者的静脉血引流至人工气体交换装置，完成血液的氧合和CO_2的清除，随后动脉化血液通过一根中心或外周插管重返患者的动脉或静脉循环系统。在静脉—动脉模式中，膜肺（membrane lung，ML）与自体肺（natural lung，NL）呈并联状态，体外血泵可提供循环支持。在静脉—静脉模式下，膜肺和自体肺串联，血泵并不提供循环支持。

因此，静脉—动脉模式ECMO（VA ECMO）同时替代了心肺功能，用于心肺同时衰竭的辅助[3]，而静脉—静脉模式ECMO（VV ECMO）只能替代自体肺的功能，用于单纯呼吸衰竭的支持[4]。

ECMO支持管理是应用生理学最需要开发的领域，掌握扎实的循环呼吸系统生理学知识对管理好ECMO患者是必不可少的。在这一章，我们将系统回顾ECMO辅助期间的生理学要点，重点放在ECMO辅助期间氧合、CO_2去除及血流动力学特点，还有VA ECMO和VV ECMO之间的必要区别。

3.2　人工肺

ECMO辅助期间，氧输送和CO_2清除取决于人工肺的性能、自体肺的功能以及患者心排血量三者之间紧密的相互作用。人工肺的气体交换是该过程中的重要环节。

本章不会对气体交换及膜肺工程学内容做系统阐述，感兴趣的读者可以就相关话题参考其他的优秀出版资料[5]。在此，我们将介绍ECMO患者的管理要点。

现代血液氧合器为膜式气体交换装置，通常也称为膜肺。它是由疏水性聚合物（如聚甲基戊烯）制成的中空纤维膜组成。气体从纤维管腔内通过，而血液从其外部流过。不同于鼓泡式氧合器，膜肺规避了气血间的直接接触。近来研制的非对称复合中空纤维和肝素涂层表面解决了第一代膜肺的常见问题，比如血浆渗漏和凝血系统激活，更多细节详见第六章。

尽管这些技术取得了进展，但研制出能完全替代自体肺功能的装置仍然是一项巨大的技术挑战，通过对比自体肺和人工肺能很容易地理解这一点。在自体肺中，气体流经的肺泡毛细血管膜面积达150 m^2，而膜的厚度只有1~3 μm。这一巨大的气体交换面积被压缩在总体积仅为5 L的空间内，其表面积/血容量比值约为300×cm^{-1}。在应激状态下，人的呼吸系统可以保证高达3 000 mL/min的氧输送（VO$_2$NL）及CO_2清除（VCO$_2$NL）[6]。相比之下，现代膜肺系统的效率要低得多，其气体交换面积不到4 m^2，而表面积/血容量比值为30×cm^{-1}。人工肺的气血接触面厚度为10~30 μm。因此，膜肺提供的气体交换仅能满足静息状态下的代谢需求。事实上，即使是最佳状态，人工肺也仅能获得200~250 mL/min的氧输送和CO_2清除水平。

膜肺的气体交换能力取决于其内在性能，与膜的表面积成正比，同时也依赖于中空纤维的特性，如厚度、材质。虽然在床旁无法改变上述因素，但临床医生可通过调节ECMO的血流量（blood flow，BF）和气体流量（gas flow，GF）来改变氧输送和CO_2清除（图3.1）。

气血之间的氧及CO_2压力梯度是气体转移的基本决定因素。反过来，这些压力梯度又依赖于代谢水平及氧、CO_2的血液输送。

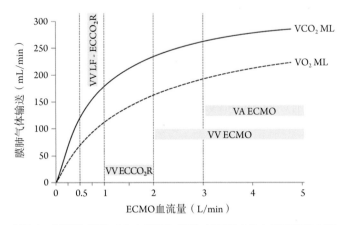

图3.1　氧输送（VO_2 ML）和CO_2清除（VCO_2 ML）是ECMO血流量的函数，图中列出了主要的CO_2清除技术中的血流量操作范围

注　VV ECMO：静脉—静脉ECMO；VA ECMO：静脉—动脉ECMO；VV $ECCO_2R$：静脉—静脉体外CO_2清除；VVLF-$ECCO_2R$：静脉—静脉低流量体外CO_2清除。

3.3　氧

健康成年人静息时的正常耗氧量约为250 mg/mL[5~8 mL/（kg·min）]。运动、寒战和发热时耗氧量可显著增加。此外，耗氧量增加也见于体内儿茶酚胺水平升高（烦躁、疼痛、外源性治疗）、呼吸做功增加以及甲状腺激素水平增高等，但这些情况却较少被注意到。相反，低温、镇静、卧床和甲状腺功能减退时耗氧量会降低[7]。

氧在线粒体内促使底物氧化产生能量和CO_2。氧化代谢产生的分压梯度会驱动氧从外部环境进入细胞的线粒体内。多细胞生物进化出的呼吸循环系统具有自适应机制，可保证将氧供应至机体的每个单体细胞。

我们循着氧从外界空气进入线粒体的路径来阐明氧合的主要生理学内容[8]。

吸入气体的氧分压（pO_2insp）由吸入氧浓度（FiO_2）和大气压力（pB）共同决定：

$$pO_2insp = FiO_2 \times pB$$

由于吸入气体中混有水蒸汽，同时肺毛细血管的耗氧与肺泡通气供氧间存在平衡，因此肺泡氧分压（pO_2alv）低于吸入气体的氧分压。随后，肺泡气体中的氧被动弥散进入血液，主要是进入红细胞。在健康的肺中，由于肺泡—毛细血管屏障厚度极为有限，故弥散效率极高，很容易达到平衡。

血浆中氧的溶解度很小（溶解系数为每100 mL血液0.0031 mL/mmHg），因此在100 mmHg正常动脉氧分压条件下，血浆中的溶解氧只有0.3 mL/dL。假定心排血量为5 L/min，则氧输送相当于15 mL/min。如果没有血红蛋白，需要80 L/min的心排血量才能提供250 mL/min的氧输送。在进化中产生的血红蛋白使血氧含量呈指数级提高，在完全饱和的情况下每克血红蛋白可携带1.39 mL氧。因此，总含氧量可通过以下公式计算：

$$O_2含量 = \left(Hb \times SatO_2 \times 1.39\right) + \left(pO_2 \times 0.0031\right)$$

在正常血红蛋白浓度下，动脉血的氧含量约为20 mL/dL。

一旦肺毛细血管内的血液完成氧合，即可通过调控心排血量来维持高达耗氧量4~5倍的全身氧供。氧供等于动脉血的含氧量乘以心排血量，相当于每分钟输送给组织的氧。氧供取决于心排血量、血红蛋白浓度、血红蛋白氧饱和度以及溶解氧。

在外周动脉的毛细血管中，血红蛋白会释放氧。顺着压力梯度，氧穿过内皮、细胞间隙和细胞膜弥散，达到最终目的地线粒体。在线粒体内，氧分压范围为3.8~22.8 mmHg。但在不同的组织、细胞，甚至同一细胞不同区域，氧分压都是不同的。

在将氧输送给组织后，毛细血管内的血液流入静脉区，此时的静脉血含氧量（CvO_2）可通过以下公式计算：

$$CvO_2 = CaO_2 - \left(\frac{VO_2NL}{CO}\right)$$

随后右心系统驱使静脉血流入肺循环。在这里静脉血会加载与组织消耗相当的氧。

从病理生理学角度来看，急性缺氧型呼吸衰竭最重要的原因在于通气（VA）与灌注（Q）比例的失调。根据Riley三腔室肺模型学说[9]，可以将肺想象成3种具有不同VA/Q比值的功能结构单位。

（1）理想肺，通气血流灌注的自然偶联未被改变，$VA/Q \approx 1$。

（2）死腔，肺泡有通气但无血流灌注，$VA/Q = \infty$。

（3）肺内分流，肺泡有血流灌注但缺少通气，$VA/Q = 0$。

在理想的模型中，气体交换只存在于理想肺泡。死腔对CO_2清除具有重要影响。分流效应是血液流经肺实质却未参与气体交换（$VA/Q = 0$），因而未得到氧合。因此，动脉血与部分静脉血混合导致低氧血症。分流程度通常以分流血量（Qs）与全肺血流量（Qt）之比（Qs/Qt）来表示。当Qs/Qt>0.4时，即使给患者吸入100%纯氧也无法保证获得充分的氧合，此时可预见会有一定程度的缺氧发生。如果Qs/Qt>0.4，自体肺氧合将无法提供维持生命活动所需的氧供。在这种极端条件下，ECMO可能是唯一的临床解决办法（图3.2）。

3.3.1 VV ECMO期间的氧合

自体肺无法使血液有效氧合时就应使用VV ECMO进行辅助。

在VV ECMO辅助期间，我们会通过循环系统中血氧含量的变化对整体的氧合生理特点进行阐述。图3.3是一个VV ECMO辅助患者的示意图（图3.3A）以及整个循环系统的血氧含量情况（图3.3B）。

离开外周组织的血液含氧量（CvO_2）很低。血泵分出部分回流的静脉血进入膜肺形成体外血流。在此过程中会有部分体外转流过的血再次被引回至体外管路，导致血流再循环（R），这对VV ECMO的氧合效率非常不利（图3.4）。此外，血流再循环也是造成CvO_2与膜肺入口端血氧含量（$CinO_2$）差异的原因。

随后，体外循环中的血液在膜肺完成氧合（VO_2ML），出口端的血氧含量（$CoutO_2$）得到提升，公式如下：

$$VO_2ML = BF \times (CoutO_2 - CinO_2)$$

随后在VV ECMO辅助期间，回到右心的血液（混合静脉血，氧含量表示为$CvmixO_2$）实为乏氧的回流静脉血与充分氧合的体外循环血的混合。我们将

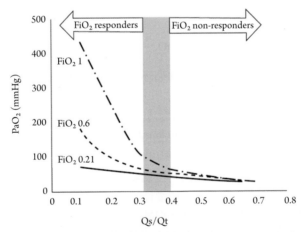

图3.2 在呼吸机不同吸氧浓度条件下，动脉血氧分压（PaO_2）可作为肺内分流量（Qs/Qt）的函数
如果肺内分流>0.4，即使呼吸机提供100%纯氧也无法满足维持生命需要的的动脉血氧合。

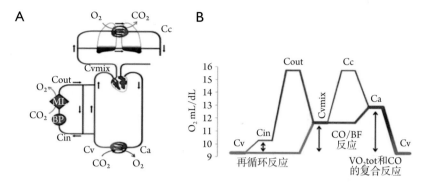

图3.3　VV ECMO期间的氧输送和氧消耗

A. 列出了血氧含量的主要决定因素。患者和ECMO环路的各个血液腔室内的血氧含量：Ca动脉，Cv静脉，Cin环路入口，Cout环路出口，Cvmix混合静脉血，Cc理想状态下无分流的肺毛细血管。BP血泵，ML膜肺。B. 图中列出了VV ECMO辅助患者（血红蛋白10 g/dL）的血氧含量。不同节段的静脉、动脉和体外循环以线条颜色和粗细区别。蓝线代表乏氧血，红色代表氧合血。粗线对应高血流量。箭头表示再循环率、心排血量以及氧消耗对VV ECMO时氧输送的影响。

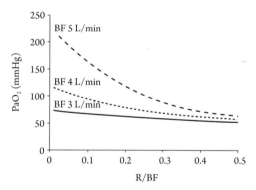

图3.4　不同的体外血流量下，动脉氧分压（PaO_2）是再循环流量/体外流量（R/BF）的函数

再循环比例高对膜肺氧交换量极为不利。

在下文介绍心排血量、体外血流量以及再循环三者相互作用对影响这两部分血流所起的重要作用。

应用VV ECMO的最终效果是增加了回流至肺的血的含氧量。本质上是通过增加混合静脉血含氧量来改善动脉血的氧合。最终通过自体肺的残存氧合能力使静脉血含氧量（CvO_2）提升至动脉血含氧量（CaO_2）水平。自体肺对血液氧输送量（VO_2NL）增加的贡献通过以下公式计算：

23

$$VO_2NL = CO \times (CaO_2 - CvmixO_2)$$

VO_2NL和VO_2ML之和等于患者总耗氧量。

$$VO_2Tot = VO_2ML + VO_2NL$$

由于大多数的氧通过血红蛋白运输，因此血氧含量高度依赖血红蛋白浓度及其血氧饱和度。在优化膜肺和自体肺功能后，提升血红蛋白浓度是又一项有效增加氧供的策略[10]。

现在我们解释VO_2ML、$SvmixO_2$以及VO_2NL在VV ECMO辅助期间对动脉血氧合所起的作用。

3.3.1.1　膜肺氧输送（VO_2ML）

膜肺氧输送的能力主要取决于以下三个因素：

（1）膜肺固有属性，影响气流中的氧被动弥散入血。

（2）气血间的氧分压梯度。气流的氧分压取决于氧浓度（FiO_2）。膜肺的氧交换受到通气/血流比例、血红蛋白浓度和交换时间的影响。当流经膜肺的血液氧分压增加时，血红蛋白变成完全饱和的状态后，此时还能以物理溶解状态再补充极少量的氧。因此额外增加通过膜肺气流的氧浓度只能使流经血液的氧含量轻微的增加。在血液方面，膜肺入口端氧分压（$PinO_2$）及相应氧饱和度（$SinO_2$）会显著影响膜肺氧交换。再循环效应增加了$PinO_2$，使膜肺的氧交换量大大降低（图3.4）。

（3）体外血流量是决定膜肺氧交换量的主要因素。增加体外血流量可使膜肺的氧交换量呈线性增加。

3.3.1.2　混合静脉血氧饱和度（$SvmixO_2$）

VV ECMO辅助期间，决定混合静脉血氧饱和度（$SvmixO_2$）的因素主要取决于离开组织的静脉血氧饱和度（SvO_2）、体外泵流量与自身心排血量的比值以及再循环效应（图3.5）。

在心排血量和再循环血量保持不变的情况下，增加体外循环血流量通常可提高动脉血氧合水平和组织的氧供。更为复杂的情形是心排血量变化对氧供和动脉血氧合水平的影响。假设体外循环血量和再循环效应保持不变，随着心排血量的增加，患者需要更大的体外循环流量才能获得正常的动脉氧分压水平（图3.6A）。但这并不意味着低心排血量是可取的。事实上，氧供取决于动脉血氧含量（CaO_2）和组织灌注。发生动脉低氧血症时更需要充足的心排血量以保证足够的氧供。因此，假设肺内分流量（Qs/Qt）不变，心排血量的增加通常会伴有自身肺的氧交换量增加。此时，较高的心排血量能提供更高的自体肺氧输送量（VO_2NL）、静脉血氧含量（CvO_2）及相应的静脉血氧分压

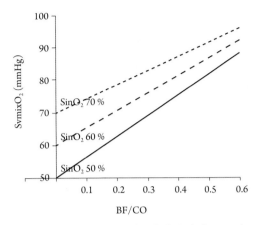

图3.5　膜肺入口端不同的血氧饱和度（SinO$_2$）时，混合静脉血氧饱和度（SvmixO$_2$）是体外血流量/心排血量（BF/CO）的函数

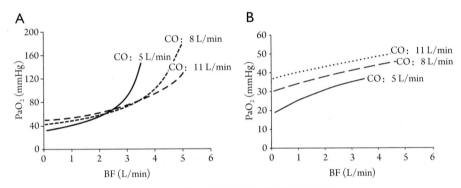

图3.6　心排血量和体外流量间的相互关系

A. 在不同的心排血量条件下，动脉氧分压是体外流量的函数；B. 在不同心排血量条件下，静脉血氧分压（PvO$_2$）是体外流量的函数。

（PvO$_2$），见图3.6B。

　　然而，心排血量的增加通常也提示组织对氧的需求增加（如发热、躁动、脓毒症），因而可能会改变肺内分流（Qs/Qt）和再循环血流。在VV ECMO辅助期间，血流动力学状态的突然改变会使稳定的氧合状态彻底改变。此时的混合静脉血氧饱和度（CvmixO$_2$）和动脉血氧含量（CaO$_2$）可能会出现不可预知的改善或恶化。考虑到不同组织有不同的氧耗需求和血管床分布，故很难预测心排血量的改变对不同外周器官氧合的影响。目前这方面的科学证据还很少，为更好的理解心排血量调节对氧供影响这一复杂的病理生理过程，还有更多的研究要做[11]。

3.3.1.3 自体肺氧输送（VO₂NL）

混合静脉血的氧合依靠自体肺的气体交换能力。这种气体交换能力取决于肺部疾病严重程度（主要是肺内分流，见图3.7）和呼吸机的参数设置（图3.8）。

从图3.7中可以清楚地看到，自体肺残留的气体交换能力越差，就越需要更大的体外循环血流量和更粗的插管口径。事实上，如果肺内分流>0.7，则只有在提供4 L/min以上的体外血流量时才能满足生存所需的血液氧合。此时使用足够大尺寸的引流管极为重要。

VV ECMO可完全或部分替代自体肺功能，并降低一切可能导致呼吸机相关性肺损伤的危险因素，如高通气量、高气道压和高吸氧浓度。然而，基于低吸氧浓度、低呼气末正压（positive end-expiratory pressure，PEEP）和分钟通气

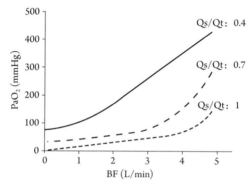

图3.7 不同肺内分流情况下，动脉血氧分压与体外循环血流量的关系

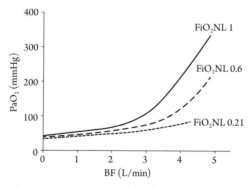

图3.8 不同的呼吸机吸氧浓度时，动脉血氧分压与体外循环血流量的关系

量的极度"肺保护"通气策略可能会暂时降低自体肺的气体交换能力。此时通常需要增加体外呼吸辅助力度。机械通气策略和氧合目标值会显著影响所需的体外血流量、ECMO设备及插管型号的选择。

3.3.2 VA ECMO期间的氧合支持

VA ECMO辅助期间要特别关注氧供的情况。此时患者心功能严重受损不能提供有效心排血量，全部的氧供均由VA ECMO提供。肺功能受损但残存部分心排血量时，该辅助模式可能会出现一些并发症，特别是采用股动脉插管时。在这一特定临床条件下，主动脉弓及主动脉近端分支的血流灌注可能来自左心室射出的血液（流经功能受损的自体肺而未充分氧合），导致冠状动脉和脑缺氧。相反，下肢却能得到良好的灌注。

动脉血液采样导管位于股动脉或左上肢时可能会忽视"缺氧性Harlequin综合征"[12]，从右上肢取血时就能及时发现。因此，在右侧桡动脉置管监测心和脑的血流灌注非常重要。如果条件不允许，也至少应在右上肢放置血氧探头监测氧饱和度。

可能的解决方案包括提高体外循环流量以限制左室射血，或通过额外增加一根静脉灌注插管转换为静脉—静脉—动脉（VVA）ECMO模式。但增加体外循环流量也可能使肺功能进一步恶化。为同时保护心肺功能，应早期及时实施直接左心室引流减压。

3.4 CO$_2$

静息状态下，健康成年男性CO$_2$的生成量约为250 mL/min。这一数值受到代谢活动、核心体温以及碳水化合物摄入等的影响。CO$_2$是有氧代谢的终产物。在线粒体生成后，经一系列分压梯度穿过细胞质和细胞外液进入静脉血流，随后进入肺泡释放到外部环境。正常情况下每100 mL静脉血至少可携带CO$_2$ 55 mL，其有三种不同的携带方式，分别是：溶解状态、碳酸根离子以及蛋白结合形式（如氨基甲酰化合物）。溶解的CO$_2$服从亨利定律（Henry's law），公式如下：

$$溶解状态的CO_2含量 = PCO_2 \times \alpha系数$$
$$\alpha系数 = 溶解度系数 = 0.03 \text{ mmol/L} \times \text{mmHg}$$

在正常静脉血PCO$_2$（45 mmHg）、37 ℃体温条件下，每100 mL血液溶解的CO$_2$仅有3 mL。因此溶解的CO$_2$仅占总量5%。溶解的CO$_2$和血液中水分子根据如下反应形成碳酸：

$$CO_2 + HO_2 \leftrightarrow H_2CO_3$$

血浆中该反应速度极慢（$T_{1/2} \approx 1$ min），但由于红细胞中存在碳酸酐酶，使全血中的这一反应速度大大提升（约10 000倍）。正是由于这种酶的存在，

CO_2转化为H_2CO_3仅需不到2毫秒时间。随后，红细胞中产生的大部分碳酸会根据下面这个非酶促反应进一步分解成氢和碳酸氢根离子：

$$H_2CO_3 \leftrightarrow H^+ + HCO_3^-$$

血液中大约70%的CO_2是以碳酸氢根的形式存在。每100 mL血液以该形式存在的CO_2大约为50 mL。此外，CO_2还能和血红蛋白的氨基端反应，形成如下氨甲酰基复合物：

$$HbNH_2 + CO_2 \leftrightarrow Hb\ NH\ COOH$$

静脉血中以氨甲酰基复合物形式携带的CO_2浓度约为3 mL/dL。

CO_2随静脉血至肺静脉毛细血管后可快速弥散至肺泡腔，并穿过肺泡—毛细血管屏障。CO_2穿透这层膜弥散的速度非常快。实际上，肺的弥散功能改变从未导致高碳酸血症的发生。因此，通常情况下，肺泡内的CO_2分压（alv PCO_2）等于肺毛细血管末端的CO_2分压（ven PCO_2）。因此alv PCO_2是自体肺清除CO_2的一项最重要决定因素。CO_2不断从静脉血进入肺泡，并经肺泡通气排除，公式如下：

$$alv\ PCO_2 = \frac{VCO_2NL}{肺泡通气量}$$

肺泡通气量只是吸入的潮气量中参与气体交换的那部分气体。因此：

$$肺泡通气量 = 呼吸频率 \times （潮气量 - 死腔）$$

相反，死腔是指潮气量中不参与有效气体交换的那部分气体。进一步分为机械死腔、解剖死腔和肺泡死腔3个部分，分别与外部呼吸机、患者气道及无灌注肺泡有关。肺泡死腔定义为部分气体虽吸入肺泡但由于通气/血流比例的改变而未参与气体交换。临床上很多情况均以不同程度的肺泡死腔增加为特点，特别是肺栓塞、慢性阻塞性肺病（COPD）和急性呼吸窘迫综合征（ARDS）。在这些情况或疾病中，CO_2清除效率发生改变，需要通过增加肺泡内CO_2分压或每分通气量来实现必要的CO_2清除。

上述这两种替代方案可能并不可取。事实上，动脉血PCO_2依赖于肺泡气体中的PCO_2，PCO_2任意增加会对患者PH有显著影响，而且在临床上可能无法长时间维持。此外，增加每分通气量也是引起呼吸机相关性肺损伤（ventilatory-induced lung injury，VILI）的常见原因。

3.4.1　ECMO辅助期间的CO_2清除

临床上，所有需要减少肺泡通气或避免高碳酸血症的情况都属于体外CO_2清除的潜在指征。因此，ECMO作为一种CO_2清除方法，其临床理论依据包括：

（1）减少ARDS期间对机械通气的需求，避免VILI[13]。

（2）减轻COPD急性发作[14]和哮喘持续状态[15]期间动态过度充气和高碳酸血症。

（3）肺移植前的桥接治疗[16]。

VV ECMO辅助期间，清除CO_2较氧合更容易。无论采用何种类型膜肺，其CO_2清除效率始终比氧输送更高（图3.2）。血液中携带的CO_2多为碳酸氢盐离子形式，总浓度约为每100 mL血液55 mL CO_2。这意味着500 mL静脉血中的CO_2含量相当于成年男性每分钟CO_2生成量（约250 mL/min）。因此，ECMO辅助期间，患者体内产生的全部CO_2均可通过低流量体外循环得到清除。比如，体外流量仅1.5 L/min的传统膜肺即可轻松去除以250 mL/min速率产生的CO_2，但必须应用高速气流（如8~15 L/min，取决于不同氧合器的特点）。事实上，气流量决定了膜肺中空纤维内的CO_2清除。提升膜肺气流量可降低中空纤维内的CO_2分压，增加气血两相间的分压梯度，增加CO_2清除。因此，CO_2的清除相对独立于体外血流量，主要决定因素是气流速度[17]。CO_2清除与气流间的这种严格关系使膜肺清除CO_2不再依赖体外血流量，这一点具有重要的临床意义。

首先，在VV ECMO辅助期间，临床医生可通过改变通气量有选择地改变人工膜肺的CO_2清除量，同时维持氧供不变。通过这种干预，医生可以掌控患者的呼吸驱动，并精细调节至目标水平。例如，在最为危重的临床条件下，我们可通过提升人工膜肺通气量以达到极低潮气量通气(甚至呼吸暂停)[18]。相反，在撤除ECMO过程中，使用较低的通气量维持膜肺通气并保证自主呼吸[19]。

其次，近来有一些新型装置实现了低流量体外CO_2清除，与用于氧合支持的ECMO相比更微创，不良反应更小[20-21]。这些新技术可用于临床上需要控制通气、但氧合没有问题的所有情况。

最后，采用体外局部酸化加强膜肺清除CO_2能力的新技术目前尚在评价当中[22-23]。这一技术有助于减少所需的体外循环血流量，将并发症最小化，使体外CO_2清除技术得以更安全更广泛的应用。

3.4.2 VA ECMO期间的CO_2清除

VA ECMO辅助期间有必要对CO_2清除和通气管理予以特殊的考虑。目前VA ECMO主要用于心排血量严重受损进而导致肺灌注明显受限的心脏衰竭患者的循环支持。在这种情况下，传统意义上的肺通气无生理学意义，因为VA ECMO转流期间整个肺实质相当于一个肺泡死腔。多项研究表明对无灌注的肺进行通气是有害的[24]。此外，在VA ECMO辅助期间，一般主张采用适当的PEEP和周期性肺复张来避免肺不张。当存在一定程度的静脉回心血量且右心室射血时，有必要行连续呼吸末CO_2监测以保证适宜的自体肺通气。

3.5 血流动力学

ECMO对心血管系统功能的影响主要取决于以下两点因素：
（1）支持类型（静脉—静脉或静脉—动脉ECMO模式）；

（2）置管部位（外周型或中心型置管，股动脉或腋动脉置管）。

血流动力学的主要差异源于辅助类型。和VA ECMO相比，VV ECMO模式对血流动力学影响更小。VV ECMO模式的体外血泵（BP）在功能上与患者心脏是串联的，而VA ECMO时是并联的（图3.9）。

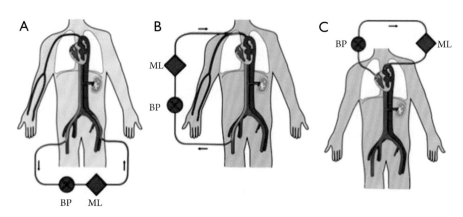

图3.9　VA ECMO管路模式图

A.外周型：股静脉—股动脉插管；B.外周型：股静脉—腋动脉插管；C.中心型：BP血泵，ML膜肺。

3.5.1　VV ECMO期间的血流动力学

不同插管部位可能使血气的特点产生差异，但血液均是从静脉系统中引出，再回到静脉系统。这使得VV ECMO和自体循环成为一个串联系统。由于引出体外的血液不断被等量的氧合血替换，故不会造成容量的突然变化。

VV ECMO模式下，心脏的前负荷和左心室后负荷均未发生改变。因此心肌的能量平衡并未受到体外辅助的影响。更为有利的是，由于进入左心的血液较之前含氧量更高，对心肌的灌注可能更有优势。这种静脉"高氧血症"还可通过部分地缓解缺氧性肺血管收缩降低肺血管阻力，因而可降低肺动脉压。缺氧是导致心肌损伤的危险因素之一[25]，而ECMO可作为一种保护措施防止发生这样的损伤。但动物模型发现缺氧后突然的高氧血症和心肌再灌注损伤相关[26]。

所有的上述观点都支持VV ECMO是一种"血流动力学中性"的辅助方式。这一观点大致上是正确的，但事物都有两面性。VV ECMO通常用于合并高肺血管阻力、高心排血量（感染/脓毒症）的极度缺氧患者。由于这种体外辅助模式并不能提供循环支持，因此患者具有良好的心血管功能是最基本的要求。在开始转机时必须对此进行评估，并在体外生命支持期间定期评估。如果发现因脓毒症或其他原因导致心功能恶化时，可能需要转换为循环辅助模式。

3.5.2 VA ECMO期间的血流动力学

从血流动力学角度讲，VA ECMO模式更具挑战性。此时体外的血泵（BP）和患者心脏呈平行工作状态，体循环的血流是体外管路血流与流经自身心肺血流的叠加。因此会产生许多血流动力学变化。尽管不同动脉插管部位可能具有某些独特的优势或劣势，但这种血流动力学变化大多是与插管部位无关的。

3.5.2.1 常见的血流动力学改变

动脉血流搏动性消失 ECMO使用的离心泵提供的是持续性血流。当患者的循环完全由ECMO支持时，自身左室射血几乎被抵消，由于更多的血流来自体外管路，动脉压波形会变平（图3.10）。

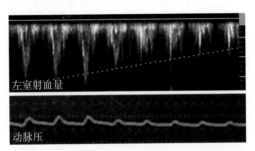

图3.10 随着ECMO血流量的增加，左室射血量减少，动脉压搏动性消失

有关持续性血流对比搏动性血流对脏器灌注影响的研究有很多，目前对前者是否存在潜在的不良影响尚无确切结论。但是，来自临床和实验室的数据均表明，和非搏动性灌注相比，搏动性血流对心脏、肾脏以及肺的功能可能更具优势[27]。但迄今尚未证实搏动性血流对降低死亡率有明显优势[28]。不过还是应当尽量促成并维持一定的搏动血流（衡量左室射血的指标），以防左室血流瘀滞、心内血栓形成以及随后的栓塞风险。如果使用低剂量正性肌力药物或轻微下调泵的流量无法实现搏动血流时，就需要减压引流。同期联合主动脉内球囊反搏（IABP）辅助可能带来潜在获益[29-30]。VA ECMO辅助时采用主动脉反搏的理论依据在于其可以降低左室后负荷、增加冠状动脉灌注，同时保留了搏动性血流[31]。尽管此时使用IABP具有潜在获益，但相关证据仍较少，且当前潜在劣势限制了其广泛使用。

降低前负荷 VA ECMO将大部分本应回流至右心的静脉血引流至体外循环。这种效应有助于右心室休息。但此时冠状动脉的灌注主要来自支气管动脉中未经氧合的血液，故这种肺血流减少的缺点在于可能导致心肌缺血的发生。

增加左心室后负荷　将血液重新注入动脉系统可导致左室后负荷增加，这是由体外循环的血流直接造成的，而与插管部位关系不大。这会导致左心室引流不充分、左室扩张，反过来又增加了心肌的能量需求，加重心肌缺血和肺充血，后者对肺功能将产生不利影响。为减少左心室扩张，通常采取增加泵流量来优化静脉引流。但进一步增加左心室后负荷反而可能加重左室扩张。降低左室后负荷及左室扩张的策略将在本书第二部分ECMO在循环支持中的应用进行讨论，可以使用正性肌力药物或主动脉反搏增加自身心室的射血，如上述措施均不可行，可采取经皮介入或外科手术方式直接对左心室减压。

3.5.2.2　插管部位产生的独特血流动力学改变

外周型ECMO是目前最常用的配置模式，股动脉是成人患者首选的插管部位。但必要时也可以选择其他部位，如升主动脉插管的中心型模式。外周型ECMO也可在腋动脉插管，但在成人患者中不会用到颈动脉。

就血流动力学的干扰而言，升主动脉和腋动脉插管均可提供前向血流，此时冠状动脉的灌注来自体外循环充分氧合的血液，规避了心肌缺血的风险，这是与股动脉插管唯一不同之处，同股动脉插管ECMO联合IABP的辅助模式相比，这可能也是其理论优势所在，但这点尚不确定。

不同插管部位所带来的与血流动力学无关的特定优势和劣势将在第五部分ECMO患者的监护中讨论。

声明

本文作者宣称无任何利益冲突。

参考文献

[1]　Dworking M，Rosenberg E，Schleifer K，Stackebrandt E.The prokaryotes[M]. New York：Springer，2006.

[2]　Lumb A. Nunn's applied respiratory physiology[M]. London：Elsevier，2010.

[3]　Combes A，Leprince P，Luyt C-E，Bonnet N，Trouillet J-L，Léger P，Pavie A，Chastre J. Outcomes and long-term quality-of-life of patients supported by extracorporeal membrane oxygenation for refractory cardiogenic shock[J]. Crit Care Med，2008，36(5)：1404–1411.

[4]　Brodie D，Bacchetta M. Extracorporeal membrane oxygenation for ARDS in adults[J]. N Engl J Med，2011，365(20)：1905–1914.

[5]　Wnek G，Bowlin G. Encyclopedia of biomaterials and biomedical engineering[M]. London：Taylor & Francis，，2008.

[6]　O'Toole ML，Douglas PS，Hiller WD. (1989) Applied physiology of a triathlon[J]. Sports

Med, 1989, 8(4): 201–225.

[7] Bartlett RH. Critical care physiology[M]. Brown/Boston: Little, 1996.

[8] West JB. Respiratory physiology: the essentials[M]. Philadelphia: Lippincott Williams & Wilkins, 2008.

[9] Riley RL, Cournand A. Ideal alveolar air and the analysis of ventilation-perfusion relationships in the lungs[J]. J Appl Physiol, 1949, 1(12): 825–847.

[10] Schmidt M, Tachon G, Devilliers C, et al. Blood oxygenation and decarboxylation determinants during venovenous ECMO for respiratory failure in adults[J]. Intensive Care Med, 2013, 39(5): 838–846.

[11] Guarracino F, Zangrillo A, Ruggeri L, Pieri M, Calabrò MG, Landoni G, Stefani M, Doroni L, Pappalardo F. β-Blockers to optimize peripheral oxygenation during extracorporeal membrane oxygenation: a case series[J]. J Cardiothorac Vasc Anesth, 2012, 26(1): 58–63.

[12] Sidebotham D, McGeorge A, McGuinness S, Edwards M, Willcox T, Beca J. Extracorporeal membrane oxygenation for treating severe cardiac and respiratory failure in adults: part 2-technical considerations[J]. J Cardiothorac Vasc Anesth, 2010, 24(1): 164–172.

[13] Peek GJ, Mugford M, Tiruvoipati R, et al. Efficacy and economic assessment of conventional ventilatory support versus extracorporeal membrane oxygenation for severe adult respiratory failure (CESAR): a multicentre randomised controlled trial[J]. Lancet, 2009, 374(9698): 1351–1363.

[14] Burki NK, Mani RK, Herth FJF, et al. A novel extracorporeal CO(2) removal system: results of a pilot study of hypercapnic respiratory failure in patients with COPD[J]. Chest, 2013, 143(3): 678–686.

[15] Brenner K, Abrams D, Agerstrand C, Brodie D. Extracorporeal carbon dioxide removal for refractory status asthmaticus: experience in distinct exacerbation phenotypes[J]. Perfusion, 2014, 29(1): 26–28.

[16] Javidfar J, Bacchetta M. Bridge to lung transplantation with extracorporeal membrane oxygenation support[J]. Curr Opin Organ Transplant, 2012, 17(5): 496–502.

[17] Kolobow T, Gattinoni L, Tomlinson T, White D, Pierce J, Iapichino G. The carbon dioxide membrane lung (CDML): a new concept[J]. ASAIO Trans, 1977, 23(1): 17–21.

[18] Terragni PP, Del Sorbo L, Mascia L, Urbino R, Martin EL, Birocco A, Faggiano C, Quintel M, Gattinoni L, Ranieri VM. Tidal volume lower than 6 ml/kg enhances lung protection: role of extracorporeal carbon dioxide removal[J]. Anesthesiology, 2009, 111(4): 826–835.

[19] Mauri T, Bellani G, Grasselli G, Confalonieri A, Rona R, Patroniti N, Pesenti A. Patientventilator interaction in ARDS patients with extremely low compliance undergoing ECMO: a novel approach based on diaphragm electrical activity[J]. Intensive Care Med, 2013, 39(2): 282–291.

[20] Bonin F, Sommerwerck U, Lund LW, Teschler H. Avoidance of intubation during acute exacerbation of chronic obstructive pulmonary disease for a lung transplant candidate using extracorporeal carbon dioxide removal with the Hemolung[J]. J Thorac Cardiovasc Surg, 2013, 145(5): e43–e44.

[21] Ruberto F, Pugliese F, D'Alio A, Perrella S, D'Auria B, Lanni S, Anile M, Venuta F, Coloni GF, Pietropaoli P. Extracorporeal removal CO2 using a venovenous, low-flow system

(Decapsmart) in a lung transplanted patient: a case report[J]. Transplant Proc, 2009, 41(4): 1412–1414.

[22] Zanella A, Patroniti N, Isgrò S, Albertini M, Costanzi M, Pirrone F, Scaravilli V, Vergnano B, Pesenti A. Blood acidification enhances carbon dioxide removal of membrane lung: an experimental study[J]. Intensive Care Med, 2009, 35(8): 1484–1487.

[23] Zanella A, Mangili P, Redaelli S, et al. Regional blood acidification enhances extracorporeal carbon dioxide removal: A 48-hour animal study[J]. Anesthesiology, 2014, 120(2): 416–424.

[24] Kolobow T, Spragg RG, Pierce JE. Massive pulmonary infarction during total cardiopulmonary bypass in unanesthetized spontaneously breathing lambs[J]. Int J Artif Organs, 1981, 4(2): 76–81.

[25] Bajwa EK, Boyce PD, Januzzi JL, Gong MN, Thompson BT, Christiani DC. Biomarker evidence of myocardial cell injury is associated with mortality in acute respiratory distress syndrome[J]. Critical Care Med, 2007, 35(11): 2484–2490.

[26] Trittenwein G, Rotta AT, Gunnarsson B, Steinhorn DM. Lipid peroxidation during initiation of extracorporeal membrane oxygenation after hypoxia in endotoxemic rabbits[J]. Perfusion, 1999, 14(1): 49–57.

[27] Haines N, Wang S, Undar A, Alkan T, Akcevin A. Clinical outcomes of pulsatile and non-pulsatile mode of perfusion[J]. J Extra Corpor Technol, 2009, 41(1): P26-P29.

[28] Alghamdi AA, Latter DA. Pulsatile versus nonpulsatile cardiopulmonary bypass flow: an evidence-based approach[J]. J Card Surg, 2006, 21(4): 347–354.

[29] Madershahian N, Wippermann J, Liakopoulos O, Wittwer T, Kuhn E, Er F, Hoppe U, Wahlers T. The acute effect of IABP-induced pulsatility on coronary vascular resistance and graft flow in critical ill patients during ECMO[J]. J Cardiovasc Surg, 2011, 52(3): 411–418.

[30] Jung C, Lauten A, Roediger C, Fritzenwanger M, Schumm J, Figulla HR, Ferrari M. In vivo evaluation of tissue microflow under combined therapy with extracorporeal life support and intra-aortic balloon counterpulsation[J]. Anaesth Intensive Care, 2009, 37(5): 833–835.

[31] Madershahian N, Liakopoulos OJ, Wippermann J, Salehi-Gilani S, Wittwer T, Choi Y-H, Naraghi H, Wahlers T. The impact of intraaortic balloon counterpulsation on bypass graft flow in patients with peripheral ECMO[J]. J Card Surg, 2009, 24(3): 265–268.

译者：黄雷，天津市第三中心医院心脏中心
审校：于坤，中国医学科学院阜外医院体外循环中心
　　　安倬玉，北京大学医学部临床医学（八年制）在读

第四章　经皮置管：适应证、操作技术和并发症

Maurizio Migliari, Roberto Marcolin, Leonello Avalli, and Michela Bombino

M. Migliari
Cardiac Anesthesia and Intensive Care Unit, Department of Emergency Medicine, San Gerardo Hospital, Via Pergolesi 33, Monza (MB) 20900, Italy. e-mail: m.migliari@hsgerardo.org.

R. Marcolin, M. Bombino
General Intensive Care Unit, Department of Emergency Medicine, San Gerardo Hospital, Via Pergolesi 33, Monza (MB) 20900 , Italy. e-mail: rob.marc@tiscalinet.it; michela.bombino@gmail.com.

L. Avalli
Cardiac Anesthesia and Intensive Care Unit, Department of Urgency and Emergency, San Gerardo Hospital, Via Pergolesi 33, Monza (MB) 20900, Italy. e-mail: l.avalli@hsgerardo.org.

4.1　简介

无论是进行心脏辅助[静脉—动脉（VA ECMO）]还是呼吸辅助[静脉—静脉（VV ECMO）]，建立合适的血管通路是进行体外膜肺支持的基本步骤。血管通路的位置，ECMO导管的种类和型号以及置管技术的选择，主要由患者血管的解剖特点和置管人员的技术水平所决定。在20世纪90年代早期，随着薄壁导管的临床使用，几乎所有的病例置管方法都由外科手术置管转变为经皮穿刺置管。本章中将回顾这一历史演变的进程。

本章节将概述经皮血管穿刺置管建立ECMO静脉和动脉通路的技术及其适应证和并发症。外科手术置管技术将在第五章中讨论。

4.2　ECMO插管技术的发展历史

长时间ECMO辅助起源于心胸外科手术，因此早年间，单纯呼吸衰竭患

者也采用VA ECMO模式进行外科置管[1-2]。此后，急性呼吸衰竭患者优先选用VV ECMO模式进行体外生命支持。Gattinoni等[3]于1979年描述了采用股静脉—颈静脉途径插管的技术：他们将股静脉和颈内静脉进行外科手术插管，血液由双侧股静脉导管和远心端颈静脉导管引流，从中心颈内静脉导管回流。手术切口部位持续渗血很常见，需要每天对插管部位进行检查。由于存在多根插管和管道的缘故，导致患者的护理和活动十分困难[4]。股静脉单根双腔插管[5]和大隐静脉—大隐静脉转流模式[6]的发展，推动了外科技术的进步。双腔同轴血管导管（图4.1）的出现，使得通过单一手术切口的下腔静脉—下腔静脉转流模式得以实现：血液由双腔导管外腔和下肢远端引流管引出，并由双腔导管内腔输回患者体内。在大隐静脉—大隐静脉转流模式中，进行手术操作的血管位置更为浅表，并且保留了下肢远端静脉血液回流，不需要额外远端血管插管。当ECMO撤机时，只需要拔除导管结扎双侧大隐静脉，而不需行静脉重建手术。

20世纪90年代，随着薄壁弹簧丝加强导管上市，首次报道了用于心肺支持的ECMO的经皮穿刺置管技术[7-8]。从此，经皮血管穿刺置管技术成为建立ECMO血管通路的首选。其优势有：操作时间短，无凝血功能障碍，几乎不出血，减少了血管插管部位感染的发生，并且拔管操作简便[9]。

4.3　经皮穿刺放置ECMO插管的一般注意事项

血管通路的建立和维护对任何模式的ECMO辅助都至关重要，可以由经过培训的人员（重症科医生、急诊科医生、心脏介入科医生），通过经皮血管穿刺方法在床旁完成，因为血管内插管的成败是ECMO建立的关键，所以需要请心胸外科或血管外科医生随时待命。当血管穿刺置管遇到困难时，可以通过手术切开，直视下置管建立血管通路。根据文献报道，这种情况主要发生在VA ECMO模式对心脏辅助时动脉置管的过程中。

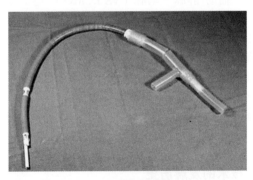

图4.1　下腔静脉—下腔静脉转流模式中，通过一个手术切口置入的自制双腔同轴插管（历史图片）

患者体型和ECMO模式是决定ECMO导管型号的主要因素。根据插管目的不同，市场上有不同种类的导管可选。近期一篇系统综述阐释了这个问题[10]。在这里我们只总结根据不同置管位置需要重点了解的相关导管特点。生产厂商提供了不同流量时压力差的参数，有助于我们根据临床具体需求选择合适的导管[11]。对体重>70 kg的成人行VV ECMO辅助时，静脉引流导管的大小在23~25 F，而回流导管的大小在19~21 F。

高体质指数（BMI）患者行VV ECMO时，血管通路建立可能具有挑战性，股静脉—颈内静脉途径应作为第一选择。孕妇也遵循同样的原则：在孕晚期患者中，推荐采用15°~30°左外侧倾斜位，将有助于股静脉插管[12]。

血管超声检测对血管定位和直径测量具有重要作用[13-14]。通常导管大小不超过血管直径的2/3，以便于下肢血液可以顺利从导管周围通过，不损害肢体的静脉回流。当需要股动脉插管时，这一点尤为重要。

近期的文献[15-19]描述了选择经皮外周血管穿刺途径的决策流程、可采用的血管穿刺置管技术、需要的器材设备以及操作过程。选择VV ECMO血管通路需要考虑以下问题：

（1）患者需要的最大ECMO辅助流量。

（2）可耐受的最大再循环率。

（3）患者舒适度。

（4）是否有解剖困难或存在静脉阻塞等情况。

引流管的大小是决定ECMO血流量的主要因素，因为流量大小直接与导管半径的四次方相关。插管最佳位置在下腔静脉肝内段或右心房内，沿着导管分布有多个侧孔以增强血液引流能力（多级侧孔导管）。回流导管通常仅在靠近头端较短部分有孔。如果采用股静脉—颈内静脉途径（图4.2），引流和回流导管均选用多级侧孔导管也没有问题。但是如果采用股静脉—股静脉途径，就必须使用不同的静脉导管，因为多级侧孔将氧合血从回流导管分流到引流导管，将产生非常高的再循环率（图4.2）。

股静脉—颈内静脉模式产生的再循环最小[20]。在股静脉—股静脉途径中保持引流导管在膈肌水平以下，肾静脉水平以上，并且回流导管保持在右心房内或刚好低于右房水平，将使再循环率降到最低（图4.2）。

4.4 经皮血管穿刺置管的患者准备

非紧急情况下，开始ECMO置管操作前先放置好动脉测压导管[如果准备建立股静脉—股动脉（VA）ECMO，通常选用右桡动脉置管]和中心静脉导管用于监测。抽取血标本评估全血细胞计数，基础凝血功能（Pt，aPTT，纤维蛋白原，D–二聚体，ATⅢ），血生化和血气分析。根据检查结果，向输血科申请浓缩红细胞、血小板或者血浆。

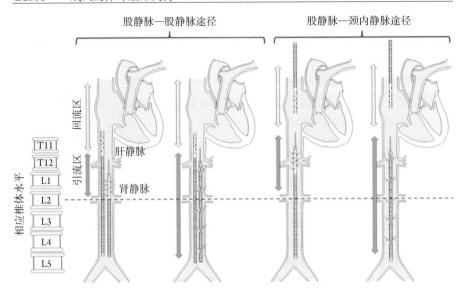

图4.2 根据引流插管的不同类型（多级侧孔插管或侧孔靠近尖端的插管）和不同的VV模式（股静脉—股静脉或股静脉—颈内静脉），可以选择的VV插管模式

下腔静脉主要分支（肝静脉和肾静脉）与椎体的关系如图示。与血液回流插管不同，引流插管的顶端应位于肾静脉水平上方，尽可能位于下腔静脉肝内段中。应用多级侧孔插管引流，尤其在股静脉—股静脉途径中使用，可将血液再循环率降到最低。

　　患者的责任护士根据中心置管的常规流程，给患者的血管操作区域备皮，如果需要可以用电推剪刀备皮以保持皮肤完整性。

　　经皮血管穿刺置管过程必须在完全无菌技术下完成，因此至少两位操作者进行外科洗手消毒，最大范围的消毒隔离预防，戴帽子、口罩和无菌手套，穿无菌手术衣。穿刺置管部位皮肤用2%洗必泰消毒，手术区域铺巾覆盖整个病床，预留足够空间放置导管和循环管路[21]。此时建议给予抗生素（一代或二代头孢菌素）作为操作过程中的预防用药[22]。

　　准备一个手推车放置血管穿刺置管的器材，包括：

（1）静脉穿刺针。

（2）J形头导丝。

（3）扩张器（多级或锥型）。

（4）手术器械。

（5）手术缝线。

4.5　VV ECMO经皮穿刺置管

　　20世纪80年代末，经皮血管穿刺置管方法才开始用于VV转流，如今已成为首选技术[8,15-19,23-24]。外科手术置管几乎完全被放弃了，因为手术操作更费时，并发症多，其中最主要的一点就是难以控制出血。经皮血管穿刺置管的主要优点就是降低了出血风险，同时也减少了操作时间，便于患者活动和护理。

文献报道，经皮血管穿刺置管主要选择股静脉、颈静脉，但很少选择锁骨下静脉。腋静脉置管通常需要外科手术切开。经皮血管穿刺置管技术类似于60年前Seldinger报道的技术，具体操作描述，详见2005年Lancet综述[25]。

4.5.1 股静脉—股静脉途径

两位操作者在腹股沟韧带下方定位股静脉的位置，操作开始时，应在超声引导下用18 G穿刺针穿刺血管。我们通常先采用Seldinger技术，在股静脉中导入8 Fr血管鞘，并且在穿刺点周围预先留置荷包缝合线，用于控制随后血管多次扩张过程中的出血情况。一根J形头不锈钢长导丝（0.038 in.×150~180 cm）通过8 Fr血管鞘进入下腔静脉中。导丝到位后，静脉推注2 500~5 000 Uint肝素，预防插管内血栓形成。此时顺着引导导丝，逐个导入口径递增的血管扩张器，获得与血管插管直径匹配的扩张度。为了避免导丝打折，保持导丝始终能在扩张器中顺滑的移动十分重要。一位操作者控制血管扩张器，而另一位操作者把持导丝，使其具有一定张力配合扩张器操作。为了便于血管扩张，减少导丝打折风险，我们的团队几年前曾经介绍一种改良技术，采用三根导丝同时进入一根血管内[26]。扩张器通过每一根导丝进行血管扩张，以获得选定血管插管直径的扩张度（例如，如果选用24 Fr血管插管，采用8 Fr扩张器通过每一根导丝进行扩张）。单一渐进锥型血管扩张器（dilator coons taper 4-22 Fr，cook medical，bloomington，USA）的临床使用，简化了血管扩张的操作步骤，如果直径21 Fr以下的血管插管只需要扩张一次，更大直径的血管插管需要分两步扩张完成。导丝的质量对操作成功也至关重要，如果导丝太软，当通过扩张器时打折的风险就非常高。我们选用的Amplatz超硬导丝（boston scientific guidewire）取得了良好的临床效果。

血管完成恰当的扩张后，沿着导丝插入带导芯的导管，当到达合适的位置后，拔除导芯和导丝，轻度抬高血管导管末端使其高于床面，控制血液充满整个血管导管中。首先插入引流血管导管，并用生理盐水冲洗管路。然后两位操作者移向对侧，采用同样的技术插入回输血管导管。两根血管导管都应至少两点缝合固定于皮肤上。

相比股静脉—颈静脉途径，股静脉—股静脉途径有着更高的血液再循环的风险。因此，定位引流血管导管头端位于第1腰椎至第2腰椎（L1~L2）水平十分重要，有利于接收肾静脉血液，而回流插管的头端应放置在靠近下腔静脉和右心房连接处[例如第10胸椎至第11胸椎（T10~T11）水平]。这样血液再循环率较低，在10%~15%（图4.2）。

在血管扩张的操作过程中，极力推荐采用床旁影像技术控制导丝位置和形态。胸腹部X线摄片属于静态图像，不能用于快速的纠正操作过程中导管位置的异常[27]。超声和X线透视可用于实时调整置管过程中血管导管的位置。床旁超声使用便捷，患者的解剖特点和操作者的技术水平是图像质量的主要决定因素[28]。X线透视是置管过程中观察导丝异位最好的影像工具[29]，可以避免ECMO插管位置偏移，但是极少能在床旁使用，并有X射线暴露的风险。随着ICU病床功能的更新，采用X线透视观察整个插管过程有时是非常困难的。

4.5.2 股静脉—颈静脉途径

VV转流的另一个选择就是股静脉—颈静脉途径。这种情况下，一位操作者如上述进行股静脉插管，而另一位行颈内静脉插管。建议由股静脉插管至下腔静脉引流，以减少血液再循环率。回流插管通过颈内静脉放置到近右心房处。颈静脉插管有气胸风险，因此选择此处置管时要考虑到这一点。尽可能选用较短的血管插管，便于更好地固定。VV ECMO辅助越来越多地在保留自主呼吸的清醒患者中实施，这增加了颈静脉插管过程中空气栓塞的风险。因此一些团队主张在血管插管操作前，进行选择性的气管插管，操作完成后再拔除气管插管[30]。

4.5.3 双腔血管插管(Avalon)

两个血管通路的存在，股静脉—股静脉和股静脉—颈静脉，患者感觉并不舒适。除了限制了患者活动，文献还报道需要增加镇静药物的用量。

采用直径为13~31 Fr双腔血管导管，通过一根双腔导管实现单血管路径的方法也开始应用于成人患者。这种类型的导管既可以引流血液，也可以回输血液[31-34]。由颈内静脉插入血管插管，通过X线透视和超声辅助定位[35-37]。血管插管位置至关重要，血管插管必须通过右心房，尖端进入下腔静脉中。血液由上下腔静脉同时引流出，并由单独正对三尖瓣的管腔开口，回输入右心房中。这种导管似乎取得了良好的效果[33-34]，可以对有行动能力的患者进行物理治疗[38]。

4.6 VA ECMO经皮穿刺插管

经皮穿刺股动静脉插管行VA ECMO主要用于紧急情况，可以在院内任何地方完成[39]，并且最近文献报道也可在院外进行[40-41]。虽然用于呼吸辅助的VV插管通常有充足的时间用于安全置管，但是用于心脏抢救的VA插管需要在尽可能短的时间内完成，因此有潜在的致命的危险和并发症。然而插管成功率还是非常高的，多项研究证示都达到90%以上[42-43]。我们在经皮穿刺血管置管过程中，请心胸外科或血管外科医生在场协助，在一两次经皮血管定位和穿刺的尝试失败后，立即转为手术切开插管。

4.6.1 插管技术

使用超声预先评估股血管条件有利于插管操作，并且根据血管直径更加细致选择大小合适的血管导管。置管过程最好由两位操作者分别控制血管导管和导丝。股血管插管应在无菌技术下完成，先经皮穿刺股血管。如果在心肺复苏过程中进行血管穿刺，两位操作者可同时进行，尝试定位股动脉和股静脉。优先选择双侧血管置管，尽可能减小损害肢体血流灌注的机会。如果时间允许，最好采用超声引导下操作。采用Seldinger技术，导入J形头弹性导丝（0.038 in.×150~180 cm），从股静脉进入下腔静脉（IVC）中，走行朝向右心房，同时Amplatz J形头弹性超硬导丝（0.038 in.×180 cm）从股动脉进入，走行朝向主动脉瓣。导丝到位后，推注2 500~5 000 unit肝素预防血管插管内血栓形成。使用一个渐进式血管扩张器（Coons Taper 4~22 F，Cook Medical，Bloomington，USA），逐渐扩张动静脉血管通路，随后沿着导丝导入血管插管。插入静脉导管直到套管尖端位于右心房中心。而动脉导管整体应进入髂动脉。拔出导丝，夹紧导管末端，并连接到ECMO管路上。最后，用缝合线将导管固定在皮肤上。我们的操作中，平均置管时间为30 min，由2008年开始的平均46 min（5例患者），降至2012年最近的平均29 min（15例患者）。如果在非紧急情况下置管，应将一个远端动脉灌注导管或至少一根导丝在动脉插管前放置入股浅动脉中。进行下肢远端动脉灌注是增加插管侧肢体血液循环的一个简单可行的方法，而且已经发展出判断下肢缺血的若干标准[44-49]。在择期VA ECMO过程中，在ECMO动脉插管放置前，应预先插入远端灌注导管，因为保留远端动脉搏动使得定位更加简便。紧急情况下，如CPR过程中，没有时间选择性的插入远端灌注导管，此时肢体远端血液灌注可能要推迟开始。我们的经验是，当下肢动脉多普勒超声没有探测到足够的下行血流时，就放置远端灌注导管预防下肢缺血。我们选择一个6~8 Fr 11 cm血管导管（Avanti+，Cordis，LJ Roden，Netherlands）作为远端灌注导管。这种导管可以在超声引导下经皮穿刺置管，并通过合适的转接头连接至ECMO循环的动脉管路上。

4.7　拔管技术(VA和VV ECMO)

导管的拔除按照标准操作流程在床旁进行。如果有动脉插管，停止肝素输注，检测凝血指标确保回到基线水平。VV ECMO中，减少肝素用量，但在拔管前不需要凝血功能完全恢复正常。穿刺点周围预置荷包缝合线后，血管导管拔出后可以少量控制放血以清除来自肢体远端部分的小血栓。静脉穿刺点用手压迫10 min，然后插管部位稍微压迫包扎。动脉穿刺点，用手压迫30~45 min，然后使用股动脉压迫系统（Safeguard 24 cm. Maquet，Hirrlingen，

Germany）确保血管穿刺部位充气压迫止血。一些ECMO中心建议，如果经皮动脉穿刺置管。行开放手术修复动脉，仍需要严格观察腹股沟区，辨别血肿的进展情况。

　　建议随访插管部位的血管超声检查，有文献报道，拔管后有残留血管内纤维鞘的可能，需要调整ECMO拔管后患者抗凝治疗[50]。

4.8　经皮血管穿刺置管的并发症

　　ECMO插管伴随着不同的并发症。早期并发症直接与插管过程相关。导丝打折，全部扩张完成后失去血管通路，血管撕裂，血管分叉解剖异常导致导丝无法到达正确位置，血管内膜夹层和血管穿孔均有报道。有报道放置双腔插管过程中，出现右室破裂造成心包填塞[51]和心肌梗死[52]的并发症。插管部位出血仍是文献报道最常见的并发症[53]。当发生时，可采用改善血管穿刺技术[54]。

　　文献详细描述了VA ECMO动脉插管远端肢体的缺血性改变，因此选择性插入远端灌注导管可以减少肢体缺血的风险。静脉插管侧肢体灌注情况也需要严密的监测，因为选用过大的引流插管和休克状态造成肢体水肿时，如果肢体远端静脉回流受阻，将发生骨筋膜室综合征。常常发生的短期并发症包括：腹股沟血肿、假性动脉瘤、动静脉瘘和急性血栓栓塞（VV ECMO发生率约为2%，VA ECMO发生率约为8%）。大约12%的VA ECMO患者受晚期并发症的影响，主要由于股动脉穿刺插管处狭窄，尤其是采用外科手术途径时。肢体骨筋膜室综合征在VA ECMO中发生率约为1%，如果没有及时发现和治疗，将造成严重并发症，可导致截肢[55-56]。

声明

　　本文作者宣称无任何利益冲突。

参考文献

[1]　Hill JD，O'Brien TG，Murray JJ,et al. Prolonged extracorporeal oxygenation for acute post-traumatic respiratory failure (shock-lung syndrome). Use of the Bramson membrane lung[J]. N Engl J Med,1972,286(12)：629–634.

[2]　Zapol WM，Snider MT，Hill JD，et al. Extracorporeal membrane oxygenation in severe acute respiratory failure. A randomized prospective study[J]. JAMA,1979,242(20)：2193–2196.

[3]　Gattinoni L，Kolobow T，Agostoni A，et al. Clinical application of low frequency positive pressure ventilation with extracorporeal CO 2 removal (LFPPV-ECCO 2 R) in treatment of adult respiratory distress syndrome (ARDS) [J]. Int J Artif Organs,1979,2(6)：282–2833.

[4]　Gattinoni L，Pesenti A，Bombino M，et al. Role of extracorporeal circulation in adult

respiratory distress syndrome management[J]. New Horiz, 1993, 1(4): 603–612.

[5] Pesenti A, Kolobow T, Riboni A. Single vein cannulation for extracorporeal respiratory support. In: ESAO proceedings[J], Bruxelles, 1982: 65–67.

[6] Pesenti A, Romagnoli G, Fox U. Sapheno-saphenous cannulation for LFPPV-ECCO2R. In: 10th congress of the European Society of Artificial Organs[R], Bologna.1983.

[7] Maif P, Hoermann C, Moertl M, et al. Percutaneous venoarterial extracorporeal membrane oxygenation for emergency mechanical circulatory support[J]. Resuscitation, 1996, 33(1): 29–34.

[8] Pranikoff T, Hirschl R, Remenapp R, et al. Venovenous extracorporeal life support via percutaneous cannulation in 94 patients[J]. Chest, 1999, 115(3): 818–822.

[9] Pesenti A, Gattinoni M, Bombino M. Extracorporeal carbon dioxide removal. In: Tobin MJ (ed) Principles and practice of mechanical ventilation, 3rd edn[M]. New York: McGraw-Hill Companies Inc., 2013: pp 543–554.

[10] Kohler K, Valchanov K, Nias G, Vuylsteke A. ECMO cannula review[J]. Perfusion, 2013, 28(2): 114–124.

[11] Paulsen MJ, Orizondo R, Le D, et al. A simple, standard method to characterize pressure/flow performance of vascular access cannulas[J]. ASAIO J, 2012, 59(1): 24–29.

[12] Ngatchou W, Ramadan ASE, Van Nooten G, Antoine M. Left tilt position for easy extracorporeal membrane oxygenation cannula insertion in late pregnancy patients[J]. Interact Cardiovasc Thorac Surg, 2012, 15(2): 285–287.

[13] Weiner MM, Geldard P, Mittnacht AJ. Ultrasound-guided vascular access: a comprehensive review[J]. J Cardiothorac Vasc Anesth, 2013, 27(2): 345–360.

[14] Troianos CA, Hartman GS, Glas KE, et al. Guidelines for performing ultrasound guided vascular cannulation: recommendations of the American Society of Echocardiography and the Society of Cardiovascular Anesthesiologists[J]. J Am Soc Echocardiogr, 2011, 24(12): 1291–1318.

[15] Field ML, Al-Alao B, Mediratta N, Sosnowski A. Open and closed chest extrathoracic cannulation for cardiopulmonary bypass and extracorporeal life support: methods, indications, and outcomes[J]. Postgrad Med J, 2006, 82(967): 323–331.

[16] Stulak JM, Dearani JA, Burkhart HM et al. ECMO cannulation controversies and complications[J]. Semin Cardiothorac Vasc Anesth, 2009, 13(3): 176–182.

[17] Sidebotham D, McGeorge A, McGuinness S, et al. Extracorporeal membrane oxygenation for treating severe cardiac and respiratory failure in adults: part 2-technical considerations[J]. J Cardiothorac Vasc Anesth, 2010, 24(1): 164–172.

[18] Ganslmeier P, Philipp A, Rupprecht L, et al. Percutaneous cannulation for extracorporeal life support[J]. Thorac Cardiovasc Surg, 2011, 59(2): 103–107.

[19] Sidebotham D, Allen SJ, McGeorge A, et al. Venovenous extracorporeal membrane oxygenation in adults: practical aspects of circuits, cannulae, and procedures[J]. J Cardiothorac Vasc Anesth, 2012, 26(5): 893–909.

[20] Rich PB, Awad SS, Crotti S, et al. A prospective comparison of atrio-femoral and femoro-atrial flow in adult venovenous extracorporeal life support[J]. J Thorac Cardiovasc Surg, 1988, 116(4): 628–632.

[21] O'Grady NP, Alexander M, Burns LA, et al. Guidelines for the prevention of intravascular catheter-related infections[J]. Clin Infect Dis, 2011, 52(9): e162–e193.

[22] Kao LS, Fleming GM, Escamilla RJ, et al. Antimicrobial prophylaxis and infection surveillance in extracorporeal membrane oxygenation patients: a multi-institutional survey of practice patterns[J]. ASAIO J, 2011, 57(3): 231–238.

[23] Annich G, Lynch W, MacLaren G, Wilson J, Bartlett R (eds). ECMO extracorporeal cardiopulmonary support in critical care[M]. 4th edn .Ann Arbor: . Extracorporeal Life Support Organization, . 2012.

[24] Brodie D, Bacchetta M. Extracorporeal membrane oxygenation for ARDS in adults[J]. N Engl J Med, 2011, 365(20): 1905–1924.

[25] Higgs ZC, Macafee DA, Braithwaite BD, Maxwell-Armstrong CA. The Seldinger technique: 50 years on[J]. Lancet, 2003, 366(9494): 1407–1409.

[26] Grasselli G, Pesenti A, Marcolin R, et al. Percutaneous vascular cannulation for extracorporeal life support (ECLS): a modified technique[J]. Int J Artif Organs, 2010, 33(8): 553–557.

[27] Barnacle AM, Smith LC, Hiorns MP. The role of imaging during extracorporeal membrane oxygenation in pediatric respiratory failure[J]. AJR Am J Roentgenol, 2006, 186(1): 58–66.

[28] Platts DG, Sedgwick JF, Burstow DJ, et al. The role of echocardiography in the management of patients supported by extracorporeal membrane oxygenation[J]. J Am Soc Echocardiogr, 2012, 25(2): 131–141.

[29] El-Kayali A. Insertion of haemodialysis catheters: fluoroscopy guided placement technique for malpositioned wires[J]. Internet J Nephrol. doi: 10.5580/2606.

[30] Extracorporeal Life Support Organization (ELSO) .General guidelines for all ECLS cases[R/OL], 2009. http://www.elso.med.umich.edu/Guidelines.html . Accessed 10 Sep 2013.

[31] Wang D, Zhou X, Liu X, et al. Wang-Zwische double lumen cannula-toward a percutaneous and ambulatory paracorporeal artificial lung[J]. ASAIO J, 2008, 54(6): 606–661.

[32] Javidfar J, Brodie D, Wang D, et al. Use of bicaval dual-lumen catheter for adult venovenous extracorporeal membrane oxygenation[J]. Ann Thorac Surg, 2011, 91(6): 1763–1769.

[33] Bermudez CA, Rocha RV, Sappington PL, et al. Initial experience with single cannulation for venovenous extracorporeal oxygenation in adults[J]. Ann Thorac Surg, 2010, 90(3): 991–995.

[34] Camboni D, Philipp A, Lubnow M, et al. Extracorporeal membrane oxygenation by single-vessel access in adults: advantages and limitations[J]. ASAIO J, 2012, 58(6): 616–621.

[35] Trimlett RH, Cordingley JJ, Griffiths MJ, et al. A modified technique for insertion of dual lumen bicaval cannulae for venovenous extracorporeal membrane oxygenation[J]. Intensive Care Med, 2011, 37(6): 1036–1037.

[36] Javidfar J, Wang D, Zwischenberger JB, et al. Insertion of bicaval dual lumen extracorporeal membrane oxygenation catheter with image guidance[J]. ASAIO J, 2011, 57(3): 203–205.

[37] Dolch ME, Frey L, Buerkle MA, et al. Transesophageal echocardiography-guided technique for extracorporeal membrane oxygenation dual-lumen catheter placement[J]. ASAIO J, 2011, 57(4): 341–343.

[38] Turner DA, Cheifetz IM, Rehder KJ, et al. Active rehabilitation and physical therapy during extracorporeal membrane oxygenation while awaiting lung transplantation: a practical approach[J]. Crit Care Med, 2011, 39(12): 2593–2598.

[39] Feindt P, Benk C, Boeken U, et al. Use of extracorporeal circulation (ECC) outside the cardiac operating room: indications, requirements and recommendations for routine practice[J]. Thorac Cardiovasc Surg, 2011, 59(2): 66-68.

[40] Lebreton G, Pozzi M, Luyt CE, et al. Out-of-hospital extra-corporeal life support implantation during refractory cardiac arrest in a half-marathon runner[J]. Resuscitation, 2011, 82(9): 1239-1242.

[41] Artl M, Philipp A, Voelkel S, et al. Out-of-hospital extracorporeal life support for cardiac arrest-A case report[J]. Resuscitation, 2011, 82(9): 1243-1245.

[42] Kagawa E, Inoue I, Kawagoe T, et al. Assessment of outcome and differences between in- and out-of-hospital cardiac arrest patients treated with cardiopulmonary resuscitation using extracorporeal life support[J]. Resuscitation, 2010, 81(8): 968-973.

[43] Avalli L, Maggioni E, Formica F, et al. Favourable survival of in-hospital compared to out-of-hospital refractory cardiac arrest patient treated with extracorporeal membrane oxygenation: an Italian tertiary care centre experience[J]. Resuscitation, 2012, 83(5): 579-583.

[44] Huang SC, Yu HY, Wj K, et al. Pressure criterion for placement of distal perfusion catheter to prevent limb ischemia during adult extracorporeal life support[J]. J Thorac Cardiovasc Surg, 2004, 12(5)8: 776-777.

[45] Wong JK, Smith TN, Pitcher HT, et al. Cerebral and lower limb near-infrared spectroscopy in adults on extracorporeal membrane oxygenation[J]. Artif Organs, 2012, 36(8): 659-667.

[46] Rao AS, Pellegrini RV, Speziali G, Marone LK. A novel percutaneous solution to limb ischemia due to arterial occlusion from a femoral artery ECMO cannula[J]. J Endovasc Ther, 2010, 17(1): 51-54.

[47] Madershahian N, Nagib R, Wippermann J, et al. A simple technique of distal limb perfusion during prolonged femoro-femoral cannulation[J]. J Card Surg, 2006, 21(2): 168-169.

[48] Lamb KM, Hirose H, Cavarocchi NC. Preparation and technical considerations for percutaneous cannulation for veno-arterial extracorporeal membrane oxygenation[J]. J Card Surg, 2013, 28(2): 190-192.

[49] Schwarz B, Mair P, Margreiter J, et al. Experience with percutaneous venoarterial cardiopulmonary bypass for emergency circulatory support[J]. Crit Care Med, 2003, 31(3): 758-764.

[50] Bouchez S, Mackensen GB, De Somer F, et al. Transesophageal echocardiographic image of a retained fibrin sleeve after removal of a venous extracorporeal membrane oxygenation cannula[J]. J Cardiothorac Vasc Anesth, 2012, 26(5): 883-886.

[51] Hirose H, Yamane K, Marhefka G, Cavarocchi N. Right ventricular rupture and tamponade caused by malposition of the Avalon cannula for venovenous extracorporeal membrane oxygenation[J]. J Cardiothorac Surg, 2012, 7(1): 36.

[52] Reis Miranda D, Dabiri Abkenari L, Nieman K, et al. Myocardial infarction due to malposition of ECMO cannula[J]. Intensive Care Med, 2012, 38(7): 1233-1234.

[53] Paden ML, Conrad SA, Rycus PT, et al. Extracorporeal life support organization registry report 2012[J]. ASAIO J, 2013, 59(3): 202-210.

[54] Lamb KM, Pitcher HT, Cavarocchi NC, Hirose H. Vascular site hemostasis in percutaneous extracorporeal membrane oxygenation therapy[J]. Open Cardiovasc Thorac

Surg J , 2012 5 : 8–10.

[55] Bisdas T , Beutel G , Warnecke G , et al. Vascular complications in patients undergoing femoral cannulation for extracorporeal membrane oxygenation support[J]. Ann Thorac Surg , 2011 , 92(2) : 626–631.

[56] Zimpfer D , Heinisch B , Czerny M , et al. Late vascular complications after extracorporeal membrane oxygenation support[J]. Ann Thorac Surg , 2006 , 81(3) : 892–895.

译者：黄俊峰，复旦大学附属中山医院重症医学科
审校：刘燕，武汉亚洲心脏病医院体外循环科

第五章　外科置管：指征、技术和并发症

Francesco Formica, Silvia Mariani, and Giovanni Paolini

F. Formica, S. Mariani, G. Paolini
Department of Surgical Science and Translational Medicine, Cardiac Surgery Clinic, San Gerardo
Hospital, University of Milano-Bicocca , Via Pergolesi, 33 , Monza 20900 , Italy.
e-mail: francesco_formica@fastwebnet.it; s.mariani1985@gmail.com; g.paolini@hsgerardo.org.

5.1　简介

5.1.1　手术方法和血管通路：决策过程

当今时代，ECMO已经越来越多地应用在以下几种情况，如心脏急救、心脏手术并发症或呼吸衰竭。ECMO的支持可以通过中心插管或外周插管建立并采用经皮或手术插管来实现。应根据患者的基础体质和临床背景选择最佳插管技术。首先，有必要明确ECMO的需求和目标，并根据具体的ECMO支持和临床背景选择合适的插管方式。按照这样的决策过程，医疗团队将在静脉—静脉或静脉—动脉ECMO以及中心和外周插管之间做出选择。下一步需要快速评估所做选择的获益与风险，以挑选插管的最佳位置和策略。中心插管需要劈开胸骨进行开胸手术，而外周插管需要在以下几个最常用的位置中进行选择：股动静脉、腋动脉和颈内静脉等。插管可以通过经皮、外周直视或切开的外科手术方法来实现。最后，有必要预见并防止每一选择策略的并发症。

5.1.2　切开插管与经皮插管：当建议采用手术方式时

外周血管插管可以通过经皮操作或通过手术切口开放的途径，半Seldinger或全Seldinger方法来实现。开放的方法可直视血管，以保证所选择的血管大小合适，直接缝合荷包线，妥善安置插管以及良好的止血。此外，可以对血管进行评估，是否有动脉粥样硬化、钙化病变、动脉瘤以及血栓形成，从而挑

选备用的插管部位。此外，外科医生可以在血管上吻合聚四氟乙烯（PTFE）或涤纶人工血管，从而更安全和有效地插管，降低动脉管路的压力，减少远端肢体灌注不良的可能。半Seldinger技术的优点是使用导丝和扩张器，而无需外科手术进行动脉或静脉切开；同时还可以通过一个小切口，直视评估血管、缝合荷包缝线并更好地止血。这是特别有吸引力的，因为尽管保留了一个微创的小切口，但它具有切开插管和采用Seldinger方法的主要特点。对于静脉插管，完全经皮Seldinger的做法一般是可行的。而腋血管是一个例外，因为他们总是需要切开下插管。然而，在胸外心脏按压或在紧急情况下，外周插管可能比较困难。因此，如果动脉或静脉经皮进入失败或导致并发症，建议手术显露出血管，并用开放或半Seldinger方法进行插管。此外，在紧急外科手术时，外周血管已经显露的情况下，该血管可考虑开放式或半Seldinger插管。还有，当怀疑有血管疾病，建议手术切开直视评估血管。

5.1.3 外周与中心插管：血流量的差异和混合插管

ECMO可以通过外周血管插管，也可以采用中心血管插管即直接在升主动脉与右心房插管。中心血管插管可以使用具有较大直径的导管，因而能够得到更好的引流和更大的流量，这就是为什么对较大体表面积（>2 m²）的患者应建议采用中心血管插管的原因。中心血管插管的另一优点在于它提供了主动脉弓部血管、冠状动脉和全身的顺行血流。而通过股血管进行的外周血管插管则是主动脉逆行灌注，在弓部与从心脏射出的血液混合。中心血管插管时，如果自体肺功能缺失，混合血数值应为PCO_2 40.5 mmHg，PO_2 100 mmHg，血氧饱和度（SaO_2）98 %。在严重的呼吸衰竭期间，心脏射出的血其血氧饱和度是不饱和的，如果行股动脉插管，心脏的不饱和血灌注到主动脉弓和冠状动脉，而饱和血则灌注到下2/3的身体[1]。这就是为什么会强烈建议从右桡动脉行氧合监测的原因。而且，从外周血管插管时升主动脉的缓慢血流可能导致主动脉根部出现凝块，特别是在心脏没有泵血或者只有少量泵血情况下。腋动脉或颈动脉插管也可以提供顺行血流，同时具有中心血管插管和外周血管插管两种方法的优点。混合插管的方法也是可行的，医疗团队可以选择在需要时同时行外周血管和中心血管插管。

5.2 中心插管

5.2.1 适应证

中心插管ECMO的中心插管可以通过经胸行右心房和升主动脉插管来建立（图5.1）。这种方法需要精确的外科视野、开胸手术、胸骨切开和插管位置的手术准备。中心插管的上述特点使其成为体外循环脱机失败术后最好的支持办法。在开胸心脏手术中，中心血管插管往往已经建立，从体外循环切

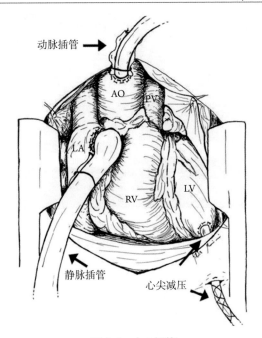

动脉插管

AO   PV

LA

RV   LV

静脉插管   心尖减压

图 5.1 中心插管

AO主动脉，PV肺静脉，LA左心房，RV右心室，
LV左心室。

换到ECMO中心血管插管是一个简单而安全的过程。此外，在术后早期，重新开胸术后经胸腔插管能保证心肺支持快速启动，尤其是在心脏骤停、心源性休克或在重症监护病房紧急开胸再次探查患者中。中心血管插管也对有外周血管疾病，需要临时循环支持的重症患者有帮助。如果无法外周血管经皮或手术插管，可能要考虑开胸手术。在未能充分减轻左室负荷、流量不够或出现外周插管并发症时，外周插管ECMO也可以切换到中心插管ECMO。中心插管提供了最佳的动脉顺向血流，可以使用更大内径的导管，获得较低的血流阻力和更好的静脉引流。导管大小的选择基于患者的体表面积和预期的血流。动脉插管直径通常为20~22 Fr，而静脉通常是50~52 Fr。单级静脉插管优于腔房插管，因为当ECMO维持时间长达几天时，它可避免下腔静脉溃疡和损伤。ECMO患者无上下腔静脉插管指征。

5.2.2 外科技术

主动脉的插管部位在靠近（图5.1）无名动脉起始处的主动脉前表面。缝合两个荷包线，在荷包内切开，然后将导管置入远端升主动脉。两个荷包缝合线通过两个止血带收紧，并固定在患者胸壁，直到拔管（图5.2）。导管顶端

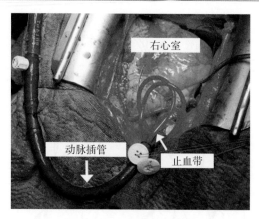

图 5.2　中心插管：动脉插管

两个荷包缝线通过两个止血带固定放置在患者胸部。

必须完全在管腔内并且插管方向能够将血流导向主动脉弓。建议将导管放置在动脉粥样硬化最轻微或没有动脉粥样硬化的区域。

静脉导管通过右心耳置入，以便将它的顶端放置到右心房中部（图5.1）。导管放置之前，缝一个荷包，切开右心耳，然后将导管插入，然后通过止血带将缝合线固定。在静脉插管时，医生应该小心，防止中心静脉或肺动脉监测导管的移位或损害。反过来，上述导管也可能危及静脉导管的功能。

如果在体外循环脱机困难时需要ECMO支持，此时已经置入了动脉和静脉导管。外科医生应保留体外循环插管，但需要改变回路。首先，须停止体外循环，然后夹闭导管，将他们从体外循环管路断开，连接到ECMO管路，移除管道钳，并开始新的体外支持。最后，外科医生可以置入心尖或肺静脉减压引流（图5.1）以减轻左心室负荷，并可以通过右上肺静脉插入左心房测压管。在心脏外科手术结束时，心脏和其他组织严密止血，放置纵隔和胸腔引流管，通常闭合胸骨。接受ECMO支持的患者并不总是能闭合胸骨。在大多数情况下，可能是因为心脏功能减低和插管的存在使胸骨不能关闭。当胸骨、皮下组织和皮肤未缝合时，需要用敷料覆盖封闭前胸壁（图5.3）。尽可能使用Donati法缝合皮肤，或使用一片人工组织缝合至皮肤边缘，以便保护纵隔组织和防止感染。也有新的导管被设计出来通过隧道至肋下腹壁，从而允许胸部被完全封闭[2]。

当需要拔管时，患者将在手术室再次打开胸部。移除导管，荷包缝线打结止血，是否同时关胸由外科医生谨慎判断。

5.2.3　围术期管理

为了保证ECMO能有足够的血流，适当的插管位置至关重要。中心插管后，术中经食管超声作为首要技术可在关胸前确定适当的插管位置和心室减压

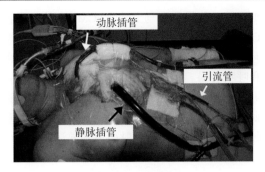

图 5.3　中心插管

填塞敷料于前胸壁，保护纵隔结构。

情况。术后常规胸片可以用来监测插管的位置变化。

ECMO中心插管患者的护理比外周插管患者复杂得多。胸部敷料和插管需要特殊护理。必须经常监测胸腔引流管，患者的每一次体位改变都必须小心地完成，患者的转运比外周插管更加困难。

5.2.4　并发症和缺点

尽管中心插管有优势，但在插管过程中及术后也可能发生严重并发症。升主动脉插管的主要并发症包括：主动脉前壁和后壁损伤或夹层；主动脉壁插管尖端位置不佳，贴于主动脉壁或朝向瓣膜，或位于主动脉弓分支血管内；栓子；脑灌注不足或过量。另外，静脉心房插管也与房性心律失常、心房或静脉撕裂和出血、空气栓塞有关。拔管期间和拔管后可能出现局部并发症包括出血、心房或主动脉损伤、假性动脉瘤。

肢体缺血通常发生于外周插管，但也可以见于中心插管。在这种情况下，外周局部缺血不是局部并发症而更可能与主动脉粥样硬化导致的栓塞有关。

中心插管的主要缺点是胸部敞开和出血的高风险。与外周插管患者相比，中心插管患者的再次手术率高6倍，插管部位出血率高3倍[3]。其原因是导管被插入到一个不断搏动的器官，患者胸骨切开伴随大面积组织暴露。中心插管未来需要再次手术，并需要对出血进行评估，这增加了成本和患者风险[3]。因为胸部敞开暴露，管理困难，所以在中心插管中纵隔炎更加多见。此外，中心插管患者不能拔除气管插管，转运和护理也更加困难。

5.3　外周插管

5.3.1　适应证

如果不涉及心脏手术，ECMO也同样容易建立。外周插管术不需要开胸，所以过程可以更加迅速。如果需要马上建立ECMO支持，或者需要在医院的不同地点启动ECMO，外周插管就很实用。它被推荐用于原发性心源性休克、急性心肌梗死、循环呼吸停止、高风险PTCA、心肌炎和心肌病、肺动脉高压、顽固性心律失常和呼吸衰竭。此外，外周插管更容易护理和安全转运患者。并且在ECMO支持期间，患者也可拔除气管插管。颈部血管和头臂动脉是新生儿和体重不超过15 kg的儿童最佳外周插管部位。对于较大的儿童和成人，在腹股沟进行股总动静脉插管可提供充分的静脉引流和灌注。另外可选位置还有腋动脉和髂动脉。

5.3.2　股血管

5.3.2.1　股动脉：外科技术

股动脉易于显露，有较大的直径，因此股动脉插管可能是ECMO置入最常用的方法。股血管切开是常规的外科术式（图5.4A）。在腹股沟韧带下方，股血管浅处作一横向或纵向的皮肤切口游离，从而分离出股动脉和股静脉，通过圈套以及荷包缝合控制每根血管的近端和远端。肝素化后，将股总动脉近端和远端夹闭，横向切开动脉，而使动脉的后三分之一完好无损。直接插入15~21 Fr动脉导管。一些术者喜欢使用端—侧的方式吻合8~10 mL的PTFE或Dacron"烟囱血管"行动脉插管[4]（图5.4C）。随后，"烟囱血管"可以在皮下隧道或从皮肤切口伸出，然后将导管插入并闭合伤口。插管位置必须多个位置结扎固定在皮肤上。此技术推荐用于血管细小容易被动脉插管堵塞的患者（儿童、体型纤细的成年人、外周动脉疾病患者）、经皮插管后出现缺血的患者及在手术室因体外循环手术股血管已经显露的患者[5-6]。此技术降低了远端下肢缺血及血管夹层的风险，拔管过程也得以简化。但是，这种方法需要较长的准备时间，且无法在紧急情况下使用。在这种情况下，可以将一个事先密封的、短的人造血管远端斜截，并套住导管，然后将导管插入到血管中。当ECMO稳定后，围绕导管的血管假体被下降到股动脉。此时，将人工血管吻合到股动脉上，可以小心地回退动脉导管，导管的顶端正好在人工血管内吻合口的水平[7]。在半Seldinger技术中（图5.4B），在股动脉表面作一小的皮肤横切口，向深处分离，以便显露一小段股总动脉。在距离此切口2 cm远的部位，用动脉穿刺针通过另外的皮肤穿刺点刺入术野，再在直视下穿刺进入股动脉。后面的步骤与Seldinger技术所述相同。在动脉中的荷包缝合可用于确保止血，然后将伤口闭合。这种插入方法允许动脉导管几乎平行于动脉，防止过度成角或在入口处扭曲。

从ECMO脱机后，手术野再次被打开。去除导管，将插管缝线打结，连续或间断缝合。为确保外周灌注，动脉血管拔管后立即触诊插管部位远端的动脉搏动。在远端灌注不佳或无脉的情况下，应行重建手术。如果有"烟囱

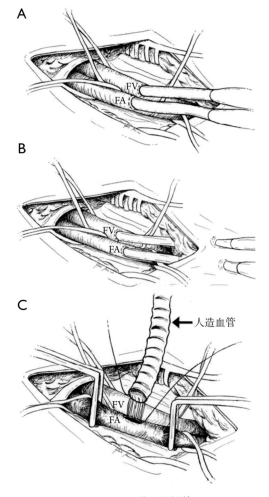

图5.4 股血管外科插管

A. 外科分离股血管之后直接插管；B. 半Seldinger
技术：插管通过一个单独的穿刺口从主切口远端
2 cm引入；C. 烟囱血管技术：以端侧吻合形式将
PTFE或Dacron人造血管吻合至股动脉的方法。
FA，股动脉；FV，股静脉。

血管"，烟囱人工血管可在距离吻合口1 cm左右的位置用钉夹夹闭或套扎闭
合，多余的部分切除。如果仍需要ECMO，可将新的人工血管缝合到之前人
工血管的残端上[4]。在经皮插管的情况下，一些术者建议切开修复血管以防
止出血和血肿形成[8]。开放修补血管时也可评估狭窄，必要时可行血管补片
成形。切开修补血管时也可以对可能狭窄的部位进行评估，必要时对股动脉

进行补片成形[8]。

5.3.2.2 股静脉:外科技术

股静脉插管更多是采用经皮方式。当经皮方法失败或股血管已经显露时可以选择外科手术方式。一些术者建议,由于髂静脉和下腔静脉与髂嵴的关系,从右股静脉的插管更容易上行到达右心房[9]。另一些人则建议在股动脉插管的对侧做股静脉插管,以避免操作部位拥挤[10]。皮肤切口和解剖技术与前述相同。首先行静脉插管,在静脉前壁缝一圈荷包缝合线,然后分别夹闭股总静脉近远端。在荷包内行静脉切开,插入静脉导管,解除近端和远端夹闭。导管最终推进到右心房。一旦位置合适,固定静脉导管,行动脉插管,闭合伤口。静脉导管直径大小为19~25 Fr。

5.3.2.3 肢体缺血和远端灌注:切开方式

使用不同方法的股动脉插管其缺血并发症的发生率在10%~70%之间[11]。外周动脉疾病是出现血管并发症的一项独立预测因子,建议尽可能在ECMO置入前行踝臂指数的评估[11]。亦建议在ECMO支持过程中制定一套护理规范以早期检查血管并发症。Bisdas等[11]建立了以下护理规程:①临床检查足和下肢的温度、颜色、毛细管,有无筋膜室综合征。此外,连续测量足趾的血氧饱和度,与相应的手指比较;②由有经验的医生每6 h一次行多普勒检测外周血管搏动/动脉血流;③每8 h一次测定肌红蛋白和肌酸激酶;④如果项目1~3发现任何问题,使用多普勒超声检查,或结果有不一致时,行增强CT造影。ECMO撤除后的第一个48 h期间内采用相同的规程。因此,远端肢体灌注至关重要,所以许多术者建议在ECMO开始或根据具体标准,置入远端灌注管。Huang等[12]通过用23号针头在ECMO导管远端穿刺血管测定股浅动脉的平均动脉压。如果压力低于50 mmHg,建议置入远端灌注导管。同样,根据体表面积选择相适应的导管,如果导管尺寸远大于体表面积的需要,也容易发生肢体缺血[13]。使用手术的方法来解决这样的问题可能会涉及股动脉、胫动脉或者足背动脉。如果股动脉已经游离出来,在股动脉上吻合"烟囱血管"可以保证分支的远端灌注。否则,可以采用与之前所描述的相同技术在股动脉远端或股浅动脉再放置一根导管[14-16]。

当严重的动脉粥样硬化病变或解剖问题影响到股总动脉远端或股浅动脉时,通过胫后动脉和足背动脉灌注可能是一种有效的替代治疗。行胫后动脉插管时,紧靠内踝后方作5 cm长的纵向切口。分开纤维性屈肌支持带,放入一个小的自动撑开器。通过伴行静脉容易识别胫后动脉,将其周围完全游离,保留胫神经。结扎动脉远侧并作一个小的动脉切口,逆行插入导管[17]。行足背动脉插管时,在足背作一小切口,分离腓深神经之后,将动脉分离并切开,远端结扎。将一根导管插入到动脉内，导管被连接到该管路动脉分支的管道后，就可以开始足背动脉灌注[18]。股血管插管的另一个潜在并发症是静脉插管导致的下肢静脉充血[19]。股浅静脉可以经皮插管引流，如果股血管已经显露，也可以通过手术方法插管[14]。

5.3.2.4　并发症

股血管插管的主要并发症是远端肢体缺血再灌注损伤，甚至导致截肢。另外，其他并发症包括假性动脉瘤、神经损伤及股神经衰弱、筋膜室综合征、逆行动脉夹层、动脉和静脉裂伤或穿孔、动脉血栓形成、深静脉血栓形成、管腔碎片栓塞、动静脉瘘和伤口并发症，如淋巴、感染和血肿[20-21]。在免疫功能低下、营养不良、血管性疾病、肥胖或糖尿病患者中，股动脉插管部位伤口愈合可能会出现问题[22]。股总静脉插管至右心房距离长，可能在插入过程遇到困难，发生盆腔静脉损伤，腹膜后出血。下腔静脉滤器、深静脉血栓形成、其他内在或外在地对盆腔静脉或下腔静脉的阻塞也是其禁忌[22]。操作过程中可能出现导管移位或脱位。食管超声心动图和常规胸片可以用来检查所述导管位置的任何变化。抗感染和血管吻合管理应包括日常监测无菌、覆盖血管的敷料，每两天用洗必泰进行皮肤消毒，同时抗生素治疗时间延长至伤口闭合和可以进行轻微屈髋运动后第3天[5,23]。手术伤口和相应肢体的监测时间应延续到拔管后数天，以明确是否需要再次手术探查。

5.3.3　腋血管

5.3.3.1　适应证

虽然股血管是外周插管的首选，也有其他不同部位可以考虑。在ECMO管路中右腋动脉灌注的使用有几个潜在的优势：

（1）它提供了前向血流和出色的上身氧合。

（2）简易和可重复性。

（3）操作安全，并发症发生率低。

（4）可能避免脑栓塞，此动脉通常无动脉硬化疾病累及。

（5）开胸术后休克仍可关胸，易于拔管[24]。

（6）由于腋动脉有从甲状颈干到肩胛上和颈横动脉的丰富侧支，上肢缺血并发症发生率较低[25]。

因此，腋血管插管可以作为以下情况发生时的选项：开胸术后患者，有明显的外周血管疾病患者（主—髂动脉瘤，严重外周主髂动脉阻塞性疾病或股血管的动脉硬化），出现股动脉插管相关并发症患者，以及外周ECMO支持时上身氧合和灌注不足[24]。主动脉疾病延伸进入该动脉或已知有腋/锁骨下动脉狭窄或动脉粥样斑块则禁止腋血管插管。肥胖和胸壁水肿是相对禁忌，此时显露动脉可能相对困难。腋血管插管的主要缺点是不适用于紧急情况及不能经皮进行。

5.3.3.2　腋动脉：外科技术

　　显露右腋动脉有几种不同切口技术。因为臂丛神经损伤的风险较低，一些术者比较喜欢在锁骨内三分之一以下作8~10 cm的水平切口[26]。而另一些术者[24]更喜欢三角肌—胸肌路径，在锁骨外三分之二下方与之平行作6~10 cm的切口。平行其纤维走行分开胸肌，切开胸锁筋膜，露出胸小肌，将其分开或向外侧牵开。触诊识别腋动脉位置高于静脉。小心地从动脉分离臂丛神经。线圈分别套住动脉远近段以便操作控制动脉。如果动脉足够粗且显露好，可以直接插管。于腋动脉前壁作一个荷包缝合，肝素化后，夹闭动脉，插入导管。如患者体表面积小、血管也小，最好吻合一个8 cm的涤纶血管作为分支（图5.5A）。"烟囱血管"可以伸出皮肤（图5.5B$_1$）或者通过另一个小切口

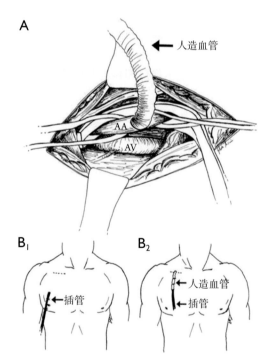

图5.5　腋血管外科插管

A. 侧血管插管技术：8 cm涤纶血管以端侧吻合的方式吻合至腋动脉，然后将动脉导管插入人工血管；

B. "烟囱血管"可以在皮肤下隧道走行（B$_1$）或从皮肤穿出（B$_2$）。AA，腋动脉；AV，腋静脉。

（图5.5B$_2$）伸出。然后将导管连接到人工血管远端。严密止血后，闭合伤口。ECMO撤机后，检查手术野，修复腋动脉。在直接插管的情况下，直接修复该动脉。当直接闭合导致动脉变窄时，推荐使用补片[27]。如果使用人工血管分支接，可按前述方法将其闭合。

5.3.3.3　腋静脉：外科技术

腋静脉插管很少用于ECMO支持的患者。腋静脉位于相应动脉浅表，如果已经放置动脉导管，可以很容易获取腋静脉。在头静脉—腋静脉连接处作荷包缝合。游离的静脉段远端夹闭，荷包内纵向静脉切开，随后插入导管。

5.3.3.4　并发症

腋血管插管中肢体缺血和筋膜室综合征是可以避免的，但使用这样的技术可能出现其他并发症。高灌注综合征可发生在近20%的患者中，使用人工血管作为腋动脉分支[28]时更常见。此综合征可能是因为动脉血流梗阻所致。在腋动脉上吻合侧支人工血管时出现技术问题，可能使动脉狭窄并导致血流优先灌注上肢。类似的情况见于主动脉弓动脉粥样硬化和（或）急性A型夹层。静脉阻塞的原因可能包括出血、外压性血肿和静脉插管或深静脉血栓的存在。过度灌注综合征的处理是要解决其病因[28]。其他进一步的并发症是人工血管残端和伤口感染、脑卒中、臂丛神经损伤以及直接插管由于血管脆弱性导致的腋动脉损伤或夹层。

5.3.4　颈部血管

5.3.4.1　适应证和并发症

颈部插管被广泛用于新生儿和婴幼儿ECMO支持，而成人较少使用。唯一的例外是右颈内静脉插管经常用于静脉—静脉ECMO中，或用于静脉—动脉ECMO中以增加静脉引流。颈静脉经皮插管是最常用的插管技术，当无法行经皮插管时，半Seldinger技术和开放技术也是可能的替代方案。颈动脉插管可能引起脑血管意外，这就是它通常避免在成人ECMO中使用的原因。右颈内静脉插管可能与脑室出血、脑水肿或缺氧可能导致的神经系统并发症有关。局部并发症有迷走神经损伤、动脉夹层、动脉和静脉裂伤或穿孔、血栓形成、感染、出血、血肿。

5.3.4.2　外科技术

经常用于右颈内静脉插管的外科技术是半Seldinger技术。患者置于仰卧位，头部转向左侧。通过胸锁乳突肌的下三分之一的横切口显露右颈内静脉。分离静脉控制近端和远端。于主切口头侧作一小切口，肝素化后导引针穿过穿刺小切口刺入静脉。显露静脉，以测量导管大小并监测插管过程中的任何损伤。将导丝穿过穿刺针，随后的步骤同Seldinger技术。导管顶端放置到右心房。此方法不需要在静脉中做任何结扎，方便拔管。由于没有右颈内静脉的结扎，同侧血管的未氧合血可以引流进入导管。这减少了再循环，也有可能降低颅内静脉压和颅内出血的发生率[10]。

需要颈动脉插管时，建议选择开放式方法，如前所述显露血管。颈内静脉和颈动脉游离出来并加以控制。必须注意不要损伤位于颈动脉鞘中颈部血管后方的迷走神经。肝素化后切开动脉，将导管插入并固定，导管远端位于无名动脉开口。静脉插管以相同的方式放置[10]。在新生儿中，这种最常用的插管方法需要将插管部位头侧的颈静脉和颈动脉永久结扎。

声明

本文作者宣称无任何利益冲突。

参考文献

[1] ELSO Guidelines for Cardiopulmonary Extracorporeal Life Support. Extracorporeal Life Support Organization[R/OL]，Version 1.3 November 2013，Ann Arbor，MI，USA. http：//www.elsonet.org . Accessed on 27 jan 2014.

[2] Marasco SF，Lukas G，McDonald M，McMillan J，Ihle B. Review of ECMO (Extra Corporeal Membrane Oxygenation) support in critically ill adult patients[J]. Heart Lung Circ，2008，17S(4)：S41–S47.

[3] Kanji HD，Schulze CJ，Oreopoulos A，Lehr EJ，Wang W，MacArthur RM. Peripheral versus central cannulation for extracorporeal membrane oxygenation：a comparison of limb ischemia and transfusion requirements[J]. Thorac Cardiovasc Surg，2010，58(8)：459–462.

[4] Vander Salm TJ. Prevention of lower extremity ischemia during cardiopulmonary bypass via femoral cannulation[J]. Ann Thorac Surg，1997，63(1)：251–252.

[5] Bürkle MA，Sodian R，Kaczmarek I，Weig T，Frey L，Irlbeck M，Dolch ME. Arterial chimney graft cannulation for interventional lung assist[J]. Ann Thorac Surg，2012，94(4)：1335–1337.

[6] Jackson KW，Timpa J，McIlwain RB，O'Meara C，Kirklin JK，Borasino S，Alten JA. Side-arm grafts for femoral extracorporeal membrane oxygenation cannulation[J]. Ann Thorac Surg，2012，94(5)：e111–e112.

[7] Demertzis S，Carrel T. Rapid peripheral arterial cannulation for extracorporeal life support with unimpaired distal perfusion[J]. J Thorac Cardiovasc Surg，2011，141(4)：1080–1081.

[8] Lamb KM，Hirose H，Cavarocchi NC. Preparation and technical considerations for percutaneous cannulation for veno-arterial extracorporeal membrane oxygenation[J]. J Card Surg，2013，28(2)：190–192.

[9] Stulak JM, Dearani JA, Burkhart HM, Barnes RD, Scott PD, Schears GJ. ECMO cannulation controversies and complications[J]. Semin Cardiothorac Vasc Anesth, 2009, 13(3): 176–182.

[10] Field ML, Al-Alao B, Mediratta N, Sosnowski A. Open and closed chest extrathoracic cannulation for cardiopulmonary bypass and extracorporeal life support: methods, indications, and outcomes[J]. Postgrad Med J, 2006, 82(967): 323–331.

[11] Bisdas T, Beutel G, Warnecke G, Hoeper MM, Kuehn C, Haverich A, Teebken OE. (2011) Vascular complications in patients undergoing femoral cannulation for extracorporeal membrane oxygenation support[J]. Ann Thorac Surg, 2011, 92(2): 626–631.

[12] Huang SC, Yu HY, Ko WJ, Chen YS. Pressure criterion for placement of distal perfusion catheter to prevent limb ischemia during adult extracorporeal life support[J]. J Thorac Cardiovasc Surg, 2004, 128(5): 776–777.

[13] Gander JW, Fisher JC, Reichstein AR, Gross ER, Aspelund G, Middlesworth W, Stolar CJ. Limb ischemia after common femoral artery cannulation for venoarterial extracorporeal membrane oxygenation: an unresolved problem[J]. J Pediatr Surg, 2010, 45(11): 2136–2140.

[14] Kasirajan V, Simmons I, King J, Shumaker MD, DeAnda A, Higgins RS. Technique to prevent limb ischemia during peripheral cannulation for extracorporeal membrane oxygenation[J]. Perfusion, 2002, 17(6): 427–428.

[15] Russo CF, Cannata A, Vitali E, Lanfranconi M. Prevention of limb ischemia and edema during peripheral venoarterial extracorporeal membrane oxygenation in adults[J]. J Card Surg, 2009, 24(2): 185–187.

[16] Schachner T, Bonaros N, Bonatti J, Kolbitsch C. Near infrared spectroscopy for controlling the quality of distal leg perfusion in remote access cardiopulmonary bypass[J]. Eur J Cardiothorac Surg, 2008, 34(6): 1253–1254.

[17] Spurlock DJ, Toomasian JM, Romano MA, Cooley E, Bartlett RH, Haft JW. A simple technique to prevent limb ischemia during veno-arterial ECMO using the femoral artery: the posterior tibial approach[J]. Perfusion, 2012, 27(2): 141–145.

[18] Kimura N, Kawahito K, Ito S, Murata S, Yamaguchi A, Adachi H, Ino T. Perfusion through the dorsalis pedis artery for acute limb ischemia secondary to an occlusive arterial cannula during percutaneous cardiopulmonary support[J]. J Artif Organs, 2005, 8(3): 206–209.

[19] Le Guyader A, Lacroix P, Ferrat P, Laskar M. Venous leg congestion treated with distal venous drainage during peripheral extracorporeal membrane oxygenation[J]. Artif Organs, 2006, 30(8): 633–635.

[20] Merin O, Silberman S, Brauner R, Munk Y, Shapira N, Falkowski G, Dzigivker I, Bitran D. Femoro-femoral bypass for repeat open-heart surgery[J]. Perfusion, 1998, 13(6): 455–459.

[21] Greason KL, Hemp JR, Maxwell JM, Fetter JE, Moreno-Cabral RJ. Prevention of distal limb ischemia during cardiopulmonary support via femoral cannulation[J]. Ann Thorac Surg, 1995, 60(1): 209–210.

[22] Bichell DP, Balaguer JM, Aranki SF, Couper GS, Adams DH, Rizzo RJ, Collins JJ Jr, Cohn LH. Axilloaxillary cardiopulmonary bypass: a practical alternative to femorofemoral bypass[J]. Ann Thorac Surg, 1997, 64(3): 702–705.

[23] Schmidt M, Bréchot N, Hariri S, Guiguet M, Luyt CE, Makri R, Leprince P, Trouillet JL, Pavie A, Chastre J, Combes A. Nosocomial infections in adult cardiogenic shock patients

supported by venoarterial extracorporeal membrane oxygenation[J]. Clin Infect Dis, 2012, 55(12): 1633–1641.

[24] Navia JL, Atik FA, Beyer EA, Ruda Vega P. Extracorporeal membrane oxygenation with right axillary artery perfusion[J]. Ann Thorac Surg, 2005, 79(6): 2163–2165.

[25] Gates JD, Bichell DP, Rizzo RJ, Couper GS, Donaldson MC. Thigh ischemia complicating femoral vessel cannulation for cardiopulmonary bypass[J]. Ann Thorac Surg, 1996, 61(2): 730–733.

[26] Baribeau YR, Westbrook BM, Charlesworth DC. Axillary cannulation: first choice for extra-aortic cannulation and brain protection[J]. J Thorac Cardiovasc Surg, 1999, 118(6): 1153–1154.

[27] Sabik JF, Nemeh H, Lytle BW, Blackstone EH, Gillinov AM, Rajeswaran J, Cosgrove DM. Cannulation of the axillary artery with a side graft reduces morbidity[J]. Ann Thorac Surg, 2004, 77(4): 1315–1320.

[28] Chamogeorgakis T, Lima B, Shafii AE, Nagpal D, Pokersnik JA, Navia JL, Mason D, Gonzalez-Stawinski GV. Outcomes of axillary artery side graft cannulation for extracorporeal membrane oxygenation[J]. J Thorac Cardiovasc Surg, 2013, 145(4): 1088–1092.

译者：邓喜成，湖南省儿童医院心胸外科
审校：刘燕，武汉亚洲心脏病医院体外循环科

第六章 材料：管路、泵、氧合器

Umberto Borrelli and Cristina Costa

U. Borrelli

Department of Cardiovascular Surgery, Grand Hôpital de Charleroi , Gilly , Belgium.

e-mail: umberto.borrelli@hotmail.com.

C. Costa

Department of Perfusion, Hospital San Geraldo, Monza, Italy.

6.1 简介

在过去的10年中，运用于心脏外科手术的体外循环技术（心肺转流术）取得了数项进步。这其中包括：减少了血液与空气的接触面积，改善了血液与材料间的生物相容性，使用了更紧凑的管路以及辅助静脉引流装置。这些改良使得优化其他体外循环装置成为可能，特别是对于体外膜肺氧合（ECMO）以及体外生命支持系统而言[1-11]。依赖于此，现在经证实可连续使用数周（14~30天）的特殊管路也得以市场化使用。

ECMO是闭合的体外循环管路，不存在气/血交互界面，其内层表面是完全由糖蛋白或预肝素化的共价键和（或）离子键处理的（图6.1）。这些处理可以促进更好的血液组织相容性，减少机体炎症反应以及有更好的抗凝作用[10-12]。

ECMO是根据管路与患者血液循环连接的不同方式来进行分类的。

6.1.1 静脉—静脉（VV）ECMO

VV ECMO最常用于治疗严重的呼吸功能不全，流出导管和回流导管同时置入患者静脉循环内。

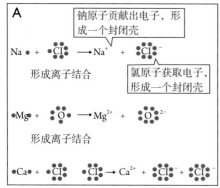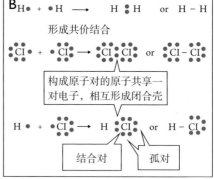

图6.1 用于管道内涂层的技术被分为两大类

A. 离子耦合：来源于某个原子的一个或多个电子被转移并附着于另一个原子，形成的正负离子互相吸引形成耦合；B. 共价结合：两个原子共享一对或多对电子，形成结合。

6.1.2 静脉—动脉（VA）ECMO

通过完全或部分地心肺转流，VA ECMO可以起到充分的心脏或肺脏替代支持功能，其可以用来对重要脏器进行支持，进行短时间的循环辅助，和（或）使心脏在从病理状态恢复过程中得到休息。在合适的情况下，VA ECMO还可以作为器官移植或人工心脏建立的过渡治疗手段。在VA ECMO治疗过程中，引流管放置于患者的静脉系统而回流管放置于患者的动脉系统。

6.2 组织相容性成分

目前，有多种方法用以改善体外循环组件的生物相容性，基于使用抗血栓的生物分子，如：肝素、聚合物分子以及新型的糖蛋白分子。肝素是带负电荷、亲水性的复合多聚糖酸。

6.3 运用于ECMO的生物涂层范例

（1）Carmeda涂层允许肝素分子通过共价结合附着于生物材料表面；

（2）Duraflo II肝素涂层使肝素通过离子键连接于四价铵基，后者结合在生物材料表面；

（3）Rheoparin涂层借助离子强度的作用固定肝素分子于生物材料表面；

（4）Physio涂层是由磷酰胆碱聚合物组成的，该类涂层基于磷酰胆碱分子发挥作用而不是肝素分子；

（5）Bioline涂层结合了多肽及肝素，多肽被吸附于心肺转流组件的表面，并形成了空间组块，肝素分子通过三价共价键和离子键的相互作用附着于多肽之上。

6.3.1 成人ECMO管路系统

成人ECMO管路系统通常由如下部件组成：一根引流管（静脉端导管，管道材料为聚氯乙烯，直径为3/8英寸），一个离心泵，一个由聚甲基戊烯膜组成的氧合器以及置入其内的热交换器，一根回流管用以运输氧合血（动脉端导管）。

ECMO管路系统通常小巧、紧凑、灵活，方便移动、转运，便于ICU患者的一般护理。在ECMO管路的引流管（静脉血）和回流管（动脉血），设置了多个可以用来血压监测、留取血样、连续血气监测的部位。在ECMO管路中，依据装置的操作特性，还可以外接血液透析或血液滤过设备。某些ECMO的操作台安装了伺服调节系统，其作用为依据引流管路的负压（P^1）来操控离心泵的转速（图6.2）。

选择合适的配件来组成ECMO回路是十分重要的，因为其可以减少辅助装

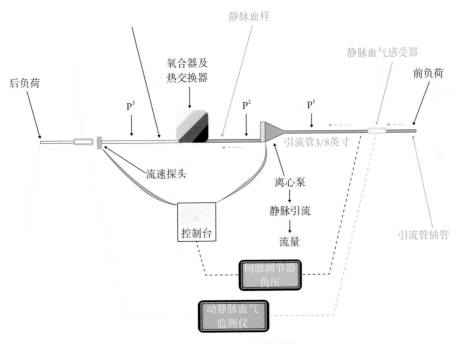

图6.2 成人ECMO管路图解

P^1位于引流管和离心泵入口之间，从引流管路吸引产生的负压。P^2位于离心泵出口和氧合器入口之间，喷射产生的正压。P^3为回流管喷射产生的正压，位于氧合器出口和回流管之间。$P^2 \sim P^3$相当于氧合器前后的压力梯度差，表明了氧合器的压力下降程度。

置对于患者生理状态的影响。根据实施辅助策略的不同，需要优先选择氧合器，因为它是管道中患者血液与人工材料接触面积最大的部分。

每个组件的几何结构及内在阻力会引起压力降低，并由此影响到系统的血流动力学、系统的管理及患者的转归。优化导管的置管位置、合适地选择回路的组件以及使用表面处理（点对点）可以减少ECMO对于患者的影响，其效果相当于人为缩短了辅助时间[3,6,8-18]。

6.3.2 离心血泵

因为离心泵是非阻闭型的，因此存在发生与泵内血流方向相反的"逆流"现象的风险。这也是某些操作平台装备有防逆流装置的原因。ECMO专用的离心泵是由电磁感应电机驱动的。它利用了离心力的原理，通过电机椎体、旋翼或叶片、电机转轴的旋转来产生流速（用升/分来描述）（图6.3）。

流量由电磁力或超声波流量计控制。流量取决于离心泵每分钟的转速（RPM）。血流动力学包括前负荷与后负荷的状况以及引流管及回流管的特性，包括其置管位置。为了保证足够的前负荷，离心泵及氧合器的位置最好

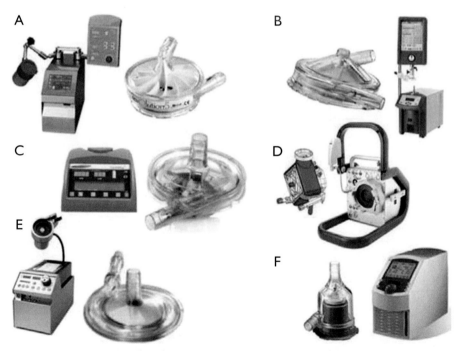

图6.3　A. 索林集团Revolution型号离心泵控制台；B. 美敦力 Affinity离心泵控制台；C. Levitronix公司CentriMag型号离心泵控制台；D. 迈柯唯Cardiohelp型号离心泵控制台；E. 迈柯唯Rotaflow型号离心泵控制台；F. Medos公司DeltaStream型号离心泵控制台

低于患者右心房的水平。前负荷的减少会导致离心泵上游吸引负压（P^1）的加大，而后负荷的增加则会导致氧合器下游射血正压（P^3）的增加。这两种情况在泵转速恒定的情况下都会导致流量下降。由此，检查患者的情况，导管的位置，管线有无扭曲、夹闭以及回路内有无血栓就尤为重要。

前负荷的降低会引起P^1的显著增加，由此导致流入端管线的空穴（抖动）现象。这会对血液造成重大损伤，引起溶血、微小气栓以及其他不良反应。因此某些ECMO回路采用伺服控制器进行调节，以保持离心泵转速与P^1之间处在安全范围。这一措施可以确保一旦前负荷降低，在发生空穴现象及产生后果之前，有足够的时间可以解除病因，并由此减少可能对血液造成的伤害及微小气栓的形成[9-10,13-14]。

在停止离心泵之前，应首先夹闭回流管道，在离心泵停止工作后，引流管应被夹闭。

6.3.3 膜氧合器

膜氧合器位于离心泵的远端。它们通常安装有聚氨酯、聚酯或不锈钢材质的热交换器。根据型号的不同，热交换器表面积为0.14~0.6 m^2（表6.1）。

在循环水和血液之间存在温度差，使得温度调控存在可能（图6.4）。这一区域形成了热桥，使得患者可以接受升温或降温治疗。氧合器是ECMO回路中与血液接触面积最大的部分。如何选择氧合器取决于患者因素及需要纠正的病理状态。在心脏外科术中使用的氧合器由中空的聚丙烯纤维形成微孔膜，旨在取代患者的肺泡功能，保证氧气的输送及CO_2的清除。此类氧合器的使用通

表6.1 氧合器技术参数

氧合器技术参数	索林集团EOS ECMO	迈柯唯 Quadrox PLS	迈柯唯HLS离心泵一体模块	Medos公司 Hilite 7000LT
血流速度	0.5~5 L/min	0.5~7 L/min	0.5~7 L/min	0~7 L/min
膜表面积	1.2 m^2	1.8 m^2	1.8 m^2	1.9 m^2
膜材质	聚甲基戊烯	聚甲基戊烯	聚甲基戊烯	聚甲基戊烯
生化涂层	磷酰胆碱	比奥立	比奥立	Rheoparin
静态预充容量	150 mL	250 mL	273 mL	270 mL
热交换器表面积	0.14 m^2	0.6 m^2	0.4 m^2	0.45 m^2
热交换器材质	不锈钢	聚氨酯	聚氨酯	聚酯
血液入口及出口连接器尺寸	3/8英寸	3/8英寸	3/8英寸	3/8英寸
循环水连接器尺寸	1/2英寸Hanson联轴器	1/2英寸Hanson联轴器	1/2英寸Hanson联轴器	1/2英寸Hanson联轴器

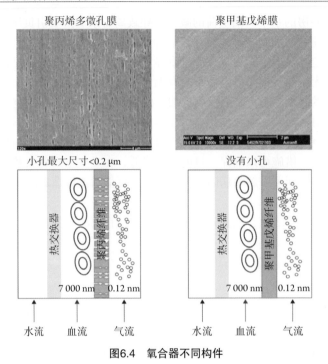

图6.4　氧合器不同构件

常不超过8 h。这种使用上的局限是源于纤维的多孔结构会随着时间推移产生变化，导致经膜的血浆渗漏[14]。其结果就是纤维气体交换功能的下降和（或）位于氧合器气体出口处的血浆渗漏（图6.5）。

多种类的膜被运用于ECMO的氧合器。一些膜的特性如下：根据型号的不同，选择具有通透性的硅树脂橡胶或聚甲基戊烯（PMP）；膜的表面积从1.2~1.9 m²不等；PMP材质的膜是由中空纤维组成。其纤维结构本身由一层致密但微小的外表皮覆盖，使其具有弥散膜的特性，避免血浆渗漏。其对于氧气及CO_2的通透性能卓越，并且气体交换功能不亚于微孔膜。这就是此类氧合器能连续使用数周不更换但仍能发挥作用的原因之一。膜对于气体的交换和弥散作用是由膜两侧的气体分压梯度差驱动的，因此不存在气/血的直接接触（图6.5）。膜的物理特性是定位于满足气体及热的交换（表6.1）。空氧混合器连接于氧合器上，使其可以分别调整对于氧气或CO_2的交换，特别是混合气体的流量决定了CO_2的清除。而21%~100%的吸入氧浓度（混合气体的氧含量）决定了氧气转运入血的效率。

氧合器内产生的压力递降取决于其物理特性或在ECMO使用过程中内部阻力的变化（包括血液温度、血液黏滞度以及在膜上形成的血栓）。跨氧合器压力差可通过测定氧合器前后的压力梯度差来获得（P^2~P^3）。氧合器压差增加

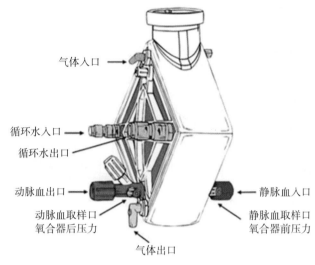

气体入口

循环水入口

循环水出口

动脉血出口

动脉血取样口
氧合器后压力

静脉血入口

静脉血取样口
氧合器前压力

气体出口

图6.5　氧合器构造概览

可能提示膜的血流动力学情况的恶化，反过来会对气体交换功能造成影响，提示应该考虑氧合器的更换。

6.3.4　成人插管

　　ECMO回路的血流速度取决于插管的尺寸（内径及长度）、设计、压降以及插管的位置。如何选取导管应考虑到其机械及流体特性（压力、流速等）（图6.6），还需考虑到是否有手术需求、置管情况（中心或外周）、患者血管条件以及拟实施的ECMO模式（即静脉—动脉或静脉—静脉）。某些ECMO的设置是为了适应特定导管而特别设计的，如：颈内静脉单根双腔导管或股静脉—颈内静脉双插管（图6.7）。

　　用于循环辅助支持的插管可以经皮置入患者的静脉或动脉。通常有钢丝加固的结构用来防止其在患者活动的时候发生变形导致血流动力学特性改变（图6.8）。

　　另外，ECMO回路中循环血液的温度会改变导管的阻力。ECMO的血流动力学状态还可能因胸腔内压和（或）腹内压增高[咳嗽、胸腔积液和（或）腹内高压]导致一根或多根导管受压而受到影响。

　　理论上，选用最大内径的引流管与回流管插管会降低回路压力递降。然而，在实际ECMO使用过程中，经常需要在治疗疾病与减轻插管带给患者的创伤及不适感之间寻求平衡。

　　选择合适的血管导管及放置位置是十分重要的。这有助于优化患者接受

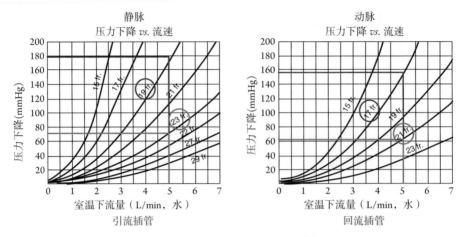

图6.6　动脉及静脉插管压力下降范例

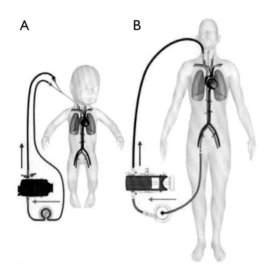

图6.7　A. 单根双腔插管VV ECMO；B. 分别插管
于股静脉及颈静脉行VV ECMO

ECMO治疗时的血流动力学状态，并可以保证足够的流量以满足生理上的需求。通过预防P^1或P^3压力的过度升高，可以减少对血液细胞的损伤，由此减少溶血及微小气栓的形成（图6.2）。

6.3.4.1　静脉导管

静脉导管（引流管）要长于回流管（±55 cm），因为其需要从股总静脉

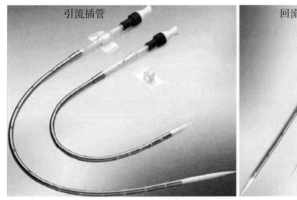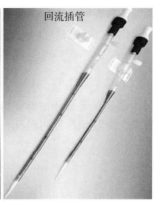

引流插管　　　　　　　　　　回流插管

图6.8　经皮插管样例

穿刺点处一直延伸至接近右心房水平。相较于回流管，它们有着更大的内径（15~29 Fr），同时，导管设计为多孔结构。这些特性减少了管道的压力递降，避免了右心房或下腔静脉壁发生显著的塌陷，减少了抖动现象的发生。由于这些特性的存在，如果在前负荷及离心泵转速恒定的情况下，观察到吸引流速增加，我们可以观察到在 P^1 处压力递降减少（图6.2）。在某些情况下，由于导管的设计使得在保持相同流速的前提下，选用更小的流入端导管不会引起有害的血流动力学后果（图6.6）。使用股静脉—颈内静脉插管方式行呼吸辅助支持（VV ECMO）时，引流管置于下腔静脉内，其头端位于肝下静脉水平；而回流管通过颈内静脉置入上腔静脉，其头端位于右心房水平。

　　出于某些治疗原因或为了消除由于颈静脉置管引起的不适，有些中心选择行左、右股静脉置管。这就要求选用两根不同设计和内径的导管。引流管通过左侧股静脉置入，其头端位于肝下静脉水平；而回流管通过右侧股静脉置入，其头端位于右心房水平。这种组合形式可以减少两根导管间发生的分流（再循环）效应。

6.3.4.2　动脉导管

　　动脉导管（回流管）在直径（15~23 Fr）和总长度上都要小于静脉导管。在其管壁的远端，也有一些侧孔，但是没有像静脉导管的那么多。根据这类导管的特点，在后负荷及离心泵转速不变的情况下，当 P^3 增加（图6.2），尽管后负荷及离心泵转速保持不变，可以观察到回流管路的压力递降，导致流量降低。通过股—股行VA ECMO时，回流管置于股总动脉内。而导管的特殊位置可能引起同侧下肢缺血。通过选用6 Fr导管经鲁尔接头连接于回流管，置入点可以定位于股浅动脉下游数厘米处，从而进行远端灌注可以预防这种情况发生。

插管的放置可以经由心脏超声和（或）X线透视引导下完成。通常来说，虽然导管远端的数厘米是可以透过射线的，但导管都具有一处不透射线的标志。

6.4 结论

对于那些需要循环辅助支持的患者来说，优化ECMO组件的选择及针对病情的管理，对其预后及病程具有显著且直接的影响。

声明

本文作者宣称无任何利益冲突。

参考文献

[1] Borrelli U, Detroux M, Nackers P, et al. Impact on the inflammatory reaction by optimization of the extracorporeal circulation in cardiac surgery[M]//Biomed J 24(Suppl 1): 80s. Innovation and Technology in Biology and Medicine; Editions Scientific and Medical Elsevier. 2003.

[2] Borrelli U, Detroux M, Nackers P, et al. Comparison of the troponin I levels during coronary artery bypass graft in cardiac surgery procedures, realised with and without extracorporeal circulation[M]//Biomed J 24(Suppl): 79s. Innovation and Technology in Biology and Medicine; Editions Scientific and Medical Elsevier. 2003.

[3] Borrelli U, Al-Attar N, Detroux M, Nottin R, et al. Compact extracorporeal circulation: reducing of the surface of cardiopulmonary bypass to improve outcomes[J]. Surg Technol Int, 2007, 16: 159–166.

[4] Society for Advancement of blood Management[Z], 2007, 5(4).

[5] Borrelli U, Al-Attar N, Detroux M, Nottin R, et al. La réduction de la surface de la circulation extracorporelle améliore les résultats[J]. Journal de la Société Française de Chirurgie Thoracique et Cardio-Vasculaire, 2008, 12: 46–53.

[6] Yavari N, Becker RC. Coagulation and fibrinolytic protein in cardiopulmonary bypass[J]. J Thromb Thrombolysis, 2009, 27: 95–104.

[7] Karkouti K, Djaiani G, Borger MA, et al. Low hematocrit during cardiopulmomary bypass is associated with increased risk of perioperative stroke in cardiac surgery[J]. Ann Thorac Surg, 2005, 80(4): 1381–1387.

[8] Society of Thoracic Surgeons Blood Conservation Guideline Task Force, et al. 2011 update to the Society of Surgeons and the Society of Cardiovascular Anesthesiologists blood conservation clinical practice guidelines[J]. Ann Thorac Surg, 2011, 91(3): 944–982.

[9] Chalegre ST, et al. Vacuum-assisted venous drainage in cardiopulmomary bypass and need of blood transfusion: experience of a service[J]. Rev Bras Cir Cardiovasc, 2011, 26(1): 122–127.

[10] Goksedef D, Omeroglu SN, Balkanay OO, Denli Yalvac ES, Talas Z, Albayrak A, Ipek G. Hemolysis at different vacuum levels during vacuum-assisted venous drainage: a prospective randomized clinical trial[J]. Thorac Cardiovasc Surg, 2012, 60(4): 262–268. doi: 10.1055/

s-0031-1280019 . Epub 2011 Jul 25.

[11] Zimmermann AK, Weber N, Aebert H, Ziemer G, Wendel HP. Effect of biopassive and bioactive surface-coatings on the hemocompatibility of membrane oxygenators[J]. J Biomed Mater Res B Appl Biomater, 2007, 80(2): 433–439.

[12] Ranucci M, Isgrò G, Soro G, et al. Reduced systemic heparin dose with phosphorylcholine coated closed circuit in coronary operations[J]. Int J Artif Organs, 2004, 27(4): 311–319.

[13] Toomasian JM, Bartlett RH. Hemolysis and ECMO pumps in the 21st century[J]. Perfusion, 2011, 26(1): 5–6.

[14] Pedersen TH, Videm V, Svennevig JL, Karlsen H, Ostbakk RW, Jensen O, Mollnes TE. Extracorporeal membrane oxygenation using a centrifugal pump and a servo regulator to prevent negative inlet pressure[J]. Ann Thorac Surg, 1997, 63(5): 1333–1339.

[15] Meyns B, Vercaemst L, Vandezande E, Bollen H, Vlasselaers D. Plasma leakage of oxygenators in ECMO depends on the type of oxygenator and on patient variables[J]. Int J Artif Organs, 2005, 28(1): 30–34.

[16] Khoshbin E, Roberts N, et al. Polymethylpentene oxygenators have improved gas exchange capability and reduced transfusion requirements in adult extracorporeal membrane oxygenation[J]. ASAIO J, 2005, 51(3): 281–287.

[17] Simons AP, Ganushchak Y, Wortel P, van der Nagel T, van der Veen FH, de Jong DS, Maessen JG. Laboratory performance testing of venous cannulae during inlet obstruction[J]. Artif Organs, 2008, 32(7): 566–571.

[18] Madershahian N, Nagib R, et al. A Simple technique of distal limb perfusion during prolonged femoro-femoral cannulation prevention of lower extremity ischemia during cardiopulmonary bypass via femoral cannulation[J]. J Card Surg, 2006, 21(2): 168–169.

译者：吴威，复旦大学附属中山医院重症医学科
审校：刘燕，武汉亚洲心脏病医院体外循环科

第七章　凝血、抗凝及炎性反应

Marco Ranucci

M. Ranucci
Department of Cardiothoracic-Vascular Anesthesia and ICU, IRCCS Policlinico San Donato, San Donato Milanese, MI , Italy. e-mail: cardioanestesia@virgilio.it.

7.1　引言

　　体外膜肺氧合（ECMO）是在体外循环（CPB）系统上的改良。根据插管方式不同，可以同时辅助或替代心脏和肺的功能（VA ECMO）或仅替代肺功能（VV ECMO）。无论何种方式，ECMO环路通常包括离心泵、管路和氧合器。就设备而言，血液与异物表面接触产生的病理生理反应与CPB类似。然而，CPB和ECMO之间在出血、凝血和炎性反应的程度上还是存在很大的差异。因此，ECMO与CPB常规要求的抗凝管理策略截然不同。

　　本章阐述了成人患者在进行ECMO时的凝血系统激活、抗凝及炎性反应管理规范。

7.2　ECMO中凝血系统的激活

　　ECMO中对凝血系统激活的认识主要来自对透析，以及尤其是心脏外科手术时体外循环中凝血的研究。凝血系统的激活主要由物质依赖和非物质依赖的机制触发。

7.2.1　接触相：物质依赖的凝血激活与纤维蛋白原和血小板的作用

　　通过接触相、血液和异物表面之间的广泛接触触发物质依赖性凝血过程。ECMO中空纤维膜式氧合器的大面积异物表面接触，使其成为接触激活的典型模式。

血液与增塑剂为主的异物表面接触的初始反应主要基于表面和血浆蛋白之间的相互作用。这种相互作用在管路和氧合器膜表面形成一层由纤维蛋白、白蛋白、γ-球蛋白组成的蛋白层。

最初的蛋白层主要由纤维蛋白原亲水位点和疏水性异物表面相互作用后构成。一旦纤维蛋白原与异物表面结合，将即刻触发血小板黏附于纤维蛋白原受体，其他血细胞如成纤维细胞、白细胞、甚至红细胞都将参与其中构成这一蛋白层。纤维蛋白原是异物表面初始蛋白层的主要决定因素。与此同时，凝血系统通过内源性途径被激活。凝血因子Ⅻ（Hageman因子）被激活为活化Ⅻ因子（factor Ⅻa），后者导致前激肽释放酶、高分子量激肽原和Ⅺ因子的激活。随后激活的Ⅸ和Ⅹ因子激活凝血酶原（Ⅱ因子）使其成为凝血酶（活化Ⅱ因子）[1]。

物质依赖的凝血活化必然依赖于激活物的性质。目前，ECMO所使用的所有系统均配备生物相容性表面，用以减少该反应的严重程度。最常用的生物相容性处理方法是基于肝素（UFH）分子结合于生物材料表面的涂层技术。天然的内皮细胞也含有称为氨基葡聚糖（GAGs）的UFH样分子，发挥血管内皮细胞的抗凝作用。

UFH涂层的CPB管路激活凝血系统程度低，防止血小板黏附和激活，保持血小板数量[2-6]。

7.2.2　组织因子和凝血酶生成

单独通过物质依赖性凝血活化途径生成的凝血酶比CPB过程中少得多[7-9]。事实上，凝血酶生成最强大的触发因素是组织因子（TF）。可溶性组织因子由受损的内皮表面释放，在外科手术中这一过程被剧烈放大。此外，与心外膜、心肌、血管外膜和骨骼细胞结合的TF亦被释放。在体外循环心脏直视手术中，纵隔腔的出血富含TF。这部分血液再次进入体循环是凝血酶生成的主要因素[10-12]。最近关于凝血系统激活机制认为，随着组织因子释放而形成少量的凝血酶（启动）后，凝血酶通过蛋白酶激活受体（PAR）激活血小板（放大），进而大量的凝血酶在血小板表面形成（级联），最终导致纤维蛋白原转化为纤维蛋白（单体），并借助凝血因子ⅩⅢ形成稳定的纤维蛋白多聚体[13]。凝血酶一经形成，它作为一个最强大的血小板活化剂，导致血小板消耗和功能的丧失。

不同于心脏手术，在ECMO中由于缺乏持续供给的可溶性和细胞结合性TF，故该连锁反应受到限制。因此，凝血酶生成虽然存在但是数量很有限。此外，仍有ECMO中凝血酶生成的其他不同观点。

尽管凝血酶的急性生成过程很少出现在ECMO中，但在相对长期（通常在几天或几周内）的ECMO治疗中会出现慢性凝血酶生成的情况。ECMO中许多因素可能促进TF的产生，如炎性反应和全身性感染都可能会触发TF从白细胞释放入血。

在ECMO过程中，凝血酶生成是需要抗凝的潜在原因，同时也是出血和血栓栓塞并发症的主要触发因素。

7.2.3 凝血酶生成后：纤维溶解系统激活

一旦凝血酶过量形成，就会进入血栓前状态。机体对这一状况的生理反应是纤溶系统的激活。通过来自内皮细胞的组织型纤溶酶原激活剂、来自体循环巨噬细胞或成纤维细胞的尿激酶或来自细菌的链激酶的释放，使纤溶酶原转化为纤溶酶。纤溶酶随即裂解纤维蛋白，释放纤维蛋白降解产物（FDP）。

ECMO中慢性凝血酶生成可能会激发纤溶亢进[14]，这可能是导致出血的因素之一。

7.3 ECMO的出血和血栓栓塞并发症

尽管在材料和技术上有所改进，出血和血栓栓塞并发症仍然是ECMO治疗的主要威胁[15-16]，也是最常见的致死原因[17]。除了脑卒中、肠系膜梗死和外周动脉血栓等主要血栓事件外，微小血栓形成被认为是ECMO患者缺血性器官功能障碍的主要原因[18-19]。

ECMO中有许多导致出血和血栓栓塞事件的风险因素，汇总列于表7.1。

除以上因素外，ECMO辅助模式的不同也会影响抗凝并发症。VV ECMO、外周VA ECMO和心脏手术后ECMO之间的差异很大。呼吸支持的

表7.1 ECMO中出血和血栓并发症的危险因素

出血因素	血栓因素
肝素抗凝过量	肝素抗凝不足
凝血因子消耗	获得性抗凝血酶缺乏
纤维蛋白原水平低	蛋白C-S复合物消耗
血小板减少	组织因子途径抑制物消耗
血小板功能障碍	内皮细胞功能障碍
纤溶亢进	肝素诱导血小板减少症
获得性血管性血友病	心脏腔室血液瘀滞
外科手术部位出血	内毒素

VV ECMO一般通过外周股静脉插管或颈静脉+股静脉插管或双腔颈静脉插管;外周VA ECMO通常采用腹股沟血管插管;心脏手术后ECMO常应用于心脏手术后难以或无法脱离CPB的患者,在这一情况下,可以选择不同的插管策略。可选择外周动静脉ECMO,或右心房和升主动脉中央插管。这时可以选择特定的插管以闭合胸腔。

在开胸术后,即便封闭胸腔,心脏术后ECMO出现严重出血的风险也是非常大的。这是由于凝血系统已经被长时间CPB和术中产生的大量组织因子和凝血酶所抑制。其他因素如术后纤溶亢进、血小板减少、大剂量UFH、外科出血都会导致ECMO出血并发症。另一方面,术中抗凝血酶(AT)、组织因子途径抑制剂和蛋白C-S复合物等天然抗凝物质的消耗还可能导致栓塞风险。如7.4关于抗凝问题所述,至少在心脏术后头几个小时里,ECMO辅助需要一种不同的抗凝管理和UFH使用方案。

7.4 ECMO中的凝血管理

7.4.1 抗凝

ECMO中全身抗凝是为了控制凝血酶的生成并将血栓栓塞和出血并发症的风险降至最低。普通UFH是最常用的抗凝剂[20]。UFH通过与活化的X因子和凝血酶结合并使其失活而发挥作用。UFH并非凝血酶直接抑制剂,而是与抗凝血酶(AT)结合而起效。UFH可以使凝血酶—抗凝血酶结合的自然速率增加2 000~4 000倍。因此,UFH作为抗凝剂的作用依赖于AT的浓度。AT是一种"自杀性"物质,一旦与凝血酶和活化的X因子结合,只有通过肝脏才能进行解构。长期使用UFH将消耗内皮及血液循环中的AT。此外,UFH也会被血浆蛋白和内皮细胞表面结合而失活。UFH被血液循环中血小板释放的血小板因子4(PF4)清除是UFH清除最常见的原因。

鉴于如此复杂的情况,在ECMO期间准确抑制凝血酶生成所需UFH的精确剂量并不确定,且常会变化。文献报道的传统剂量的范围是20~70 IU/(kg·h)[20]。然而,UFH剂量个体间差异很大,即便同一患者,不同状态剂量也有所不同。一般来说,长期UFH输注会导致AT消耗及随之而来的UFH耐药。一旦AT被纠正,所需UFH剂量则会减少。同时,在ECMO过程中血小板消耗是不可避免的,这会导致机体对UFH敏感性的增加;一旦补充外源性血小板使血小板计数恢复,UFH敏感性即会降低。因此,这些因素都要求不断调整UFH剂量。总体而言,ECMO辅助时间越长所需UFH剂量越大[21]。

尽管UFH有诸多缺点,也有报道无肝素、无抗凝剂基础上行ECMO的可行性,但UFH仍然在ECMO治疗中必不可少[22-24]。无抗凝剂的ECMO在诸如创伤等有严重出血风险的病例中可以考虑使用。

外周血管插管时，通常给予负荷剂量小剂量（50~100 IU/kg）UFH。而对于心脏术后ECMO，患者已经全量UFH化。插管和ECMO启动后，建议使用硫酸鱼精蛋白完全中和UFH。考虑体外循环及手术的残余效应，为避免术后大出血，第一个12~24 h可以不给UFH。一旦出血得到有效控制，UFH输注应从一个较低的剂量20 IU/（kg·h）开始，并逐渐调整至所需的水平。

7.4.2　UFH的替代品

理论上讲，直接凝血酶抑制剂可以作为UFH的替代品。在UFH诱导血小板减少症（HIT）病例中需要强制替换UFH。比伐卢定是一个具有约25 min较短半衰期的直接凝血酶抑制剂，部分（20%）经肾脏清除[25-26]，已有其在HIT患者进行ECMO辅助期间成功应用的报道[27-29]。最近，一个大样本系列病例报道显示[21]，与常规UFH治疗相比，未患HIT患者在ECMO期间仅采用比伐卢定作为唯一抗凝药物，具有较低的出血风险和较少的外源性血制品需要。

比伐卢定的推荐剂量通常为0.03~0.2 mg/（kg·h），给[27-29]或不给[21]0.5 mg/kg的初始剂量均可接受。

在ECMO期间使用比伐卢定还有一些事项需要注意。首先，该药物经肾脏清除的特性对于肾功能不全的患者可能会导致药物蓄积；其次，比伐卢定抗凝需要血液循环且ECMO管道内不能有血液瘀滞。ECMO循环是封闭环路，一般不会存在血液停滞的区域；同样在VV ECMO中血液循环内通常也没有瘀滞现象。相反，在心脏衰竭的VA ECMO中，部分患者左侧心腔会出现大面积血液瘀滞，这时瘀滞的血液表现的"烟雾效应"很容易在超声心动图中被检测到。这时心脏内血栓形成的风险很高，不应使用比伐卢定抗凝[30]。

对患HIT的患者进行ECMO辅助时，其他可用的直接凝血酶抑制剂还有阿加曲班0.1~0.4 mg/（kg·min）[31]，以及过去曾使用但现已不用的达那肝素和重组水蛭素。

7.4.3　其他药物

有建议将抗血小板药物作为ECMO辅助时的附加剂，其旨在保护血小板功能并防止聚集，但还没有良好的证据支持。也有学者建议在无泵动静脉ECMO中使用阿司匹林1.5 mg/（kg·d）[32]。曾经一度颇为流行的双嘧达莫[33]目前已鲜有报道。

当疑似纤溶亢进时（FDP和D-二聚体水平明显增加），可以使用合成抗纤溶药物应对[34]。

AT在UFH抗凝中对凝血酶的抑制作用已得到肯定，在ECMO期间会不可避免地被消耗。多数报道建议使用纯化的AT进行补充以维持其活性在正常值70%的水平[35-36]。但应注意，使用比伐卢定时，AT的消耗会大大减少[21]。

7.5 ECMO中对凝血系统的监测

7.5.1 激活全血凝固时间(ACT)

ACT仍是目前ECMO辅助中UFH抗凝的标准监测指标。ACT可床旁检测，并整体反映凝血过程中存内源性途径和共同通道。

在ECMO过程中，ACT通常保持在180~220 s[20]。CPB过程中UFH浓度与ACT值的相关性较弱[37-38]，且直接检测UFH血药浓度也很难实现，所以ECMO中UFH的理想浓度并未确立。ECMO过程中UFH血药浓度与对应ACT值的研究报告显示，当UFH浓度在0.1~0.4 IU/mL之间变化时对应的ACT值范围为110~220 s[39-41]。

7.5.2 传统实验室检测

活化部分凝血活酶时间（APTT）揭示凝血的内源性途径和共同通道，是UFH抗凝治疗的经典监测指标[20]。APTT与ACT的相关性弱[42]，但它与UFH浓度的相关性在可接受范围内[43]，ECMO中对UFH抗凝的监测优于ACT。APTT基线值的1.5倍（50~80 s）是ECMO治疗的目标范围，其相对应的UFH浓度为0.2~0.3 IU/mL[20]。

凝血酶原时间（PT）是外源性凝血途径和共同途径的监测指标，可用于检测凝血因子水平，指导新鲜冰冻血浆（FFP）、凝血酶原复合物（PCC）或冷沉淀的使用。

ECMO辅助中应当每天进行血小板计数、纤维蛋白原水平和D-二聚体检测，以指导血小板、FFP、纤维蛋白原和抗纤溶药物的使用。

7.5.3 血栓弹力图和血栓弹力测定

血栓弹力图（TEG）和血栓弹力测定（TEM）是基于血液在凝固过程中黏性弹力性能改变而进行的动态测试。这两项测试中，血液的物理性质从液态转变为凝胶（凝胶点）的时间以直线表示，分别定义为r时间（r time）（TEG）和凝血时间（coagulation time）（TEM）。一旦达到凝胶点，即由其他参数来描述血栓形成的动态过程（α角）和凝块收缩力（TEG为最大幅度，TEM为最大凝块硬度）。最后，随着时间的推移，以纤维蛋白溶解指数表示凝块强度的下降（TEG为凝块溶解指数，TEM为最大溶解量）（图7.1）。

TEG和TEM相比常规凝血监测有很多优势。他们能提供凝血动力学的综合动态分析，可以进行床旁检测并在30 min左右得到数据，还可用于检测纤溶亢进。因此，近几年被广泛应用于凝血和抗凝的监测。

TEG和TEM可作为监测凝血酶生成的替代指标，在ECMO中指导UFH的输注速度。目前还没有一个普遍接受的TEG值指导最佳UFH剂量，但大部分作者

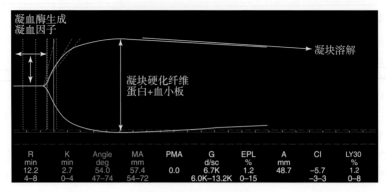

图7.1　血栓弹力图分析

报道认为最佳窗口值为正常值上限的2~3倍之间（16~25 min）[20-21]（图7.2）。

　　TEG和TEM还可提供更加丰富的检测项目。例如在检测样本中添加UFH酶，可以检测血凝块形成的"自然"过程。特别是当TEG过度延长时，它能将UFH过量与凝血因子缺乏进行鉴别并指导PCC、FFP或冷沉淀的使用。其他的特殊检测（TEG中的functional fibrinogen和TEM中的fibtem）可进行纤维蛋白原浓度的测定（图7.3），指导FFP和纤维蛋白原的使用。

7.5.4　其他出凝血检测

　　由于ACT的局限性及APTT数值随检测方法不同的变异，部分学者[44]建议使用更加特异性的方法来指导UFH剂量。UFH anti-Xa测定是对血浆中UFH anti-Xa的活性进行检测，对应APTT基线1.5~2倍的anti-Xa活性为0.3~0.7 IU/mL。

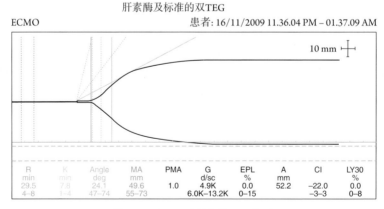

图7.2　ECMO过程中的TEG检测

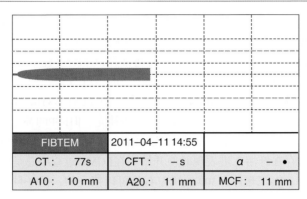

图7.3　纤维蛋白原浓度的ROTEM分析（FIBTEM）

7.6　凝血状态的调整

通过以上分析，可以得到ECMO过程中"最佳"凝血监测方法。这些监测项目如表7.2所示。

最佳的凝血监测是ECMO中的关键步骤。UFH或比伐卢定剂量应根据ACT、APTT和TEG/TEM数据进行调整。其他指标则可通过同种异体血制品或替代品调整。

纯化的AT可用于AT消耗的补充。也可以使用FFP对AT进行补充，但所需用量非常大。

血浆凝血因子严重缺乏（INR-3）时可用PCC或冷沉淀纠正，而轻微缺乏（INR2~3）则可以用FFP补充。在凝血因子缺乏所致危及生命的出血情况下，

表7.2　ECMO患者的理想出/凝血指标组合

参数	建议数值
活化凝血时间（s）	180~220
国际标准化比率	1.3~1.5
血栓弹力图的R时间（s）	16~25
纤维蛋白原（mg/dL）	>100
FibTEM中的最大凝块（mm）	>10
抗凝血酶活性（%）	70~80
血小板计数（个/mmc）	>80 000（出血或高危患者）
	>45 000（无出血/低危）
D-二聚体（μg/L）	<300

可以考虑使用重组活化Ⅶ因子（rFⅦa）。但需要注意：要达到疗效，必须有足够的血小板和纤维蛋白原支持。rFⅦa会增加血栓栓塞事件的风险[45]。

纤维蛋白原，作为一个活动相蛋白通常在ECMO过程中逐步增加[21]。但是在心脏术后ECMO中，ECMO辅助最初1 h内，纤维蛋白原水平会很低。建议纤维蛋白原水平至少在100 mg/dL以上[20]，在TEM中对应的最大血凝块硬度>10 mm[46]。纤维蛋白原可以用冷沉淀或FFP补充，但FFP的补充量需要很大。

使用6-氨基己酸、氨甲环酸进行抗纤溶治疗应该在TEG/TEM或常规凝血检测提示持续存在纤溶亢进表现时便开始。在ECMO过程中总是会存在一定程度的纤维溶解，D-二聚体在300 μg/L左右是可以接受的，但一旦出现持续升高迹象即应该及时干预。

对于有活动性出血或高危出血风险的患者，应输注浓缩血小板使其维持在80 000/mmc以上。相反，对于非出血或低出血风险患者，较低的血小板计数（>45 000/mmc）是可以接受的[20]。

上述所有数据都应基于患者的实际情况决定：出血患者应进行及时、积极的处理，通过全套凝血检测指标指导同种异体血制品或替代物治疗。与此相反，非出血患者则应侧重保守治疗，更关注患者的实际情况而非监测数据。

最后，应通过输注浓缩红细胞维持血红蛋白在8 g/dL以上，根据患者实际临床状况的不同，最低血红蛋白水平还可更高。

7.7　ECMO中的一些特别情况

7.7.1　UFH诱导血小板减少症

相比其他患者人群，接受ECMO和心室辅助装置的患者更易出现HIT，据报道发生率在15%左右[47-48]。有其他原因导致血小板计数过低时，HIT可能较难诊断。疑似HIT时，应该通过抗血小板4因子–UFH复合物（anti-PF4-heparin complex）抗体检测加以证实。确诊HIT后应停用UFH，用直接凝血酶抑制剂（比伐卢定或阿加曲班）取而代之。

7.7.2　获得性血管性血友病

获得性血管性血友病的特点是血管性血友病因子的大量缺失以及之后的血小板无法黏附在受损的内皮细胞上。这一状况在ECMO患者中很常见，可能源于离心泵所产生的高剪切力。然而，目前还不清楚这种情况是否与临床出血有关，是否需要治疗（因子置换或去氨加压素）[49]。

7.8　全身炎症反应与ECMO

ECMO可诱导多种炎症通路的激活。有些通过与异物表面的接触直接激活，另外一些则通过组织因子的释放和凝血酶生成而激活。从这一点来看，ECMO是一个理解炎症和凝血之间复杂相互关系的完美模型[50]。

异表面接触通过替代途径激活补体系统，生成C3a（替代途径）和C5a（经典途径）[51]。激活的补体进一步诱导细胞因子的合成，产生促炎细胞因子（IL-6、IL-8、TNF-α）和抗炎细胞因子（IL-10）[52-54]。促炎细胞因子参与血管通透性增加与内皮细胞功能障碍。另一个炎症机制涉及内毒素的释放。革兰氏阴性菌释放的细菌黏多糖诱导巨噬细胞释放TNF-α[55]和内皮细胞释放IL-6[56]。在ECMO或CPB过程中，内毒素可能主要由低灌注肠黏膜迁移的细菌释放[57-58]。

内毒素激活血液循环中的单核细胞，从而使后者释放细胞因子和血源性组织因子，随后激活凝血级联反应。凝血酶形成过程的激活进一步促进炎症反应，形成恶性循环。凝血激活的抑制在很大程度上与生物相容性表面抑制补体和中性粒细胞激活以及细胞因子释放有关[2-6]。

声明

本文作者宣称无任何利益冲突。

参考文献

[1]　Vogler EA, Siedlecki CA. Contact activation of blood plasma coagulation: a contribution from the Hematology at Biomaterial Interfaces Research Group the Pennsylvania State University[J]. Biomaterials, 2009, 30(10): 1857–1869.

[2]　Fosse E, Thelin S, Svennevig JL, et al. Duraflo II coating of cardiopulmonary bypass circuits reduces complement activation, but does not affect the release of granulocyte enzymes: a European multicentre study[J]. Eur J Cardiothorac Surg, 1997, 11(2): 320–327.

[3]　Gu YJ, van Oeveren W, Akkerman C, Boonstra PW, Huyzen RJ, Wildevuur CR. Heparin-coated circuits reduce the inflammatory response to cardiopulmonary bypass[J]. Ann Thorac Surg, 1993, 55(4): 917–922.

[4]　Moen O, Hogasen K, Fosse E, et al. Attenuation of changes in leukocyte surface markers and complement activation with heparin-coated cardiopulmonary bypass[J]. Ann Thorac Surg, 1997, 63(1): 105–111.

[5]　Spiess BD, Vocelka C, Cochran RP, Soltow L, Chandler WL. Heparin-coated bypass circuits (Carmeda) suppress the release of tissue plasminogen activator during normothermic coronary artery bypass graft surgery[J]. J Cardiothorac Vasc Anesth, 1998, 12(3): 299–304.

[6]　te Velthuis H, Baufreton C, Jansen PG, et al. Heparin coating of extracorporeal circuits

inhibits contact activation during cardiac operations[J]. J Thorac Cardiovasc Surg, 1997, 114(1): 117–122.

[7] Boisclair SJ, Lane DA, Philippou H. Mechanisms of thrombin generation during surgery and cardiopulmonary bypass[J]. Blood, 1993, 82(11): 3350–3357.

[8] Edmunds LH, Colman RW. Thrombin during cardiopulmonary bypass[J]. Ann Thorac Surg, 2006, 82(6): 2315–2322.

[9] Gikakis N, Khan MMH, Hiramatsu Y. Effect of factor Xa inhibitors on thrombin formation and complement and neutrophil activation during in-vitro extracorporeal circulation[J]. Circulation, 1996, 94(Suppl II): 341–346.

[10] De Somer F, Van Belleghem Y, Caes F, et al. Tissue factor as the main activator of the coagulation system during cardiopulmonary bypass[J]. J Thorac Cardiovasc Surg, 2002, 123(5): 951–958.

[11] Albes JM, Stohr IM, Kaluza M, et al. Physiological coagulation can be maintained in extracorporeal circulation by means of shed blood separation and coating[J]. J Thorac Cardiovasc Surg, 2003, 126(5): 1504–1512.

[12] Aldea GS, Soltow LO, Chandler WL, et al. Limitation of thrombin generation, platelet activation and inflammation by elimination of cardiotomy suction in patients undergoing coronary artery bypass grafting treated with heparin-bonded circuits[J]. J Thorac Cardiovasc Surg, 2002, 123(4): 742–755.

[13] Hoffman M, Munroe DM. A cell-based model of hemostasis[J]. Thromb Haemost, 2001, 85(6): 958–965.

[14] Skinner SC, Hirschl RB, Bartlett RH. Extracorporeal life support[J]. Semin Pediatr Surg, 2006, 15(4): 242–250.

[15] Polimenakos AC, Wojtyla P, Smith PJ, et al. Post-cardiotomy extracorporeal cardiopulmonary resuscitation in neonates with complex single ventricle: analysis of outcomes[J]. Eur J Cardiothorac Surg, 2011, 40(6): 1396–1405.

[16] Bartlett RH, Gattinoni L. Current status of extracorporeal life support (ECMO) for cardiopulmonary failure[J]. Minerva Anestesiol, 2010, 76(7): 534.

[17] Beiras-Fernandez A, Deutsch MA, Kainzinger S, et al. Extracorporeal membrane oxygenation in 108 patients with low cardiac output - a single-center experience[J]. Int J Artif Organs, 2011, 34(4): 365–373.

[18] Fink SM, Bockman DE, Howell CG, Falls DG, Kanto WP Jr. Bypass circuits as the source of thromboemboli during extracorporeal membrane oxygenation[J]. J Pediatr, 1989, 115(4): 621–624.

[19] Rastan AJ, Lachmann N, Walther T, et al. Autopsy findings in patients on postcardiotomy extracorporeal membrane oxygenation (ECMO) [J]. Int J Artif Organs, 2006, 29(12): 1121–1131.

[20] Oliver WC. Anticoagulation and coagulation management for ECMO[J]. Semin Cardiothorac Vasc Anesth, 2009, 13(3): 154–175.

[21] Ranucci M, Ballotta A, Kandil H, et al. Bivalirudin-based versus conventional heparin anticoagulation for postcardiotomy extracorporeal membrane oxygenation[J]. Crit Care, 2011, 15(6): R275.

[22] Muellenbach RM, Kredel M, Kunze E, et al. Prolonged heparin-free extracorporeal membrane oxygenation in multiple injured acute respiratory distress syndrome patients with traumatic brain injury[J]. J Trauma Acute Care Surg, 2012, 72(5): 1444–1447.

[23] Lappa A, Donfrancesco S, Contento C, et al. Weaning from venovenous extracorporeal membrane oxygenation without anticoagulation: is it possible[J]? Ann Thorac Surg, 2012, 94(1): e1-e3.

[24] Lamarche Y, Chow B, Bédard A, et al. Thromboembolic events in patients on extracorporeal membrane oxygenation without anticoagulation[J]. Innovations (Phila), 2010, 5(6): 424–429.

[25] Hirsh J, O'Donnel M, Weitz JI. New anticoagulants[J]. Blood, 2005, 105(2): 453–463.

[26] Hirsh J, O'Donnel M, Eikelboom JW. Beyond unfractionated heparin and warfarin: current and future advances[J]. Circulation, 2007, 116(5): 552–560.

[27] Pollak U, Yacobobich J, Tamary H, Dagan O, Manor-Shulman O. Heparin-induced thrombocytopenia and extracorporeal membrane oxygenation: a case report and review of the literature[J]. J Extra Corpor Technol, 2011, 43(1): 5–12.

[28] Pappalardo F, Maj G, Scandroglio A, Sampietro F, Zangrillo A, Koster A. Bioline heparin-coated ECMO with bivalirudin anticoagulation in a patient with acute heparin-induced thrombocytopenia: the immune reaction appeared to continue unabated[J]. Perfusion, 2009, 24(2): 135–137.

[29] Koster A, Weng Y, Böttcher W, Gromann T, Kuppe H, Hetzer R. Successful use of bivalirudin as anticoagulant for ECMO in a patient with acute HIT[J]. Ann Thorac Surg, 2007, 83(5): 1865–1867.

[30] Ranucci M. Bivalirudin and post-cardiotomy ECMO: a word of caution[J]. Crit Care, 2012, 16(3): 427.

[31] Young G, Yonekawa KE, Nakagawa P, Nugent DJ. Argatroban as an alternative to heparin in extracorporeal membrane oxygenation circuits[J]. Perfusion, 2004, 19(5): 283–288.

[32] Bein T, Zimmermann M, Philipp A, et al. Addition of acetylsalicylic acid to heparin for anticoagulation management during pumpless extracorporeal lung assist[J]. ASAIO J, 2011, 57(3): 164–168.

[33] Glauber M, Szefner J, Senni M, et al. Reduction of haemorrhagic complications during mechanically assisted circulation with the use of a multi-system anticoagulation protocol[J]. Int J Artif Organs, 1995, 18(10): 649–655.

[34] Downard CD, Betit P, Chang RW, et al. Impact of AMICAR on hemorrhagic complications of ECMO: a ten-year review[J]. J Pediatr Surg, 2003, 38(8): 1212–1216.

[35] Görlinger K, Bergmann L, Dirkmann D. Coagulation management in patients undergoing mechanical circulatory support[J]. Best Pract Res Clin Anaesthesiol, 2012, 26(2): 179–198.

[36] Niebler RA, Christensen M, Berens R, Wellner H, Mikhailov T, Tweddell JS. Antithrombin replacement during extracorporeal membrane oxygenation[J]. Artif Organs, 2011, 35(11): 1024–1028.

[37] Huyzen RJ, van Oeveren W, Wei F, Stellingwerf P, Boonstra PW, Gu YJ. In vitro effect of hemodilution on activated clotting time and high-dose thrombin time during cardiopulmonary bypass[J]. Ann Thorac Surg, 1996, 62(2): 533–537.

[38] Koster A, Despotis G, Gruendel M, et al. The plasma supplemented modified activated clotting time for monitoring of heparinization during cardiopulmonary bypass: a pilot investigation[J]. Anesth Analg, 2002, 95(1): 26–30.

[39] Green TP, Isham-Schopf B, Irmiter RJ, Smith C, Uden DL, Steinhorn RH. Inactivation of heparin during extracorporeal circulation in infants[J]. Clin Pharmacol Ther, 1990, 48(2): 148–154.

[40] Green TP, Isham-Schopf B, Steinhorn RH, Smith C, Irmiter RJ. Whole blood activated clotting time in infants during extracorporeal membrane oxygenation[J]. Crit Care Med, 1990, 18(5): 494–498.

[41] Urlesberger B, Zobel G, Zenz W, et al. Activation of the clotting system during extracorporeal membrane oxygenation in term newborn infants[J]. J Pediatr, 1996, 129(2): 264–268.

[42] O'Neill AI, McAllister C, Corke CF, Parkin JD. A comparison of five devices for the bedside monitoring of heparin therapy[J]. Anaesth Intensive Care, 1991, 19(4): 592–596.

[43] Hirsh J, Raschke R, Warkentin TE, Dalen JE, Deykin D, Poller L. Heparin: mechanism of action, pharmacokinetics, dosing considerations, monitoring, efficacy, and safety[J]. Chest, 1995, 108(4 Suppl): 258S-275S.

[44] Sievert A, Uber W, Laws S, Cochran J. Improvement in long-term ECMO by detailed monitoring of anticoagulation: a case report[J]. Perfusion, 2010, 26(1): 59–64.

[45] Swaminathan M, Shaw AD, Greenfield RA, Grichnik KP. Fatal thrombosis after factor VII administration during extracorporeal membrane oxygenation[J]. J Cardiothorac Vasc Anesth, 2008, 22(2): 259–260.

[46] Solomon C, Rahe-Meyer N, Schöchl H, Ranucci M, Görlinger K. Effect of haematocrit on fibrin-based clot firmness in the FIBTEM test[J]. Blood Transfus, 2013, 11(3): 412–418.

[47] Warkentin TE, Greinacher A, Koster A. Heparin-induced thrombocytopenia in patients with ventricular assist devices: are new prevention strategies required[J]? Ann Thorac Surg, 2009, 87(5): 1633–1640.

[48] Koster A, Huebler S, Potapov E, et al. Impact of heparin-induced thrombocytopenia on outcome in patients with ventricular assist device support: single-institution experience in 358 consecutive patients[J]. Ann Thorac Surg, 2007, 83(1): 72–76.

[49] Heilmann C, Geisen U, Beyersdorf F, et al. Acquired von Willebrand syndrome in patients with extracorporeal life support (ECLS) [J]. Intensive Care Med, 2012, 38(1): 62–68.

[50] Paparella D, Yau TM, Young E. Cardiopulmonary bypass induced inflammation: pathophysiology and treatment. An update[J]. Eur J Cardiothorac Surg, 2002, 21(2): 232–244.

[51] Chenoweth DE, Cooper SW, Hugli TE, Stewart RW, Blackstone EH, Kirklin JW. Complement activation during cardiopulmonary bypass: evidence for generation of C3a and C5a anaphylatoxins[J]. N Engl J Med, 1981, 304(9): 497–503.

[52] Bruins P, te Velthuis H, Yazdanbakhsh AP, et al. Activation of the complement system during and after cardiopulmonary bypass surgery: postsurgery activation involves C-reactive protein and is associated with postoperative arrhythmia[J]. Circulation 1997, 96(10): 3542–3548.

[53] Fischer WH, Jagels MA, Hugli TE. Regulation of IL-6 synthesis in human peripheral blood mononuclear cells by C3a and C3a(desArg) [J]. J Immunol, 1999, 162(1): 453–459.

[54] Donnelly RP, Freeman SL, Hayes MP. Inhibition of IL-10 expression by IFN-gamma up-

regulates transcription of TNF-alpha in human monocytes[J]. J Immunol, 1995, 155(3):
1420-1427.

[55] Giroir BP. Mediators of septic shock: new approaches for interrupting the endogenous
inflammatory cascade[J]. Crit Care Med, 1993, 21(5): 780-789.

[56] Jirik FR, Podor TJ, Hirano T, et al. Bacterial lipopolysaccharide and inflammatory mediators
augment IL-6 secretion by human endothelial cells[J]. J Immunol, 1989, 142(1): 144-147.

[57] Andersen LW, Landow L, Baek L, Jansen E, Baker S. Association between gastric
intramucosal ph and splanchnic endotoxin, antibody to endotoxin, and tumor necrosis
factor-a concentration in patient undergoing cardiopulmonary bypass[J]. Crit Care Med,
1993, 21(2): 210-217.

[58] Riddington DW, Venkatesh B, Boivin CM, et al. Intestinal permeability, gastric intramucosal
ph, and systemic endotoxemia in patients undergoing cardiopulmonary bypass[J]. JAMA,
1996, 275(13): 1007-1012.

译者：赵爽，天津市第四中心医院检验科
审校：郭震，上海交通大学附属胸科医院体外循环与生命辅助亚专科

点评

　　血栓与出血是ECMO辅助中最常见的并发症，也是导致ECMO失败的主要原因。这主要源于ECMO辅助中机体凝血、抗凝、纤溶、补体和炎性反应的激活以及它们之间错综复杂的相互关系。这种病理生理的复杂变化给精确控制抗凝和凝血之间的平衡带来巨大的困难。充分理解和认识它们之间的关系以及选择最佳的抗凝方法和抗凝监测手段是避免此类并发症的基础。本章即从这方面阐述了ECMO辅助中有关抗凝和监测的基本问题，希望对读者临床工作提供一些参考。

——郭震

第二部分

ECMO在循环支持中的应用

第八章 体外生命支持与正常循环系统之间的相互作用

Michele G. Mondino, Filippo Milazzo, Roberto Paino, and Roberto Fumagalli

M. G. Mondino, F. Milazzo, R. Paino
Department of Cardio-Thoracic-Vascular Anaesthesia and Intensive Care, Ospedale Niguarda Ca'Garnda, Piazza Ospedale Maggiore 3, Milan 20162, Italy.
e-mail: michelegiovanni.mondino@ospedaleniguarda.it; michelemondino@gmail.com; fi lippo.mlazzo@ospedaleniguarda.it; roberto.paino@ospedaleniguarda.it.

R. Fumagalli
Department of Anaesthesia and Intensive Care, Ospedale Niguarda Ca'Granda, Piazza Ospedale Maggiore 3, Milan 20162, Italy. Dipartimento di Scienza della Salute, Università Milano Bicocca, Milan, Italy. e-mail: roberto.fumagalli@unimib.it; roberto.fumagalli@ospedaleniguarda.it.

任何机械辅助循环支持（MCS）的最终目的是恢复足够的灌注以防止器官的损伤或者促进器官功能的恢复。降低左心室舒张末期压力、心室壁张力，减轻肺淤血，同时调节急性和慢性心衰所致的神经内分泌反应，如内源性儿茶酚胺，肾素血管紧张素系统、心房钠尿肽（ANP）以及细胞因子释放等，这些都是机械辅助循环支持的目的。

心脏功能恢复可以通过急性心源性休克的逆转或者慢性心衰心脏的"逆重构"来实现，这是我们最终希望在患者中获得的效果。然而，当心脏功能不能恢复，但是其他器官功能障碍已经恢复时，MCS能够提供一些其他的选择：为移植提供过渡，过渡到另一种治疗或者作为终末治疗。所有这些最终目的，特别是终末治疗手段是可以通过长期的左心辅助装置来实现（L-VAD）。然而L-VAD是一个单心室支持系统，需要具有正常的右心室功能。体外生命支持（ECLS）系统是一个双心室和呼吸支持系统，起到了支持两个心室和肺的作用，重现了心内直视手术中完全的心肺转流。

ECLS，或者更通常称为ECMO（体外膜肺氧合），已经广泛应用于危重患者，用来单独支持患者的呼吸系统或者同时支持循环和呼吸系统。ECLS的概念是非常明确的，即：将静脉血从人体中引出，进入人工肺，而后再泵回到患者的循环系统。

这个相对简单的回路能够采用不同的方式改善患者的生理状态。事实上，一旦患者开始接受ECMO的支持，根据不同的ECMO类型、插管位置和临床的基本情况，能够预计到不同的血流动力学改变。当血液从人工肺引出后进入患者的静脉系统时，我们称之为静脉—静脉ECMO（VV ECMO），ECMO系统与患者的心肺生理状态是呈串联状态的。当血液从管道中引出后进入到患者的动脉中时，我们称之为静脉—动脉ECMO（VA ECMO），此时，ECMO系统与患者的心肺器官呈并联状态。在考虑体外循环支持的生理时，以上的这些内容需要和ECLS患者本身异常的生理状态一起考虑在内。

我们将分别来看VA ECMO和VV ECMO，来分析他们如何影响循环和呼吸系统，以及可能引起的并发症。

8.1　VA ECMO

当静脉血被ECMO泵完全引出时，无论是老式的滚压泵还是现代的离心泵，肺循环将会被100%转流，残存的心脏活动所产生的动脉搏动将会消失。ECMO产生的血流使监护仪上显示的肺或体循环血流呈持续直线状态，即非搏动血流。但是来自静脉窦、支气管循环和心最小静脉循环的一部分血液仍然会流入左心室，当前负荷足够时，可以产生搏动性心跳。在体循环中，将会表现为不规则性搏动。因此，只有当肺内血流被完全引流时，才能够进行彻底的转流，就像在心脏外科手术中使用"心肺机"的情况一样。在VA ECMO中，上述这种情况并不能轻易地实现，特别是由外周血管插管建立ECMO时，心脏依然有一定的收缩力。VA ECMO被认为能够在静息状态下提供80%的心排血量，而其余20%将经由肺循环进入左心室。VA ECMO并不能完全引流全部的心排血量，这可能会给危重患者的治疗管理带来问题。

多项研究认为，为了治疗心源性休克、代谢性酸中毒、高水平的内源性儿茶酚胺以及少尿，动脉血流无论是连续性的还是搏动性的，都必须超过80~90 mL/kg[1]，最低值也应当维持在40~50 mL/kg，低于该值时，无论在何种血流模式下，氧供不足、心源性休克、无氧代谢以及酸中毒均会发生。在中等水平时，搏动性血流可以部分代偿低灌注和酸中毒的影响。这是因为主动脉和颈动脉的压力感受器被非搏动血流强烈地刺激，持续释放内源性儿茶酚胺并对微循环造成损害[1]。

通常，VA ECMO流量从2.6 L/m^{2}开始。表8.1所列的参数通常提示机体获得足够的血流灌注和氧气供应。

表8.1　保证足够的全身血流和氧气供应的VA ECMO参数

泵流量>2 L/（min·m²）
Hct>33%
PaO₂>100 mmHg
MAP=60~90 mmHg（血管扩张剂或者血管收缩剂）

注：PaO_2，动脉血氧分压；Hct，红细胞比容；MAP，平均动脉压。

　　氧气的输送主要取决于血红蛋白水平和辅助循环的血流量，而ECMO的氧合器能够轻易地调节PaO_2。

　　保持正常生理状态的平均动脉压对于提供足够的组织灌注是必须的，其能够通过使用血管扩张剂或者血管收缩剂进行调节。当考虑平均动脉压时，体循环血管阻力水平必须作为影响离心泵（不同于滚压泵）效率的因素予以考虑。这是由于离心泵产生的血流不仅仅依赖于静脉引流量（前负荷）和泵转速（RPM），而且和管道、患者体循环系统所产生的阻力（后负荷）相关。

　　在临床上，正常的皮肤温度、毛细血管再充盈时间、动脉血pH值、乳酸降低以及尿量增加均是患者灌注改善的征象。值得注意的是，非搏动血流可以通过直接刺激肾小球旁体而产生抗利尿的效果。这种情况可以通过使用小剂量的利尿药来控制[1]。

　　在VA ECMO中，应特别关注通过肺动脉导管采样的混合静脉血氧饱和度值（SvO_2）反映外周灌注指标的情况。实际使用中，我们常常能够看到异常升高的SvO_2值，这并不能真实地反映氧供（DO_2）和氧耗（VO_2）之间的关系，而是肺毛细血管血液平衡现象所致（逆行血流假说）。

　　当ECMO几乎完全替代了所有的肺循环血流时能够看到以上这种现象，此时，肺动脉血流非常少。矛盾的是，当患者心功能开始恢复时，SvO_2将会降低。这是因为通过患者自身心脏和肺循环的血流增加，PaO_2将会下降[2]。呼气末二氧化碳（$ETCO_2$）值能够帮助我们更好地理解这些数据。$ETCO_2$值的增加以及肺泡动脉CO_2差值的减少间接地反映了肺血流的增加。该现象在撤离ECMO时是应当考虑的。此外，可以通过分析氧合器膜前血气或直接测量右心房血来更准确地评估静脉氧饱和度（$ScVO_2$）。此外，另外一个低估了的"额外好处"是，在使用ECMO时，患者的体温很容易控制。这就避免了VO_2的异常增加，并且在需要时，可以实施适度的保护性降温[3-4]。

　　在使用VA ECMO时，从中心静脉系统引流的血决定了右心室的减容。然而，恰当的左心室减负可能有相当难度，在调整ECMO支持的流量或患者治疗方案时应当考虑这一点。导致ECMO患者左心室减负不充分的原因很多，而且有时候是不明确的，研究发现这与左心室的前负荷和后负荷均有关。尽管ECMO来源于心肺机，但其设置却差别很大。为了简化系统使之成为床旁支持系统，并且在需要时可以经皮穿刺置管，ECMO缺少静脉储血罐和左心室引流，这就使得有一部分血并没有被引流出来。因此，支气管和心最小静脉的血流将持续回流入左心。如果残余心肌收缩力不足以产生心搏量，持续不断的充盈最终会导致左心房和左心室的过度扩张和高压。因此，即使右心室减负减少了肺血流，但左心室的前负荷依然可能成为问题。

Bavaria[5]及其同事证明VA ECMO在正常心脏中能够降低左心室壁应力。但是，在缺血后的心脏中，ECMO流量的增加，后负荷压力随之升高心室壁应力将进行性增加。血流通过动脉插管回流，导致左心室后负荷增加，这种情况在外周VA ECMO中尤其应当引起重视[6]。

动脉插管的血流引起后负荷增加合并心肌功能受损，从而使左房和左室舒张期末压力值增高。这将会增加心室壁的应力和心肌耗氧量，加重左心衰竭。左房压的升高，特别是合并二尖瓣反流时，会导致肺淤血、肺水肿甚至出现肺出血，最终会导致不可逆的肺衰竭。当出现严重的左心室扩张和功能不全时，左心室收缩不能够产生足够的压力来开启主动脉瓣。这表现为动脉测压管动脉搏动波形消失，可能导致升主动脉、左心室腔以及肺静脉中血流瘀滞和血栓。这种情况下，必须小心地调整抗凝药物剂量，而且必须减少左心室的后负荷，优化患者自身左心室的心排量，进而促进主动脉瓣的开放。

ECMO产生的血流和来自心脏的血流是逆向的。身体上部和下部接受氧合不同的血液。接近ECMO灌注导管的区域（例如动脉导管）将直接接受来自氧合器的已充分氧合并清除了CO_2的血液，而远离ECMO灌注导管且接近左心室流出道的区域，将会接受通过自身肺氧合及清除CO_2的血液。在患者体内还有第三个区域，即交界混合区，该区域中的血液来自患者本身和ECMO的双重供应，其O_2和CO_2含量取决于两种血流的流量比例。这三种区域的位置和分布取决于支持类型（中心 *vs.* 外周）和流量水平（高 *vs.* 低ECMO流量）。

在外周插管的ECMO中，其动脉血流通过股动脉灌注，低流量将导致膈下区域氧合良好，在胸腔内降主动脉为混合区，而升主动脉弓和冠状动脉区域的血流流量将来自于患者自身肺部（图8.1A）。

在外周ECMO中，当采用中等水平流量时（图8.1B），混合血区域将上升到左锁骨下动脉水平。在这种情况下，如同时伴有肺功能的损害，可以出现Harlequin综合征，即：局部和不对称的血流分布差异，表现为身体不同部位皮肤颜色的差别，在患者身上可以看见蓝色的头和红色的下肢，左右手氧饱和度也不一样。

对于主动脉弓区域低氧时可以采取的策略有：

（1）增加氧合器的氧浓度FiO_2；

（2）增加血泵速度和血流，最大程度减轻右心室和左心室的负荷，从而减少经过自身无功能肺的血流，将混合血液区前移至弓上血管发出前。

在后一种情况下，即使泵速度和流量增加时，冠状动脉的血流仍将由左

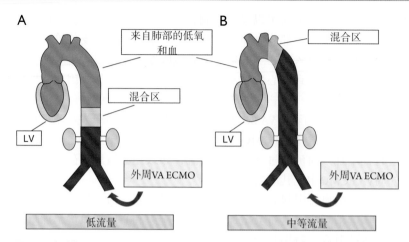

图8.1 当外周VA ECMO采用低(A)或者中等(B)流量从股动脉进行灌注时的动脉化血流的分布

如果在ECMO支持时，有严重的肺实质疾病或者不充分的机械通气，低氧的血液会进入左心室（LV），作为心肌和脑血流灌注的唯一来源。

心室提供（例如来自患者自身肺的血液），只有当心室射血很强时，来自动脉导管的氧合血才不能到达冠状动脉[7-8]（图8.2B）。

中心置管的VA ECMO可以优化冠状动脉氧合，无论其是采用胸内（灌注导管直接在升主动脉）还是胸腔外（灌注导管置于右侧锁骨下动脉或者右侧颈总动脉）置管。与外周VA ECMO比较时，中央ECMO会造成较高的后负荷。左心室直接引流能够解决这个问题，这在经胸中央型ECMO中很容易实现。

由于外周VA ECMO中未充分氧合的血液灌注冠状动脉，因此其可能会加重心肌损伤[8-9]。当肺气体交换功能因肺实质疾病、肺水肿或不适当的机械通气而严重受损时，低氧的血液回流到左心室可能成为冠状动脉灌注的唯一血供，进而导致左心室功能恶化及妨碍心肌功能恢复[10]。同时，如伴有其他的临床状态，如败血症、酸中毒或者低氧血症可能会进一步导心脏功能的降低。

冠状动脉血流的低灌注也可能发生于：在VA ECMO转流时，左室舒张末压力的增加可能会导致冠状动脉血管阻力的增加，进而导致冠状动脉血流量的降低。

从生理上来说，收缩期时，主动脉根部膨大，在舒张期时可以起到冠状动脉灌注的储血器作用。在ECMO时，由于缺少搏动，加之心排血量降低，最终导致上述这种功能的下降。此外，心排血量的降低与ECMO流量呈反比。因此，当VA ECMO流量增加时冠状动脉血流量可能下降，高流量VA ECMO可能会导致左心室出现临床所不希望看到的血流动力学结果。因此，特别是在外周VA ECMO时，必须特别注意确保心脏泵出血流足够的氧合，以

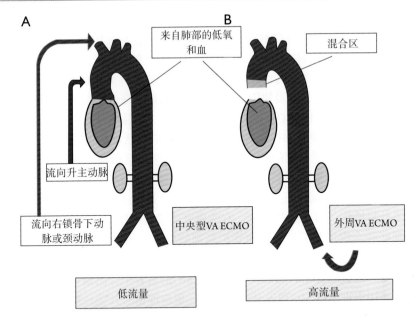

图8.2　当外周VA ECMO高流量从股动脉(B)灌注以及当中央型VA ECMO低流量直接灌注主动脉根部(A)时动脉化的血液分布

灌注冠状动脉和脑循环，从而避免严重的缺血/缺氧性损伤。血氧饱和度不足可能不是能马上发现：由于ECMO的设置，外周动脉血气分析，可能显示百分百的氧合血液，但有时却不能够反映主动脉根部的实际氧合水平。在外周ECMO中，右桡动脉血气分析可能更好地反映到达心脏和脑部的血液氧合状态，从而了解上下半身是否存在氧合的差异。从这个角度来看，可能了解实际灌注心肌和大脑的血液氧饱和度，从而认识到是否存在上下半身的氧合差异。为了准确地监测升主动脉弓的氧饱和度，建议在右侧耳垂或者右手放置氧饱和度探头。近红外光谱（near-infrared spectroscopy，NIRS）是另外一个用于连续监测大脑氧饱和状态的有用指标，特别是由于它不受动脉搏动存在与否的影响。

左室扩张，外周动脉插管导致后负荷的增大，冠状动脉无效灌注导致的心肌供氧不足，合并其他基础疾病，代谢性酸中毒和肺功能受损，上述情况可导致左室功能的进一步恶化。左室减负不充分可导致肺淤血和肺水肿，左室中的血液瘀滞增加了系统栓塞并发症的风险，最终会影响心脏功能的恢复。

当患者接受ECMO支持时，可能会并发心律失常、室颤以及心搏停止。当这些心律失常出现时，即使ECMO的流量能够维持充分地体循环灌注但仍给没有充分减负的左心室带来进一步的损害。从这些原因来看，我们很容易明白为什么在VA ECMO中左心室的减负为何如此受关注。

可以采用各种策略来避免这些可能的并发症。恢复恰当的灌注节律是很重要的。因此，即使当VA ECMO能够维持足够的体循环压力时，也应当给予充足的正性肌力药物支持以提高左心室收缩力，减少左心室张力[11]和血栓形成。

在心肌功能严重受损时，心脏无法产生足够的力量来开启主动脉瓣并克服由VA循环产生的压力，应当使用合适的血管舒张剂来降低体循环血管阻力[12]。

如果可能的话，ECMO辅助过程中联合应用主动脉内球囊反搏（IABP）具有极大的益处。IABP能够提高舒张期充盈，降低冠状动脉血管阻力，进而提高冠状动脉血流。更重要的是，IABP能够显著降低后负荷，进而降低心室壁应力和氧耗，最终提高心肌收缩力，促进心肌恢复。IABP同时还有其他的优点，与外周ECMO相仿，它能够很快地在床旁放置并且启动，仅需要很少甚至不需要外科操作。由于这些优点，有些研究建议联合使用IABP和ECMO[13-15]。对于那些联合应用儿茶酚胺和血管扩张剂的患者，如果IABP不能够有效地减轻左室负荷，此时应当考虑进行左心引流。通过开胸手术可以直接在左心房或者左心室置入引流管[16]。然而，在使用ECMO的患者中，出血风险较高，特别是没有使用中央型ECMO和未开胸的病例，更应谨慎。其他一些微创引流左心室的方法在文献中已经大量报道，包括：在透视下经房间隔造瘘术形成一个小的房间隔缺损[17]，经主动脉引流管前向性左心室减负[18-19]，或者采用一个很细的导管插入肺动脉逆行减压[20-22]。最近一些文献报道采用Impella Recover 2.5血泵进行左室引流[23-24]。也有文献报道在经胸在食管超声引导下进行房间隔造瘘术[25]。

为了保持患者长期的血流动力学稳定，避免或者治疗器官损伤，维持足够的静脉压力水平也是很重要的。在内脏器官中，肝脏是对低灌注最不能耐受的器官。尽管在机械循环支持下能够提供足够的血流动力学，但是，由于心衰导致的肝功能损害依然会有进展。单纯体循环血压过低并不能导致缺氧性肝炎，而静脉淤血使得低血压更容易引起肝脏的损伤[26]。由于在门脉循环中压力梯度低，并且缺少瓣膜，因此机体静脉系统中一旦有压力增高都可能影响门脉循环。此外，机体内分泌反应所导致的血管收缩也能够引起门静脉血流的减少。

由于门静脉血流减少同时伴有肝淤血可导致肝脏氧供减少，可能会导致肝细胞的缺氧（肝性缺氧），这些会造成小叶中心性的损伤。转氨酶大量增加是小叶中心细胞坏死的生物学标志。因此有必要将静脉压维持在尽可能低的水平，以维持门静脉循环。维持较低的中心静脉压（central venous pressure，CVP）不仅会影响肝功能，而且还会影响肾脏和肠循环[27]。

8.2 VV ECMO

总的来说，静脉到静脉的辅助循环对于血流动力学没有什么大的影响，这是由于血液引流出来后又返回到右心室，没有改变右心室的前负荷，同时也没有对于左心室的正常射血有任何影响。尽管如此，当辅助循环开始时，也常能观察到血流动力学的变化：推测有几个可能的原因（稀释性低钙血症或者体内儿茶酚胺浓度被稀释，呼吸性碱中毒，低体温）。为了尽可能减少这种改变，建议应非常缓慢地增加辅助循环的流量。

有些情况需要考虑，特别是当右心室不能够提供足够的压力来克服升高的肺动脉压进行射血时。由于严重的缺氧，进而增加肺血管阻力以及可能伴发的脓毒症，使肺功能检查可能受到不良影响。当一名患者使用VV ECMO时，应采用肺保护性通气而降低机械通气压力，甚至有时候暂停通气。胸腔内压力下降将使得肺阻力下降，同时右心室前负荷和收缩力增加。在VV ECMO期间，静脉氧饱和度增加，因此，肺循环内血液氧含量升高。由于这个原因，肺血管阻力下降，将有利于降低右心室的前负荷。此外，由于冠状动脉提供的心肌氧合的增加，左心室的收缩能力也可能增加。在没有其他血流动力学改变的情况下，整个心脏氧合增加，可能是VV ECMO使用时患者血流动力学改善的原因。酸中毒的纠正和CO_2的清除将进一步降低肺压力，提高心脏收缩力[28-29]。此外，肺血流的减少可能会抑制血管内皮的活化和再灌注损伤所致的肺水肿。

对于监测危重患者常用参数需要特别注意：SvO_2异常升高取决于辅助血流/心排血量比值，而失去了其反映组织灌注程度的意义。然而，动静脉血氧分压差能够提供患者自身肺气体交换量的连续信息。

VV ECMO能够通过完全不同的方式改变PaO_2。大多数时候，由人工肺提供的氧含量的增加，增加了PvO_2，继而增加了PaO_2（例如通过自身肺转化的氧的总量是不变的，PvO_2越高，PaO_2也将会越高）。然而，如果VV ECMO纠正了呼吸性酸中毒，高碳酸血症和静脉低氧血症，肺血管收缩将得到缓解，从而获得一个不同的V/Q值[30]。

VV ECMO的临床优势包括插管技术相对简单，能够增加主动脉氧饱和度，降低体循环血栓的风险，并且提供一个高流量的可能性。但是，从另外一个方面来说，它不能够提供任何的循环支持。

VA的方式则能够提供循环支持，从而有利于急性肺损伤（ALI）过程的早期恢复，几乎可以同时降低肺循环阻力和肺动脉压力。

当治疗肺移植后原发性移植物功能障碍时，采用何种形式的ECMO更有益，是VA还是VV，目前仍有争论，在不同的中心选择也各不相同。很明显，这两个技术均有其各自的优缺点。

8.3　结论

体外辅助循环支持对于机体血流动力学的影响是巨大的，并且根据插管方式的不同而各不同。临床医生应根据患者的病理生理改变来选择合适的支持方式。

声明

本文作者宣称无任何利益冲突。

参考文献

[1] Bartlett RH. Physiology of ECLS. In：Van Meurs K，Lally K，Peek G，Zwischenberger J (eds) ECMO extracorporeal cardiopulmonary support in critical care[M].3rd edn. Ann Arbor：ELSO，2005.

[2] Marasco SF，Lukas G，McDonald M,et al. Review of ECMO (extra corporeal membrane oxygenation) support in critically ill adult patient[J]. Heart Lung Circ，2008，17(Suppl 4)：S41–S47.

[3] The Hypothermia after Cardiac Arrest Study Group . Mild therapeutic hypothermia to improve the neurologic outcome after cardia arrest[J]. N Engl J Med，2002，346(8)：549–556.

[4] Horan M，Ichiba F，Firmin RK，et al.A pilot investigation of mild hypothermia in neonates receiving extracorporeal membrane oxygenation (ECMO) [J].J Pediatr，2004，144(3)：301–308.

[5] Bavaria JE，Ratcliffe MB，Gupta KB，et al.Changes in left ventricular systolic wall stress during biventricular circulatory assistance[J]. Ann Thorac Surg，1988，45(5)：526–532.

[6] Hoefer D，Ruttmann E，Poelzl G,et al.Outcome evaluation of the bridge to bridge concept in patients with cardiogenic shock[J]. Ann Thorac Surg，2006，82(1)：28–34.

[7] Nowlen TT，Salley SO，Whittlesey GC,et al.Regional blood flow distribution during extracorporeal membrane oxygenation in rabbits[J].J Thorac Cardiovasc Surg，1989，98(6)：1138–1143.

[8] Kato J，Seo T，Ando H,et al.Coronary arterial perfusion during venoarterial extracorporeal membrane oxygenation[J].J Thorac Cardiovasc Surg，1996，111(3)：630–636.

[9] Shen I，Levy FH，Vocelka CR,et al.Effect of extracorporeal membrane oxygenation on left ventricular function of swine[J]. Ann Thorac Surg，2001，71(3)：862–867.

[10] Baldwin JT，Duncan BW.Ventricular assist devices for children[J]. Prog Pediatr Cardiol，2006，21(2)：173–184.

[11] Schwarz B，Mair P，Margreiter J,et al.Experience with percutaneous venoarterial cardiopulmonary bypass for emergency circulatory support[J]. Crit Care Med，2003，31(3)：758–764.

[12] Chen YS，Yu HY，Huang SC,et al.Experience and result of extracorporeal membrane oxygenation in treating fulminant myocarditis with shock：what mechanical support should be considered first[J]? J Heart Lung Transplant，2005，24(1)：81–87.

[13] Doll N，Fabricius A，Borger MA,et al.Temporary extracorporeal membrane oxygenation in patients with refractory postoperative cardiogenic shock——a single center experience[J].J

Card Surg,2003,18(6):512-518.

[14]　Smedira NG, Blackstone EH.Postcardiotomy mechanical support: risk factors and outcomes[J]. Ann Thorac Surg,2001,71(3 Suppl): S60-S66; discussion S82-S85.

[15]　Murashita T, Eya K, Miyatake T, Kamikubo Y, et al .Outcome of the perioperative use of percutaneous cardiopulmonary support for adult cardiac surgery: factors affecting hospital mortality[J]. Artif Organs,2004,28(2): 189-195.

[16]　Pagani FD, Aaronson KD, Dyke DB,et al.Assessment of extracorporeal life support to LVAD bridge to heart transplant strategy[J]. Ann Thorac Surg,2000,70(6): 1977-1985.

[17]　Johnston TA, Jaggers J, McGovern JJ, et al.Bedside transseptal balloon dilation atrial septostomy for decompression of the left heart during extracorporeal membrane oxygenation[J]. Catheter Cardiovasc Interv,1999,46(2): 197-199.

[18]　Shibuya M, Kitamura M, Kurihara H, et al. Significant left ventricular unloading with transaortic catheter venting during venoarterial bypass[J]. Artif Organs,1997,21(7): 789-792.

[19]　Fumagalli R, Bombino M, Borelli M, et al. Percutaneous bridge to heart transplantation by venoarterial ECMO and transaortic left ventricular venting[J]. Int J Artif Organs,2004,27(5): 410-413.

[20]　Scholz KH, Figulla HR, Schröder TT,et al . Pulmonary and left ventricular decompression by artificial pulmonary valve incompetence during percutaneous cardiopulmonary bypass support in cardiac arrest[J]. Circulation,1995,91(10): 2664-2668.

[21]　Foti G, Kolobow T, Rossi F, et al .Cardiopulmonary bypass through peripheral cannulation with percutaneous decompression of the left heart in a model of severe myocardial failure[J]. ASAIO J,1997,43(6): 927-931.

[22]　Avalli L, Maggioni E, Sangalli F ,et al. Percutaneous left-heart decompression during extracorporeal membrane oxygenation: an alternative to surgical and transeptal venting in adult patients[J]. ASAIO J,2011,57(1): 38-40.

[23]　Koeckert MS, Jorde UP, Naka Y, et al.Impella LP 2.5 for left ventricular unloading during venoarterial extracorporeal membrane oxygenation support[J]. J Card Surg,2011,26(6): 666-668.

[24]　Chaparro SV, Badheka A, Marzouka GR, et al. Combined use of impella left ventricular assist device and extracorporeal membrane oxygenation as a bridge to recovery in fulminant myocarditis[J]. ASAIO J,2012,58(3): 285-287.

[25]　Aiyagari RM, Rocchini AP, Remenapp RT , et al.Decompression of the left atrium during extracorporeal membrane oxygenation using a transseptal cannula incorporated into the circuit[J]. Crit Care Med,2006,34(10): 2603-2606.

[26]　Seeto C, Fenn B, et al. Ischemic hepatitis: clinical presentation and pathogenesis[J]. AM J Med,2000,109(2): 109-113.

[27]　Nosae Y. Is it necessary to use metabolic assist for multiorgan failure with left ventricular assist device? No, it should be circulatory assist for splanchnic organs[J]. Artif Organs,1996,20(1): 1.

[28]　Wigfield CH, Lindsey JD,et al. Early institution of extracorporeal membrane oxygenation for primary graft dysfunction after lung transplantation improves outcome[J]. J Heart Lung Transplant,2007,26(4): 331-338.

[29]　Mason DP, MD, Boffa DJ, et al. Extended use of extracorporeal membrane oxygenation after

lung transplantation[J]. J Thorac Cardiovasc Surg, 2006, 132(4): 954–960.

[30] Rossaint R, Hahn SM, Pappert D,et al. Influence of mixed venous PO2 and inspired O2 fraction on intrapulmonary shunt in patients with severe ARDS[J]. J Appl Physiol, 1995, 78(4): 1531–1536.

译者：赵晋波，空军军医大学唐都医院胸腔外科
审校：杨寅愉，上海交通大学医学院附属上海儿童医学中心
　　　王伟，上海交通大学医学院附属上海儿童医学中心体外循环科

点评

　　使用体外生命支持系统的目的是挽救患者的生命，等待自身脏器的恢复。但体外生命支持系统并不是完全孤立的，而是和机体自身脏器同时处于运行状态，两者间互相影响。特别是VA ECMO期间，ECMO系统的血流对患者心脏运动的干扰直接影响心功能的恢复。对两者间互相作用的了解有助于更有效地发挥ECMO的作用，减少其产生的不良效果，促进患者的恢复。

——王伟

第九章　ECMO在缺血性心源性休克中的应用

Francesco Formica, Fabio Sangalli, and Antonio Pesenti

F. Formica

Department of Science and Translational Medicine, Cardiac Surgery Clinic, San Gerardo Hospital, University of Milano-Bicocca, Via Pergolesi 33, Monza 20900, Italy.

e-mail: francesco_formica@fastwebnet.it.

F. Sangalli

Department of Anaesthesia and Intensive Care Medicine, San Gerardo Hospital, University of Milano-Bicocca, Via Pergolesi 33, Monza 20900, Italy. e-mail: docsanga@gmail.com.

A. Pesenti

Department of Health Science, San Gerardo Hospital, University of Milano-Bicocca, Via Pergolesi 33, Monza 20900, Italy. e-mail: antonio.pesenti@unimib.it.

9.1　前言

心源性休克（cardiogenic shock，CS）是指前负荷纠正后由心脏衰竭所致的组织低灌注的状态[1]。尽管引起心功能障碍的各种原因均可导致CS，但是急性心肌梗死（acute myocardial infarction，AMI）及其并发症是引起CS的主要原因。其他常见原因包括心脏术后休克、心肌炎、肺栓塞和急性失代偿性慢性心力衰竭。

最近的数据表明AMI患者中CS的发生率是6%~7%[2]，但是因为院前死亡并没有考虑在内，所以这些数据很可能是被低估的。尽管目前生命支持及再灌注治疗水平明显提升，CS仍然是急性AMI住院患者最常见的死亡原因，而且死亡率仍然很高。在这种紧急的情况下，迅速建立外周机械循环支持，通过维持适当的组织灌注，能够稳定患者病情并为其诊断及治疗争取时间。

9.2　流行病学与病理生理学

由于院前死亡无法统计，CS的发病率难以计算。此外，不同文献对CS定义的不同也是导致报导发病率差异较大的重要原因。

AMI所致的CS的首次报道要追溯到1794年，而Griffth等首次发表大型病例分析是在1954年。在这篇报道中，作者描述AMI住院患者CS的发病率是19.7%，死亡率是80%[3]。

自那以后，冠心病监护病房、主动脉内反搏、机械循环支持、肺动脉导管、经皮或外科的血运重建引入到临床实践中。这些都与AMI-CS的预后息息相关。

由于上述措施的引进，AMI-CS发生率明显降低，但死亡率并没有明显降低。事实上，Goldberg等证实AMI并发CS患者的死亡率为65.4%，而相比较之下无CS患者的死亡率是10.6%[2]。

尽管应用传统的正性肌力药物和主动脉内球囊反搏（IABP）治疗，CS仍然具有高死亡率和高发病率。在近期公布的IABP-SHOCK II试验中，IABP治疗恶化的CS并没有改善AMI合并心力衰竭患者的早期预后[4]。尽管这项实验的结果仍有争议，但必须引起重视。

CS通常是ST段抬高型AMI，特别是前壁AMI的并发症，但是也可由非ST段抬高型AMI引起。尸检研究证实，在缺乏机械性并发症的情况下，左室心肌坏死超过40%可发展成CS[5-7]。CS也可继发于AMI的心脏机械性并发症，如室间隔缺损、左室游离壁破裂或者乳头肌断裂导致的急性二尖瓣反流。CS发生的危险因素包括高龄、既往心肌梗死、女性、糖尿病及前壁AMI。

冠状动脉一旦闭塞就将启动恶性循环，从而导致心肌功能的进行性恶化。心肌缺血能够降低心肌收缩力，引起心室功能下降，从而使动脉压力降低，最终导致冠状动脉灌注压减少。氧摄取率的改变及冠状动脉自身调节能力的丧失可进一步导致局部缺血损伤加重。前负荷早期在肾脏代偿机制的调节下升高，导致液体潴留，同时低血压引起的血管收缩反应导致后负荷增加和氧消耗量增加。氧需求增加与灌注不足将进一步恶化心肌缺血及心脏功能。如果这种恶性循环不能被及时阻断，将引起难治性休克并最终导致死亡。"低排高阻"的病理生理学概念近期受到挑战，这是由于研究发现AMI后CS可能与相对性血管舒张而不是血管收缩有关。这可能是由于全身炎症反应综合征（SIRS）所致，类似于脓毒症发生的情况[8]：由于机体不适当的产生或利用一氧化氮，从而导致血管扩张和全身及冠状动脉灌注压降低。Lim及其同事发现一部分CS患者尽管心脏指数正常却仍然发生死亡，提示可能是受低体循环血管阻力分布不均的影响[9]。

AMI患者发生CS的另一个重要原因是梗死区远端心肌的缺血。AMI时未损伤心肌的典型表现是代偿性运动机能亢进。相反，发展成CS的患者通常存在多支病变以至于多个灌注区域表现为压力依赖性灌注[10]。

心室功能的进一步损害是由缺血区域向临近心肌细胞的扩散所决定的。这些细胞特别容易受缺血的影响，而且在内源性或外源性儿茶酚胺的刺激引起灌注不足或氧耗增加时，心肌储备功能进一步降低。

AMI时心肌抑钝或冬眠是引起CS的另一个原因，但如果梗死区域得到适当处理并及时再灌注，这部分心肌功能能够得到恢复，并使休克症状得到改善。灌注恢复至接近正常，"冬眠"心肌也随之恢复至正常。当心肌再灌注时，氧化应激反应会导致肌丝纤维对钙离子反应的改变，反而损伤心肌的收缩功能。[11]。氧化损伤的恢复和收缩蛋白的再合成，在心肌初次受损后的6周内可观察到，其似乎是冬眠心肌恢复的机制。

右室AMI也可导致CS，但机制略有不同。与左室梗死导致压力敏感性相比，右室收缩与舒张功能的损伤更容易造成容量敏感性[12]。随后发生的损害可能表现为对补液反应欠佳，从而导致预后不良。

9.3　临床表现和诊断

CS的识别是基于临床和血流动力学参数的。患者多表现为低血压、周围灌注不足（感觉中枢的改变、四肢厥冷、少尿和酸中毒）。没有具体的界值去定义CS的血流动力学。然而，普遍接受的参数包括收缩压<90 mmHg并持续超过30 min，平均动脉压<60 mmHg，少尿[<0.5 mL/（kg·h）]，正性肌力支持下心指数<2.2 L/（min·m²）或无正性肌力支持时<1.8 L/（min·m²），充盈压力升高[左房压力>18 mmHg和（或）右房压力>15 mmHg，肺动脉楔压>15 mmHg]。低血压可能部分由循环血管阻力（systemic vascular resistance，SVR）的显著增高来代偿，这是通过增加内源性血管加压物质如去甲肾上腺素和血管紧张素Ⅱ的释放来进行调节的。这种低心排血量和高SVR的致命性组合可以导致进一步的组织灌注降低。

CS的诊断标准归纳为表9.1。

临床上也应考虑其他引起休克的病因（分布、低血容量及梗阻），纠正促使休克发生的诸如血容量不足、缺氧和酸中毒等因素，才能真正明确休克的病因。

超声心动图是诊断CS的基本工具。CS的非缺血性因素包括：心包积液、心脏瓣膜异常、急性过负荷体征（如大量肺栓塞和血容量状超负荷）以及心肌梗死的机械并发症。超声心动图也可以用来量化心脏损害程度，评估心脏收缩与舒张功能以及异常区域。如今，超声心动图应作为一线诊断技术，与传统的血流动力学工具一起形成于所谓的超声血流动力学，用于诊断CS和任何血流动力学不稳定的原因。

出现AMI时，医师需要准确评估病情，并明确病因。就这一点而言，冠状

表9.1　CS诊断标准

血流动力学标准

　　收缩压（SBP）<90 mmHg（或高血压患者血压低于基础值超过30 mmHg）并持续超过30 min

　　使用升压药及正性肌力药物能够保持SBP在90 mmHg以上

　　心脏指数<2.2 L/（min·m²）

　　肺动脉闭塞压>15 mmHg

组织低灌注的体征

　　苍白，厥冷，四肢湿冷

　　毛细血管再充盈时间延长

　　感觉器官的改变

　　少尿或无尿<0.5 mL/（kg·h）

　　肺淤血的体征

　　心动过速

　　乳酸酸中毒

　　混合的静脉血氧饱和度<65%

动脉造影应该在怀疑AMI所致的CS患者和需要经皮冠状动脉介入治疗或冠状动脉搭桥手术的患者中进行。而且，所有接受血管再灌注治疗的患者均应该进行评估以明确是否存在再灌注失败。

9.4　治疗

　　对于持续缺血的患者，迅速使缺血心肌恢复到足够的血流是关键的治疗措施。系统溶栓，经皮冠状动脉介入治疗（percutaneous coronary revascularization，PCI）和外科血运重建是可供选择的治疗方法。溶栓应限于那些没有机会进行其他及时再灌注治疗的患者。CS时由于低冠状动脉血流及不利的生化环境会导致溶栓成功率降低[13]。对于AMI后CS早期和冠状动脉解剖适合的患者，PCI是最佳的处理方式。外科手术可以让血运重建更充分，但其创伤性更大且费时较长。主要应用于那些由于技术性或临床因素不能进行PCI的患者[14]。

　　当然，迅速恢复心肌再灌注同时也应该强调维持患者血流动力学，恢复适当的组织灌注和纠正代谢紊乱。当需要时，补液及供氧是基本措施。若出现严重的呼吸衰竭，辅助通气（非侵入性或侵入性的）就应该应用。

　　临床上常用儿茶酚胺来增强心脏收缩力。虽然儿茶酚胺类药物常用于增加组织灌注，但没有证据说明使用儿茶酚胺能够提高生存率，而且由于增加心肌耗氧量反而加重心肌功能障碍，故这类药物只能作为"权宜"治疗[15-16]。正性肌力药应以所需的最小剂量持续滴注以达到治疗目的，这是为了减少心肌耗氧并降低致心律失常效应。就心肌耗氧而言，一种有意义的替代物是钙增敏剂，即目前市场上唯一应用的化合物——左西孟旦。因为左西孟旦的正性肌力作用是通过增加心肌收缩装置与钙离子的可逆性性结合而非是增加钙离子的内流，所以其不会增加心肌耗氧量、也不具有致心律失常的作用。而且，左西孟旦扩张外周血管和抗炎效应在CS中也是有益的[17-19]。

许多患者应用液体和正性肌力药后仍无法维持稳定的血流动力学。在这种情况下，就需要应用机械支持装置。机械支持的最简单形式是IABP。IABP应用于心肌缺血、梗死以及缺血后严重二尖瓣反流的原理是由于其能增加冠状动脉灌注和减少后负荷。

近期IABP-SHOCK试验的结果使IABP在降低CS患者早期死亡中的作用受到质疑[4]。这个试验的结果令人吃惊，也受到了很多质疑，目前根据这项试验结果修改指南看起来似乎站不住脚。IABP也许不能给严重CS患者足够的支持，尤其是大面积心肌梗死的患者（超过40%的心肌范围）。但有一个共识是，心排血量>2.5 L/min的患者可以从IABP中获益。

在这种情况下，应当考虑完全的机械循环支持治疗，有适应证的话，尽早置入。机械循环辅助设备（MCS）能够迅速改善冠状动脉灌注，减轻双室负荷，减少心肌需氧量和维持终末器官灌注。目前有几种MCS设备可供利用，例如体外膜肺氧合（extracorporeal membrane oxygenation，ECMO），外置或者体外心室辅助装置（extracorporeal ventricular assist devices，VADs），经皮置入VADs和全人工心脏（total artificial heart，TAH）。其中大多数都是很昂贵且费时较长，需要外科手术置入。对于这些患者，ECMO是理想的选择，因为可以迅速简便地行ECMO置管并开展治疗，甚至在致命性心律失常和心脏骤停时也可以做到。有关外科置入VADs，ECMO有其独到的优势。它可以轻松地提供循环支持，对于心脏骤停以及因多器官功能衰竭所致严重血流动力学不稳定的患者，ECMO有能力缓解器官损害问题。

9.5 体外生命支持（ECLS）的作用

不论何时，对于那些应该采用ECLS的CS患者而言，应毫不犹豫迅速建立ECLS，因为早期建立ECLS可获得更好的临床预后及住院存活率[20]。MCS可中断休克所致的炎症级联反应，并防止发展为不可逆的终末器官损害以及随后的死亡，但是，需要在一定的救治窗口期内应用。

任何CS患者应考虑纳入ECMO治疗，然而不是所有的难治性心源性休克患者都符合ECMO治疗的纳入标准（表9.2）。

在决定患者是否具有ECMO的指征前，医师需重点考虑几个因素。那些估计重要脏器能够恢复或者对于长期的机械支持或移植没有禁忌的患者应该成为备选者。

多达60%的存活患者无法撤机，需要VADs或者移植[21-22]。ECMO能为进一步决策提供桥接。它比VADs的成本低，可快速建立，并且能够提供双心室及呼吸支持，能够帮助适合VADs或移植治疗的患者维持稳定。一旦开始IABP治疗后，无法提供ECMO治疗的医疗机构必须考虑转运患者至有条件的医疗中心。在这种情况下，专业中心的专家团队应该安排转运[23-24]。

ECMO的理想适应证是不存在多器官衰竭的重度心衰。诸如年龄、合并症、神经系统、肾脏和肝脏的状态等因素都可能阻碍ECMO的建立。常见的ECMO禁忌证包括不可逆性多脏器衰竭、重度颅脑损伤、无康复希望而不适合心脏移植或VADs的。

及时置入ECLS，可以稳定大多数患者病情，阻止器官功能紊乱，逆转代谢紊乱，在中远期疗效上呈现出积极的作用。据报道，心脏骤停、重度CS或心脏手术后脱离体外循环失败的患者接受ECLS的生存率为20%~43%，不过这项证据等级较差，因为它是基于少量的观察性研究和病例系统回顾，而没有随机临床研究的证据。

Combes等和Formica等证实，心脏外科手术或AMI后心源性休克患者在难以用包括IABP等的常规治疗手段支持时，采用ECMO治疗后的出院存活率为28%~31%[21,25]。

从体外生命支持组织（Extracorporeal Life Support Organization，ELSO）注册的数据来看，CS成年患者的平均存活率是39%[26]。这些结果与最近Sakamoto等

表9.2　ECMO装置的禁忌证

高龄（>75~80岁）
扩散的恶性肿瘤
严重的脑组织退行性疾病
未察觉到的心脏骤停
持久的CPR时间（>45~60 min）
主动脉夹层
严重的外周血管病变
不可逆的肾脏疾病（透析患者）
严重的主动脉瓣反流
不可移植的冠状动脉
不适合心脏移植或者VADs

报道一致。急性冠状动脉综合征合并心源性休克或者心脏骤停的患者有32.7%的出院存活率。在ECMO支持后，对循环状态数据的推断揭示CS患者的出院存活率为41%。多变量分析揭示循环状态、再血管化失败、ECLS相关并发症是住院死亡率的一个独立预测因素。单变量分析显示从病情恶化到开始ECMO治疗的时间对死亡率有明显的负面影响[27]。最近Kim等也认可了这一点。他们注意到在ECMO上机前的乳酸水平与死亡率之间存在关联性[28]。此外，Bermudez等最近报道：慢性心衰急性发作失代偿的患者与急性CS患者在ECMO治疗期间的表现相差甚远，两年存活率分别是11%和48%[29]。类似的结果在许多小型研究和案例中也有报道。

当前的证据和临床实践建议应谨慎选择ECLS患者，迅速建立体外支持以防止阻止器官衰竭，避免发展成为不可逆多器官功能不全[30]。

9.6 ECLS期间患者的护理

如前所述，必要时应尽早开展体外支持，避免无谓的拖延。一旦使用ECMO，尽管患者个人病情不同，医师也均应安装标准操作流程来管理ECMO。抗凝的问题、患者护理、促进心脏休息和恢复策略以及ECLS撤机等均在本书的具体章节中做出了介绍。

这里重点讲急性心肌梗死后ECLS的特殊性。

9.6.1 促进心脏休息与恢复的干预措施

对于所有AMI的患者，心肌血运重建应该在ECMO启动之前进行，因为CS患者可能从早期的血运重建中获益[31]。

如果IABP已经到位，就应该尽可能合理的维持。然而，在外周ECMO应用的情况下，并没有明确的证据表明IABP有益。因此，不推荐IABP应用于所有患者。但无论如何，使用IABP具有如下潜在优势：帮助减轻左心室负荷，增加冠状动脉灌注压，产生搏动性血流，这可能让末梢器官获益。尽管IABP联合ECMO使用相关数据较少，但Doll及其同事们研究发现在心脏外科手术后行ECMO治疗患者，应用IABP可显著提高存活率[32]。

在ECMO治疗时，充分降低左心室负荷，防止左心室扩张是至关重要的。相反，心肌休息不充分、心室充盈压增加、肺水肿及呼吸衰竭会导致患者难以脱离体外生命支持。增加泵流量可能使情况恶化，因为这可以导致后负荷的进一步增加且不能改善肺循环淤血。低剂量的正性肌力药对于一些患者是有帮助的，因为其可以在一定程度上增加射血量，以防止左心室的膨胀及血液瘀滞。IABP对左心室提供了一定程度的"外部排泄"功能，并且对多数患者有利。在ECMO期间应仔细评估左心室减压是否充分，可能需要左心室造口减压。这需要多种技术来完成。无论使用哪种技术，都需要密切监测心室负荷降低是否充分。

9.6.2　心肺功能监测

　　超声心动图是ECMO患者日常评估的基本工具。其能够集合传统的血流动力学测量优势，以患者变化的状况及需求为基础，做出最佳及个体化治疗决策。而且，在完全体外支持阶段，当标准血流动力学参数常常无法给出结论时，超声心动图能为心脏的状态提供直接的线索。超声心动图在ECLS期间进行监测的具体方面在相关章节有所介绍。

　　胸部X线和胸部超声对于发现肺水肿及肺实性改变是非常有用的。除此之外，在撤离ECLS前，血气分析是对于自身肺储备功能进行评估的决定性因素。血液最好从右侧桡动脉抽取，因为这是离左心室最近的位点并且很少受到外周血流的影响。因此，它最能代表接近自体肺血流的数值。

　　心肌酶在急性期应该每天进行监测，以明确脱机的时间及监测缺血和梗死的复发。肌钙蛋白及肌酸激酶亚型是常用指标，而肌红蛋白可由骨骼肌溶解释放而不断增高，因而不能作为心肌缺血的可靠指标。

　　钠尿肽一般都非常高。因为其半衰期相对较短（BNP的半衰期比NT-proBNP的半衰期短），连续测量可能对指导病情的管理具有价值[33]。

9.6.3　ECLS的中止

　　在心肌缺血的患者中，ECLS应该在支持48 h或心肌酶显著减少后才能进行尝试撤机。是否适合脱机应基于以下几个注意事项：

　　（1）在没有体外机械辅助或只有小剂量正性肌力药物维持下，心肌恢复后到足以维持让人满意的血流动力学状况。可以通过"超声心动图+常规血流动力学检测"评估以指导减少ECMO的血流，从而对脱机进行评估。

　　（2）肺功能必须足以确保在停止ECMO后能够进行满意的气体交换。

　　（3）ECLS的并发症须准确处置，并同时考虑加快脱机进程。

　　尝试脱离ECLS的操作步骤参考相关章节。不是所有的患者都能够成功脱机。在患者脱机尝试失败时，应考虑如下额外因素：

　　（1）发病时间和受累心肌范围。晚期阶段的恢复有可能吗？在大多数患者中，心肌恢复发生在血运重建后的最初几天。然而，也有一些患者的心肌恢复需要较长的时间（几周或几个月）[34]。需要长时间支持的一些患者，ECMO呈现出一些缺点：非最佳的左心室排空、后负荷增加、低肺灌注、溶血反应、患者制动、血小板消耗和血栓栓塞事件。需要更长时间恢复的患者以VADs作为桥接治疗措施更有可能获益。

（2）器官衰竭（除了心脏）。需要考虑患者的神经系统的状态、肺功能、肾功能、胃肠功能、营养状态。

（3）脓毒症或感染性休克的存在。

（4）年龄和并发症。

（5）心理与精神状态异常。

这些问题的答案将决定患者是否适合行移植术或长期VADs治疗。无论是桥接移植、桥接决定、桥接康复和目的治疗，VADs以及等待移植患者的特殊方面将在本书的第二部分进行说明。

9.7 结论

发生AMI时，心肌功能的恢复很大程度上取决于能否尽早血运重建以及血运恢复的程度。

对于AMI顽固性CS的患者，机械循环支持治疗可稳定血流动力学并阻止不可逆器官功能不全。在这些患者中，体外支持必须及时开始，不能拖延。ECMO是一种简单的置入装置。外科医生及重症监护室医生能在几分钟内将其经皮置入，从而提供双心室和呼吸支持。诊疗过程在ECLS支持的稳定条件下容易进行。患者接受ECMO治疗可以维持几天或几周。当心脏功能充分恢复或将桥接至长期心室辅助装置治疗或心脏移植时，ECMO便可撤机。

声明

本文作者宣称无任何利益冲突。

参考文献

[1] Nieminen MS, Bohm C, Cowie MR, et al. Executive summary of the guidelines on the diagnosis and treatment of acute heart failure: the Task Force on Acute Heart Failure of the European Society of Cardiology[J]. Eur Heart J, 2005, 26(4): 384–416.

[2] Goldberg RJ, Samad NA, Yarzdbski J, et al. Temporal trends in cardiogenic shock complicating acute myocardial infarction[J]. N Engl J Med, 1999, 340(15): 1162–1168.

[3] Griffith GC, Wallace WB, Cochran B, et al. The treatment of shock associated with myocardial infarction[J]. Circulation, 1954, 9(4): 527–532.

[4] Thiele H, Zeymer U, Neumann FJ, et al. Intraaortic balloon support for myocardial infarction with cardiogenic shock[J]. N Engl J Med, 2012, 367(14): 1287–1296.

[5] Ellis TC, Lev E, Yazbek NF, Kleiman NS. Therapeutic strategies for cardiogenic shock, 2006[J]. Curr Treat Options Cardiovasc Med, 2006, 8(1): 79–94.

[6] Page DL, Caulfield JB, Kastor JA, et al. Myocardial changes associated with cardiogenic shock[J]. N Engl J Med, 1971, 285(3): 133–137.

[7]　Alonso DR, Scheidt S, Post M, Killip T. Pathophysiology of cardiogenic shock: quantification of myocardial necrosis, clinical, pathologic and electrocardiographic correlations[J]. Circulation, 1973, 48(3): 588–596.

[8]　Hochman JS. Cardiogenic shock complicating acute myocardial infarction: expanding the paradigm[J]. Circulation, 2003, 107(24): 2998–3002.

[9]　Lim N, Dubois MJ, De Backer D, Vincent JL. Do all nonsurvivors of cardiogenic shock die with a low cardiac index[J]? Chest, 2003, 124(5): 1885–1891.

[10]　Widimsky P, George P, Cervenka V, et al. Severe diffuse hypokinesis of the remote myocardium. The main cause of cardiogenic shock? An echocardiographic study of 75 patients with extremely large myocardial infarctions[J]. Cor Vasa, 1988, 30(1): 27–34.

[11]　Bolli R, Marban E. Molecular and cellular mechanisms of myocardial stunning[J]. Physiol Rev, 1999, 79(2): 609–634.

[12]　Lupi-Herrera E, Lasses LA, Cosio-Aranda J, et al. Acute right ventricular infarction: clinical spectrum, results of reperfusion therapy and short-term prognosis[J]. Coron Artery Dis, 2002, 13(1): 57–64.

[13]　Kennedy JW, Gensini GG, Timmis GC, et al. Acute myocardial infarction related with intracoronary streptokinase: a report of the Society for Cardiac Angiography[J]. Am J Cardiol, 1985, 55(8): 871–877.

[14]　Hochman JS, Sleeper LA, White HD, et al. Should we emergently revascularize occluded coronaries for cardiogenic shock. One-year survival following early revascularization for cardiogenic shock[J]. JAMA, 2001, 285: 190–192.

[15]　Havel C, Arrich J, Losert H, et al. Vasopressors for hypotensive shock[DB/OL]. Cochrane Database Syst Rev, 2016, 2(2): CD003709. doi: 10.1002/14651858.CD003709.pub3.

[16]　Singer M. Catecholamine treatment for shock—equally good or bad? [J]. Lancet, 2007, 370(9588): 636.

[17]　Lilleberg J, Nieminen MS, Akkila J, et al. Effects of a new calcium sensitizer, levosimendan, on haemodynamics, coronary blood flow and myocardial substrate utilization early after coronary artery bypass grafting[J]. Eur Heart J, 1998, 19(4): 660–668.

[18]　Nieminen MS, Akkila J, Hasenfuss G, et al. Hemodynamic and neurohumoral effects of continuous infusion of levosimendan in patients with congestive heart failure[J]. J Am Coll Cardiol, 2000, 36(6): 1903–1912.

[19]　Parissis JT, Karavidas A, Bistola V, et al. Effects of levosimendan on flow-mediated vasodilation and soluble adhesion molecules in patients with advanced chronic heart failure[J]. Atherosclerosis, 2008, 197(1): 278–282.

[20]　Tayara W, Starling RS, Yamani M, et al. Improved survival after acute myocardial infarction complicated by cardiogenic shock with circulatory support and transplantation: comparing aggressive intervention with conservative treatment[J]. J Heart Lung Transplant, 2006, 25(5): 504–509.

[21]　Combes A, Leprince P, Luyt CE, et al. Outcomes and long-term quality-of-life of patients supported by extracorporeal membrane oxygenation for refractory cardiogenic shock[J]. Crit Care Med, 2008, 36(5): 1404–1411.

[22]　Bakhtiary F, Keller H, Dogan S, et al. Venoarterial extracorporeal membrane oxygenation

for treatment of cardiogenic shock: clinical experiences in 45 adult patients[J]. J Thorac Cardiovasc Surg, 2008, 135(2): 382–388.

[23] Wagner K, Sangolt GK, Risnes I, et al. Transportation of critically ill patients on extracorporeal membrane oxygenation[J]. Perfusion, 2008, 23(2): 101–106.

[24] Huang SC, Chen YS, Chi NH, et al. Out-of-center extracorporeal membrane oxygenation for adult cardiogenic shock patients[J]. Artif Organs, 2006, 30(1): 24–28.

[25] Formica F, Avalli L, Martino A, et al. Extracorporeal membrane oxygenation with a polymethylpentene oxygenator (Quadrox D). The experience of a single Italian centre in adult patients with refractory cardiogenic shock[J]. ASAIO J, 2008, 54(1): 89–94.

[26] Extracorporeal Life Support Organization (ELSO): ECLS registry report, international summary[R]. Ann Arbor: ELSO, 2009.

[27] Sakamoto S, Taniguchi N, Nakajima S, Takahashi A. Extracorporeal life support for cardiogenic shock or cardiac arrest due to acute coronary syndrome[J]. Ann Thorac Surg, 2012, 94(1): 1–7.

[28] Kim H, Lim SH, Hong J, et al. Efficacy of veno-arterial extracorporeal membrane oxygenation in acute myocardial infarction with cardiogenic shock[J]. Resuscitation, 2012, 83(8): 971–975.

[29] Bermudez CA, Rocha RV, Toyoda Y, et al. Extracorporeal membrane oxygenation for advanced refractory shock in acute and chronic cardiomyopathy[J]. Ann Thorac Surg, 2011, 92(6): 2125–2131.

[30] Cove ME, MacLaren G. Clinical review: mechanical circulatory support for cardiogenic shock complicating acute myocardial infarction[J]. Crit Care, 2010, 14(5): 235.

[31] The Task Force on Myocardial Revascularization of the European Society of Cardiology (ESC) and the European Association for Cardio-Thoracic Surgery (EACTS). Guidelines on myocardial revascularization[J]. Eur Heart J, 2010, 31: 2501–2555.

[32] Doll N, Kiaii B, Borger M, et al. Five-year results of 219 consecutive patients treated with extracorporeal membrane oxygenation for refractory postoperative cardiogenic shock[J]. Ann Thorac Surg, 2004, 77(1): 151–157.

[33] Bhardwaj A, Januzzi JL Jr. Natriuretic peptide-guided management of acutely destabilized heart failure: rationale and treatment algorithm[J]. Crit Pathw Cardiol, 2009, 8(4): 146.

[34] Chalkias A, Xanthos T. Pathophysiology and pathogenesis of post-resuscitation myocardial stunning[J]. Heart Fail Rev, 2012, 17(1): 117–128.

译者：刘越，哈尔滨医科大学附属第一医院心内科
　　　赫嘉惠，武汉亚洲心脏病医院超声科
审校：吉冰洋，中国医学科学院阜外医院体外循环中心成人体外循环科

第十章　ECMO在难治性心脏骤停中的应用

Leonello Avalli, Margherita Scanziani, Elena Maggioni, and Fabio Sangalli

L. Avalli
Cardiac Anesthesia and Intensive Care Unit, Department of Urgency and Emergency, San Gerardo Hospital, Via Pergolesi 33, Monza (MB) 20900, Italy. e-mail: l.avalli@hsgerardo.org.

M. Scanziani, E. Maggioni
Cardiac Anesthesia and Intensive Care Unit, Department of Emergency Medicine, San Gerardo Hospital, University of Milano-Bicocca, Milan, Italy, Via Pergolesi 33, Monza (MB) 20900, Italy. e-mail: margherita.scanziani@gmail.com; elenamaggioni75@libero.it.

F. Sangalli
Department of Anaesthesia and Intensive Care Medicine, San Gerardo Hospital, University of Milano-Bicocca, Via Pergolesi 33, Monza (MB) 20900, Italy. e-mail: docsanga@gmail.com.

心脏骤停是复杂的致命事件，需要多学科干预。人们提出诸多策略用以实现恢复自主循环（ROSC）和优化复苏后治疗，从而最终提高生存率。这些策略包括医疗、组织和技术方面：浅低温，控制性氧疗，专门的复苏后中心以及体外膜肺氧合（ECMO）。基于这种背景，ECMO是某些常规治疗失败的心脏骤停患者独特的治疗手段。

10.1　心脏骤停：需要多学科方法解决的复杂事件

心脏骤停是复杂的潜在致命事件，需要多学科干预。而其方法源自1988年由Peter Safar所提出著名的"生命支持链"概念。虽然这种方法改进了心脏骤停的处理，但高死亡率和发病率仍然是要面对的问题[1]。心脏骤停是一个复杂事件，可以有不同的原因，不同的心电节律，ROSC难易程度不尽相同，可发生于院内或院外。人们在改善心脏骤停患者生存率方面做了诸多努力，涉及医疗、技术和组织等多方面。尽管如此，院内心脏骤停（IHCA）和院外心脏骤停（OHCA）患者的生存率仍然很低。令人遗憾的是，IHCA大部分报道的患者的生存率在10%~22%[2-4]。BRESUS研究[5]和美国国家心肺复苏术登记研究[2]均证实了上述结论。14 720例心脏骤停患者中，44% ROSC，只有17%患者存活至出院[2]。即使在过去的几十年中，人们尽力遵循国际复苏联合会指南（ILCOR），践行生存链的概念、由旁观者或急救人员采用自动除颤仪为患者施行早期心肺复苏（CPR）及除颤，OHCA的生存率仍不到10%[2,6]。Sasson等的系统性回顾分析纳入80项研究，包含30年期间143 000例心源性OHCA患者，生存率波动在6.7%~8.4%之间，30年间几乎没有变化[6]。有趣的是，他们发现有目击者的心脏骤停患者具有可除颤心律，及早由专业人员或急救人员实施CPR，可以改善生存率。早期除颤和CPR的质量是影响预后的重要因素[7-8]。

此外值得注意的是，心脏骤停的死亡率和发病率很大程度受所谓的心脏骤停后综合征的影响。其特征是缺氧性脑损伤，心肌功能障碍和全身性缺血再灌注损伤[9]。事实上脑缺血在复苏后会持续几小时[10]，并且随着ROSC，由于再灌注引起有毒代谢产物的释放会导致附加损伤。

在这方面，除了实现ROSC，许多复苏治疗期间心脏和神经保护策略也不断被提出。低温首先被提出作为缺氧性脑损伤后的神经保护治疗。其脑组织保护机制已经被阐明[9-13]。实验研究提示低温对心肌组织也有保护作用[14]，可减少心肌梗死面积，尤其是在心肌再灌注发生时或之前进行低温治疗[11-12]。中度低温的应用在20世纪50年代末和60年代初首先报道，但由于并发症和效果不确定而被弃用，直到20世纪90年代诸多实验室研究证实浅低温治疗在动物模型中的益处[15]，随后初步的临床研究也予以证实[16]。10年之后，来自澳大利亚和欧洲的两项随机对照试验显示，早期12~24 h浅低温治疗（32℃~34℃）可改善室颤引起的心脏骤停患者神经系统的预后[10,13]。欧洲的这项研究发现浅低温组的死亡率相比常温组显著减低[13]。然而这些研究的一些局限性需要进一步探讨，特别是对于不可电击心律的心脏骤停患者（低温治疗推荐证据级别较低，Ⅱ B级）[17]和IHCA患者[16]。最近一项系统回顾和Meta分析显示，低温治疗较对照组可显著降低不可电击心律心脏骤停患者住院死亡率的相对风险，而对神经功能预后改善并不明显[18]。

复苏后治疗的另外一个重要方面是ROSC后的控制性氧疗及大脑和组织氧含量。患者吸氧的具体浓度仍存在争议。过低的氧浓度可能会加重缺氧损伤，过高的氧浓度可能会增加自由基的产生，导致细胞损伤和凋亡[19-20]。尽管以往的研究显示复苏患者高浓度给氧和死亡率之间存在相关性[19]，但是Bellomo等研究并未发现二者存在关联[21]。基于高浓度氧危害性的不确定性以及缺氧潜在危害的确定性，最新的指南修订认为动脉血氧饱和度目标应在95%~98%，似乎并不合理[20-21]。

由于院前干预和院内复苏后治疗将影响OHCA患者的生存率，有学者建议将OHCA导致的昏迷患者送至专业中心救治[22]。院前ROSC患者接受专业的复苏治疗后，神经系统预后改善[23]。最近一项韩国全国范围内注册的OHCA回顾性观察研究显示，将ROSC后的患者转运至大型医疗中心，其生存率优于小型中心[24]。因此将OHCA患者转移至专业复苏后治疗中心在提高生存率方面起着重要作用。

静脉—动脉体外膜肺氧合（VA ECMO）可作为特定的难治性心脏骤停患者生存链的另外一个环节。其源于20世纪30年代Gibbon发明的体外循环机。技术的不断进步使这种非常规设备的使用更加普及以及应用领域更广泛，不断有令人鼓舞的结果[25-28]。

1997—2003年，40例难治性IHCA患者在Caen大学附属医院接受体外生命支持（ECLS）治疗。其中22例患者因脑死亡或多器官功能衰竭中断ECMO治疗。18例患者在ECMO辅助24 h后存活，8例在18个月的随访时仍存活且无后遗症[3]。Chen等进行的一项为期3年的前瞻性观察性研究，共计纳入92例心源性IHCA患者，显示接受ECLS的效果略优于传统CPR[27]研究对患者采用倾向性积分配对，对预后因素匹配后配对分析。ECLS组在出院时、出院后的30 d和1年生存率显著高于传统治疗组。几年后Shin等对2003—2009年120例IHCA患者资料进行的一项回顾性研究同样证实了上述结论[26]。Kagawa等对77名接受ECLS的难治性心脏停搏患者的研究显示，IHCA患者的ECLS脱机率和30 d生存率高于OHCA组[29]，这与我们的研究结果相近[30]。上述研究表明ECLS在IHCA患者的预后优于OHCA。

上述研究表明，相比常规治疗，体外心肺复苏（ECPR）对于难治性心脏骤停患者的治疗具有可行性和潜在优势。

ECMO由于可以快速地恢复全身血供，可作为ROSC前的重要治疗策略。同样ECMO在复苏后治疗中也起着举足轻重的作用。ECMO可以降低心室前负荷和保证心肌灌注，使心脏得以休息，并促进心脏节律的恢复。Lin等比较接受ECLS自主心跳恢复（ROSB）患者与那些接受常规CPR的ROSC患者，在出院时、30 d、6个月、1年各时间点的生存率均无差异[31]。作者强调ROSB系通过降低心室负荷和ECLS的体外支持来实现的。

除此之外，ECMO还具备其他优势，例如可以对原因不明的难治性心脏停搏患者进行先进的放射学检查、手术或介入治疗，甚至可以在ROSC前进行[25,29,32-33]。在我们中心接受ECMO治疗患者中，36例OHCA和15例IHCA患者行紧急冠状动脉造影，其中25例OHCA和1例IHCA患者行经皮血管重建，而2例OHCA患者和5例IHCA患者直接行外科血管重建。其次，ECMO能够通过快速降温和控制性复温实施低温治疗。ECMO亦可用于药物中毒治疗[34]。最后，ECMO可以用于缺氧性损伤导致脑死亡患者器官捐献时维持外周灌注[25]。

因此ECMO可以作为特定难治性心脏骤停患者的生存链中下一环节，在保证ILCOR所推荐复苏策略每一环节快速实施的前提下。同时其在复苏后治疗中也起着举足轻重的作用。

10.2 采用特殊非常规治疗的标准是什么？

尽管ECMO在难治性心脏停搏患者中应用的相关研究结果令人振奋，但其应用指征仍有争议。到目前为止ECMO相关研究未能提供精确的适应证及禁忌证。确定明确的应用指征，以避免无效治疗至关重要。

难治性心脏骤停通常定义为经过30 min的CPR仍无ROSC的心脏骤停[35-36]。首先需考虑拟接受ECMO治疗患者"无血流时间"的长短（在CPR前无心排血量的持续时间）。我们只有在有目击者的心脏骤停患者中才能进行无血流时间的精确估算。因此ECMO的最佳适应人群应该是由旁观者立即施行CPR的患者，其无血流时间可以忽略不计。文献中关于无血流时间、持续时间的指证缺乏或结论并不一致。法国有指南提供了一个流程，即无血流时间与发病时心律相关[36]。研究者建议无脉患者无血流时间短于5 min作为接受ECMO治疗的阈值。非无脉患者即使无血流时间长于5 min，但也仍进入下一步治疗流程，即评估低血流时间。Le Guen等同样建议将无血流时间短于5 min作为OHCA患者的ECMO治疗纳入标准[25]。当CPR过程中出现自主运动、自主呼吸等生命体征时，无血流时间的临床意义较小。另外由于低温对脑和心脏组织的保护作用，低温状态下无血流时间的影响也较小[9-13]。文献报道OHCA比IHCA无血流时间更长[30]。第二个重要的评估因素就是低血流时间（即心脏骤停患者CPR过程中低心排血量的持续时间），而人们对最佳低血流时间的界定没有达成共识，即低血流时间越短，预后越好，但其持续时间因不同研究者及CPR的质量而异。部分研究显示IHCA后接受ECMO治疗患者预后优于OHCA患者，后者从发病到开始接受ECMO治疗会拖延较长时间[29-30]。虽然曾有人提议低血流时间低于30 min内可开始ECMO[30]，然而一些证据表明与常规CPR相比，ECPR患者可耐受更长的低血流时间[3,27,29-30,37]。Massetti等报道存活的ECPR患者，之前行CPR的平均时间为72 min[3]。Chen等研究显示10%接受ECMO患者存活，其CPR时间长约90 min[37]。在近期一项研究中发现ECMO可以改善预后，其入选患者在ECMO建立前接受CPR达138 min[38]。亚组分析显示，1年后随访时仍存活的患者的CPR时间约180 min[32]。

除了CPR持续时间，CPR质量对于神经系统预后也是一个关键性问题。Massetti等认为在决策过程中CPR效果比持续时间更重要[3]。2005年Abella等对心脏骤停后行CPR的67名患者进行分析，结果表明即使是由专业人员实施CPR，院内CPR抢救差异很大，与目前的指南并不一致[39]。在另一项研究中，研究人员评估了急救人员及麻醉护士对169名OHCA患者CPR的质量，得到了相似的结论。在复苏过程中进行按压时间过短（少于整个复苏过程的一半）或按压幅度过浅[8]。与急诊科相比，院前急救时胸部按压幅度的变异度更大[40]。在院前阶段采用自动按压装置解决了转运过程中实施CPR的困难，尽管最初结果并不理想。近期的一些研究提示，自动按压仪可能有良好的前景，即使还未能证明可以改善生存率。Duchateau等发现自动压力分散胸部按压可使OHCA患者的舒张压和平均血压升高[41]。在一项前瞻性队列研究中，1 011例心脏骤停时间较长的患者在急诊科接受了"压力分散带"CPR和徒手CPR，压力分散带CPR组在改善生存率和出院后的神经系统预后方面优于徒手CPR组[42]。

最后，呼气末CO_2（E_TCO_2）可间接反映在CPR过程中心排血量的恢复。在20 min高级心肺生命支持治疗后，E_TCO_2<10 mmHg可准确地预测无脉电活动心脏骤停患者的死亡[38]。因此，对E_TCO_2<10 mmHg的患者不应进行ECLS。

关于排除标准，因严重合并症导致无法收入重症监护病房（ICU）治疗的应看成是ECMO治疗的禁忌证，包括终末期疾病、急性主动脉夹层、预先存在的不可逆性脑损伤、肝衰竭或呼吸窘迫综合征晚期[3,26,28-30]。虽然有些研究者将年龄超过75岁作为排除条件，但是年龄不应成为限制，高龄本身不能作为拒绝收入ICU的理由[3,28]。

何时撤除ECMO是个重要决策，应根据患者病情进展综合考虑。严重神经功能损伤致脑死亡[3]、不可逆的多器官衰竭或者是难治性脓毒症需考虑停止ECLS。然而需要更多研究进一步识别ECMO临床治疗过程中无效的预测因素。

10.3 Monza流程图

我们在蒙扎（Monza）的团队提出了一个简化流程图，有助于医生决定在难治性心脏骤停情况下何时开始ECMO治疗（图10.1）。

必须强调这个流程图仅仅是推荐，即使存在长时间无血流或低血流状态，也可以由主治医师根据临床因素（有无生命体征、训练有素的医生实行CPR或自动胸部按压装置）决定是否启用ECLS。

在我们的流程图中，首先需评估的是合并症的存在，可排除ECMO的下一步应用（图10.1）。

基于文献和前期研究结果基础，我们将6 min无血流时间和45 min低血流时间作为阈值[30]。为了缩短无血流时间，我们推荐通过电话指导目击者实施CPR。为了缩短低血流时间，当心脏骤停患者的CPR>15 min时，即通知ECMO团队处于待命状态。对于OHCA患者，如果在现场按压<15 min时，高级心肺支持治疗后仍未实现ROSC，为减少无血流时间，急救人员应立即将患者转运至医院，以缩短无血流时间。最后，经过20 min CPR后测定E_TCO_2<10 mmHg可作为ECMO的禁忌证。

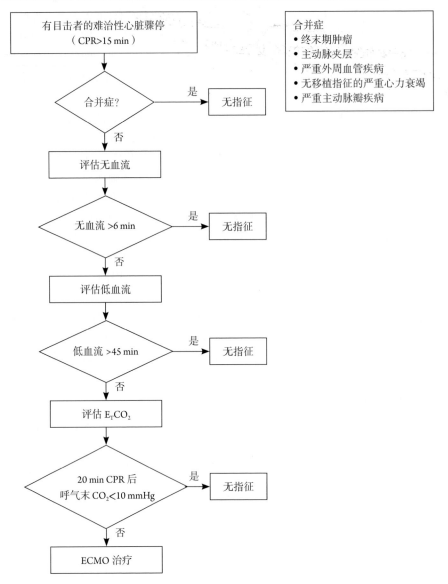

图10.1　Monza流程图：ECMO在难治性心脏骤停中的应用

10.4　结论

突发心脏骤停是一个高死亡率的复杂事件。我们坚信优化常规处理是心脏骤停患者治疗的基石。对于常规治疗无效的心脏骤停的特定患者，ECLS可以作为实现ROSC及复苏后治疗的有价值的选择。

声明

本文作者宣称无任何利益冲突。

参考文献

[1] Safar P, Bircher N. History and phases and stages of cardiopulmonary cerebral resuscitation. In: Safar P, Bircher N (eds) Cardiopulmonary cerebral resuscitation[M]. 3rd edn. Philadelphia: WB Saunders Co, 1988.

[2] Peberdy MA, Kaye W, Ornato JP, et al. for the NRCPR Investigators. Cardiopulmonary resuscitation of adults in the hospital: a report of 14720 cardiac arrests from the National Registry of Cardiopulmonary Resuscitation[J]. Resuscitation, 2003, 58(3): 297–308.

[3] Massetti M, Tasle M, Le Page O, et al. Back from irreversibility: extracorporeal life support for prolonged cadiac arrest[J]. Ann Thorac Surg, 2005, 79(1): 178–184.

[4] Girotra S, Nallamothu BK, Spertus JA, et al. Trends in survival after in-hospital cardiac arrest[J]. N Engl J Med, 2012, 367(20): 1912–1920.

[5] Tunstall-Pedoe H, Bailey L, Chamberlain DA, et al. Survey of 3765 cardiopulmonary resuscitation in British hospitals (the BREUS study): methods and overall results[J]. BMJ, 1992, 304(6838): 1347–1351.

[6] Sasson C, Roger MAM, Dahl J, et al. Predictors of survival from out-of-hospital cardiac arrest. A systematic review and meta-analysis[J]. Circ Cardiovasc Qual Outcomes, 2010, 3(1): 63–81.

[7] Simpson PM, Goodger MS, Bendall JC, et al. Delayed versus immediate defibrillation for out-of-hospital cardiac arrest due to ventricular fibrillation: a systematic review and metaanalysis of randomised controlled trials[J]. Resuscitation, 2010, 81(8): 925–931.

[8] Wik L, Kramer-Johansen J, Myklebust H, et al. Quality of cardiopulmonary resuscitation during out-of-hospital cardiac arrest[J]. JAMA, 2005, 293(3): 299–304.

[9] Stub D, Bernard S, Duffy S, Kaye DM. Post cardiac arrest syndrome. A review of therapeutic strategies[J]. Circulation, 2011, 123(13): 1428–1435.

[10] Bernard SA, Gray TW, Buist MD, Jones BM, Silvester W, Gutteridge G, Smith K. Treatment of comatose survivors of out-of-hospital cardiac arrest with induced hypothermia[J]. N Engl J Med, 2002, 346(8): 557–563.

[11] Delhaye C, Mahmoudi M, Waksman R. Hypothermia therapy[J]. J Am Coll Cardiol, 2012, 59(3): 197–210.

[12] Scirica BM. Therapeutic hypothermia after cardiac arrest[J]. Circulation, 2013, 127(2): 244–250.

[13] The Hypothermia after cardiac arrest study group. Mild therapeutic hypothermia to improve the neurologic outcome after cardiac arrest[J]. N Engl J Med, 2002, 346(8): 549–556.

[14] Lee JH, Suh GJ, Kwon WY, et al. Protective effects of therapeutic hypothermia in postresuscitation myocardium[J]. Resuscitation, 2012, 83(5): 633–639.

[15] Kuboyama K, Safar P, Radovsky A, et al. Delay in cooling negates the beneficial effect of mild resuscitative cerebral hypothermia after cardiac arrest in dogs: a prospective, randomized

study[J]. Crit Care Med, 1993, 21(9): 1348–1358.

[16] Bernard SA. Hypothermia after cardiac arrest: expanding the therapeutic scope[J]. Crit Care Med, 2009, 37(Suppl 7): S227-S233.

[17] Nagao K. Therapeutic hypothermia following resuscitation[J]. Curr Opin Crit Care, 2012, 18(3): 139–145.

[18] Kim Y-M, Yim H-W, Jeong A-H, et al. Does therapeutic hypothermia benefit adult cardiac arrest patients presenting with non-shockable initial rhythms?: A systematic review and meta-analysis of randomized and non-randomized studies[J]. Resuscitation, 2012, 83(2): 188–196.

[19] Kilgannon JH, Jones AE, Shapiro NI. Association between arterial hyperoxia following resuscitation from cardiac arrest and in-hospital mortality[J]. JAMA, 2010, 303(21): 2165–2171.

[20] Hoedemaekers CW, van der Hoeven JG. Hyperoxia after cardiac arrest may not increase ischemia-reperfusion injury[J]. Crit Care, 2011, 15(3): 166.

[21] Bellomo R, Bailey M, Eastwood GM, et al. Arterial hyperoxia and in-hospital mortality after resuscitation from cardiac arrest[J]. Crit Care, 2012, 15: R90.

[22] Bentley JB, Kern KB. Regionalization of postcardiac arrest care[J]. Curr Opin Crit Care, 2009, 15(3): 221–227.

[23] Sunde K, Pytte M, Jacobsen D. Implementation of a standardised treatment protocol for post resuscitation care after out-of-hospital cardiac arrest[J]. Resuscitation, 2007, 73(1): 29–39.

[24] Cha WC, Lee SC, Shin SD, et al. Regionalisation of out-of-hospital cardiac arrest care for patients without prehospital return of spontaneous circulation[J]. Resuscitation, 2012, 83(11): 338–1342.

[25] Le Guen M, Nicolas-Robin A, Carreira S, et al. Extracorporeal life support following out-of-hospital refractory cardiac arrest[J]. Crit Care, 2011, 15(1): R29.

[26] Shin TG, Choi J-H, Jo IJ, et al. Extracorporeal cardiopulmonary resuscitation in patients with inhospital cardiac arrest: a comparison with conventional cardiopulmonary resuscitation[J]. Crit Care Med, 2011, 39(1): 1–7.

[27] Chen Y-S, Chao A, Yu H-Y, et al. Analysis and results of prolonged resuscitation in cardiac arrest patients rescued by extracorporeal membrane oxygenation[J]. J Am Coll Cardiol, 2003, 41(2): 197–203.

[28] Chen Y-S, Lin J-W, Yu H-Y, et al. Cardiopulmonary resuscitation with assisted extracorporeal life-support versus conventional cardiopulmonary resuscitation in adults with inhospital cardiac arrest: an observational study and propensity analysis[J]. Lancet, 2008, 372(9638): 554–561.

[29] Kagawa E, Inoue I, Kawagoe T, et al. Assessment of outcomes and differences between in- and out-of-hospital cardiac arrest treated with cardiopulmonary resuscitation with extracorporeal life support[J]. Resuscitation, 2010, 81(8): 968–973.

[30] Avalli L, Maggioni E, Formica F, et al. Favourable survival of in-hospital compared to out-of-hospital refractory cardiac arrest patients treated with extracorporeal membrane oxygenation: an Italian tertiary care centre experience[J]. Resuscitation, 2012, 83(5): 579–583.

[31] Lin J-W, Wang M-J, Yu H-Y, et al. Comparing the survival between extracorporeal rescue and conventional resuscitation in adult in-hospital cardiac arrest: propensity analysis of three-years

data[J]. Resuscitation, 2010, 81(7): 796–803.

[32] Mégarbane B, Leprince P, Deye N, et al. Emergency feasibility in medical intensive care unit of extracorporeal life support for refractory cardiac arrest[J]. Intensive Care Med, 2007, 33(5): 758–764.

[33] Kjaergaard B, Frost A, Rasmussen BS, et al. Extracorporeal life support makes advance radiologic examinations and cardiac interventions possible in patients with cardiac arrest[J]. Resuscitation, 2011, 82(5): 623–626.

[34] Daubin C, Lehoux P, Ivascau C, et al. Extracorporeal life support in severe drug intoxication: a retrospective cohort study of seventeen cases[J]. Crit Care, 2009, 13(4): R138.

[35] ECC Committee, Subcommittees and Task Forces of the American Heart Association. 2005 American Heart Association guidelines for cardiopulmonary resuscitation and emergency cardiovascular care[J]. Circulation, 2005, 112 (24 Suppl): IV1–IV203.

[36] Riou B, et al. Guidelines for indications for the use of extracorporeal life support in refractory cardiac arrest[J]. Ann Fr Anesth Réanim, 2009, 28(2): 187–190.

[37] Chen Y-S, Yu H-Y, Huang S-C, et al. Extracorporeal membrane oxygenation support can extend the duration of cardiopulmonary resuscitation[J]. Crit Care Med, 2008, 36(9): 2529–2535.

[38] Mégarbane B, Deye N, Aout M. Usefulness of routine laboratory parameters in the decision to treat refractory cardiac arrest with extracorporeal life support[J]. Resuscitation, 2011, 82(9): 1154–1161.

[39] Abella BS, Alvarado JP, Myklebust H, Edelson DP, Barry A, O'Hearn N, Vanden Hoek TL, Becker LB. Quality of cardiopulmonary resuscitation during in-hospital cardiac arrest[J]. JAMA, 2005, 293(3): 305–310.

[40] Roosa JR, Vadeboncoeur TF, Dommer PB, et al. CPR variability during ground ambulance transport of patients in cardiac arrest[J]. Resuscitation, 2013, 84(5). doi: 10.1016/j.resuscitation.2012.07.042.

[41] Duchateau FX, Gueye P, Curac S, et al. Effect of the AutoPulse TM automated band chest compression device on hemodynamics in out-of-hospital cardiac arrest resuscitation[J]. Intensive Care Med, 2010, 36(7): 1256–1260.

[42] Hock Ong ME, Fook-Chong S, Annathurai A, et al. Improved neurologically intact survival with the use of an automated, load-distributing band chest compression device for cardiac arrest presenting to the emergency department[J]. Crit Care, 2012, 16(4): R144.

译者：刘凯雄，福建医科大学附属第一医院呼吸与危重症医学科
审校：吉冰洋，中国医学科学院阜外医院体外循环中心成人体外循环科

第十一章 ECMO在心脏术后休克中的应用

Massimo Baiocchi, Fabio Caramelli, and Guido Frascaroli

M. Baiocchi, F. Caramelli, G. Frascaroli
Anesthesia and Intensive Care Unit of Cardiothoracic Department, Policlinico S. Orsola- Malpighi,
Via Massarenti, 9, Bologna 40130, Italy. e-mail: dr.massimo.baiocchi@gmail.com;
fabio_caramelli@yahoo.it; guido.frascaroli@aosp.bo.it.

11.1 心脏术后休克的定义

心脏术后心源性休克（postcardiotomic circulatory shock，PCCS）的定义目前尚未统一，如果心脏术后在正性肌力药物和主动脉内球囊反搏（IABP）支持下仍表现为心功能不全，一般即可诊断为PCCS。心脏术后难以脱离体外循环，或术后早期的"低心排综合征"（low cardiac output syndrome，LCOS）也应归入PCCS[1]。成人心脏术后PCCS发生率约为0.2%~6%[2-3]。

11.2 机械循环辅助的指征和时机

PCCS属于临床表现，难以诊断，死亡率高达70%以上。如果体外循环脱机时需要使用三种大剂量正性肌力药物时，死亡率则超过85%[4]。因此，如果最大剂量正性肌力药物支持时仍无临床症状改善，收益风险比会转而支持选择机械循环辅助（mechanical cardiac support，MCS）。MCS使用目的在于使患者过渡至康复，或者桥接到移植或替代方案。目前有多种MCS装置可供使用[5-9]，包括左心室辅助的简易离心泵[10-11]和复杂昂贵的心室辅助装置（ventricular assist device，VAD）[5]。由于目前临床数据有限，不同装置间无法进行比较[6,8,11]。临床医生一般会选择低成本、简单、方便使用、可靠的体外膜肺氧合（extracorporeal membrane oxygenation，ECMO）作为过渡方案[2,12-13]。只有静脉—动脉（VA）ECMO可以在PCCS潜在病因尚未完全清楚之前，同时辅助心肺功能。早期置入ECMO可避免灌注不良导致多器官系统衰竭（MOSF），提高脱机率，改善预后[3-4,11]。

ECMO应用禁忌证包括患者预期寿命极短和MCS无法改善目前状况（如终末期疾病、不可逆性神经系统损伤和进展期MOSF）。主动脉夹层和重度主动脉瓣关闭不全是技术禁忌证[14]。

11.3　辅助的选择和方式

ECMO为PCCS治疗开启了多种解决方案这并非只是装置，而是一个系统。不同的插管部位对应不同的类型（中央型，经皮穿刺型或者混合型）均可建立ECMO。不同的类型具有不同的生理、特性及问题，应当根据患者特定的需求和特点来做选择。

手术室里最容易实施的ECMO是中心插管方式。血液从左右心房引出，氧合后通过主动脉插管泵入体内。这种转流方式最符合生理，可达到双心室减压、低剪切力（短而粗的导管）、高流量，便于中远期VAD的转接，但具有感染、出血风险，需要胸骨切开撤除导管。

外周插管方式（入口和出口在外周大血管）简单，出血风险更小，利用经皮穿刺技术快速操作，不需要胸骨切开，可在紧急情况下快速实施。这种方式主要是右心室辅助，但同时会导致左心室膨胀，增加心肌耗氧、室壁张力，最终引起心肌缺血、阻碍心脏恢复或肺水肿。为了解决泵的逆向血流导致的问题，我们提出了几条建议。

首选方案是正性肌力药物支持，但会增加心肌耗氧量，妨碍心肌恢复，增加恶性心律失常的风险。IABP能减轻左心室后负荷，提高舒张期冠状动脉灌注压。对于出现左心室内压力增高的外周插管患者来说，这种处理可能是极其重要的[15]。然而，只有左心引流能降低心室压力，达到真正的左心室减负荷。目前有几种非开胸左心引流方案。可以选择经房间隔的左心房插管[16-17]，也可选择经皮切开或球囊房间隔造口[18]，还可选择通过主动脉瓣的经主动脉引流[19]，甚至将ECMO联合持动性导管泵（Impella）[20]。大口径肺动脉导管也可以进行左心减压[21]。

外周插管的其他并发症包括Harlequin综合征、下肢缺血和在全体外辅助时升主动脉血栓形成[22]。Harlequin综合征指在外周插管ECMO支持中，如果肺功能损伤，上半身血液通气血流比例失调，出现缺氧和发绀（蓝头）；下半身血液氧合充分，出现"红腿"现象。正是这种流量分配的局部差异，使某些重要脏器如大脑和心脏受到损伤。

通过股动脉置管至ECMO插管所在肢体远端，近端与ECMO动脉端连接，可预防下肢急性缺血。

采用ECMO支持时，神经系统并发症发生率为7%~50%[23-24]，而且深度镇静状态下评估神经系统状况难度更大。因此目前主张在ECMO支持时利用近红外光谱（near-infrared spectroscopy，NIRS）监测[25]，可早期发现因局部组织灌注不足导致的筋膜间隙综合征或神经系统并发症[25]。升主动脉血栓形成是股静脉—股动脉ECMO的另一种少见并发症，其原因是左心室射血太少和主动脉根部血流瘀滞。

通过左胸心尖处，直接置入引流插管，是另一种克服左心室扩张问题的方式[26]。这种方法经常用于VAD植入，但可以确保最佳的心室减负。它避免了更具侵入性和外科复杂性的胸骨正中切开术，特别是移植情况下。对于右心室功能恢复的患者，只需要撤除股静脉插管和氧合器，就可将部分外周ECMO辅助转换成左心室辅助系统[26]。它与在左心房上插管相比损伤不会更大，去除时候对左心功能的也不一定会有影响。

腋动脉可替代股动脉作为插管部位，常用一根Gore-Tex人工血管端侧吻合至腋动脉，通过皮下隧道连接至动脉插管，可预防感染[27]。这种插管方式可明显降低后负荷，能避免Harlequin综合征和升主动脉血栓形成。

11.4 管理

在冠状动脉和瓣膜手术中已经发现了一些LCOS的术前危险因素[3,28]。风险分析有利于评估术后VAD或者心脏移植率以及制定手术方案（术前血管评估、右侧桡动脉定位、Scarpa三角和锁骨下动脉区域提前消毒暴露等）。

肺动脉导管常在麻醉诱导时置入，以避免ECMO中心插管以后即使在透视引导下也难以定位。肺动脉导管监测对脱离体外循环和ECMO管理具有指导意义。还可以在体外循环撤离阶段通过左房压力评估肺气体交换。当患者不能脱离体外循环时，需当机立断选择MCS系统。

Impella、CentriMag、Abiomed、TandemHeart、左心室辅助装置（LVAD）等装置可以支持单纯左心衰竭。具体见第十七章。

一种离心泵可适用于单纯右心室功能衰竭。血液从右心房引出，直接泵入肺动脉。即使通过旷置右心，离心泵引起的后负荷增加仍可以导致三尖瓣反流。当左心舒张功能衰竭时，临床处理将更加困难。

相比之下，即使在外周插管的情况下，VA ECMO仍能提供完全的心脏减负，但当出现严重肺内分流时，这需要在回路中额外增加一个氧合器。

对常见的双心室衰竭合并严重气血交换障碍，VA ECMO具有支持疗效。如果诊断未明确，但临床怀疑有双心室衰竭时，首先采用右心支持。因为相对左心衰竭，右心室衰竭是快速致命的。对此类患者，如果胸骨已经切开，外科医生常更倾向于建立中心插管VA ECMO，但存在再次胸骨切开和出血等风险。中心VA ECMO（血液从左右心房引出，氧合后泵入主动脉）左心室减压效果更佳，成功脱机率更高。因此，本中心通常会选择中心VA ECMO。外周ECMO更适用于心脏移植或肺动脉内膜剥脱术后单纯右心室衰竭。也适用于ICU急性心衰，可以在紧急状态下给予心脏支持，后续也可方便转送至手术室，转换成中心ECMO。

超声心动图在治疗方案抉择和整个ECMO管理中具有重要意义。超声心动图可评估左右心室功能[29]，筛查是否存在主动脉瓣功能不全等置入禁忌证；筛查是否存在卵圆孔未闭、房室间隔动脉瘤、三尖瓣病变等可影响插管位置的因素；利于发现插管位置不正、移位或者阻塞、心包积液、心包填塞、血栓形成或者主动脉扭曲。在手术室另一个挑战就是要判断右心室能否耐受左心室辅助系统（LVAS）或者是否需要双心室辅助，因为前后负荷会瞬息万变。VAD植入后有些超声心动图参数可以预测右心室功能不全，但这些仅适用于择期手术[30-31]。超声心动图不但能指导机械通气，使其对右心功能的影响最小化，并且对全面评估或者脱机指征具有一定指导意义[32]。

自身心排量和ECMO流量之间的平衡，不仅是血流动力学管理的重点，而且还是外周辅助预防左心室膨胀的第一步。其目的在于维持心室射血和确切的动脉搏动性血流。即使在一定剂量正性肌力药物支持下，也尽量避免并发症。然而，ECMO流量和心排量的总和必须保证外周灌注正常，并能维持不同组织的代谢需要。

如果心室功能严重抑制，即使不能维持足够的左心室射血，也需要加强抗凝，同时降低泵流量和使用心脏舒张药物以减少后负荷。如果左心继续膨胀，则需要即刻左心室引流减压。

ECMO支持的另一个重要目的是维持有效灌注压。长时间体外循环或者后期置入者，临床常需合并使用缩血管药物。此时肾脏灌注自主调控机制丧失，急性肾损伤的发生是常见的。急性肾损伤是不良预后的独立危险因素，是移植或者VAD置入的相对禁忌证[33-34]。

脓毒症不仅能使预后进一步恶化，而且还是移植禁忌证。严谨的管道和装置管理，严格的临床和微生物监测，早期适当时间窗内应用抗生素，才能降低脓毒症发生率。

在我们中心，常规尽早拔除气管导管以防止肺部并发症，但拔除气管导管应符合指征，尤其是无神经系统禁忌证。患者保持清醒状态，应当能自主咳痰、进食和配合护理。中心ECMO具有良好舒适性和易活动性。中心ECMO支持中，冠状动脉血流主要来源于经肺部氧合血液，因此需要保持肺部有一定的呼吸交换功能[35]。与静脉—静脉（VV）ECMO相比，VA ECMO在脱机之后的呼吸交换很难预测，而且撤机会对残余肺功能造成危害。但在脱离ECMO以后，维持患者处于镇静、插管、呼吸机通气和大剂量正性肌力药物支持意义不大，因为这与ECMO系统应用的目的相驳。作为过渡阶段，原则上应使用中等剂量正性肌力药物和无创通气。尽早拔除气管插管，可简化治疗和护理，降低感染风险，有助于判断下一步包括心脏移植或VAD等治疗方案。

11.4.1 抗凝

出血和栓塞是ECMO死亡率和并发症的主要原因[36]。因此，术野和插管部位严格止血非常重要。出血倾向可能持续数小时，常持续到手术后第二天，这意味着须不断评估凝血功能。只要凝血功能恢复，即使使用肝素涂层管道，也应开始低剂量泵入肝素，从而避免产生血小板聚集和血小板减少症。血栓弹力图（TEG）或旋转血栓弹力测定法（ROTEM）可能提供凝血启动、凝血块强度和溶解有关信息[36]。激活全血凝固时间（ACT）监测仪尽管被广泛使用，但是与肝素的水平不相关[37]。根据床边监测血检弹力图（TEG）和肝素酶杯TEG，结合部分凝血的活酶时间（PTT）比率，可指导临床肝素使用。PTT目标值是正常值的1.5~2.5倍，且r时间>60，还要结合具体临床表现。

直接凝血酶抑制剂已被推荐使用，但目前由于其价格、药物代谢学/动力学以及缺乏拮抗剂，仅作为2型肝素诱导血小板减少症的治疗方案[38]。

11.4.2 脱机

由于原发病、血流动力学和呼吸功能均不同，目前关于ECMO撤除的建议流程不具有普遍性。但是，原则上ECMO流量应逐渐减低，严密观察。同时低流量ECMO时，要格外注意足量肝素化。

虽然超声心动图和漂浮导管（Swan-Ganz）常用于监测心脏循环反应，但是患者临床状况的综合评估最为重要。尿量稍有减少，中心温度略有升高但皮肤却苍白冰凉，呼吸频率的细微变化又或者神经状态的些许变化是撤机失败的早期信号。

乳酸、肺动脉舒张压和混合静脉血氧饱和度（SvO_2）的变化趋势对临床治疗策略具有一定意义。当ECMO流量为1 L/min时，超声心动图提示主动脉血流速度时间积分≥10 cm，射血分数>20%，二尖瓣瓣环侧壁收缩期流速峰值≥6 cm/s[39]是成功脱机指征。

肺损伤气体交换障碍可导致VA ECMO延迟脱机。如果心功能恢复良好，可以考虑转换成VV ECMO。

11.4.3 预后

心源性休克后心脏骤停[6]、年龄、原发病变和急诊[8,40]是PCCS不良预后独立相关因素，均可导致置入延迟[41]。

心脏手术史、高龄、胸主动脉手术和未使用IABP[1]是VA ECMO死亡高危因素。虽然高龄不是绝对禁忌证[42]，但Rastan等[2]认为年龄>70岁、肥胖和糖尿病是院内死亡的独立危险因素。

原发心脏疾病和相关手术对住院存活率有明显影响。冠脉搭桥术（CABG）患者预后（住院生存率44%）优于二尖瓣手术患者，主动脉弓手术和心包切除术患者预后更差，这可能与出血并发症有关。A型主动脉夹层、缩窄性心包炎和双瓣手术后ECMO支持预后极差。ECMO运行前乳酸水平与住院死亡率密切相关[2]。

全流量机械辅助下急性肝肾功能衰竭[43]、持续高乳酸是ECMO院内死亡高危因素。急性心肌缺血ECMO支持期间，血清肌酸激酶同工酶（CKMB）大量释放和院内死亡密切相关[44]。ECMO本身也可导致各种重要合并症。大量出血是较为常见的严重并发症，导致再次手术和大量输血。脑血管并发症发生率为17.4%[2]~33%[1]，一旦出现会妨碍进一步治疗。股动脉插管侧下肢缺血发生率为19.9%[1,43]。

PCCS患者脱离ECMO成功率为31%~60%，但院内死亡率高达59%~84%[2,13]，与不能进行VAD或者心脏移植者缺少替代方案有关，也与随时间延长指数级增加有关。

虽然ECMO技术大幅改进，但疗效和预后无显著好转。有研究对不同泵头和氧合器组合ECMO支持患者预后进行回顾性分析，结果三组患者肾衰、脑卒中和死亡并发症无统计学差异，但氧合器使用时程有统计学差异[45]。另有研究提示不同氧合器的溶血、血栓形成有统计学差异[46]。因此，技术革新似乎更有利于患者护理和出血控制，而不是减少主要并发症或死亡率，后者主要是由合并症、早期心脏损伤和VAD或心脏移植是否合适导致的。同样也有重要影响的是在建立机械支助方面的拖延。

11.5　小结

多种装置可用于PCCS的重要脏器辅助。VA ECMO由于其简单易行、费用较低，被广泛使用。PCCS虽然预后较差，但早期置入ECMO能减少长时间体外循环和大剂量正性肌力药物支持所致并发症，提高生存率。ECMO不仅是一个装置，还是针对患者解剖和临床需要的治疗策略。无论如何，ECMO支持的目的就是争取时间：争取恢复的时间，移植或VAD置入时间，以及决定时间。预后则由多因素决定。

声明

本文作者宣称无任何利益冲突。

参考文献

[1]　Rao V, Ivanov J, Weisel RD, Ikonomidis JS, Christakis GT, David TE. Predictors of low

cardiac output syndrome after coronary artery bypass[J]. J Thorac Cardiovasc Surg, 1996, 112(1): 38–51.

[2] Smedira NG, et al. Clinical experience with 202 adults receiving extracorporeal membrane oxygenation for cardiac failure: survival at five years[J]. J Thorac Cardiovasc Surg, 2001, 122(1): 99–102.

[3] Rastan AJ, Dege A, Mohr M, et al. Early and late outcomes of 517 consecutive adult patients treated with extracorporeal membrane oxygenation for refractory postcardiotomy cardiogenic shock[J]. J Thorac Cardiovasc Surg, 2010, 139(2): 302–311.

[4] Samuels LE, Kaufman MS, et al. Pharmacologic criteria for ventricular assist device insertion following postcardiotomy shock: experience with the Abiomed BVS system[J]. J Card Surg, 1999, 14(4): 288–293.

[5] Pae WE Jr, Miller CA, Matthews Y, Pierce WS. Ventricular assist devices for postcardiotomy cardiogenic shock. A combined registry experience[J]. J Thorac Cardiovasc Surg, 1992, 104(3): 541–552; discussion 52–53.

[6] Guyton RA, Schonberger JP, Everts PA, Jett GK, Gray LA Jr, Gielchinsky I, Raess DH, Vlahakes GJ, Woolley SR, Gangahar DM. Postcardiotomy shock: clinical evaluation of the BVS 5000 biventricular support system[J]. Ann Thorac Surg, 1993, 56(2): 346–356.

[7] Jurmann MJ, Siniawski H, Erb M, Drews T, Hetzer R. Initial experience with miniature axial flow ventricular assist devices for postcardiotomy heart failure[J]. Ann Thorac Surg, 2004, 77(5): 1642–1647.

[8] Hernandez AF, Grab JD, Gammie JS, O'Brien SM, Hammill BG, Rogers JG, Camacho MT, Dullum MK, Ferguson TB, Peterson ED. A decade of short-term outcomes in post cardiac surgery ventricular assist device implantation: data from the Society of Thoracic Surgeons' National Cardiac Database[J]. Circulation, 2007, 116(6): 606–612.

[9] Griffith BP, Anderson MB, Samuels LE, Pae WE Jr, Naka Y, Frazier OH. The RECOVER I: a multicenter prospective study of Impella 5.0/LD for postcardiotomy circulatory support[J]. J Thorac Cardiovasc Surg, 2013, 145(2): 548–554.

[10] Curtis JJ, McKenney-Knox CA, Wagner-Mann CC. Postcardiotomy centrifugal assist: a single surgeon's experience[J]. Artif Organs, 2002, 26(11): 944–947.

[11] Akay MH, Gregoric ID, Radovancevic R, Cohn WE, Frazier OH. Timely use of a CentriMag heart assist device improves survival in postcardiotomy cardiogenic shock[J]. J Card Surg, 2011, 26(5): 548–552.

[12] Magovern GJ Jr, Magovern JA, Benckart DH, Lazzara RR, Sakert T, Maher TD Jr, Clark RE. Extracorporeal membrane oxygenation: preliminary results in patients with postcardiotomy cardiogenic shock[J]. Ann Thorac Surg, 1994, 57(6): 1462–1468; discussion 9–71.

[13] Hsu PS, Chen JL, Hong GJ, Tsai YT, Lin CY, Lee CY, Chen YG, Tsai CS. Extracorporeal membrane oxygenation for refractory cardiogenic shock after cardiac surgery: predictors of early mortality and outcome from 51 adult patients[J]. Eur J Cardiothorac Surg, 2010, 37(2): 328–333.

[14] Subramaniam K, Boisen M. et al. Mechanical circulatory support for cardiogenic shock[J]. Best Pract Res Clin Anaesthesiol, 2012, 26(2): 131–146.

[15] Collart F, Kerbaul F, Mekkaoui C, Riberi A, Gariboldi V, Rolland PH, Metras D, Mesana

TG. Balloon-pump-induced pulsatility improves coronary and carotid flows in an experimental model of BioMedicus left ventricular assistance[J]. Artif Organs, 2004, 28(8): 743–746.

[16] Aiyagari RM, Rocchini AP, Remenapp RT, et al. Decompression of the left atrium during extracorporeal membrane oxygenation using a transseptal cannula incorporated into the circuit[J]. Crit Care Med, 2006, 34(10): 2603–2606.

[17] Madershahian N, Salehi-Gilani S, Naraghi H, et al. Biventricular decompression by trans-septal positioning of venous ECMO cannula through patent foramen ovale[J]. J Cardiovasc Surg (Torino), 2011, 52(6): 900.

[18] Seib PM, Faulkner SC, Erickson CC, et al. Blade and balloon atrial septostomy for left heart decompression in patients with severe ventricular dysfunction on extracorporeal membrane oxygenation[J]. Catheter Cardiovasc Interv, 1999, 46(2): 179–186.

[19] Fumagalli R, Bombino M, Borelli M, et al. Percutaneous bridge to heart transplantation by venoarterial ECMO and transaortic left ventricular venting[J]. Int J Artif Organs, 2004, 27(5): 410–413.

[20] Jouan J, Grinda JM, Bricourt MO, et al. Successful left ventricular decompression following peripheral extracorporeal membrane oxygenation by percutaneous placement of a micro-axial flow pump[J]. J Heart Lung Transplant, 2009, 29(1): 135–136.

[21] Avalli L, Maggioni E, Sangalli F, et al. Percutaneous left-heart decompression during extracorporeal membrane oxygenation: an alternative to surgical and transseptal venting in adult patients[J]. ASAIO J, 2011, 57(1): 38–40.

[22] Sidebotham D, McGeorge A, McGuinness S, et al. Extracorporeal membrane oxygenation for treating severe cardiac and respiratory failure in adults: part 2—Technical considerations[J]. J Cardiothorac Vasc Anesth, 2010, 24(1): 164–172.

[23] Mateen FJ, Muralidharan R, Shinohara RT, et al. Neurological injury in adults treated with extracorporeal membrane oxygenation[J]. Arch Neurol, 2011, 68(12): 1543–1549.

[24] Lan C, Tsai PR, Chen YS, Ko WJ. Prognostic factors for adult patients receiving extracorporeal membrane oxygenation as mechanical circulatory support: a 14-year experience at a medical center[J]. Artif Organs, 2010, 34(2): E59-E64.

[25] Wong JK, Smith TN, Pitcher HT, et al. Cerebral and lower limb near-infrared spectroscopy in adults on extracorporeal membrane oxygenation[J]. Artif Organs, 2012, 36(8): 659–667.

[26] Massetti M, Gaudino M, Crea F. How to transform peripheral extracorporeal membrane oxygenation in the simplest mid-term paracorporeal ventricular assist device[J]. Int J Cardiol, 2013, 66(3): 551–553.

[27] Navia JL, Atik FA, Beyer EA, Ruda VP. Extracorporeal membrane oxygenation with right axillary artery perfusion[J]. Ann Thorac Surg, 2005, 79(6): 2163–2165.

[28] Maganti MD, Rao V, Borger MA, Ivanov J, David TE. Predictors of low cardiac output syndrome after isolated aortic valve surgery[J]. Circulation, 2005, 112(9 Suppl): I448-I452.

[29] Platts DG, Sedgwick JF, Burstow DJ, et al. The role of echocardiography in the management of patients supported by extracorporeal membrane oxygenation[J]. J Am Soc Echocardiogr, 2012, 25(2): 131–141.

[30] Kato TS, Farr M, Schulze PC, et al. Usefulness of two-dimensional echocardiographic parameters of the left side of the heart to predict right ventricular failure after left ventricular

assist device implantation[J]. Am J Cardiol, 2012, 109(2): 246–251.

[31] Raina A, Seetha Rammohan HR, Gertz ZM, et al. Postoperative right ventricular failure after left ventricular assist device placement is predicted by preoperative echocardiographic structural, hemodynamic, and functional parameters[J]. J Card Fail, 2013, 19(1): 16–24.

[32] Jardin F, Vieillard-Baron A. Right ventricular function and positive pressure ventilation in clinical practice: from hemodynamic subsets to respirator settings[J]. Intensive Care Med, 2003, 29(9): 1426–1434.

[33] Yan X, Jia S, Meng X, et al. Acute kidney injury in adult postcardiotomy patients with extracorporeal membrane oxygenation: evaluation of the RIFLE classification and the Acute Kidney Injury Network criteria[J]. Eur J Cardiothorac Surg, 2010, 37(2): 334–338.

[34] Chen YC, Tsai FC, Chang CH, et al. Prognosis of patients on extracorporeal membrane oxygenation: the impact of acute kidney injury on mortality[J]. Ann Thorac Surg, 2011, 91(1): 137–142.

[35] Kinsella JP, Gerstmann DR, Rosenberg AA. The effect of extracorporeal membrane oxygenation on coronary perfusion and regional blood flow distribution[J]. Pediatr Res, 1992, 31(1): 80–84.

[36] Oliver WC. Anticoagulation and coagulation management for ECMO[J]. Semin Cardiothorac Vasc Anesth, 2009, 13(3): 154–175.

[37] Chan AK, Leaker M, Burrows FA, et al. Coagulation and fibrinolytic profile of paediatric patients undergoing cardiopulmonary bypass[J]. Thromb Haemost, 1997, 77: 270–277.

[38] Ranucci M (2012) Bivalirudin and postcardiotomy ECMO: a word of caution[J]. Crit Care, 2012, 16(3): 427.

[39] Aissaoui N, Luyt CE, Leprince P, et al. Predictors of successful extracorporeal membrane oxygenation (ECMO) weaning after assistance for refractory cardiogenic shock[J]. Intensive Care Med, 2011, 37(11): 1738–1745.

[40] Deng MC, Weyand M, Hammel D, et al. Selection and outcome of ventricular assist device patients: the Muenster experience[J]. J Heart Lung Transplant, 1998, 17(8): 817–825.

[41] Rao V. Condition critical: can mechanical support prevent death due to postcardiotomy shock[J]? J Card Surg, 2006, 21(3): 238–239.

[42] Saito S, Nakatani T, et al. Is extracorporeal life support contraindicated in elderly patients[J]? Ann Thorac Surg, 2007, 83(1): 140–145.

[43] Ko WJ, Lin CY, Chen RJ, et al. Extracorporeal membrane oxygenation support for adult postcardiotomy cardiogenic shock[J]. Ann Thorac Surg, 2002, 73(2): 538–545.

[44] Zhang R, Kofidis T, Kamiya H, et al. Creatine kinase isoenzyme MB relative index as predictor of mortality on extracorporeal membrane oxygenation support for postcardiotomy cardiogenic shock in adult patients[J]. Eur J Cardiothorac Surg, 2006, 30(4): 617–620.

[45] Pokersnik JA. Have change in ECMO technology impacted outcomes in adult patients developing postcardiotomy cardiogenic shock[J]? J Card Surg, 2012, 27(2): 246–252.

[46] Yu K, Long C, Hei F, et al. Clinical evaluation of two different extracorporeal membrane oxygenation system: a single center report[J]. Artif Organs, 2011, 35(7): 733–737.

译者：倪布清，南京医科大学第一附属医院心脏大血管外科
审校：荣健，中山大学附属第一医院体外循环科

点评

　　心脏外科术后患者心源性休克（PCCS）死亡率高，是机械支持的适应证。目前ECMO由于费用优势，被广泛应用于PCCS。由于PCCS诊断标准目前较模糊，因此ECMO支持时机显得尤为重要。早期使用，脱机率和临床效果大幅提高。临床使用中，患者全身状况、支持方式、抗凝治疗以及评估方法均对预后具有重要意义。

——荣健

第十二章 ECMO在心肌炎和罕见心肌病中的应用

Barbara Cortinovis, Monica Scanziani, and Simona Celotti

B. Cortinovis, M. Scanziani, S. Celotti
Cardiac Anesthesia and Intensive Care Unit, San Gerardo Hospital, Via Pergolesi 33, Monza 20900, Italy; Department of Anesthesia and Intensive Care Medicine, University of Milano-Bicocca, Milan, Italy. e-mail: barbara_cortinovis@yahoo.it; mscanziani@yahoo.it; simona.celotti@gmail.com.

12.1 引言

心肌炎是一种心肌的炎症反应导致的疾病，好发于无明显器质性病变的年轻患者，具有急性突发、可出现致命心律失常和心源性休克等特点。左心室机械辅助治疗具有重要作用。心肌炎作为ECMO适应证被广泛报道应用。本文对心肌炎和罕见心肌病ECMO支持治疗进行回顾。

12.2 流行病学

目前由于缺乏无创"金标准"检查以及心内膜活检术（EMB）的低灵敏度，心肌炎确切发病率和流行病学尚未明确。传统组织学Dallas标准的确诊率为35%[1]。免疫组化分析、较高灵敏度的多样本和病毒性聚合酶链反应（PCR）确诊率为64%[1-5]。不同人群心肌炎发病率为3.5%~6%，根据死亡病例分析，包括心源性和非心源性死亡[6-9]。特发性扩张性心肌病患者心肌炎发病率为9%~10%。

12.3 病因与发病机制

心肌炎病因分为感染性和非感染性。在感染性心肌炎中，病毒性心肌炎最常见；非感染性心肌炎，临床表现多样化（表12.1）。

鲍尔斯等对624例心肌炎和149例扩张性心肌病进行PCR检测。结果显示，腺病毒感染是儿童和成人心肌炎和扩张性心肌病的主要原因。HIV阳性患者中，gp120蛋白潜在毒性、抗病毒药物不良反应或是机会性感染均可导致心肌

表12.1　心肌炎病因

感染性原因	检测方法
病毒	
腺病毒，柯萨奇病毒A和B，埃可病毒，细小病毒B19，流感病毒A和B，单纯疱疹病毒，EB病毒，巨细胞病毒，水痘–带状疱疹，呼吸道合胞病毒，艾滋病毒，乙型和丙型肝炎，脊髓灰质炎病毒和非脊髓灰质炎肠道病毒，麻疹病毒，风疹病毒，流行性腮腺炎病毒，天花病毒，狂犬病病毒，虫媒病毒，登革热病毒，黄热病病毒	病毒培养物和抗体滴度 直肠和鼻黏膜拭子 急性期和恢复期血清抗体效价
牛痘病毒（天花疫苗）	近期疫苗接种史
细菌	
白喉杆菌，肺结核杆菌，沙门氏菌，葡萄球菌，链球菌属，奈瑟菌属、梭状芽孢杆菌属，布氏杆菌，衣原体菌属，军团菌，嗜血杆菌，霍乱弧菌，支原体	细菌培养 早期细菌抗原（如果可行）
真菌	
念珠菌属，荚膜组织胞浆菌，球孢子菌，曲霉菌，芽生菌属，隐球菌	β-D-葡聚 半乳甘露聚糖抗原
其他	
螺旋体（梅毒螺旋体、钩端螺旋体、莱姆疏螺旋体） 立克次体（斑疹伤寒立克次体，落基山斑疹热，Q热） 原虫（弓形虫，阿米巴原虫，疟原虫，利什曼病，锥虫） 蠕虫（包虫，旋毛虫，血吸虫，蛔虫，丝虫，肺吸虫，粪类圆线虫）	详尽既往史（旅行史，接触史，蜱叮咬史等） 全面体格检查
非感染性原因	检测方法
药物引起的（直接毒性）：可卡因，乙醇，儿茶酚胺，砷，铅，环磷酰胺，柔红霉素，阿霉素	详尽既往史 全面体格检查
药物引起的（过敏）：甲基多巴，氢氯噻嗪，氨苄青霉素，呋塞米，地高辛，四环素，氨茶碱，苯妥英钠，巴比妥类药物，三环类抗抑郁药	药物毒理学
环境暴露因素（蛇，蝎子，蜘蛛，昆虫的叮咬）	毒素剂量和水平
胶原血管性疾病：系统性红斑狼疮，系统性硬化症，类风湿性关节炎，皮肌炎/多发性肌炎（结节病，腹腔疾病等）	自身免疫性检查
相关疾病	
各种巨细胞性心肌炎，结节病，围产期，甲状腺毒症，嗜铬细胞瘤，腹腔疾病	甲状腺功能和尿液儿茶酚胺

炎，并且和预后直接相关[10]。牛痘疫苗相关心肌心包炎发病率为0.01%~3%，常发生在牛痘疫苗接种后30 d内[11-12]。经内镜证实腹腔疾病患者也可能会出现病毒阴性心肌炎，表现为较高的血清抗心肌抗体滴度（4.8%，对照组为0.3%），射血分数（EF）严重下降，纽约心脏病学会（NYHA）分级高或室性心律失常，通过无麸质饮食可以改善预后[13]。

目前心肌炎发病机制仍然未明确。动物模型和人类的实验研究表明，病毒通过表面受体表达和对体液和细胞宿主的免疫应答直接损伤心肌细胞，并且通过在心肌组织内持久复制加重损伤性[14]，导致左室射血分数渐进性下降和左室功能不完全恢复[4,15]。自身病毒清除可以显著提高左室功能。个体易感性与固有免疫一起影响炎症初始反应（导致严重症状持续时间更短）和长期预后（进展致扩张性心肌病的发生率更低）[15]。自身免疫应答机制可以解释病毒阴性心肌炎。总之，固有免疫反应限制早期病毒血症进展，可防止心肌炎。而心脏损害一旦发生，病毒基因组的复制和持续存在触发自身免疫应答。非感染性心肌炎病因总结见表12.1。

12.3.1 过敏性心肌炎（HSM）和嗜酸粒细胞性心肌炎

HSM是一种药物介导的心肌自身免疫反应，表现为皮疹、发热、嗜酸性粒细胞增多和身体不适等过敏征象，早期（服药2年内）未必出现非特异性心电图表现。HSM组织学表现为心肌局灶性受累，受累心肌组织缺乏纤维和肉芽组织，大量嗜酸性粒细胞、淋巴细胞和组织细胞浸润[16]。EMB漏诊率高达50%。大多数HSM患者累及右室（RV）心肌。42%患者发生心律失常或不明原因死亡；83%患者发生猝死[17]。EMB是巨细胞心肌炎（GCM）和坏死性嗜酸粒细胞性心肌炎鉴别诊断的唯一标准。坏死性嗜酸粒细胞性心肌炎病情凶险，预后极差，大部分病例是通过尸检明确诊断。表现为嗜酸性粒细胞增多症持续几周到几月，双心室功能衰竭或心律失常，包括心脏性猝死。

12.3.2 GCM

巨细胞性心肌炎（GCM）是一种罕见的自身免疫性心肌炎，发病机制不明，其特征为暴发性病程，治疗效果不佳，临床预后极差。既往GCM描述仅见于尸检或移植心脏中。最近，有研究报道63例GCM患者无移植、无免疫抑制治疗仍存活5.5个月[18]。类固醇治疗、环孢霉素和单克隆抗淋巴细胞抗体治疗能提高患者长期生存率[19]。GCM心脏移植后组织学检查发现急性停药不但可以导致疾病复发，也显示病理学复发。临床表现为左心室射血分数急剧恶化、室性心律失常、心脏传导阻滞。

12.3.3　围产期心肌病（PP-CMP）

PP-CMP是罕见的、病因不明的扩张性心肌病，好发于既往无心脏或心外合并症的年轻孕产妇。一般发生于妊娠最后1个月或产后5个月，但也有少部分发生于妊娠早期。本病变虽然具有自愈倾向，但是可发生严重左心室功能不全，应当立即进行机械支持。如进展到扩张性心肌病，需要心室辅助装置（VAD）或心脏移植，死亡率达到25%~50%。有学者提倡使用ECMO来促进恢复或过渡至VAD、心脏移植。Gavaert等在10年中治疗了6例PP-CMP，均有主动脉内球囊反搏（IABP）支持，其中1例ECMO支持、4例置入左心室辅助装置（LVAD）、2例心脏移植，其余2例尚在治疗中。2例VAD置入者进行了EMB[20]。

12.3.4　儿茶酚胺心肌病和Takotsubo心肌病(压力诱导心肌病)

嗜铬细胞瘤是来源于肾上腺或肾上腺外嗜铬细胞的一种儿茶酚胺分泌性肿瘤。其表现形式多样，儿茶酚胺心肌炎是其并发症之一，多数为良性病变，罕见不明原因心源性休克或由于儿茶酚胺阵发性释放导致难治性心源性休克。Grinda首次将VAD成功应用于儿茶酚胺心肌病。Huang等报道了经皮外周静—动脉置入ECMO救治3例病例，其中2例患者经历了心肺复苏（CPR）[21]。也有经中央[22]和经外周[23-24]置入ECMO和VAD[25]的报道。可行房间隔造口术进行左室减压。左心室功能恢复通常发生在机械辅助支持的前几天，有助于进一步明确诊断和外科治疗。Sheinberg等通过VA ECMO和IABP[23]成功救治嗜铬细胞瘤致Takotsubo心肌病（左室呈心尖球囊样外观）。

12.3.5　汉坦病毒心肺综合征（HCPS）

汉坦病毒（包括安第斯病毒、河口病毒、黑港渠病毒、choclo病毒、茹基蒂巴病毒、拉古纳内格拉病毒和辛诺柏病毒）首次在美国西南部的四角区分离得到，是HCPS的病原微生物，以急性心脏和呼吸衰竭为临床特征，患者死亡率为43%~76%，死亡原因主要是难治性心源性休克导致多器官功能衰竭。目前，HCPS以支持治疗为主。股动静脉穿刺VA ECMO支持治疗51例预测死亡率为100%的HCPS患者，成活并完全康复率达66%[26]。ECMO平均使用时间为132 h[27]。

12.4　临床表现

心肌炎临床表现和病程根据组织学（例如局灶性浸润与弥漫性双心室损伤）与固有免疫反应不同，呈现多样性。大部分患者早期表现为呼吸和（或）

胃肠系统的不典型前驱症状，随后进展为明显的非特异性心脏临床表现（见表12.2）。心肌炎是扩张性心肌病（DCM）的主要原因，表现为心力衰竭、房性和室性心律失常，应用标准治疗方案可以控制。浸润性心肌炎和GCM比淋巴细胞性心肌炎更易导致传导阻滞。在心肌炎导致的心源性猝死中，20%无结构异常[28-29]，特别是年轻患者，猝死前一般无前驱症状。有少数报道在身体或情绪压力下发生心源性猝死[28]。甚至无任何症状者也存在心源性猝死风险。暴发性心肌炎符合病毒感染特征：急性起病，严重心血管损害和心室功能不全，结局不是自愈就是快速进展到致命阶段。急性心肌炎所致心室功能障碍通常进展至DCM。因此，对于充血性心力衰竭、难治性心律失常和心脏骤停标准治疗失败是左室机械支持的主要适应证，可帮助患者过渡到完全恢复或转换到下一步心脏移植或长期机械支持，否则死亡率极高。

12.5 诊断

心肌炎确诊过程较复杂，不单基于标准筛选程序，也需要生物标志物和有创检查。确诊目的旨在筛查预测可能需要LV机械支持者以及评估最适合的机械支持方案。紧急情况下心肌炎筛查方法见表12.1。年轻男性患者如首发胃肠道和（或）呼吸道症状，继发不能解释的心血管症状，须高度怀疑心肌炎。诊断心肌炎之前，须排除心脏瓣膜病、先天性心脏病、缺血性心肌病、中毒性心肌炎（尤其是乙醇和可卡因相关性心肌炎）和肺源性心脏病。一些伴随症状有助于鉴别诊断，如发疹性疾病，特异病原体相关性症状，并发心包炎，或嗜酸性粒细胞三倍增多，皮疹、新的药物或疫苗接触史。详尽的个人既往史和细致的体格检查有助于诊断（表12.3）。

12.5.1 胸片、心电图和实验室检查

胸片、心电图、实验室检查见表12.3。通过直肠和鼻黏膜拭子进行病毒培

表12.2 心肌炎的临床表现

非特异性	心脏
胃肠道：恶心、呕吐、痉挛、腹泻、食欲不振、腹痛、胃痛	胸部疼痛或不适（尤其是在年轻患者中常见冠状动脉痉挛），合并心包炎、晕厥、心悸、呼吸困难
呼吸系统：咳嗽、咽痛	心力衰竭：全身性疲劳、运动性耐力下降和呼吸困难。随后急性或暴发心源性休克
一般：发热、全身疲劳、关节痛、肌痛、头痛和背部疼痛	窦性心动过速（最常见，特别是伴有发热），房早和室早，心颤，室性心动过速。Ⅰ和Ⅱ度、完全性房室传导阻滞（在浸润性心肌炎和GCM更常见），右束支传导阻滞，左束支传导阻滞

表12.3 心肌炎中诊断检查结果

诊断检查	共同特征
胸片	心脏扩大，肺血管阻塞，和（或）胸腔积液（取决于右心室和三尖瓣功能障碍）。无特异性的异常
心电图	完全正常或轻微非特异性异常至明显异常 缓慢性心律失常和快速性心律失常，传导异常，ST段和T波改变、异常Q波、低电压和R波上升不良。梗死或心包炎表现。Q波出现伴随严重的病程存在，早期心肌酶更高、左室功能更差，及心源性休克的发生率较高，但不一定伴随更糟糕的长期预后[31]
心肌酶	CPK MB，TNT和TNI可能升高（反映心肌损伤的程度）。在疾病早期TNI可能优于CPK MB，TnT水平与更广泛的损害相关
超声心动图	其结果呈高度可变性； 最常见不同程度的运动功能减退（局灶性浸润区轻度运动功能减弱，室壁节段性运动异常或有严重的运动功能减退弥漫性受累）； 左心室射血分数或左室短轴缩短率降低，不一定伴随左心室扩张
MRI	体现炎症和浸润的区域，在发病最初的2周多为局灶性，4周内呈弥漫性。病变程度与左室功能不全相关
EMB	右室间隔处取5~10样本，其中4~5个样本行光镜检查。透射电子显微镜可能有用，但浸润性病灶常规的病毒基因组测试仅用于转诊中心对浸润的几种模式（组织细胞的和单核的），在严重程度和心肌结构异常方面呈现不同

养和抗体滴度检测。EMB组织标本应送病毒和细菌培养以及PCR分析。

12.5.2 经胸和经食管超声心动图(TTE–TEE)

TTE-TEE为无创、连续、实时检测手段，对于心肌炎诊断极具价值。可以评估左室功能、心腔、瓣膜的解剖结构异常、心包受累情况（例如心包炎）、腔内血栓、导管位置，还可评估左室减压情况，有助于撤机评估，以及发现特殊ECMO相关并发症。心肌炎时，TTE-TEE常发现不同程度的心肌运动功能减退，这与左心室或双心室收缩功能障碍有关，而不一定与心腔扩张相关。虽然暴发性心肌炎和急性心肌炎临床表现都与左室短轴缩短率（FS）的降低有关[30]，但TTE-TEE可以鉴别暴发性心肌炎和急性心肌炎：前者表现为左室大小和室间隔厚度接近正常，而后者的超声心动图表现为舒张期内径增加、室间隔厚度正常。鉴别诊断对后续是否需要心室辅助治疗或ECMO中心转诊以及预后具有重要意义。

12.5.3 心脏磁共振成像(MRI)

由于磁共振钆造影剂可穿透进入细胞外液但不能进入活细胞，因此，急性心肌炎时，心肌磁共振增强显影表现为淋巴细胞浸润、细胞损伤、间质水肿等炎症病变区域显影剂浓聚，可评估炎症定位和程度。

心肌炎心肌损伤在发病最初2周内以局灶性病变为主。随着左心室功能障碍的发展，在4周内呈现弥漫性[31-32]。因此，MRI在确定炎症浸润范围方面的敏感性可以指导EMB，从而在理论上提高诊断率。并且由于不同种类病毒导致心肌损伤的部位程度均不同，增强心肌MRI扫描可以对不同病毒感染的鉴别诊断提供参考。

12.5.4　EMB

EMB是确诊心肌炎的"金标准"。根据临床情况，指南强烈推荐如下情况进行EMB：①暴发性心肌炎：新发心衰（<2周），伴随血流动力学改变和左心室正常大小或扩张；②GCM：新发心衰（2周到3个月），伴随左心室扩张，新发室性心律失常、Ⅱ度或Ⅲ度房室传导阻滞，以及标准治疗无效。我们可以通过标准EMB和心脏开放手术两种方式获得心脏组织样本。通常采用经颈静脉途径（或更长路径的股静脉途径），可以在超声（不常用）或透视引导进行右心室多点采样。双心室采样可以提高诊断率，并发症发生率相似。虽然理论上增强MRI扫描可以指导EMB，但并未证实。EMB并发症有直接损伤，包括心脏结构和大血管损伤、严重心律失常、心包填塞、气胸等及延迟并发症，包括出血、三尖瓣损伤、心包填塞等。组织学病理检查提示心肌结构异常，不同程度的组织细胞和单核细胞浸润。由于疾病病理变化、标本采样的位置和样本量限制、病理专家诊断水平、免疫组化和PCR的灵敏度限制以及特殊病原体致炎反应较弱，均导致EMB达拉斯标准确诊率较低。

12.6　心肌炎中ECMO的应用

12.6.1　适应证

ECMO适应证包括心源性休克、危及生命的心律失常、心源性猝死、部分心脏骤停患者。正是得益于ECMO支持，部分严重心功能衰竭心肌炎患者预后良好，心功能恢复正常。少数患者使用ECMO过渡到中期和长期心脏支持或心脏移植。

12.6.2　诊断和ECMO

由于心肌炎病程具有不可预测性以及迅速进展到左室机械功能障碍的特征。业界建议心肌炎患者应该转运到有EMB技术和ECMO技术的病区进行进一步诊治。无创性检查，尤其是TTE-TEE检查[30]贯穿心肌炎诊断和评估的整个过程，一旦临床出现可疑症状，建议首先进行无创检查。有创性检查的必要性需要评估。如果患者已行ECMO支持治疗，在抗凝情况下进行经颈静脉EMB属于禁忌。相关文献报道，有心肌炎患者在ECMO撤机后进行EMB检查。对不能脱离ECMO的非暴发性心肌炎患者，可在经胸骨正中切口放置VAD时进行外科直视活检。对高危操作和有快速恶化可能性的患者，建议ECMO机器床旁备用。

12.6.3 ECMO支持方式

由于目前文献多数为病例报道，少部分是儿童队列研究，因此本小节内容来源于儿童数据。

因为方便操作，经皮外周ECMO比中心插管ECMO常用。一般外周置管选择颈静脉、股静脉和股动脉，儿童选择颈动脉；中心置管一般选择右心房及主动脉插管。有时会根据病情变化，增加插管部位以优化ECMO功能。管路设备也是依据患者病情特点和是否伴随呼吸衰竭而变化，从带氧合器的标准体外离心泵，到外置的、无氧合器的、非搏动VAD，以满足低抗凝要求。有些心肌炎病原体可能会导致呼吸衰竭，或是单纯呼吸系统疾病患者（在书中其他地方讨论）可以发展为心血管功能障碍，因此需要从VV ECMO改至VA ECMO或两者的组合。对单纯性心肌炎或可能发展到呼吸衰竭者，VAD支持不合适，应该选择ECMO过渡。对ELSO数据库260例ECMO患儿（<18岁）进行回顾性分析[33]，255例入选患儿中总生存率为61%，与成人生存率相似[34]，ECMO撤机后12%患者死亡，其余27%因不可逆性器官衰竭撤离ECMO支持，7例心脏移植患儿有6例存活出院。ECMO置管前代谢性酸中毒、严重低血压、心脏骤停以及肠道病毒感染[33]与不良预后相关。虽然单纯性心衰患者行ECMO支持预后更好，但在生存组和死亡组之间ECMO技术支持无统计学差异。ECMO常见并发症包括严重心律失常、需要透析的肾功能衰竭、神经系统并发症（癫痫发作、梗死、出血和脑死亡）、代谢性酸中毒、肺出血（常见儿童和左心减压者）、弥散性血管内凝血（DIC）、心肌酶较高[35]和高血糖，这些并发症与不良预后相关。Rajagopal等[33]发现在心肺复苏（CPR）时进行ECMO置管者，其神经系统并发症并未增加。ECMO支持管理中，尤其注意保持终末器官灌注良好，防治腹腔间隔室综合征、肢体缺血再灌注损伤、器官特别是肾功能衰竭，均有助于提高预后[36]。50%难治性心脏骤停者经ECMO支持后生存[33]，成人患者ECMO支持同时合并应用IABP预后良好[35,37]。

通常在发病的第一个24 h内进行ECMO置管，而ECMO支持时间取决于基础疾病。暴发性淋巴细胞性心肌炎ECMO支持时间较短，一般在2周内，可以减少初期心脏移植或升级至VAD的需要。左心扩张或肺水肿需要左心减压[35]，包括LA和LV引流或行房间隔开孔。在儿童患者中，心室切开行VAD植入或引流减压可能会导致心律失常和心功能不全[33]。

12.7 心肌炎机械支持治疗预后

暴发性心肌炎机械支持治疗效果明显，生存率高达75%，6个月后一般左心室功能完全恢复。GCM和嗜酸粒细胞性心肌炎总体预后较差，免疫抑制治疗停止后可以复发，即使心脏移植后也可出现组织学病理复发。

心理预后也是关注点之一。有研究显示，41例暴发性心肌炎患者抢救成功后（6例双心室辅助装置和35例ECMO），精神和体能均良好，但1/3患者出现创伤后应激障碍，焦虑，抑郁等症状。因此应强调优化策略，旨在减少情绪应激和长期后遗症[34]。

声明

本文作者宣称无任何利益冲突。

参考文献

[1] Bowles NE, Ni J, Kearney DL, et al. Detection of viruses in myocardial tissues by polymerase chain reaction. Evidence of adenovirus as a common cause of myocarditis in children and adults[J]. J Am Coll Cardiol, 2003, 42(3): 466–472.

[2] Pankuweit S, Moll R, Baandrup U, et al. Prevalence of the parvovirus B19 genome in endomyocardial biopsy specimens[J]. Hum Pathol, 2003, 34(5): 497–503.

[3] Kindermann I, Kindermann M, Kandolf R, et al. Predictors of outcome in patients with suspected myocarditis[J]. Circulation, 2008, 118(6): 639–648.

[4] Kühl U, Pauschinger M, Seeberg B, et al. Viral persistence in the myocardium is associated with progressive cardiac dysfunction[J]. Circulation, 2005, 112(13): 1965–1970.

[5] Mason JW, O'Connell JB, Herskowitz A, et al. A clinical trial of immunosuppressive therapy for myocarditis. The Myocarditis Treatment Trial Investigators[J]. N Engl J Med, 1995, 333(5): 269–275.

[6] Maron BJ, Doerer JJ, Haas TS, et al. Sudden deaths in young competitive athletes: analysis of 1866 deaths in the United States, 1980–2006[J]. Circulation, 2009, 119(8): 1085–1092.

[7] Lambert EC, Menon VA, Wagner HR, et al. Sudden unexpected death from cardiovascular disease in children. A cooperative international study[J]. Am J Cardiol, 1974, 34(1): 89–92.

[8] Stevens PJ, Ground KE. Occurrence and significance of myocarditis in trauma[J]. Aerosp Med, 1970, 41(7): 776–780.

[9] Felker GM, Thompson RE, Hare JM, et al. Underlying causes and long-term survival in patients with initially unexplained cardiomyopathy[J]. N Engl J Med, 2000, 342(15): 1077–1084.

[10] Herskowitz A, Willoughby SB, Baughman KL, et al. Cardiomyopathy associated with antiretroviral therapy in patients with HIV infection: a report of six cases[J]. Ann Intern Med, 1992, 116(4): 311–313.

[11] Halsell JS, Riddle JR, Atwood JE, et al. Myopericarditis following smallpox vaccination among vaccinia-naive US military, personnel[J]. JAMA, 2003, 289(24): 3283–3289.

[12]　Cassimatis DC, Atwood JE, Engler RM, et al. Smallpox vaccination and myopericarditis: a clinical review[J]. J Am Coll Cardiol, 2004, 43(9): 1503–1510.

[13]　Frustaci A, Cuoco L, Chimenti C, et al. Celiac disease associated with autoimmune myocarditis[J]. Circulation, 2002, 105(22): 2611–2618.

[14]　Bergelson JM, Cunningham JA, Droguett G, et al. Isolation of a common receptor for Coxsackie B viruses and adenoviruses 2 and 5[J]. Science, 1997, 275(5304): 1320–1323.

[15]　Martino TA, Liu P, Sole MJ. Viral infection and the pathogenesis of dilated cardiomyopathy[J]. Circ Res, 1994, 74(2): 182–188.

[16]　Burke AP, Saenger J, Mullick F, et al. Hypersensitivity myocarditis[J]. Arch Pathol Lab Med, 1991, 115(8): 764–769.

[17]　Fenoglio JJ Jr, McAllister HA Jr, Mullick FG. Drug related myocarditis. I. Hypersensitivity myocarditis[J]. Hum Pathol, 1981, 12(10): 900–907.

[18]　Cooper LT Jr, Berry GJ, Shabetai R, et al. Idiopathic giant-cell myocarditis - natural history and treatment. Multicenter Giant Cell Myocarditis Study Group Investigators[J]. N Engl J Med, 1997, 336(26): 1860–1866.

[19]　Cooper LT Jr, Hare JM, Tazelaar HD, et al. Usefulness of immunosuppression for giant cell myocarditis[J]. Am J Cardiol, 2008, 102(11): 1535–1539.

[20]　Gavaert S, Van Belleghem Y, Bouchez S, et al. Acute and critically ill peripartum cardiomyopathyand "bridge to" therapeutic options: a single center experience with intra-aortic balloon pump, extra corporeal membrane oxygenation and continuous-flow left ventricular device[J]. Crit Care, 2011, 15(2): R93.

[21]　Huang J, Huang S, Chou N, et al. Extracorporeal membrane oxygenation rescue for cardiopulmonary collapse secondary to pheochromocytoma: report of three cases[J]. Intensive Care Med, 2008, 34(8): 1551–1552.

[22]　Banfi C, Juthier F, Ennezat P, et al. Central extracorporeal life support in pheochromocytoma crisis[J]. Ann Thorac Surg, 2012, 93(4): 1303–1305.

[23]　Sheinberg R, Gao W, Wand G, et al. A perfect storm: fatality resulting from metoclopramide unmasking a pheochromocytoma and its management[J]. J Cardiothorac Vasc Anesth, 2012, 26(1): 161–165.

[24]　Chao A, Yeh YC, Yen TS, et al. Phaeochromocytoma crisis - a rare indication for extracorporeal membrane oxygenation[J]. Anaesthesia, 2008, 63(1): 86–88.

[25]　Grinda JM, Bricourt MO, Salvi S, et al. Unusual cardiogenic shock due to pheochromocytoma: recovery after bridge-to-bridge (extracorporeal life support and DeBakey ventricular assist device) and right surrenalectomy[J]. J Thorac Cardiovasc Surg, 2006, 131(4): 913–914.

[26]　Wernly JA, Dietl CA, Tabel CE, et al. Extracorporeal membrane oxygenation support improves survival of patients with Hantavirus cardiopulmonary syndrome refractory to medical treatment[J]. Eur J Cardiothorac Surg, 2011, 40(6): 1334–1340.

[27]　Dietl CA, Wernly JA, Pett SB, et al. Extracorporeal membrane oxygenation support improves survival of patients with severe Hantavirus cardiopulmonary syndrome[J]. J Thorac Cardiovasc Surg, 2008, 135(3): 579–584.

[28]　Theleman KP, Kuiper JJ, Roberts WC. Acute myocarditis (predominately lymphocytic)

causing sudden death without heart failure[J]. Am J Cardiol, 2001, 88(9): 1078-1083.

[29] Drory Y, Turetz Y, Hiss Y, et al. Sudden unexpected death in persons less than 40 years of age[J]. Am J Cardiol, 1991, 68(13): 1388-1392.

[30] Felker GM, Boehmer JP, Hruban RH, et al. Echocardiographic findings in fulminant and acute myocarditis[J]. J Am Coll Cardiol, 2000, 36(1): 227-232.

[31] Friedrich MG, Strohm O, Schulz-Menger J, et al. Contrast media-enhanced magnetic resonance imaging visualizes myocardial changes in the course of viral myocarditis[J]. Circulation, 1998, 97(18): 1802-1809.

[32] Mahrholdt H, Goedecke C, Wagner A, et al. Cardiovascular magnetic resonance assessment of human myocarditis: a comparison to histology and molecular pathology[J]. Circulation, 2004, 109(10): 1250-1258.

[33] Rajagopal SK, Almond CS, Laussen PC, et al. Extracorporeal membrane oxygenation for the support of infants, children, and young adults with acute myocarditis: a review of the Extracorporeal Life Support Organization registry[J]. Crit Care Med, 2010, 38(2): 382-387.

[34] Mirabel M, Luyt CE, Leprince P, et al. Outcomes, long-term quality of life, and psychologic assessment of fulminant myocarditis patients rescued by mechanical circulatory support[J]. Crit Care Med, 2011, 39(5): 1029-1035.

[35] Hsu KH, Chi NH, Wang CH, et al. Extracorporeal membranous oxygenation support for acute fulminant myocarditis: analysis of a single center's experience[J]. Eur J Cardiothorac Surg, 2011, 40(3): 682-688.

[36] Aoyama N, Izumi T, Hiramori K, et al. National survey of fulminant myocarditis in Japan. Therapeutic guidelines and long-term prognosis of using percutaneous cardiopulmonary support for fulminant myocarditis[J]. Circ J, 2002, 66(2): 133-144.

[37] Maejima Y, Yasu T, Kubo N, et al. Long-term prognosis of fulminant myocarditis rescued by percutaneous cardiopulmonary support device[J]. Circ J, 2004, 68(9): 829-833.

译者：叶海燕，同济大学附属东方医院重症医学科
审校：荣健，中山大学附属第一医院体外循环科

点评

　　ECMO支持在心肌炎治疗中举足轻重。心肌炎病因复杂多变，临床病理学诊断因有创检查和发病部位难以方便开展。加之好发于无明显器质性病变的年轻患者，又急性起病，因此早期ECMO支持对可疑心肌炎的治愈具有极其重要的作用。尽管暴发性心肌炎ECMO支持效果显著，但临床医生还应在ECMO支持的同时，尽量明确病因，以便帮助临床治疗和预后分析。

——荣健

第十三章　ECMO在高危操作中的应用

Fabio Ramponi, Paul Forrest, John F. Fraser, Korana Musicki, and Michael P. Vallely

F. Ramponi, K. Musicki
Department of Cardiothoracic Surgery, The Baird Research Institute for Applied Heart and Lung Surgical Research, Royal Prince Alfred Hospital, The University of Sydney, Missenden Road, Sydney, NSW 2050, Australia. e-mail: fabio.ramponi@me.com; korana.musicki@gmail.com.

P. Forrest, M. P. Vallely
Department of Cardiothoracic Anaesthesia, The Baird Research Institute for Applied Heart and Lung Surgical Research, Royal Prince Alfred Hospital, The University of Sydney, Missenden Road, Sydney, NSW 2050, Australia. e-mail: pforrest@usyd.edu.au; michael.vallely@bigpond.com.

J. F. Fraser
Department of Intensive Care, The Prince Charles Hospital, The University of Queensland, 627 Rode Road, Brisbane, QLD, 4032, Australia. e-mail: j.fraser@uq.edu.au.

13.1　引言

　　几年之前，当我还在医学院校读书的时候，有一次参加婚礼晚宴。一位心脏外科顾问医生在餐桌上讲了这样一个笑话："上帝同心脏外科医生的区别是什么？区别就是上帝不会认为自己是一位心脏外科医生！"显而易见，最近几十年，心脏外科在科学和技术两大领域取得了深刻的进展，显著地改变了心脏病以前被人们认为"超高风险"的观念，但是并没有形成一个大家共同遵循的治疗原则。

　　体外膜肺氧合（ECMO）的应用作为心肺支持治疗的方式，为那些以前被列入到保守治疗行列的患者提供了新的有效的治疗选择机会。ECMO作为心肺支持手段为那些过去无法手术、只能保守治疗的患者开拓了新的手术指征。这些患者往往存在左心功能差、心源性休克合并复杂的血管病变，或是存在多种其他并发疾病。最近的应用已经显示ECMO在心肌功能障碍和心源性休克的介入治疗中已经成为一种潜在有效的临时措施或者桥梁。

血泵膜肺一体紧凑结构的设计，结合小巧灵活的经皮插管，使现代静脉—动脉体外膜肺氧合（VA ECMO）成为一个理想的小型心肺转流装置，更易在患者床旁实施和操控。2009年的H1N1流行[1]使我们意识到静脉—静脉体外膜肺氧合（VV ECMO）有更加广泛的应用范围。随着专业知识的增加和体外生命支持技术熟练程度的提高，ECMO应用到了许多其他的领域。其中包括各种高危的以导管为基础的介入操作过程，例如：经皮冠状动脉介入术（PCI）和经导管主动脉瓣膜置入术（TAVI）[2-4]，心肌梗死后室间隔穿孔（PI-VSD）的修补，胸腹主动脉的外科手术，呼吸衰竭和心力衰竭的国际性救治[5]，还有急性肺血栓栓塞症（PTE）的过渡治疗[6]。

在这个领域中由于缺乏前瞻性的随机对照实验，在高危操作过程中VA ECMO的应用必须依靠回顾性分析或者个案报告。在这一章节中，我们将回顾VA ECMO在高危操作过程中作为急救支持和辅助治疗的主要适应证。

13.2　高危冠状动脉血管成形术中的ECMO支持

13.2.1　高危患者的择期PCI治疗和左冠状动脉主干的PCI操作

无论是经皮介入还是外科手术经血管重建的患者均面临较高的风险，其中包含了不稳定型心绞痛和缺血性心肌病伴随左心室功能不全这样一个患者亚群。在这部分患者的血管成形术中，一过性的冠状动脉阻塞可能诱发严重不稳定的且不可逆的心律失常，或者致命性的心排血量降低。

20年前，ECMO辅助经皮冠状动脉介入治疗（PCI）治疗被首次引入血管成形术后急性冠状动脉闭塞的血流动力学支持治疗中。1988年，Vogel首次报道了马里兰州大学在高危患者中通过ECMO支持实施PCI和瓣膜成形术的经验（两组患者分别是9例和6例）[7]。高危患者是指表现为严重的左室受损或大量的心肌灌注依赖目标血管的患者。在这个早期的报道中，所有的患者在90 min内都顺利撤除了ECMO（泵流量为3~5 L/min），初步的结果是鼓舞人心的，每组只有一例死亡（分别是PCI 8 h后急性肠系膜缺血和瓣膜成形术后12 h突发室颤）。

第二年（1989年），Taub等报道了他们的经验，因为左室射血分数低（平均左心室射血分数31.5%，n=7），所以患者需要在ECMO支持下行PCI[8]。机械循环支持被认为是安全的，因为其允许较长时间的球囊扩张，得到了满意的血管造影结果。然而，这种方法在其他领域中具有较高的并发症发生率，例如腹股沟血肿（需要输血），深静脉血栓形成，髂动脉闭塞以及腹膜后大出血而导致死亡。加利福尼亚大学在不稳定型心绞痛和局部缺血性心肌病（平均左心室射血分数24%，n=5）患者中成功实施ECMO支持下PCI后，也报道了类似的结果[9]。再次阐明该手术最主要的缺点是血管穿刺点并发症的发生率高。这也可能反映了过去落后的插管技术。

最近，Magovern报道了Allegheny的经验，27名高危患者在ECMO支持下通过PCI实施了血管重建[10]，26名患者的手术获得了成功（96%），其中12名患者需要行左冠状动脉主干（LMCA）血管成形术。大部分患者（85%）存活出院，患者最主要的死亡原因是突发心脏骤停和心力衰竭。

LMCA疾病是外科手术血管重建的最常见的适应证。不过，存在冠状动脉旁路移植术禁忌的患者，接受无防护的LMCA支架手术，其30 d死亡率高达9%，1年死亡率11%[11]。在无防护的LMCA的治疗中，重大的风险往往导致更坏的结果。这些风险包括：严重的左心室射血分数（LVEF）下降（<35%），同时伴有右冠脉（RCA）闭塞，采用无支架的血管成形术，合并其他严重疾病（高龄，肾衰，呼吸衰竭）。Irons等[12]在1996年第一次报道了ECMO支持下成功实施了LMCA支架术。患者是一名70岁的女性，在使用肝素、硝酸盐类药物且行主动脉内球囊反搏（IABP）后，仍发生了顽固性、不稳定型心绞痛。由于其处于慢性阻塞性肺疾病（COPD）（FEV1<0.46）终末期，不具备接受外科手术的条件。因此她接受了ECMO支持下的多次高压球囊扩张和LMCA支架手术，术后仅仅发生了一过性窦性心动过缓，没有出现ST段改变和血流动力学不稳定性的表现。

同样的，还有其他成功案例的报道[13]：我们的第一位患者是一位81岁的男性，表现为ST段抬高型心肌梗死（STEMI），90%的LMCA狭窄，logistic EuroSCORE评分预期死亡率为47%[2]。这个操作过程是在全麻下完成的，静脉推注10 000单位肝素后，行股动脉切开插管建立ECMO，这个病例在手术期间ECMO流量维持在2.5 L/min，在LMCA和RCA支架放置完成后即撤除ECMO。自此开始，我们改良为经皮插管技术并使用血管封堵器[4]。

13.2.2 心肌梗死和心源性休克后的急诊PCI手术

心肌梗死（MI）患者发生院外心脏骤停和心源性休克的死亡率较高（占所有STEMI患者的5%~10%）[14-15]。自从SHOCK试验报道以来，早期的血管重建与初期药物治疗稳定后延迟的血管重建相比，可以使这群患者生存期提长达6年之久[16]。经皮左室辅助设备的有效利用，例如：Impella recover LP2.5（Abiomed Europe GmbH，Aachen，Germany），TandemHeart（Cardiac Assist Inc.，Pittsburgh，PA）[17]，或者IABP，使得围手术期循环支持变得越来越普遍。然而，这些设备支持仅限于左心室，不能替代患者的气体交换功能，且费用很高，一次性使用造成严重浪费，最近IABP在这种装置中的应用已经遭到了严重质疑[18]。如果机体缺氧不能得到迅速和有效的改善，心脏、脑和组织的氧供就会减少，有效自主循环恢复的可能性就会降低。

VA ECMO为那些遭受急性严重心脏损伤但仍有治疗机会的患者提供了相

对经济实用的全心肺支持，而这些患者仅用正性肌力药物和IABP，仍然可能并发心源性休克和复发心脏骤停[19-20]。严重心源性休克的患者经常表现为心脏指数低于1.5 L/（min·m²）和酸中毒，进而继发灌注不足最终导致多器官功能衰竭。迅速建立ECMO支持，使流量在2.5~5 L/min，依靠患者的后负荷和血管内容量，可以迅速地稳定血流动力学状态，提供足够的心排血量和外周组织灌注[21]。急性危象一旦得到救治，患者的心脏功能便可以依赖ECMO的支持而得到改善，直到通过PCI或者冠脉旁路手术达到完全的血管重建[22]。

对于操作中发生心脏骤停的病例，迅速地进行机械性胸外心脏按压可以防止组织的无灌注或低灌注状态[23]。然而，胸外心脏按压与成功实施PCI常常是不能兼容的，从而导致目标血管导丝通路的选择失败、血管重建失败、操作过程延长或者血管破裂。机械性胸外心脏按压设备能够支持组织血流灌注，但也会引起严重的胸部或腹腔内脏器的损伤[24]。

Lee等报道了两例STEMI后并发心脏骤停和心源性休克继而行VA ECMO辅助的PCI术的病例[25]：一位患者在ECMO支持下行PCI术后成功过渡到心脏移植阶段，另一位患者在最初的手术过程中存活下来，但是最终死于严重的缺氧性脑损伤。在这种情况下时间是关键因素：患者实行球囊扩张的时间窗应该是在到达医院后的45~60 min内。如果需要循环支持，ECMO最好能在10~15 min内建立。这就需要满足以下条件：①能够妥善协调心脏外科医生、心脏病学专家、灌注师和麻醉医生之间的协作；②具备熟练的经皮插管技术；③能够迅速提供不同口径和长度的插管。

尽管有ECMO的支持，但是治疗效果仍然不很乐观。一篇回顾性研究报告了36位MI后并发心源性休克需要体外机械支持的患者，对其中11位患者尝试进行了PCI，只有7例获得成功，其余4例患者在48 h内成功脱离了ECMO，但是没有一例存活出院[13]。Arlt等报道了一组纳入14例患者的临床研究，所有患者在导管室行PCI或TAVI期间发生了心脏骤停，需要紧急行体外生命支持，该组患者的住院死亡率高达50%[21]。接受PCI的患者（9名急性MI后的患者和1名心脏移植术前导管诊断的患者）仅有4例患者存活出院。最后，克利夫兰医学中心对138位急性MI后出现心源性休克的患者进行了回顾性分析[26]，接受了血管重建手术和循环支持包括ECMO过渡到移植的患者，其5年存活率显著提高。

13.3　高危TAVI和ECMO支持

TAVI术的开展彻底改变了老年人和高危人群主动脉瓣膜病变的治疗方式。在我们最近的报道中显示：获得良好治疗效果的关键要素中最主要的核心是心脏疾病治疗团队的建设。在皇家阿尔弗雷德王子学院（悉尼大学），TAVI术是在麻醉医生和灌注师的密切配合下，由心脏内科医生和心脏外科医生联合实施的，以便能够在出现并发症后可以及时选择适当的救治方法[3]。所有的这类患者都只接受了暂时的ECMO支持。对于这些高龄患者和极其虚弱的患者群，在ICU中长期进行体外生命支持治疗是无效而且不合适的。

相对于完全的体外循环（CPB），我们更喜欢ECMO，因为适用空间大，管路预充量少，全血活化凝血时间（ACT）要求低且易于操作。VA ECMO已经被广泛地应用在择期手术病例中，特别是那些左室或右室功能低下和冠状动脉疾病不能完全纠正的患者中。ECMO还被用在急性右心衰竭、心脏减压以减少左室心尖出血的急救和各种急救操作过程中，其中包括大动脉根部撕裂时实施瓣中封堵，冠状动脉瓣膜堵塞的处理和心包填塞时的开胸减压手术。如果在行TAVI之前认为有必要，所有ECMO支持下组织已经恢复灌注且心脏处于休息状态的患者，均应被转到手术室行外科抢救手术。

2010年，Webb报道了加拿大关于345例存在外科手术极高风险或者禁忌证而接受TAVI治疗患者的结果[27]。30 d的死亡率是10.4%。由于发生严重持续性低血压或急性严重性左心衰竭继发的血流动力学障碍（2.9%）、心尖出血（0.9%）或者心脏穿孔（0.3%），14例患者（4.1%）需要通过IABP（0.9%）或者体外循环（2.9%），以及上述两种方式提供血流动力学支持（0.3%）。在此操作过程中需要血流动力学支持，与30 d及远期死亡率显著相关。

最近，德国雷根斯堡大学的一个研究小组发表了他们的研究成果，介绍了TAVI手术期间急诊和预防性应用ECMO的经验[28]。研究纳入了131例患者，最初他们仅在8例术中发生并发症（包括心室穿孔、心源性休克和室性心动过速）患者急救时应用ECMO。而后，VA ECMO被预防性地应用于9例极高危的患者。这个亚组中Logistic EuroSCORE评分的中位数比其余TAVI人群要高很多（30% vs 15%，P=0.0003），而在急诊ECMO亚组中评分分值与其余TAVI组相似。与急诊体外生命支持相比，预防性VA ECMO的应用显著提高了介入成功率（P=0.03），降低了30 d死亡率（P=0.02）。

13.4　PI-VSD的ECMO支持

梗死后室间隔缺损（PI-VSD）是一种容易被识别的MI（心肌梗死）并发症，目前比较罕见（0.3%），具有很高的死亡率[29]。虽然外科手术[30]或经皮介入治疗具有高风险[31]，但是单靠药物治疗死亡率接近100%[32]。处理时机目前仍然存在争议：为了避免血流动力学障碍应该早期闭合VSD；而为了使新近梗死的心肌组织化，以便可以缝合又需要延迟闭合VSD。因此往往需要在以上二者之间权衡利弊之后选择适当处理方法。那些伴有心源性休克和多器官衰竭的患者具有很高的死亡率并不奇怪[33]。在这个亚群的患者中，VA ECMO能够恢复血流灌注，为机体提供循环支持，可以使患者在一个更可控的临床情况下实施修补操作[34-35]。

最近，我们有两例伴有PI-VSD和心源性休克的极高危患者接受了机械性心肺支持（logistic EuroSCORE评分80%）。第一例是一名60岁老年男性，MI后VSD并发心源性休克4 d，合并严重的左心和右心衰竭；VA ECMO被用作一个桥梁过渡到最终实施外科双层复合补片手术。建立ECMO后，代谢指标很快改善，正性肌力药物可以减量并停止。第二例PI-VSD患者表现为继发性心源性休克，尽管该患者最大程度地接受了医学治疗（IABP和大剂量正性肌力药物），但其病情持续恶化，迅速发生多器官衰竭和代谢性酸中毒。所有建立的VA ECMO都是用来恢复器官灌注以期延迟闭合VSD。使用机械支持治疗一周后，患者的临床状况得到了显著改善并趋于稳定，肾衰竭和肝衰竭得以缓解。此时我们利用心包片和生物型二尖瓣置换成功闭合了VSD。这两名患者术后仍需VA ECMO支持了一段时间，他们最终成功脱机并存活出院。

　　还有其他一些病例报道认为体外生命支持可以为维持血流动力学稳定提供一种新的选择，从而允许延迟闭合VSD。最初的报道是利用心室辅助装置（VAD）来帮助患者过渡到最终的外科手术修补[36]。对多器官功能衰竭的患者，VAD支持要求行胸骨切开术且在顿抑或最近梗死的患者心肌组织上插管[37]。VA ECMO创伤性较小，不需要胸骨切开术，而且同时提供心肺支持，在尝试行外科手术闭合之前，可以减轻心脏负荷使心脏休息，恢复器官灌注。最近关于VA ECMO用于心源性休克治疗的文献，报道了VA ECMO在PI-VSD后继发心源性休克中的应用。然而，手术干预前应用ECMO的作用效果并不确切[38]。

13.5　ECMO和急性肺栓塞

　　大面积急性肺栓塞（PE）并发右室（RV）衰竭和心源性休克的患者预后很差[39]。急诊溶栓术或行取栓术是完全必要的。然而，由于血流动力学不稳定或logistic评分的原因使这些治疗措施不能立即被启动。在这种情况下，作为一种稳定病情的措施或者进一步干预治疗的桥梁，机械支持是很有必要的[40]。右心室辅助装置（VAD）的应用已有报道，但是因其进一步提高肺动脉（PA）压使其可能超过体循环压力，所以具有很高的风险[41]。对于肺血管阻塞导致肺动脉压力过高从而继发RV的患者，VA ECMO是一种最合适的治疗方法。Misawa等[42]报道了两例由于急性大面积PE继发进行性循环衰竭的患者，经皮VA ECMO可以作为溶栓治疗的一种辅助方式。在这两例患者中，一旦ECMO建立且流量启动，可以迅速地实现血流动力学稳定性的恢复。

　　当急性右心室衰竭（RVF）继发心源性休克时，急诊手术的风险增加，而VA ECMO是一个行之有效的过渡性选择。在我们的病例中，一位56岁的老年男性患者发生了急性大面积PE、反常性栓塞，肾动脉栓塞和肠系膜缺血[6]。急诊行主动脉—肠系膜取栓术后，作为过渡措施由外周插管建立了VA ECMO并持续了2 d，直至成功实施了PTE。Deehring等[43]报道了一个类似的病例：一个17岁的女孩出现了急性PE，因为RVF继发心源性休克，使病情迅速恶化。虽然给予了气管插管和心肺复苏治疗，患者的病情仍然不稳定。因此在转运到儿科医院以便能成功的实行PTE手术前，需要在急诊室行VA ECMO插管建立机械生命支持。

最后，一些患者虽然接受了手术治疗，但是仍然存在顽固性心源性休克。Howes等最近报道了一例38岁的男性在接受膝关节镜治疗后发生了严重的深静脉血栓形成（DVT）和PE[44]。尽管给予了溶栓药阿替普酶治疗，患者仍然伴有持续性低血压。因此给予外周插管VA ECMO支持后患者右心室功能逐渐恢复。同样，Belohlowek等报道了一例51岁的男性，在PTE术后1年复发了PE[45]，由于严重的RV扩张和心缩功能障碍，无法行外科手术，由于严重的PE继发了呼吸和血流动力学衰竭，需要在数分钟内行溶栓治疗，因此立即给予外周插管VA ECMO支持，流量为2.5~3 L/min，并持续维持到成功实施PTE术后第4 d。

13.6　插管和并发症

外周插管ECMO支持最常用的动脉入路位置是外科手术中最容易暴露的股动脉和腋动脉。因为其可直接行动脉切开插管和荷包缝合。对于存在血管病变的患者，应该优先考虑涤纶导管的应用。对于合适患者和有经验的医生来说，采用经皮插管配合血管闭合装置（PerClose Proglide血管缝合器系统，雅培血管，雷德伍德市，加利福尼亚州，美国）（图13.1）也是安全有效的置管方式[4]。伴有严重心肺功能障碍需要建立高流量ECMO辅助的患者，应该首先选择腋动脉灌注[46]。股静脉几乎是通用的血液引流的部位。

相对于完全性心肺转流，ECMO主要的缺点是缺少心脏停搏和心室减压过程中对心肌的保护作用。此外，如果存在主动脉反流或缓慢性心律失常，反流将导致左心室压力过高。

肝素诱导性血小板减少症的患者，在ECMO期间应用比伐卢定可以实现

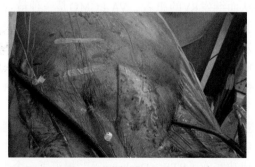

图13.1　利用PerClose Proglide血管闭合装置通过封堵器技术进行经皮股动脉插管

安全的抗凝[47]。

最后，必须强调安全插管。许多患者由于插管导致的髂动脉撕裂和不可控制的腹股沟部位出血，发生严重的和不可挽回的并发症。择期手术患者术前对插管部位进行仔细的检查（动脉血管CT造影可发现血管钙化和曲张），可以避免许多上述意外。STEMI或者PE后实行溶栓治疗，特别是当溶栓后实施ECMO支持时，认真止血非常关键[44,55]。

声明

本文作者宣称无任何利益冲突。

参考文献

[1] Australia and New Zealand Extracorporeal Membrane Oxygenation (ANZ ECMO) Influenza Investigators. Extracorporeal membrane oxygenation for 2009 influenza A (H1N1) acute respiratory distress syndrome[J]. JAMA, 2009, 302(17): 1888–1895.

[2] Spina R, Forrest AP, Adams MR, Wilson MK, Ng MK, Vallely MP. Veno-arterial extracorporeal membrane oxygenation for high-risk cardiac catheterisation procedures[J]. Heart Lung Circ, 2010, 19(12): 736–741.

[3] Vallely MP, Wilson MK, Adams M, Ng MKC. How to set up a successful TAVI program[J]. Ann Cardiothorac Surg, 2012, 1(2): 185–189.

[4] Ramponi F, Yan TD, Vallely MP, Wilson MK. Total percutaneous cardiopulmonary bypass with Perclose ProGlide[J]. Interact Cardiovasc Thorac Surg, 2011, 13(1): 86–88.

[5] Forrest P, Cheong JY, Vallely MP, Torzillo PJ, Hendel PN, Wilson MK, Bannontt PG, Bayfield MS, Herkes R, Walker SW. International retrieval of adults on extracorporeal membrane oxygenation support[J]. Anaesth Intensive Care, 2011, 39(6): 1082–1085.

[6] Ramponi F, Wilson MK, Vedelago J, Bayfield MS. Catastrophic pulmonary and paradoxical embolism[J]. ANZ J Surg, 2011, 81(11): 843–844.

[7] Vogel RA. The Maryland experience: angioplasty and valvuloplasty using percutaneous cardiopulmonary support[J]. Am J Cardiol, 1988, 62(18): 11K–14K.

[8] Taub JO, L'Hommedieu BD, Raithel SC, Vieth DG, Vieth PJ, Barner HB, Vandormael M, Pennington DG. Extracorporeal membrane oxygenation for percutaneous coronary angioplasty in high risk patients[J]. ASAIO Trans, 1989, 35(3): 664–666.

[9] Ott RA, Mills TC, Tobis JM, Allen BJ, Dwyer ML. ECMO assisted angioplasty for cardiomyopathy patients with unstable angina[J]. ASAIO Trans, 1990, 36(3): M483–M485.

[10] Magovern GJ Jr, Simpson KA. Extracorporeal membrane oxygenation for adult cardiac support: the Allegheny experience[J]. Ann Thorac Surg, 1999, 68(2): 655–661.

[11] Silvestri M, Barragan P, Sainsous J, Bayet G, Simeoni JB, Roquebert PO, Macaluso G, Bouvier JL, Comet B. Unprotected left main coronary artery stenting: immediate and mediumterm outcomes of 140 elective procedures[J]. J Am Coll Cardiol, 2000, 35(6): 1543–1550.

[12] Irons D, Lim YL, Lefkovits J, Esmore D. Left main coronary artery stenting under extracorporeal circulatory support[J]. Aust N Z J Med, 1996, 26(6): 842–843.

[13] Shammas NW, Roberts S, Early G. Extracorporeal membrane oxygenation for unprotected left main stenting in a patient with totally occluded right coronary artery and severe left ventricular dysfunction[J]. J Invasive Cardiol, 2002, 14(12): 756–759.

[14] Hasdai D, Topol EJ, Califf RM, Berger PB, Holmes DR Jr. Cardiogenic shock complicating acute coronary syndromes[J]. Lancet, 2000, 356(9231): 749–756.

[15] Zeymer U, Vogt A, Zahn R, Weber MA, Tebbe U, Gottwik M, Bonzel T, Senges J, Neuhaus KL. Predictors of in-hospital mortality in 1333 patients with acute myocardial infarction complicated by cardiogenic shock treated with primary percutaneous coronary intervention (PCI): Results of the primary PCI registry of the Arbeitsgemeinschaft Leitende Kardiologische Krankenhausärzte (ALKK) [J]. Eur Heart J, 2004, 25(4): 322–328.

[16] Hochman JS, Sleeper LA, Webb JG, Sanborn TA, White HD, Talley JD, Buller CE, Jacobs AK, Slater JN, Col J, McKinlay SM, LeJemtel TH. Early revascularization in acute myocardial infarction complicated by cardiogenic shock. SHOCK Investigators. Should We Emergently Revascularize Occluded Coronaries for Cardiogenic Shock[J]. N Engl J Med, 1999, 341(9): 625–634.

[17] Sarkar K, Kini AS. Percutaneous left ventricular support devices[J]. Cardiol Clin, 2010, 28(1): 169–184.

[18] Sjauw KD, Engström AE, Vis MM, van der Schaaf RJ, Baan J Jr, Koch KT, de Winter RJ, Piek JJ, Tijssen JG, Henriques JP. A systematic review and meta-analysis of intra-aortic balloon pump therapy in ST-elevation myocardial infarction: should we change the guidelines[J]? Eur Heart J, 2009, 30(4): 459–468.

[19] Anderson H 3rd, Steimle C, Shapiro M, Delius R, Chapman R, Hirschl R, Bartlett R. Extracorporeal life support for adult cardiorespiratory failure[J]. Surgery, 1993, 114(2): 161–172.

[20] Chen JS, Ko WJ, Yu HY, Lai LP, Huang SC, Chi NH, Tsai CH, Wang SS, Lin FY, Chen YS. Analysis of the outcome for patients experiencing myocardial infarction and cardiopulmonary resuscitation refractory to conventional therapies necessitating extracorporeal life support rescue[J]. Crit Care Med, 2006, 34(4): 950–957.

[21] Arlt M, Philipp A, Voelkel S, Schopka S, Husser O, Hengstenberg C, Schmid C, Hilker M. Early experiences with miniaturized extracorporeal life-support in the catheterization laboratory[J]. Eur J Cardiothorac Surg, 2012, 42(5): 858–863.

[22] Lai CH, Chu YS, Li WL, Wang CC, Chang Y. Percutaneous coronary intervention under extracorporeal membrane oxygenation support for high-risk acute myocardial infarction with cardiogenic shock[J]. J Med Sci, 2008, 28(1): 39–44.

[23] Larsen AI, Hjørnevik A, Bonarjee V, Barvik S, Melberg T, Nilsen DW. Coronary blood flow and perfusion pressure during coronary angiography in patients with ongoing mechanical chest compression: a report on 6 cases[J]. Resuscitation, 2010, 81(4): 493–497.

[24] Wind J, Bekkers SC, van Hooren LJ, van Heurn LW. Extensive injury after use of a mechanical cardiopulmonary resuscitation device[J]. Am J Emerg Med, 2009, 27(8): 1017.e1–2.

[25] Lee MS, Pessegueiro A, Tobis J. The role of extracorporeal membrane oxygenation in

emergent percutaneous coronary intervention for myocardial infarction complicated by cardiogenic shock and cardiac arrest[J]. J Invasive Cardiol, 2008, 20(9): E269–E272.

[26] Tayara W, Starling RC, Yamani MH, Wazni O, Jubran F, Smedira N. Improved survival after acute myocardial infarction complicated by cardiogenic shock with circulatory support and transplantation: comparing aggressive intervention with conservative treatment[J]. J Heart Lung Transplant, 2006, 25(5): 504–509.

[27] Rodés-Cabau J, Webb JG, Cheung A, Ye J, Dumont E, Feindel CM, Osten M, Natarajan MK, Velianou JL, Martucci G, DeVarennes B, Chisholm R, Peterson MD, Lichtenstein SV, Nietlispach F, Doyle D, DeLarochellière R, Teoh K, Chu V, Dancea A, Lachapelle K, Cheema A, Latter D, Horlick E. Transcatheter aortic valve implantation for the treatment of severe symptomatic aortic stenosis in patients at very high or prohibitive surgical risk: acute and late outcomes of the multicenter Canadian experience[J]. J Am Coll Cardiol, 2010, 55(11): 1080–1090.

[28] Husser O, Holzamer A, Philipp A, Nunez J, Bodi V, Müller T, Lubnow M, Luchner A, Lunz D, Riegger GA, Schmid C, Hengstenberg C, Hilker M. Emergency and prophylactic use of miniaturized veno-arterial extracorporeal membrane oxygenation in transcatheter aortic valve implantation[J]. Catheter Cardiovasc Interv, 2013, 82(4): E542-E551.

[29] Jeppsson A, Liden H, Johnsson P, Hartford M, Rådegran K. Surgical repair of post infarction ventricular septal defects: a national experience[J]. Eur J Cardiothorac Surg, 2005, 27(2): 216–221.

[30] Fukushima S, Tesar PJ, Jalali H, Clarke AJ, Sharma H, Choudhary J, Bartlett H, Pohlner PG. Determinants of in-hospital and long-term surgical outcomes after repair of postinfarction ventricular septal rupture[J]. J Thorac Cardiovasc Surg, 2010, 140(1): 59–65.

[31] Thiele H, Kaulfersch C, Daehnert I, Schoenauer M, Eitel I, Borger M, Schuler G. Immediate primary transcatheter closure of postinfarction ventricular septal defects[J]. Eur Heart J, 2009, 30(1): 81–88.

[32] Crenshaw BS, Granger CB, Birnbaum Y, Pieper KS, Morris DC, Kleiman NS, Vahanian A, Califf RM, Topol EJ. Risk factors, angiographic patterns, and outcomes in patients with ventricular septal defect complicating acute myocardial infarction. GUSTO-I (Global Utilization of Streptokinase and TPA for Occluded Coronary Arteries) Trial Investigators[J]. Circulation, 2000, 101(1): 27–32.

[33] Menon V, Webb JG, Hillis LD, Sleeper LA, Abboud R, Dzavik V, Slater JN, Forman R, Monrad ES, Talley JD, Hochman JS. Outcome and profile of ventricular septal rupture with cardiogenic shock after myocardial infarction: a report from the SHOCK Trial Registry[J]. J Am Coll Cardiol, 2000, 36 (3 Suppl A): 1110–1116.

[34] Tsai M, Wu H, Chan S, Luo C. Extracorporeal membrane oxygenation as a bridge to definite surgery in recurrent postinfarction ventricular septal defect[J]. ASAIO J, 2012, 58(1): 88–89.

[35] Rohn V, Spacek M, Belohlavek J, Tosovsky J. Cardiogenic shock in patient with posterior postinfarction septal rupture - successful treatment with extracorporeal membrane oxygenation (ECMO) as a ventricular assist device[J]. J Card Surg, 2009, 24(4): 435–436.

[36] Pitsis AA, Kelpis TG, Visouli AN, Bobotis G, Filippatos GS, Kremastinos DT. Left ventricular assist device as a bridge to surgery in postinfarction ventricular septal defect[J]. J

Thorac Cardiovasc Surg, 2008, 135(4): 951–952.

[37] Alba AC, Rao V, Ivanov J, Ross HJ, Delgado DH. Usefulness of the INTERMACS scale to predict outcomes after mechanical assist device implantation[J]. J Heart Lung Transplant, 2009, 28(8): 827–833.

[38] Formica F, Avalli L, Colagrande L, Ferro O, Greco G, Maggioni E, Paolini G. Extracorporeal membrane oxygenation to support adults with cardiac failure: predictive factors of 30 day mortality[J]. Interact Cardiovasc Thorac Surg, 2010, 10(5): 721–726.

[39] Torbicki A, Perrier A, Konstantinides S, Agnelli G, Galiè N, Pruszczyk P, Bengel F, Brady AJ, Ferreira D, Janssens U, Klepetko W, Mayer E, Remy-Jardin M, Bassand JP, ESC Committee for Practice Guidelines (CPG). Guidelines on the diagnosis and management of acute pulmonary embolism: the Task Force for the Diagnosis and Management of Acute Pulmonary Embolism of the European Society of Cardiology (ESC) [J]. Eur Heart J, 2008, 29(18): 2276–2315.

[40] Norita H, Ohteki H, Hisanou R. Emergency pulmonary embolectomy for massive pulmonary embolism[J]. J Jpn Coll Angiol, 1994, 34: 3–9.

[41] Rajdev S, Benza R, Misra V. Use of Tandem Heart as a temporary hemodynamic support option for severe pulmonary artery hypertension complicated by cardiogenic shock[J]. J Invasive Cardiol, 2007, 19(8): E226–E229.

[42] Misawa Y, Fuse K, Yamaguchi T, Saito T, Konishi H. Mechanical circulatory assist for pulmonary embolism[J]. Perfusion, 2000, 15(6): 527–529.

[43] Deehring R, Kiss AB, Garrett A, Hillier AG. Extracorporeal membrane oxygenation as a bridge to surgical embolectomy in acute fulminant pulmonary embolism[J]. Am J Emerg Med, 2006, 24(7): 879–880.

[44] Howes J, Khilkin M, DeRose J, Dicpinigaitis P, Dulu A. Veno-arterial extracorporeal membrane oxygenation as a salvage therapy in massive pulmonary embolism[J/OL]. Chest, 2011, 140(4_ MeetingAbstracts): 64A. doi: 10.1378/chest.1117995.

[45] Belohlavek J, Rohn V, Jansa P, Tosovsky J, Kunstyr J, Semrad M, Horak J, Lips M, Mlejnsky F, Balik M, Klein A, Linhart A, Lindner J. Veno-arterial ECMO in severe acute right ventricular failure with pulmonary obstructive hemodynamic pattern[J]. J Invasive Cardiol, 2010, 22(8): 365–369.

[46] Miyamoto S, Hadama T, Mori Y, et al. Hemodynamic profiles during concurrent intraaortic balloon pumping and venoarterial bypass — a canine study comparing subclavian and femoral artery perfusion sites[J]. Jpn Circ J, 1995, 59(10): 693–703.

[47] Koster A, Weng Y, Böttcher W, Gromann T, Kuppe H, Hetzer R. Successful use of bivalirudin as anticoagulant for ECMO in a patient with acute HIT[J]. Ann Thorac Surg, 2007, 83(5): 1865–1867.

译者：周明利，镇江市第三人民医院普通外科
审校：于坤，中国医学科学院阜外医院体外循环中心

第十四章　ECMO在严重冻僵中的应用

Peter Mair and Elfriede Ruttmann

P. Mair
Department of Anaesthesiology and Critical Care Medicine, Innsbruck Medical University, Anichstrasse 35, 6020 Innsbruck, Tyrol, Austria. e-mail: p.mair@uki.at.

E. Ruttmann
Department of Cardiac Surgery, Innsbruck Medical University, Anichstrasse 35, 6020 Innsbruck, Tyrol, Austria. e-mail: elfriede.ruttmann@i-med.ac.at.

采用紧急机械循环支持治疗持续难治性心跳呼吸骤停在当前复苏指南中只作为低级别的推荐意见[1]。然而，对于严重冻僵相关的心跳呼吸骤停者，紧急机械循环支持和体外复温却被广泛推荐为治疗的金标准[1-3]。与标准的体外循环（CPB）技术相比，ECMO不仅具有更好的优势，而且改善了患者的存活率[4-5]，对于低体温患者采用VA ECMO进行治疗日益增多。

14.1　冻僵与低体温性心跳呼吸骤停

冻僵的定义是指人体核心体温不自主下降至35℃以下[1-2]。通常，只要体温不低于32℃，不会发生显著的呼吸和心脏循环功能损伤[2,6]。当核心体温降至30℃~32℃时，患者将出现意识障碍、呼吸减慢、心动过缓和低血压[2]。体温进一步降低将会出现深昏迷的症状，瞳孔固定、散大，缓慢的叹息样呼吸及心排血量降低，生命体征难以测出[6]。心肺功能的降低本身尚不至于使患者产生不可逆性损伤，这是人体对低温环境产生的降低人体需氧量的生理性反应[6]。若核心体温降至20℃以下，最终将会发生呼吸骤停及心脏骤停[6]。

核心体温低于30℃的严重冻僵的患者不仅会出现心动过缓，而且烦躁易怒，极有可能发生心律失常[1-2,6]。在核心体温低于30℃时，心脏微小的变化或患者轻微的运动都可能导致室颤的发生，这就是所谓的低体温心源性猝死现象[1-2,6]。这种颤动的低温心脏对于除复温之外的电复率或药物治疗均无反应[2-3]。另一方面，即便是复苏时间长达数小时，低温对脑损伤提供了重要的保护，使神经损伤得到最大限度的恢复[2-3,6]。因此，在低温过程中诊断不可逆性心跳呼吸骤停具有一定的难度。既然如此，低体温死亡的患者应该定义为"复温后复苏失败"，"除非死亡时躯体是温暖的，否则不能轻言死亡"的说法被广泛接受[6]。

低体温患者心搏停止表明身体核心温度非常低，心脏骤停时间延长或者伴有窒息，而室颤则意味着在抢救或治疗早期阶段心脏骤停是由心律失常引起的。因此，伴有室颤的低体温心脏骤停患者比无搏动低体温心脏骤停患者的预后要好得多[2-3]。

14.2 严重冻僵患者采用ECMO的适应证

ECMO有许多严重的并发症。大多数核心体温低于32℃的严重冻僵（意外低体温）的患者通过无创的体外复温或微创的体内复温技术即可得到成功救治[2,6]。因此，即使是极度低温患者，只要能通过药物治疗稳定病情，大多数临床医生不会选择ECMO治疗。ECMO支持通常只限用于严重血流动力学障碍或心肺骤停的患者[1-3]（图14.1）。对于某些非心脏骤停的低温患者（如具有窒息或近乎溺亡病史的患者），可能积极的ECMO支持比药物治疗获得益处更大[5,7]。

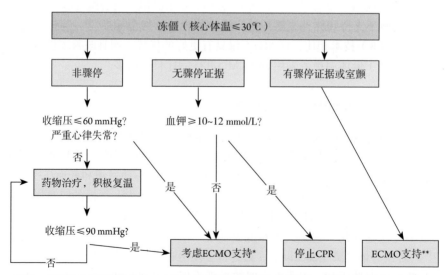

*用于一些选定的心脏骤停患者，对于非心脏骤停患者可改善结局；**如果条件允许，可作为治疗选择

图14.1 严重冻僵患者ECMO治疗的适应证

目前ECMO技术只在一些专门的中心开展。然而，很多冻僵的病例在边远地区发生，提供ECMO支持需要较长的转运时间。因此，替代治疗措施包括持续性体外心脏按压联合选择性复温技术（如血液滤过、血液透析、外周腹腔灌洗、胸腔灌洗）的应用较为普遍[2-3,6,8]。有一种广泛使用的技术，即使在小型医院也能开展，这就是胸腔灌洗[3,8]。虽然这些替代治疗在一些病例中获得成功，但体外生命支持技术可以进一步提高存活率[2]。是否转移到ECMO中心，最好的方法是根据具体情况决定，取决于转移时间、运输方式、主治医师的经验以及所在医院的复温技术。

大多数情况下，无目击者的低温性心跳呼吸骤停的预后较差，这是由于许多心脏骤停发生在体温下降之前，对缺血性组织损伤缺乏足够的保护。对于雪崩和近乎溺亡导致的低温性心跳呼吸骤停尤其如此[3,9]。对缺血组织缺乏足够的保护将导致细胞自溶，并在一些患者中表现为血钾水平升高[2-3]。因此，对于无目击者的心跳呼吸骤停的无搏动心率的低温患者，如果血钾水平大于10~12 mmol/L，那么就不需要进行ECMO治疗了[2-3]（图14.1）。如果血钾作为终止复苏的指征，那么必须排除其他导致严重高钾血症的原因，如广泛的局部冻伤[2-3]。

14.3　相对于标准的CPB技术，ECMO在重度冻僵治疗中的优势

许多用CPB复温的患者，由于顽固性心肺功能衰竭无法顺利脱机，那么后续就需要ECMO治疗[10-13]。此外，在急救情况下，ECMO比起标准的CPB技术有着显著优势（表14.1）。因此，在越来越多的医院，VA ECMO已成为低温患者急诊体外支持的选择[4-5,13]。在一项采用多元Logistic回归分析的59例低温患者的回顾性研究中，相比于标准的CPB复苏，ECMO复苏与生存率的提高相关[4]。改善生存率的关键因素是ECMO组常规延长了心肺支持24~48 h，防止了因呼吸功能不全导致的早期死亡，而这占CPB复苏后死亡的64%[4]。

表14.1　对于严重冻僵患者，ECMO相对于心肺旁路的优势

由于便携式系统和安装时间短，ECMO提供更快速的体外支持
使手术室外插管和支持成为可能
需要较低的抗凝水平
大出血时无需全身抗凝治疗
延长体外支持数小时甚至数天成为可能
医院内患者易于转移
经皮穿刺置管的微创技术
静脉插管段的负压，保证较高的体外血流量

14.4 严重冻僵患者使用ECMO的临床经验和预后

ECMO技术（表14.2）已成功应用于各种病因导致的严重的冻僵包括溺水、雪崩[4,10]、城市低温[14]和多发伤[15-16]。在发表的系列病例中，生存率的变化范围宽，主要取决于病因和先前存在的基础疾病[2-3]。城市低温和雪崩相关低温的生存率很低[3,6,14]，而健康人遭遇中毒或野外事故，长期暴露于寒冷后导致的低体温，在心肺骤停的患者中存活率为70%~90%[17]。VA ECMO、VV ECMO支持已用于因顽固的呼吸或心肺功能衰竭以及在手术室内CPB复温后无法脱离CPB的患者[10-13,18]（表14.2）。然而，越来越多的医院选择VA ECMO支持结合股动静脉插管技术作为主要干预治疗[4-5]。经皮股动脉插管技术成功率高而且创伤很小[5]。ECMO已常规用于手术室外，ECMO团队在院外为低温呼吸心脏骤停患者置入ECMO已有报道[13,19]。在不久的将来，甚至在现场开始ECMO复苏也可能成为一种治疗选择[20]。

在大多数中心，ECMO只用于低温心跳呼吸骤停的患者。基于Morita等对69位严重低温患者的治疗经验，ECMO也可能提高非心肺骤停患者的生存率[5]。

多器官衰竭、ICU住院数周、在康复病房住院数月才能达到彻底的神经功能恢复等现象在低温心脏骤停患者初次成功复苏后是很常见的[10-11,21-22]。因此，当低温患者的病程较复杂时，要警惕不要过早终止ECMO治疗。

表14.2 ECMO用于严重冻僵患者的临床经验

VA ECMO
针对心肺骤停的低温患者紧急机械循环支持
在复温前立即恢复全身血流
针对明显的低温非心肺骤停患者的体外复温
快速复温兼心脏呼吸支持
体外循环复温后的体外肺或心肺支持
因为肺或心肺衰竭的患者不能从体外循环中脱离
VV ECMO
体外复温后肺替代疗法
长期股动静脉ECMO期间的上半身低氧血症
体外循环复温后肺衰竭
正在进行CPR，心肺骤停低温患者体外复温
在缺少动脉插管条件患者的快速复温

14.5　ECMO支持在严重冻僵患者中的实践问题

几乎没有科学有效的数据表明如何管理ECMO支持的低温患者。因此，灌注方法在不同的机构之间差异较大。例如，Innsbruck大学医院使用的灌注方法见表14.3。许多机构赞成在低温患者中使用2.5~3 L/（$m^2 \cdot min$）高流速灌注，以弥补已经存在的氧债，尽管最佳流量目前尚不明确。常规使用高流量复温，至少直到心脏除颤成功。这可以尽早恢复搏动性血流并改善左心室负荷。另一方面，必须强调快速复温可能会使缺氧的低温大脑遭受额外的损伤[2-3]。使用缩血管药物维持平均动脉压为50 mmHg以上，碳酸氢钠纠正严重的代谢性酸中毒，儿茶酚胺类药物减轻左心室负荷并恢复搏动性灌注是常规使用的方法，尽管它们的实际价值尚未得到证实。酸碱平衡管理通常使用α稳态。通常

表14.3　用于冻僵患者的ECMO灌注方法

插管

　　外周股血管穿刺插管采用Seldinger技术，尽可能经皮穿刺插管；如果有必要，手术切开血管暴露后，使用Seldinger技术，通常置入远端灌注管以满足小腿远端的灌注

体外血流量

　　在低温期间保证高血流量

抗凝

　　插管前，使用50~80 U/kg肝素后（在大出血情况则不使用肝素），在ECMO支持治疗期间，连续注入肝素维持ACT 150~250 s；必要时，减少（大量出血）或停止（危及生命的出血）肝素

温度管理

　　只有经过一段时间的低温灌注，开始复温允许纠正异常血液参数和插入附加线；复温不超过4~6 ℃/h，在32 ℃停止复温并保持低温治疗至少24 h

尽快除颤

　　早期恢复脉搏，改善左室去负荷

撤除ECMO

　　复温后不要立即撤除，如果可能的话，在中度的循环和通气支持12~24 h下撤除；右手监测血气及脉搏氧饱和度（上半身低氧血症）

经食管超声监测

　　在插管期间，导丝的位置在动脉（降主动脉）和静脉（右心房）循环中，减少大血管损伤；在ECMO支持下控制和优化静脉插管位置，除颤前和ECMO支持治疗期间，监测左心室去负荷；在ECMO支持期间，监测右心房充盈，以优化容量替换

近红外光谱技术监测（双侧大脑，上肢）

　　在CPR和体外复温期间监测氧合和脑灌注；在长期支持期间，早期发现"上身低氧血症"；在长期支持期间，监控接受插管侧腿部缺血情况

注：Innsbruck大学医院使用的灌注方法。

使用比标准CPB低的全身肝素剂量，并选择使用肝素涂层的ECMO系统避免系统抗凝作用[3-4]。现在，呼吸心跳骤停患者体温在32℃~34℃之间就可以停止复温治疗，且继续维持低温治疗12~24 h[23]。这种方法是基于常温心跳呼吸骤停期间获得的数据推断出来的。在一些机构中，早期复苏后ECMO支持治疗和复温治疗是常规处理[4]。当长期使用股动静脉ECMO支持，"上身低氧血症"可以发生在心肌功能恢复较肺功能更明显的患者（表14.3）。这种现象是由于心脏将低氧的血液泵入主动脉的近端部分，而主动脉远端接受来自ECMO系统富含氧的血液。因此长期股动静脉ECMO给氧的患者必须监视右手氧合情况以早期发现这个问题（表14.3）。如果近端主动脉低氧血症不因机械通气的改变而相应改善，患者必须切换到VV ECMO系统。多次报道下肢缺血是股动静脉ECMO的主要并发症之一[24]。下肢缺血的发生率可以通过插入单独供应下肢灌注的导管而明显降低。插管扭结和错位可能发生在下肢远端灌注的患者，特别是在长期ECMO支持治疗的情况下，建议用近红外光谱监测腿部灌注。有些中心采用规范的、优先的、标准化的治疗方案（表14.3）[4-5,25]，对提高患者的治疗效果是一个很好的选择。

14.6　总结

ECMO体外生命支持已替代心肺旁路复温方法逐渐成为低温患者最受欢迎的治疗方案，在心脏骤停患者中也是如此。因为ECMO治疗可以提高生存率，也因为体外生命支持可以更广泛地应用到非心肺骤停的低温患者。

声明

本文作者宣称无任何利益冲突。

参考文献

[1]　Soar J, Perkins GD, Abbas G, et al. European Resuscitation Council Guidelines for Resuscitation 2010 Section 8. Cardiac arrest in special circumstances[J]. Resuscitation, 2010, 81(10): 1400–14332.

[2]　Brown DJA, Brugger H, Boyd J, et al. Accidental hypothermia[J]. N Engl J Med, 2012, 367(20): 1930–1938.

[3]　Mair P, Schwarz B, Walpoth B, Silfvast T. Cardiopulmonary resuscitation in hypothermic patients. In: Paradise NA, Halperin HR, Kern KB, Wenzel V, Chamberlain DA (eds) Cardiac arrest[M]. Cambridge University Press, Cambridge/New York/Melbourne, 2007: pp 1014–1027.

[4]　Ruttmann E, Weissenbacher A, Ulmer H, et al. Prolonged extracorporeal membrane oxygenation-assisted support provides improved survival in hypothermic patients with

cardiocirculatory arrest[J]. J Thorac Cardiovasc Surg, 2007, 134(3): 594–600.

[5] Morita S, Inokuchi S, Yamagiwa T, et al. Efficacy of portable cardiopulmonary bypass rewarming versus that of conventional internal rewarming for patients with accidental deep hypothermia[J]. Crit Care Med, 2011, 39(5): 1064–1068.

[6] Lloyd EL. Accidental hypothermia[J]. Resuscitation, 1996, 32(2): 111–134.

[7] Kornberger E, Schwarz B, Lindner KH, et al. Forced air surface rewarming in patients with severe accidental hypothermia[J]. Resuscitation, 1999, 41(2): 105–111.

[8] Plaisier BR. Thoracic lavage in accidental hypothermia with cardiac arrest - report of a case and review of the literature[J]. Resuscitation, 2005, 66(1): 99–104.

[9] Brugger H, Durrer B, Adler-Kastner L. On-site triage of avalanche victims with asystole by the emergency doctor[J]. Resuscitation, 1996, 31: 11–16.

[10] Gilbert M, Busund R, Skagseth A, et al. Resuscitation from accidental hypothermia of 13.7 °C with circulatory arrest[J]. Lancet, 2000, 355(9201): 375–376.

[11] Eich C, Braeuer A, Kettler D. Recovery of a hypothermic drowned child after resuscitation with cardiopulmonary bypass followed by prolonged extracorporeal membrane oxygenation[J]. Resuscitation, 2005, 67(1): 145–148.

[12] Coskun KO, Popov AF, Schmitto JD, et al. Extracorporeal circulation for rewarming in drowning and near-drowning pediatric patients[J]. Artif Organs, 2010, 34(11): 1026–1030.

[13] Wanscher M, Agersnap L, Ravn J, et al. Outcome of accidental hypothermia with or without circulatory arrest Experience from the Danish Praesto Fjord boating accident[J]. Resuscitation, 2012, 83(9): 1078–1084.

[14] Sansone F, Flocco R, Zingarelli F, et al. Hypothermic cardiac arrest in the homeless: what can we do[J]. J Extra Corpor Technol, 2011, 43(4): 252–257.

[15] Ruenitz K, Thornberg K, Wanscher M. Resuscitation of severely hypothermic and multitraumatised female following long-term cardiac arrest[J]. Ugeskr Laeger, 2009, 171(5): 328–329.

[16] Firstenberg MS, Nelson K, Abel E, et al. Extracorporeal membrane oxygenation for complex multiorgan system trauma[J]. Case Rep Surg. 2012, doi: 10.1155/2012/897184.

[17] Hohlrieder M, Kroesslhuber F, Voelckel W, et al. Experience with helicopter rescue missions for crevasse accidents[J]. High Alt Med Biol, 2010, 11(4): 375–379.

[18] Tiruvoipati R, Balasubramanian SK, Khoshbin E, et al. Successful use of venovenous extracorporeal membrane oxygenation in accidental hypothermic cardiac arrest[J]. ASAIO, 2005, 51(4): 474–476.

[19] Kumle B, Doering B, Mertes H, et al. Resuscitation of a near-drowning patient by the use of a portable extracorporeal circulation device[J]. Anaesthesiol Intensivmed Notfallmed Schmerzther, 1997, 32(12): 754–756.

[20] Lebreton G, Pozzi M, Luyt CE, et al. Out-of-hospital extra-corporeal life support implantation during refractory cardiac arrest in a half-marathon runner[J]. Resuscitation, 2011, 82(9): 1239–1242.

[21] Thalmann M, Trampitsch E, Haberfellner N, et al. Resuscitation in near drowning with extracorporeal membrane oxygenation[J]. Ann Thorac Surg, 2001, 72(2): 607–608.

[22] Walpoth BH, Walpoth-Aslan BN, Mattle HP, et al. Outcome of survivors of accidental deep

hypothermia and circulatory arrest treated with extracorporeal blood rewarming[J]. N Engl J
Med, 1997, 337(21): 1500–1505.

[23] Hypothermia after Cardiac Arrest Study Group. Mild therapeutic hypothermia to improve neurological outcome after cardiac arrest[J]. N Engl J Med, 2002, 346(8): 549–556.

[24] Marasco SF, Lukas G, McDonald M, et al. Review of ECMO support in critically ill adult patients[J]. Heart Lung Cir, 2008, 17(Suppl 4): S41-S47.

[25] Scaife ER, Connors RC, Morris SE, et al. An established extracorporeal membrane oxygenation protocol promotes survival in extreme hypothermia[J]. J Pediatric Surg, 2007, 42(12): 2012–2016.

译者：王凯，温州医科大学附属第一医院儿科

审校：林茹，浙江大学医学院附属儿童医院体外循环/体外生命支持科

点评

对于严重冻僵相关的心跳呼吸骤停者，紧急机械循环支持和体外复温被广泛推荐为治疗的金标准。与其他技术相比，ECMO可以明显改善患者的存活率。本章节介绍了严重冻僵患者采用ECMO的适应证，ECMO在该领域应用的优势与局限性、临床经验、预后及ECMO支持中的实践问题等，对ECMO应用范围的扩展均有重要的参考价值。

——林茹

第十五章　ECMO在药物中毒中的应用

Piergiorgio Bruno, Piero Farina, and Massimo Massetti

P. Bruno, P. Farina, M. Massetti
Cardiac Surgery, Universitary Polyclinic "A. Gemelli" – Catholic University, Rome, Italy.
e-mail: piergiorgiob@yahoo.it; piero.farina@yahoo.it; massettimas@yahoo.it.

药物中毒（来自药物滥用或与剂量无直接关系的不良反应）有各种临床表现，主要影响心血管系统，病情严重者甚至引起死亡。事实上，药物中毒总体死亡率很低（成人中约为1%），但涉及心脏毒性药物中毒时，死亡率明显升高[1]。美国毒品管制中心协会的一份报告显示，在84 783例成年（>19岁）中毒患者中，中毒死亡1 261例，心脏毒性药物引起的约占5.8%，但却造成了约19%的死亡率[2]。同时也发现，钙通道阻滞药和β受体阻滞药约占心血管中毒药物的40%，却占心血管药物引起的死亡数量的65%以上[3]。药物中毒的治疗主要是对症支持治疗，对某些特定的药物中毒，可使用解毒剂。这些方法十分有效，并有了成文的方案和标准，改进空间很小。然而，药物中毒所致的最严重情况仍有很高的死亡率。心功能衰竭在药物中毒中通常是暂时的和可逆的：循环系统的机械支持既可以等待心脏恢复又可以避免死亡。

15.1　常用药物与流行病学

大多数的心脏毒性药物都是细胞膜稳定剂（MSA）。早在20世纪80年代，Henry等[1]指出，对于任何类药物，如一旦具有了细胞膜稳定（MS）效应，其中毒死亡率将明显上升。

细胞膜的稳定作用包括抑制或完全阻滞动作电位在细胞膜的传播。有此作用的物质通过与细胞膜磷脂相互作用，引起钠通道的关闭，从而阻止了细胞去极化（动作电位0相）。对于所有可兴奋细胞（平滑肌或横纹肌细胞、神经元细胞、心脏传导细胞），这会增加其兴奋阈值和降低传导性和自律性。主要影响的是心血管系统、呼吸系统和神经系统。具有MS作用的药物包括：Ⅰ类抗心律失常药，β受体阻滞药、抗疟药、三环类抗抑郁药，吩噻嗪和可卡因；其他无MS效果的心脏毒性药物包括：地高辛、钙通道受体阻滞药（尤其是维拉帕米）。除了可卡因（虽然违法，但是一种非常受欢迎的毒品）外，MSA类、地高辛、钙通道阻滞药是常用的处方药，这就解释了为何滥用率是如此之高，因为其总是与自杀或毒瘾相关。值得注意的是，在自杀中，中毒程度取决于多种MSA的摄入量。

15.2　临床表现

除了每一种毒物引起的典型的症状和体征外，所有的心脏毒性药物（特别是MSA）通常导致的常见临床表现是呼吸抑制、代谢紊乱及明显的心血管效应。严重的心脏毒性最典型的表现是低血压和（或）严重的心源性休克。MSA导致的电生理改变，在心电图上面表现为QRS波宽大和QT间期延长。最严重情况下会出现房室传导阻滞与室性心律失常（室性心动过速，室颤）。

发生危及生命事件的时间窗取决于具体的毒物种类，制剂形式，摄入剂量，QRS波宽度（对于MSA类药物），有无混合中毒。Ⅰ类抗心律失常药物常发生于药物摄入后2 h，而多环类抗抑郁药、氯喹[7]和β受体阻滞药则大约为6 h。正如Baud在一篇有趣的综述中提及过的一样，在大部分病例中，毒物引起的心源性休克常不是由于心肌收缩力的减弱而是由于相对血容量不足和动脉血管扩张所致。这在钙通道阻滞药中毒中早已众所周知，而我们对于多环类抗抑郁药及氯喹则知之甚少，也可能低估了拉贝洛尔中毒。因此，对于常规治疗效果不佳的药物诱导性心源性休克，必须进行血流动力学检查（使用右心导管或超声心动图）来评估休克的机制，然后再考虑机械支持治疗的适应证。在同一篇文章中，Baud还报道了在连续137例严重的MSA中毒病例中，接受药物治疗（儿茶酚胺类药物联合其他特异性治疗）的患者的生存率为72%。这再次佐证了在大多数病例中传统治疗和正性肌力支持的有效性，而机械支持必须仅限于最严重的情况下运用。

当治疗无效时，通常会发生室性心律失常、室颤、电-机械分离、心脏停搏（通常发生在其他心律失常治疗无效以后）、顽固性心源性休克或脑死亡（心脏骤停中常见）从而引起死亡。

15.3　药物中毒的机械循环支持

早在2001年，药物中毒的高级心脏生命支持（TOX-ACLS）指南就陈述了在药物中毒引起的心源性休克中，在使用最大化药物治疗无效情况下[9]使用循环辅助装置，如主动脉内球囊反搏（IABP）和急诊体外循环（CPB）。2009年甲型H1N1流感大暴发，由于体外膜肺技术（ECMO）取得令人惊讶的治疗效果，从而真的重新唤起了世界各地许多重症监护医生对于ECMO的兴趣。

证据来自实验研究及小范围的临床试验。有对照组的5项实验性研究也已发表出版[10-14]。在所有的这些实验中，通过MSA造成心源性休克，将利多卡因用于6只狗，阿米替林用于6只狗[11]、9只猪[12]，地昔帕明用于6只狗[13]，普萘洛尔联合普鲁卡因胺用于17只狗[14]。这些动物被随机分配成两组，最大化的药物支持组（纠正酸碱失衡、液体复苏、给予抗心律失常药、给予强心剂或心肺复苏，但未使用特定解毒剂）及机械循环支持组（通过ECLS[10-13]或IABP[14]）。在所有的上述研究中，机械支持的动物均成功脱机存活，而对照组仅为10%~25%。

15.4　在药物中毒中不同机械循环支持手段的选择

药物中毒引起的心源性休克的机械循环支持手段有主动脉内球囊反搏术、体外循环或ECMO。

15.4.1　IABP

IABP是最常用的机械循环支持手段。通过与心脏周期同步的、规律的、交替的气囊充气和放气，可提高舒张压峰值和冠状动脉血流量，同时降低收缩末压、后负荷及心肌耗氧量。这是机械循环支持中最便宜的一种，而且简单快速易操作。它已被单独用于治疗奎尼丁[15]、普萘洛尔[16]、右丙氧芬[17]、抗组胺剂[18]、维拉帕米联合阿替洛尔[19]等引起的心脏中毒。IABP还可以与ECLS联合使用在有机磷中毒病例中[20]。然而，IABP也存在一些重要的局限性：首先，它需要患者还保有部分的心功能，并且当动脉收缩压<40 mmHg或在心脏停跳时是完全无效的；另一个局限性是它无法供氧（严重的中毒会损伤呼吸功能，需要供氧）。

15.4.2　中央型插管的体外循环

CPB可提供完整的循环及呼吸支持。它需打开胸腔，正中切口，静脉插管插入右心房，动脉插管插入升主动脉。文献中有个别经验报道[21-22]：事实上，该技术的应用受到了很大限制，如创伤大，操作环境要求高（手术室），相对ECLS而言所需时间长。对于心脏骤停患者，CPB开始前不可能进行不间断的胸外按压。长期的CPB辅助支持治疗无法避免感染并且有更高的出血风险（因为CPB需要大剂量抗凝）。

15.4.3　ECMO

在药物中毒引起的顽固性心源性休克中，ECMO的特点及适应证与这本书第一部分无异。ECMO可以提供完全的心肺功能支持，可迅速到位并几乎可以在医院内的任何地方实施。这些特点使得ECMO在顽固性心源性休克中成为首选的支持手段。同时经股动静脉的外周型插管方式，即使患者心脏骤停，仍可实施胸外按压。ECMO抗凝要求更低。与CPB相比，其感染风险更小，可避免术后疼痛。

虽说ECMO并发症的发生率几乎可以忽略不计，但随着时间延长也呈指数上升。我们再次强调，ECMO应用前需权衡患者死亡风险和发生并发症的利弊。另一方面，正如本章内容一致，如果我们回顾文献中报道的在心源性休克中ECMO支持的预后情况，会发现药物中毒是ECMO的最佳适应证之一。事实上，有计划的ECMO支持策略是患者康复必要的桥接手段。

关于ECMO的证据主要来源于个案报道及3个病例报道。由Babatasi做的第一个病例报道可追溯到2001年[23]：包括6名过量自服β受体阻滞药、钙离子拮抗剂或抗心律失常药物中毒的患者均接受了股动静脉插管的ECMO治疗。前两名患者由于上机时机较晚而死于多器官功能衰竭，而其他4名患者得以存活，且没有后遗症。

在2009年，Daubin等发表了迄今为止样本量最大的病例报道[24]：在长达10年时间里，721例药物中毒患者中有17例满足ECMO置入标准的患者，包括10例顽固性心力衰竭及7例心脏骤停患者。在所有人中，均通过腹股沟血管置入导管，采用VA模式。13例存活出院，无明显心血管或神经系统后遗症。2012年，Masson发表了第一个回顾性队列分析，比较了有或无ECLS支持的危重中毒患者生存率[25]。在10年的时间里，两个中心收治了共计62例患者，包括心源性休克患者42例，心脏骤停患者20例。其中，14例行ECLS支持，其余48例使用传统治疗。最后总的生存率为56%（35例）：非ECLS组和ECLS组的生存率分别为48%和86%（$P=0.02$）。值得注意的是，传统常规治疗患者中，没有一例持续性心脏骤停患者得以存活。

关于这个问题，De Lange等[26]最近的一篇综述广泛地查阅了文献，有46篇关于ECMO应用于药物中毒的文献。作者总结道，若无禁忌证，ECMO提供的脏器支持治疗对重症中毒患者尤其有益，因为中毒的临床结果往往是暂时的。因此，对于那些急性呼吸窘迫及顽固性心源性休克的重症中毒患者来说，ECMO可作为患者通往康复之路的桥梁，是一个很好的抢救措施。

中毒患者的ECMO支持并发症的发生率与目前报道的ECMO并发症的总发生率没有什么差异，主要表现为手术部位出血及颅内出血。

心脏作为患者受累最严重的器官，要谨记虽然采用了ECMO支持循环，但对左心室可能有不利的影响。事实上，有相当一部分病例，由于左室功能严重下降，同时动脉插管致使后负荷增加，从而导致左房及左室压力增加，发生肺淤血[27]。心室扩张导致室壁压力增加减少了心肌灌注、使耗氧增加致心肌缺血并降低了心室恢复的可能性[28]。文献报道1例药物中毒ECMO支持病例，通过房间隔切开术来进行左心的机械减压[24]。但其他方法也是可用的[29]。

一旦患者不能脱离ECMO支持，下一步可放置左心辅助装置（VAD）或进行心脏移植。

迄今为止，在药物中毒处理中，并未有1例ECMO转左心辅助装置的任何报道。尽管如此，通过左侧开胸于心尖置入回输插管，以改变ECMO血流回路，而后安装左心辅助装置等方法在技术上是可行的[29]。

在2010年，1例氟卡尼和倍他洛尔中毒病例中，报道了ECMO作为过渡手段，患者最后进行了心脏移植[30]。

15.5 结论

在为数不多的药物难治性心源性休克的病例中，机械循环支持的作用在于维持心血管系统功能，直到心脏恢复。IABP在病情并不危重的患者中起"辅助心脏"的作用。在心肺功能严重损害的患者中ECMO支持作用是至关重要的。它为心肺功能的恢复或进一步的治疗措施（心脏移植，长期心功能辅助装置的置入）争取了时间。在迄今病例数量最大的临床报道中，ECLS持续时间大约是（4.5±2.4）d[24]，脱机率是76%，ECLS持续时间越短，ECMO相关的并发症就越少。根据上述报道结果，ECMO支持是治疗药物中毒性心源性休克最佳方案之一。

声明

本文作者宣称无任何利益冲突。

参考文献

[1] Henry JA, Cassidy SL. Membrane stabilising activity: a major cause of fatal poisoning[J]. Lancet, 1986, 1(8495): 1414–1417.

[2] Lai MW, Klein-Schwartz W, Rodgers GC, Abrams JY, Haber DA, Bronstein AC, Wruk KM. 2005 Annual Report of the American Association of Poison Control Centers' national poisoning and exposure database[J]. Clin Toxicol (Phila), 2006, 44(6–7): 803–932.

[3] DeWitt CR, Waksman JC. Pharmacology, pathophysiology and management of calcium channel blocker and beta-blocker toxicity[J]. Toxicol Rev, 2004, 23(4): 223–238.

[4] Baud FJ, Megarbane B, Deye N, Leprince P. Clinical review: aggressive management and extracorporeal support for drug-induced cardiotoxicity[J]. Crit Care, 2007, 11(2): 207.

[5] Koppel C, Oberdisse U, Heinemeyer G. Clinical course and outcome in class IC

antiarrhythmic overdose[J]. J Toxicol Clin Toxicol, 1990, 28(4): 433–444.

[6]　Boehnert MT, Lovejoy FH Jr. Value of the QRS duration versus the serum drug level in predicting seizures and ventricular arrhythmias after an acute overdose of tricyclic antidepressants[J]. N Engl J Med, 1985, 313(8): 474–479.

[7]　Clemessy JL, Taboulet P, Hoffman JR, Hantson P, Barriot P, Bismuth C, Baud FJ. Treatment of acute chloroquine poisoning: a 5-year experience[J]. Crit Care Med, 1996, 24(7): 1189–1195.

[8]　Love JN, Howell JM, Litovitz TL, Klein-Schwartz W. Acute beta blocker overdose: factors associated with the development of cardiovascular morbidity[J]. J Toxicol Clin Toxicol, 2000, 38(3): 275–281.

[9]　Albertson TE, Dawson A, de Latorre F, Hoffman RS, Hollander JE, Jaeger A, Kerns WR 2nd, Martin TG, Ross MP, American Heart Association, International Liaison Committee on Resuscitation. TOX-ACLS: toxicologic-oriented advanced cardiac life support[J]. Ann Emerg Med, 2001, 37(4 Suppl): S78–90.

[10]　Freedman MD, Gal J, Freed CR. Extracorporeal pump assistance – novel treatment for acute lidocaine poisoning[J]. Eur J Clin Pharmacol, 1982, 22(2): 129–135.

[11]　Martin TG, Klain MM, Molner RL, Michelson EA, Schneider SM. Extracorporeal life support vs thumper after lethal desipramine OD[J]. Vet Hum Toxicol, 1990, 32: 349.

[12]　Larkin GL, Graeber GM, Hollingsed MJ. Experimental amitriptyline poisoning: treatment of severe cardiovascular toxicity with cardiopulmonary bypass[J]. Ann Emerg Med, 1994, 23(4): 480–486.

[13]　Martin TG, O'Connell JJ, Pentel P, Miller DL, Killer DE, Knox MA. Resuscitation in severe cyclic antidepressant toxicity using cardiopulmonary bypass[J]. Vet Hum Toxicol, 1988, 30: 364.

[14]　Grossman JI, Furman S. Intraaortic balloon augmentation during drug-induced myocardial depression[J]. Surgery, 1971, 70(2): 304–310.

[15]　Shub C, Gau GT, Sidell PM, Brennan LA Jr. The management of acute quinidine intoxication[J]. Chest, 1978, 73(2): 173–178.

[16]　Lane AS, Woodward AC, Goldman MR. Massive propranolol overdose poorly responsive to pharmacologic therapy: use of the intra-aortic balloon pump[J]. Ann Emerg Med, 1987, 16(12): 1381–1383.

[17]　Gillard P, Laurent M. Dextropropoxyphene-induced cardiogenic shock: treatment with intra-aortic balloon pump and milrinone[J]. Intensive Care Med, 1999, 25(3): 335.

[18]　Freedberg RS, Friedman GR, Palu RN, Feit F. Cardiogenic shock due to antihistamine overdose. Reversal with intra-aortic balloon counterpulsation[J]. JAMA, 1987, 257(5): 660–661.

[19]　Frierson J, Bailly D, Shultz T, Sund S, Dimas A. Refractory cardiogenic shock and complete heart block after unsuspected verapamil-SR and atenolol overdose[J]. Clin Cardiol, 1991, 14(11): 933–935.

[20]　Kamijo Y, Soma K, Uchimiya H, Asari Y, Ohwada T. A case of serious organophosphate poisoning treated by percutaneus cardiopulmonary support[J]. Vet Hum Toxicol, 1999, 41(5): 326–328.

[21]　Hendren WG, Schieber RS, Garrettson LK. Extracorporeal bypass for the treatment of

verapamil poisoning[J]. Ann Emerg Med, 1989, 18(9): 984–987.

[22] Pasic M, Potapov E, Kuppe H, Hetzer R. Prolonged cardiopulmonary bypass for severe drug intoxication[J]. J Thorac Cardiovasc Surg, 2000, 119(2): 379–380.

[23] Babatasi G, Massetti M, Verrier V, Lehoux P, Le Page O, Bruno PG, Khayat A. Severe intoxication with cardiotoxic drugs: value of emergency percutaneous cardiocirculatory assistance[J]. Arch Mal Coeur Vaiss, 2001, 94(12): 1386–1392.

[24] Daubin C, Lehoux P, Ivascau C, Tasle M, Bousta M, Lepage O, Quentin C, Massetti M, Charbonneau P. Extracorporeal life support in severe drug intoxication: a retrospective color study of seventeen cases[J]. Crit Care, 2009, 13(4): R138.

[25] Masson R, Colas V, Parienti JJ, Lehoux P, Massetti M, Charbonneau P, Saulnier F, Daubin C. A comparison of survival with and without extracorporeal life support treatment for severe poisoning due to drug intoxication[J]. Resuscitation, 2012, 83(11): 1413–1417.

[26] De Lange DW, Sikma MA, Meulenbelt J. Extracorporeal membrane oxygenation in the treatment of poisoned patients[J]. Clin Toxicol (Phila), 2013, 51(5): 385–393.

[27] Combes A, LePrince P, Luyt C-E, Trouillet J-L, Chastre J. Extracorporeal membrane oxygenation (ECMO) for cardiopulmonary support[J]. Reanimation, 2009, 18: 420–427.

[28] Scholz KH, Schröder T, Hering JP, Ferrari M, Figulla HR, Chemnitius JM, et al. Need for active left-ventricular decompression during percutaneous cardiopulmonary support in cardiac arrest[J]. Cardiology, 1994, 84(3): 222–230.

[29] Massetti M, Gaudino M, Saplacan V, Farina P. From extracorporeal membrane oxygenation to ventricular assist device without sternotomy[J]. J Heart Lung Transplant, 2013, 32(1): 138–139.

[30] Vivien B, Deye N, Mégarbane B, Marx JS, Leprince P, Bonnet N, Roussin F, Jacob L, Pavie A, Baud FJ, Carli P. Extracorporeal life support in a case of fatal flecainide and betaxolol poisoning allowing successful cardiac allograft[J]. Ann Emerg Med, 2010, 56(4): 409–412.

译者：张琳，复旦大学附属金山医院急危重病中心
审校：林茹，浙江大学医学院附属儿童医院体外循环/体外生命支持科

点评

ECMO支持在严重的药物中毒领域中的应用，既可等待心脏恢复又可以预防死亡，明显提高存活率。外周型股动静脉插管方式，具有更低的抗凝要求、更小的感染风险、极低的并发症和后遗症发生率，使ECMO成为严重药物中毒心源性休克的最佳选择。

——林茹

第十六章 ECMO的新适应证：肺栓塞，肺动脉高压，脓毒性休克和创伤

Michela Bombino, Sara Redaelli, and Antonio Pesenti

M. Bombino, S. Redaelli
Department of Emergency and Urgency, General Intensive Care Unit, San Gerardo Hospital, Via
Pergolesi, 33, Monza (MB) 20900, Italy.
e-mail: michela.bombino@gmail.com; sara.redaelli14@gmail.com.

A. Pesenti
Department of Health Sciences, University of Milano-Bicocca, San Serardo Hospital, Via Pergolesi,
33, Monza (MB) 20900, Italy. e-mail: antonio.pesenti@unimib.it.

16.1 ECMO在右心衰竭中的应用

在ECMO发展历史中，大面积肺动脉栓塞（MPE）是其治疗重点之一。一位罹患此疾病患者的死亡促进了心肺机的发明[1]。1931年，Gibbon被指派处理一位胆囊切除术后肺栓塞的患者。当患者病情持续恶化时，他不得不去喊来上级医生，那时肺动脉栓子清除术往往作为最后的挽救手段。Gibbon[2]生动地描述了当时的场景。

在那个长夜里，Gibbon无助地看着患者挣扎求生，她的血变得越来越黑，静脉也更加肿胀：“我很自然地产生了那个念头，如果能够持续将蓝色肿胀静脉中的血抽出来，把O_2充进去，将CO_2排出来，再将变红的血液输回患者的动脉中，我们也许能够挽救她的生命。我们需要绕过阻塞的栓子，在体外替代一部分患者心肺的工作。”

于是Gibbon和他的妻子尝试针对急性阻塞性肺动脉高压和右心衰竭开始他们的实验[3-4]，最后发明了心肺机[2]，并在1937年报道了给一只实验造成肺动脉栓塞的猫维持循环[5]。

170

自此以后很多年过去了，但是ECMO支持右心室（RV）功能衰竭方面的适应证从未被动摇。ECMO支持RV衰竭的机制是将右房中的部分血液分流到动脉系统中，从而减轻右房前负荷，缓解右心房扩大，这将增加左室的输出量，左右室之间呈现相互依赖的关系[6-7]。ECMO通过转流减轻了低氧血症，而必要的抗凝也是血栓栓塞的治疗措施之一。

对于特发性肺动脉高压，当内科治疗手段已经穷尽时，体外支持可帮助患者过渡到肺移植或者当患者心功能不足时ECMO提供临时帮助。

16.1.1　ECMO在MPE中的应用

尽管MPE治疗已经有很多办法，但是对于合并右心衰竭和心源性休克的患者，死亡率仍高达20%~50%[8]。

Davies于1995年报道了首例在手术室外使用ECMO作为临时支持手段的MPE患者[9]。患者在6天的ECMO支持过程中一直保持清醒。自此以后出现了大量使用ECMO救治MPE所致的心跳停搏或心源性休克的成功案例[10-27]。一些患者仅仅使用ECMO支持，另外一些患者则经ECMO支持后成功地进行了手术或者导管取栓术。病案报道中的成功率很高，因为人们总是倾向报道成功的案例。在这些报道中，抢救成功的关键是快速经皮穿刺建立ECMO，保持血流动力学稳定，在ECMO期间进行必要的诊断性检查以及将患者转运至有条件施行取栓手术的机构。

Maggio等[28]发表了一项迄今最大样本的研究报告，包含21例MPE伴严重休克和低氧血症的患者，其中19例行VA ECMO，2例行VV ECMO，总体生存率为62%。他们指出当患者因为突发PE导致心跳停搏时，快速经皮穿刺建立ECMO是可行的（8例患者）。ECLS可以作为溶栓或者血栓清除术的治疗策略的一部分，或者和抗凝一起作为独立的MPE治疗措施。每日进行心动超声检查有可能发现少数需要进行手术取栓术的患者。不幸的是，这部分患者容易发生神经系统并发症导致死亡（4例患者，50%死亡率）。

另外还有一些患者预后良好的多样本报告[29-31]。Hashiba等[30]报告了12例突发性PE伴心跳停搏的患者，行ECMO支持后10例患者存活。作者指出MPE伴心跳停搏患者的预后和神经系统并发症要优于16例心肌梗死所致的心跳停搏患者（生存率为83.3% *vs.* 12.5，*P*<0.001；其中神经系统预后良好患者的为58.3% *vs.* 6.3%，*P*=0.004）。

最近，Sakuma等[32]报道了日本将ECMO作为MPE治疗辅助手段的经验。作者收集了文献中193例患者，总的生存率为73%，65%的患者在ECMO建立时有过心跳停搏，86%的患者伴有心源性休克。

总之，ECMO对于MPE伴心功能衰竭患者的益处是确定的，它被认为是MPE治疗流程中重要的措施之一[33-34]。

16.1.2　ECMO在动脉性肺动脉高压中的应用

根据2008年Dana Point分类[35]，肺动脉高压（PH）一词包含不同的临床对象。早期诊断以及对导致PH的不同疾病的共同病理生理机制的认识是成功治疗PH的关键[36-41]。已经建立相关流程以便对PH进行评估和精确分类，以及采取相应的治疗措施。尽管此类患者总体治疗效果有所改善，但患者死亡率依然很高。影响预后的因素包括硬皮病所致PH以及合并右心功能衰竭。

动脉性肺动脉高压（PAH）发生后，即使对肺血管扩张剂仍有反应时，也可能发生右心功能衰竭。其发病机制在文献中已有大量叙述[7,42-47]。右心室对容量超负荷的适应性优于压力升高，慢性压力超负荷可引起右心室扩大，室壁张力增加导致心肌增厚和重构，心肌缺血和心排血量下降接踵发生。右心功能衰竭的治疗取决于潜在的疾病和其所处的阶段[7,45-47]，以及患者急慢性临床表现。ECMO可以在右心衰竭急性加重期作为一个暂时的支持手段，或者在等待移植手术前给患者一个过渡期。

VV ECMO成功用于慢性肺栓塞性高压患者行肺动脉内膜切除术后再灌注综合征以及顽固性PH所致的右心功能衰竭[48-49]。在最近一项对慢性血栓栓塞性PH外科处理及预后的调查中，Mayer报道再灌注肺水肿的发生率为9.6%，顽固性PH的发生率为16.7%，需要ECMO支持的患者为3.1%[50]。

对于特发性PAH患者，ECMO的使用指征不同。Pereszlenyi等[51]报道了行双侧肺移植术患者术中和术后行ECMO支持的结果：可以对患者行保护性肺通气，以及移植肺可控的再灌注。

对于全心衰竭血流动力学不稳定的患者可以采用VA ECMO[52-54]，但是针对减轻右心负荷有不同的插管方法。对于卵圆孔未闭患者，常规VV ECMO即可[55]。其他情况下，可以使用VV ECMO合并房间隔造口术[56-57]，或者在肺动脉和左心房间建立一分流（PA-LA）[54,58]。对于特发性PAH等待移植手术的患者，ECMO可以降低等待期间的死亡率，并且不会影响移植术后患者预后[59]。

其他使用ECMO的情况包括对于药物治疗稳定的患者，在PH危象期可使用ECMO[55,60]，以及一位临产的PAH患者麻醉后突发右心功能衰竭时[61]。最后一个案例是，ECMO被作为择期终止妊娠手术前的预防性措施[62]。

总之，在文献报道中ECMO主要短期应用于PH危象所致右心功能衰竭期，以及在等待肺移植手术过渡期间的长时间支持。在等待移植前ECMO支持期间患者可以保持清醒，无须气管插管，以便进行物理治疗。患者往往预后良好[63-65]。

16.2　ECMO在脓毒性休克中的应用

成人脓毒性休克主要是高动力性的，特点是血管麻痹，对容量补充无反应，其发病机制有详尽的说明[66-67]。尽管如此，10年前Dellinger[68]将脓毒性休克描述为各种休克病因的大熔炉，认为心源性因素在其中也发挥着一定的作用。脓毒性心肌病的病理生理机制[69-72]、超声心动图变化[73-74]目前都已明确。

16.2.1　ECMO在儿童脓毒性休克中的应用

由于儿童和新生儿心脏储备功能有限，其脓毒性休克往往表现为"冷休克"，特点是血管强烈收缩，因此其发病机制中心功能障碍是重要因素之一[75]。因为这个原因，所以ECMO在脓毒性休克中是首先应用于新生儿和儿童的。早在1995年，体外生命支持组织（ELSO）就发表了新生儿脓毒症的登记报告[76]，两年后又发表了儿童脓毒症的相关报告[77]。其结论是该人群患者尽管其颅内出血的发生率明显高于不合并脓毒症者，也不应排斥使用ECMO。在儿童脓毒性休克方面，ECMO使用经验在不断增加，其整体预后良好[78-81]。ECMO支持已经在新生儿和儿科脓毒性休克指南中推荐应用[82]。争议主要存在于对特定人群ECMO的使用，例如脑膜炎球菌败血症的儿童[83-84]。实际上，有研究者指出尽管使用了ECMO，但患者的死亡率仍与年龄成正比[85]。

16.2.2　ECMO在成人脓毒性休克中的应用

最初，脓毒性休克和菌血症被认为是ECMO的相对禁忌证。人们担心ECMO的循环通路可能成为细菌的培养基[86]。脓毒性凝血功能障碍以及出血风险增加也是禁忌证。因为以上的原因，直到最近几年才开始有ECMO用于成人脓毒性休克的报告[87-88]。在最近10年中，由于ECMO技术的改进，安全性提高，ECMO适应证也不断增加，它的绝对禁忌证也不断受到挑战[89]。ECMO用于成人脓毒性休克的病例报道包括汉坦病毒[90]、疟疾[91]、金黄色葡萄球菌[92]、脑膜炎奈瑟氏菌[93]、H1N1病毒感染[94]以及坏死性软组织感染[95]。

最近有两份系列研究报告发表。Bréchot等[96]报告了14例难治性脓毒性"冷"休克患者，伴有左室射血分数低下，全身血管阻力指数升高，该组患者的生存率为71%。另外一份是来自中国台湾的单中心报告[97]：在6年时间里有53位脓毒性休克患者接受了ECMO支持，其中40%的患者在开始ECMO前有过心脏停搏，这些患者总体存活并出院的比例为15%。年龄>60岁的患者预后更差。两份报告生存率的差异部分可以用中国台湾的那组患者中心脏停搏者比例高来解释。来自法国的报告以脓毒性心肌病患者为主，特点是左室射血分数低下和全身血管阻力极度升高，类似"章鱼壶心肌症"，这可以解释该组患者的高生存率。

16.2.3　ECMO在脓毒性休克应用中存在的问题

我们认为，在考虑给脓毒性休克患者使用ECMO时，需要区分以下三类患者：

（1）患者有心源性休克和脓毒症。大部分此类患者可以通过外周血管进行VA ECMO，患者以心功能障碍为主。

（2）患者同时有急性呼吸窘迫综合征（ARDS）和高动力脓毒性休克。这种情况下首选VV ECMO，上机后我们通常能看到儿茶酚胺类药物需要量减少。而且最近有文献报道，相似情况的脓毒性休克患者，使用VV ECMO者预后优于使用VA ECMO者[98]。

（3）左室功能受损并伴有严重ARDS的患者。对于这些患者，如果使用经股静脉—股动脉的VA ECMO插管方法，由于肺功能障碍，左室搏出的血是未经充分氧和的，它们再灌注心脏、大脑和上身。为了避免这种情况，可以考虑经中心血管置管的VA ECMO[96]或混合使用VV/VA ECMO。在后一种情况下，可以考虑使用双腔插管以避免在颈静脉处重新穿刺以增加右房和右室的血氧饱和度[99]。有作者报道ARDS合并心功能障碍的患者，使用VV/VA ECMO，其预后改善[100-101]。

16.3　ECMO在创伤中的应用

严重创伤是导致死亡的主要原因，尤其是在年轻患者中。其导致死亡有以下三种情况：①由于难治性损伤导致在现场立即死亡；②早期死亡（几小时至几天），严重出血，心血管/肺功能衰竭，或者严重脑损伤所致；③后期死亡（数天至数周），死因常为创伤后ARDS和（或）多器官功能衰竭。无论对于早期还是后期死亡患者，ECMO都有可能是有效的抢救手段。早期死亡患者的主要原因往往是失血性休克、低氧血症、低体温、代谢性酸中毒和凝血功能障碍。采用VA ECMO，能够给予组织充足的灌注和氧合，快速复温，快速输血输液。在治疗创伤后ARDS时，VV ECMO可以对创伤的肺采用保护性通气，提供足够的氧合，避免后续的多器官功能衰竭。ARDS合并创伤性脑损伤的患者死亡率很高[102]，为ARDS患者采用的肺保护性通气、允许性高CO_2血症和胸腔内压提高却可能加重脑损害。VV ECMO可以解决治疗上的矛盾，给予肺脏足够的支持，让肺得到休息，减轻继发的脑损害[103]。

创伤后早期阶段应用VV ECMO的指征是顽固性低氧血症和（或）严重呼吸性酸中毒，常规治疗手段无效。而VA ECMO的使用指征是持续性休克，组织低灌注，虽经液体复苏，输血和升压药使用无效的，或者创伤后发生了心脏停搏。总之，由于缺乏相关创伤指南推荐，ECMO应该在当医生认为标准的治疗方法已经无效，并且患者的损伤是有可能逆转的情况下使用[104-105]。Larsson等最近建议VA ECMO可以减少肺血流灌注，用于控制肺出血。此外，对于需要夹闭下腔静脉的外科手术，VA ECMO的颈静脉—股静脉通路可以保证全身器官灌注[106]。

首例将ECMO成功用于创伤患者的病例是1972年由Hill医生完成的[107]。创伤后ARDS是体外生命支持的常见指征。而且，在几项有关ECMO的大型随机试验中创伤后ARDS患者都是包括其中的[108-111]。早期应用ECMO的患者（呼吸机支持≤5 d）预后较好[112]。最后，Bein和同事建议对于创伤性脑损伤合并高碳酸血症的患者，应用ECMO以减少脑部继发损伤[103]。

16.3.1　禁忌证

只有很少一些报告明确提出了ECMO用于创伤患者的禁忌证：①致死性脑损害；②无法控制的大出血（如大动脉破裂）；③高龄（>55~70岁）；④证实经历了长时间低氧血症（如长时间无效的心肺复苏）；⑤可能有致命性先天性疾病[105,113]。在ECMO插管前，有可能的话先进行全身CT扫查，以排除可能存在的绝对禁忌证[104-105]。

活动性出血、近期手术以及脑损伤被认为是抗凝和ECMO的禁忌证，但是最近有数篇文献报道给大手术后伴有严重脑损伤或失血性休克的患者使用ECMO的成功案例[104,114-116]。

16.3.2　ECMO在创伤应用中存在的问题

16.3.2.1　ECMO使用时机

使用ECMO的时机取决于患者临床状况和所处医疗机构的条件。因此，紧急情况下的ECMO支持往往在急诊科或者手术室里进行损伤控制性手术时建立，而创伤后ARDS的呼吸支持主要在ICU里完成。紧急情况下ECMO也能够在条件受限的环境下建立，例如在战场上给伤员进行ECMO，然后用飞机将伤者送至后方医疗中心[117-120]。

16.3.2.2　抗凝

创伤患者出血的风险性很高，抗凝需小心并密切监测活化凝血时间（ACT）和（或）部分凝血活酶时间（APTT）。一些学者[104-105,115-116]建议ECMO可无肝素运行数小时至数天，待出血控制后再使用肝素。另外一些学者[114,121-122]则采用标准抗凝方案，仅仅在发生出血并发症后才减少或停止肝素用量。Muellenbach报告了一例使用重组人凝血因子Ⅶa（rFⅦa）控制大出血的患者，无肝素运行ECMO 3天后，下腔静脉出现多个血栓[115]。除此以外没有其他产生血栓事件报告，而出血事件的发生率跟传统的ARDS患者行ECMO时相似。

ECMO施行期间的外科操作频繁，但出血发生率较低[103-105,112-116,121-126]。通常当机体凝血系统功能正常而外科手术已准备施行时，肝素应在术前4~6 h停用。

在ECMO期间使用rFⅦa控制大出血是有争议的[127-128]：尽管其控制出血非常有效，尤其是对于创伤患者，还可以减少发生ARDS的风险。人们仍然担忧其引起的血栓风险，血栓可以位于管路中（管路堵塞，氧合器失效），也可能位于患者体内（脑梗死或肺栓塞）。人们观察到其引起血栓的风险在儿科患者中较成年患者更高（33% *vs.* 22%），这可能源于二者抗凝系统的差异以及ECMO管路的不同[127]。

总之，当出血的风险非常大的时候（例如创伤患者合并颅内出血，严重脑损伤或者失血性休克），可以使用小剂量肝素或者无肝素运行ECMO。应该注意以下几点：①高流量有助于减少管道中形成血凝块的风险；②密切监视凝血功能包括D-二聚体，纤维蛋白降解产物（FDP），纤维蛋白原和血小板计数；③密切监视膜肺效能，以便早期发现氧合器失效或者循环管路中的血栓形成。大出血的患者纠正凝血参数、低温、低钙血症和酸中毒后，可以考虑rⅦa因子。如果患者出血风险仍然较高时，当出血控制后，应该遵循各医疗机构的方案开始全身抗凝，或者把ACT/APTT控制在较低的水平。

16.3.2.3　创伤性脑损伤

传统上创伤性脑损伤是ECMO的相对禁忌证，然而最近有多篇关于创伤性脑损伤者进行ECMO的报道[103,115-116,122-123,125,129]。除了1例[122]以外，其余患者都尽可能迅速地建立了颅内压监测。报告中抗凝方案各异，一些病例ECMO开始数小时至数天后才开始使用肝素，其中只有1例患者出现了多发的血栓[115]。其余患者采取了标准抗凝方案，其中1例在ECMO开始后可能出现颅内出血加重的情况[125]。

目前的临床资料还难以得出明确的建议，需要针对每一位患者仔细评估使用ECMO的益处和风险。对于高风险患者，ECMO可以在不抗凝的情况下运行，同时需要进行颅内压监测以便快速发现和治疗出血并发症。

声明

本文作者宣称无任何利益冲突。

参考文献

[1]　Gibbon JH Jr, Hill JD. Part I. The development of the first successful heart-lung machine[J]. Ann Thorac Surg, 1982, 34(3): 337–341.

[2]　Gibbon JH Jr. Development of the artificial heart and lung extracorporeal blood circuit[J]. JAMA, 1968, 206(9): 1983–1986.

[3]　Gibbon JH Jr, Hopkinson M, Churchill ED. Changes in the circulation produced by gradual occlusion of the pulmonary artery[J]. J Clin Invest, 1932, 11(3): 543–553.

[4]　Gibbon JH Jr, Churchill ED. The physiology of massive pulmonary embolism. An experimental study of the changes produced by obstruction to the flow of blood through the pulmonary artery and its lobar branches[J]. Ann Surg, 1936, 104(5): 811–822.

[5]　Gibbon JH Jr. Artificial maintenance of circulation during experimental occlusion of pulmonary artery[J]. Arch Surg, 1937, 34(6): 1105–1131.

[6]　Lahm T, McCaslin CA, Wozniak TC, et al. Medical and surgical treatment of acute right ventricular failure[J]. J Am Coll Cardiol, 2010, 56(18): 1435–1446.

[7]　Haddad F, Doyle R, Murphy DJ, Hunt SA. Right ventricular function in cardiovascular disease, part II: pathophysiology, clinical importance, and management of right ventricular failure[J]. Circulation, 2008, 117(13): 1717–1731.

[8]　Goldhaber SZ, Visani L, De Rosa M. Acute pulmonary embolism: clinical outcomes in the International Cooperative Pulmonary Embolism Registry (ICOPER) [J]. Lancet, 1999, 353(9162): 1386–1389.

[9]　Davies MJ, Arsiwala SS, Moore HM, et al. Extracorporeal membrane oxygenation for the treatment of massive pulmonary embolism[J]. Ann Thorac Surg, 1995, 60(6): 1801–1803.

[10]　Ohteki H, Norita H, Sakai M, Narita Y. Emergency pulmonary embolectomy with percutaneous cardiopulmonary bypass[J]. Ann Thorac Surg, 1997, 63(6): 1584–1586.

[11]　Murata S, Adachi H, Ino T, Yamaguchi A, et al. An emergent surgical case of acute massive pulmonary embolism supported by antithrombotic percutaneous cardiopulmonary support system[J]. J Jpn Assoc Thorac Surg, 1997, 45(8): 1159–1164.

[12]　Kolvekar SK, Peek GJ, Sosnowski AW, Firmin RK. Extracorporeal membrane oxygenation for pulmonary embolism[J]. Ann Thorac Surg, 1997, 64(3): 883–884.

[13]　Kawahito K, Murata S, Ino T, Fuse K. Angioscopic pulmonary embolectomy and ECMO[J]. Ann Thorac Surg, 1998, 66(3): 982–983.

[14]　Sudo K, Ide H, Fujiki T, et al. Pulmonary embolectomy for acute massive pulmonary embolism under percutaneous cardiopulmonary support[J]. J Cardiovasc Surg (Torino), 1999, 40(1): 165–167.

[15]　Misawa Y, Fuse K, Yamaguchi T, et al. Mechanical circulatory assist for pulmonary embolism[J]. Perfusion, 2000, 15(6): 527–529.

[16]　Hsieh PC, Wang SS, Ko WJ, et al. Successful resuscitation of acute massive pulmonary embolism with extracorporeal membrane oxygenation and open embolectomy[J]. Ann Thorac Surg, 2001, 72(1): 266–267.

[17]　Deehring R, Kiss AB, Garrett A, Hillier AG. Extracorporeal membrane oxygenation as a bridge to surgical embolectomy in acute fulminant pulmonary embolism[J]. Am J Emerg Med, 2006, 24(7): 879–880.

[18]　Haller I, Kofler A, Lederer W, et al. Acute pulmonary artery embolism during transcatheter embolization: successful resuscitation with veno-arterial extracorporeal membrane oxygenation[J]. Anesth Analg, 2008, 107(3): 945–947.

［19］ Frickey N, Kraincuk P, Zhilla I, et al. Fulminant pulmonary embolism treated by extracorporeal membrane oxygenation in a patient with traumatic brain injury[J]. J Trauma, 2008, 64(3): E41-E43.

［20］ Griffith KE, Jenkins E, Haft J. Treatment of massive pulmonary embolism utilizing a multidisciplinary approach: a case study[J]. Perfusion, 2009, 24(3): 169–172.

［21］ Arlt M, Philipp A, Iesalnieks I, et al. Successful use of a new hand-held ECMO system in cardiopulmonary failure and bleeding shock after thrombolysis in massive post-partal pulmonary embolism[J]. Perfusion, 2009, 24(1): 49–50.

［22］ Hori D, Tanaka M, Kohinata T, et al. Successful usage of extracorporeal membrane oxygenation as a bridge therapy for acute pulmonary embolism between hospitals[J]. Gen Thorac Cardiovasc Surg, 2010, 58(6): 283–286.

［23］ Mydin M, Berman M, Klein A, et al. Extracorporeal membrane oxygenation as a bridge to pulmonary endarterectomy[J]. Ann Thorac Surg, 2011, 92(5): e101-e103.

［24］ Malekan R, Saunders PC, Yu CJ, et al. Peripheral extracorporeal membrane oxygenation: comprehensive therapy for high-risk massive pulmonary embolism[J]. Ann Thorac Surg, 2012, 94(1): 104–108.

［25］ Ko CH, Forrest P, D'Souza R, Qasabian R. Case report: successful use of extracorporeal membrane oxygenation in a patient with combined pulmonary and systemic embolisation[J]. Perfusion, 2012, 28: 138–140.

［26］ Leick J, Liebetrau C, Szardien S, et al. Percutaneous circulatory support in a patient with cardiac arrest due to acute pulmonary embolism[J]. Clin Res Cardiol, 2012, 101(12): 1017–1020.

［27］ Zhong M, Tan L, Xue Z, et al. Extracorporeal membrane oxygenation as a bridge therapy for massive pulmonary embolism after esophagectomy[J/OL]. J Cardiothorac Vasc Anesth, 2014, 28(4):1018–1020. doi: 10.1053/j.jvca.2012.08.010 [Epub ahead of print].

［28］ Maggio P, Hemmila M, Haft J, Bartlett R. Extracorporeal life support for massive pulmonary embolism[J]. J Trauma, 2007, 62(3): 570–576.

［29］ Kawahito K, Murata S, Adachi H, et al. Resuscitation and circulatory support using extracorporeal membrane oxygenation for fulminant pulmonary embolism[J]. Artif Organs, 2000, 24(6): 427–430.

［30］ Hashiba K, Okuda J, Maejima N, et al. Percutaneous cardiopulmonary support in pulmonary embolism with cardiac arrest[J]. Resuscitation, 2012, 83(2): 183–187.

［31］ Munakata R, Yamamoto T, Hosokawa Y, et al. Massive pulmonary embolism requiring extracorporeal life support treated with catheter-based interventions[J]. Int Heart J, 2012, 53(6): 370–374.

［32］ Sakuma M, Nakamura M, Yamada N, et al. Percutaneous cardiopulmonary support for the treatment of acute pulmonary embolism: summarized review of the literature in Japan including our own experience[J]. Ann Vasc Dis, 2009, 2(1): 7–16.

［33］ Imberti D, Ageno W, Manfredini R. Interventional treatment of venous thromboembolism: a review[J]. Thromb Res, 2012, 129(4): 418–425.

［34］ Wu MY, Liu YC, Tseng YH, et al. Pulmonary embolectomy in high-risk acute pulmonary embolism: the effectiveness of a comprehensive therapeutic algorithm including extracorporeal life support[J]. Resuscitation, 2013, 84(10): 1365–1370.

[35] Simonneau G, Robbins IM, Beghetti M, et al. Updated clinical classification of pulmonary hypertension[J]. J Am Coll Cardiol, 2009, 54(1 Suppl): S43–S54.

[36] McLaughlin VV, Archer SL, Badesch DB, et al. ACCF/AHA 2009 expert consensus document on pulmonary hypertension: a report of the American College of Cardiology Foundation Task Force on Expert Consensus Documents and the American Heart Association: developed in collaboration with the American College of Chest Physicians, American Thoracic Society, Inc., and the Pulmonary Hypertension Association[J]. Circulation, 2009, 119(16): 2250–2294.

[37] Badesch DB, Champion HC, Sanchez MA, et al. Diagnosis and assessment of pulmonary arterial hypertension[J]. J Am Coll Cardiol, 2009, 54(1 Suppl): S55–S66.

[38] Vachiéry JL, Gaine S. Challenges in the diagnosis and treatment of pulmonary arterial hypertension[J]. Eur Respir Rev, 2012, 21(126): 313–320.

[39] Peacock A. Pulmonary hypertension[J]. Eur Respir Rev, 2013, 22(127): 20–25.

[40] Poor HD, Ventetuolo CE. Pulmonary hypertension in the intensive care unit[J]. Prog Cardiovasc Dis, 2012, 55(2): 187–198.

[41] Price LC, McAuley DF, Marino PS, et al. Pathophysiology of pulmonary hypertension in acute lung injury[J]. Am J Physiol Lung Cell Mol Physiol, 2012, 302(9): L803–L815.

[42] Voelkel NF, Quaife RA, Leinwand LA, et al. Right ventricular function and failure: report of a National Heart, Lung, and Blood Institute working group on cellular and molecular mechanisms of right heart failure[J]. Circulation, 2006, 114(17): 1883–1891.

[43] Greyson CR. Pathophysiology of right ventricular failure[J]. Crit Care Med, 2008, 36(1 Suppl): S57–S65.

[44] Simon MA, Pinsky MR. Right ventricular dysfunction and failure in chronic pressure overload[J]. Cardiol Res Pract, 2011.doi: 10.4061/2011/568095.

[45] Price LC, Wort SJ, Finney SJ, et al. Pulmonary vascular and right ventricular dysfunction in adult critical care: current and emerging options for management: a systematic literature review[J]. Crit Care, 2010, 14(5): R169.

[46] Green EM, Givertz MM. Management of acute right ventricular failure in the intensive care unit[J]. Curr Heart Fail Rep, 2012, 9(3): 228–235.

[47] Keogh AM, Mayer E, Benza RL, et al. Interventional and surgical modalities of treatment in pulmonary hypertension[J]. J Am Coll Cardiol, 2009, 54(1 Suppl): S67–S77.

[48] Thistlethwaite PA, Madani MM, Kemp AD, et al. Venovenous extracorporeal life support after pulmonary endarterectomy: indications, techniques, and outcomes[J]. Ann Thorac Surg, 2006, 82(6): 2139–2145.

[49] Berman M, Tsui S, Vuylsteke A, et al. Successful extracorporeal membrane oxygenation support after pulmonary thromboendarterectomy[J]. Ann Thorac Surg, 2008, 86(4): 1261–1267.

[50] Mayer E, Jenkins D, Lindner J. Surgical management and outcome of patients with chronic thromboembolic pulmonary hypertension: results from an international prospective registry[J]. J Thorac Cardiovasc Surg, 2011, 141(3): 702–710.

[51] Pereszlenyi A, Lang G, Steltzer H, et al. Bilateral lung transplantation with intra- and postoperatively prolonged ECMO support in patients with pulmonary hypertension[J]. Eur J Cardiothorac Surg, 2002, 21(5): 858–863.

［52］ Gregoric ID，Chandra D，Myers TJ，et al. Extracorporeal membrane oxygenation as a bridge to emergency heart-lung transplantation in a patient with idiopathic pulmonary arterial hypertension［J］. J Heart Lung Transplant，2008，27(4)：466-468.

［53］ Hoeper MM. "Treat-to-target" in pulmonary arterial hypertension and the use of extracorporeal membrane oxygenation as a bridge to transplantation［J］. Eur Respir Rev，2011，20(122)：297-300.

［54］ Cypel M，Keshavjee S. Extracorporeal life support as a bridge to lung transplantation［J］. Clin Chest Med，2011，32(2)：245-251.

［55］ Srivastava MC，Ramani GV，Garcia JP，et al. Veno-venous extracorporeal membrane oxygenation bridging to pharmacotherapy in pulmonary arterial hypertensive crisis［J］. J Heart Lung Transplant，2010，29(7)：811-813.

［56］ Camboni D，Akay B，Sassalos P，et al. Use of venovenous extracorporeal membrane oxygenation and an atrial septostomy for pulmonary and right ventricular failure［J］. Ann Thorac Surg，2011，91(1)：144-149.

［57］ Hoopes CW，Gurley JC，Zwischenberger JB，Diaz-Guzman E. Mechanical support for pulmonary veno-occlusive disease：combined atrial septostomy and venovenous extracorporeal membrane oxygenation［J］. Semin Thorac Cardiovasc Surg，2012，24(3)：232-234.

［58］ Strueber M，Hoeper MM，Fischer S，et al. Bridge to thoracic organ transplantation in patients with pulmonary arterial hypertension using a pumpless lung assist device［J］. Am J Transplant，2009，9(4)：853-857.

［59］ de Perrot M，Granton JT，McRae K，et al. Impact of extracorporeal life support on outcome in patients with idiopathic pulmonary arterial hypertension awaiting lung transplantation［J］. J Heart Lung Transplant，2011，30(9)：997-1002.

［60］ Hsu HH，Ko WJ，Chen JS，et al. Extracorporeal membrane oxygenation in pulmonary crisis and primary graft dysfunction［J］. J Heart Lung Transplant，2008，27(2)：233-237.

［61］ Höhn L，Schweizer A，Morel DR. Circulatory failure after anesthesia induction in a patient with severe primary pulmonary hypertension［J］. Anesthesiology，1999，91(6)：1943-1945.

［62］ Satoh H，Masuda Y，Izuta S，et al. Pregnant patient with primary pulmonary hypertension：general anesthesia and extracorporeal membrane oxygenation support for termination of pregnancy［J］. Anesthesiology，2002，97(6)：1638-1640.

［63］ Olsson KM，Simon A，Strueber M，et al. Extracorporeal membrane oxygenation in nonintubated patients as bridge to lung transplantation［J］. Am J Transplant，2010，10(9)：2173-2178.

［64］ Fuehner T，Kuehn C，Hadem J，et al. Extracorporeal membrane oxygenation in awake patients as bridge to lung transplantation［J］. Am J Respir Crit Care Med，2012，185(7)：763-768.

［65］ Hoopes CW，Kukreja J，Golden J，et al. Extracorporeal membrane oxygenation as a bridge to pulmonary transplantation［J］. J Thorac Cardiovasc Surg，2013，145(3)：862-867.

［66］ Annane D，Bellissant E，Cavaillon JM. Septic shock［J］. Lancet，2005，365：63-78.

［67］ Landry DW，Oliver JA. The pathogenesis of vasodilatory shock［J］. N Engl J Med，2001，345(8)：588-595.

[68] Dellinger RP. Cardiovascular management of septic shock[J]. Crit Care Med, 2003, 31(3): 946–955.

[69] Hochstadt A, Meroz Y, Landesberg G. Myocardial dysfunction in severe sepsis and septic shock: more questions than answers[J]? J Cardiothorac Vasc Anesth, 2011, 25(3): 526–535.

[70] Hunter JD, Doddi M. Sepsis and the heart[J]. Br J Anaesth, 2010, 104(1): 3–11.

[71] Merx MW, Weber C. Sepsis and the heart[J]. Circulation, 2007, 116(7): 793–802.

[72] Flynn A, Chokkalingam Mani B, Mather PJ. Sepsis-induced cardiomyopathy: a review of pathophysiologic mechanisms[J]. Heart Fail Rev, 2010, 15(6): 605–611.

[73] Vieillard-Baron A. Septic cardiomyopathy. Ann Intensive Care, 2011, 1: 6.

[74] Pulido JN, Afessa B, Masaki M, et al. Clinical spectrum, frequency, and significance of myocardial dysfunction in severe sepsis and septic shock[J]. Mayo Clin Proc, 2012, 87(7): 620–628.

[75] Aneja R, Carcillo J. Differences between adult and pediatric septic shock[J]. Minerva Anestesiol, 2011, 77(10): 986–992.

[76] Meyer DM, Jessen ME. Results of extracorporeal membrane oxygenation in neonates with sepsis. The Extracorporeal Life Support Organization experience[J]. J Thorac Cardiovasc Surg, 1995, 109(3): 419–425.

[77] Meyer DM, Jessen ME. Results of extracorporeal membrane oxygenation in children with sepsis[J]. The Extracorporeal Life Support Organization. Ann Thorac Surg, 1997, 63(3): 756–761.

[78] Maclaren G, Butt W, Best D, et al. Extracorporeal membrane oxygenation for refractory septic shock in children: one institution's experience[J]. Pediatr Crit Care Med, 2007, 8(5): 447–451.

[79] Bartlett RH. Extracorporeal support for septic shock[J]. Pediatr Crit Care Med, 2007, 8(5): 498–499.

[80] Keckler SJ, Laituri CA, Ostlie DJ, St Peter SD. A review of venovenous and venoarterial extracorporeal membrane oxygenation in neonates and children[J]. Eur J Pediatr Surg, 2010, 20(1): 1–4.

[81] Fortenberry JD, Paden ML. Extracorporeal therapies in the treatment of sepsis: experience and promise[J]. Semin Pediatr Infect Dis, 2006, 17(2): 72–79.

[82] Brierley J, Carcillo JA, Choong K, et al. Clinical practice parameters for hemodynamic support of pediatric and neonatal septic shock: 2007 update from the American College of Critical Care Medicine[J]. Crit Care Med, 2009, 37(2): 666–688.

[83] Goldman AP, Kerr SJ, Butt W, et al. Extracorporeal support for intractable cardiorespiratory failure due to meningococcal disease[J]. Lancet, 1997, 349(9050): 466–469.

[84] Luyt DK, Pridgeon J, Brown J, et al. Extracorporeal life support for children with meningococcal septicaemia[J]. Acta Paediatr, 2004, 93(12): 1608–1611.

[85] Creech CB, Johnson BG, Bartilson RE, et al. Increasing use of extracorporeal life support in methicillin-resistant Staphylococcus aureus sepsis in children[J]. Pediatr Crit Care Med, 2007, 8(3): 231–235.

[86] Maclaren G, Butt W. Extracorporeal membrane oxygenation and sepsis[J]. Crit Care Resusc, 2007, 9(1): 76–80.

[87] Firstenberg MS. Contraindications to extracorporeal membrane oxygenation: are there any absolutes[J]? J Am Soc Echocardiogr, 2012, 25(6): 698.

[88] Rich PB, Younger JG, Soldes OS, et al. Use of extracorporeal life support for adult patients with respiratory failure and sepsis[J]. ASAIO J, 1998, 44(4): 263–266.

[89] MacLaren G, Pellegrino V, Butt W, et al. Successful use of ECMO in adults with lifethreatening infections[J]. Anaesth Intensive Care, 2004, 32(5): 707–710.

[90] Dietl CA, Wernly JA, Pett SB, et al. Extracorporeal membrane oxygenation support improves survival of patients with severe Hantavirus cardiopulmonary syndrome[J]. J Thorac Cardiovasc Surg, 2008, 135(3): 579–584.

[91] Descheemaeker PN, Mira JP, Bruneel F, et al. Near-fatal multiple organ dysfunction syndrome induced by Plasmodium malariae[J]. Emerg Infect Dis, 2009, 15(5): 832–834.

[92] Vohra HA, Adamson L, Weeden DF, et al. Use of extracorporeal membrane oxygenation in the management of septic shock with severe cardiac dysfunction after Ravitch procedure[J]. Ann Thorac Surg, 2009, 87(1): e4–e5.

[93] Firstenberg MS, Blais D, Abel E, et al. Fulminant Neisseria meningitidis: role for extracorporeal membrane oxygenation[J]. Heart Surg Forum, 2010, 13(6): E376–E378.

[94] MacLaren G, Cove M, Kofidis T. Central extracorporeal membrane oxygenation for septic shock in an adult with H1N1 influenza[J]. Ann Thorac Surg, 2010, 90(3): e34–e35.

[95] Firstenberg MS, Abel E, Blais D, et al. The use of extracorporeal membrane oxygenation in severe necrotizing soft tissue infections complicated by septic shock[J]. Am Surg, 2010, 76(11): 1287–1289.

[96] Bréchot N, Luyt CE, Schmidt M, et al. Venoarterial extracorporeal membrane oxygenation support for refractory cardiovascular dysfunction during severe bacterial septic shock[J]. Crit Care Med, 2013, 41(7): 1616–1626.

[97] Huang CT, Tsai YJ, Tsai PR, Ko WJ. Extracorporeal membrane oxygenation resuscitation in adult patients with refractory septic shock[J]. J Thorac Cardiovasc Surg, 2013, 146(5): 1041–1046.

[98] Cheng A, Sun HY, Lee CW, et al. Survival of septic adults compared with nonseptic adults receiving extracorporeal membrane oxygenation for cardiopulmonary failure: a propensity-matched analysis[J]. J Crit Care, 2013, 28(4): 532.e1–e10.

[99] Zhao J, Wang D, Zhou X, et al. Hybrid ECMO using AvalonElite DLC for circulatory support guarantees adequate heart/brain oxygen supply[J]. J Heart Lung Transplant, 2013, 32(4 suppl): S117–S118.

[100] Chou NK, Chen YS, Ko WJ, et al. Application of extracorporeal membrane oxygenation in adult burn patients[J]. Artif Organs, 2001, 25(8): 622–626.

[101] Stöhr F, Emmert MY, Lachat ML, et al. Extracorporeal membrane oxygenation for acute respiratory distress syndrome: is the configuration mode an important predictor for the outcome[J]? Interact Cardiovasc Thorac Surg, 2011, 12(5): 676–680.

[102] Bratton SL, Davis RL. Acute lung injury in isolated traumatic brain injury[J]. Neurosurgery, 1997, 40(4): 707–712.

[103] Bein T, Scherer MN, Philipp A, et al. Pumpless extracorporeal lung assist (pECLA) in patients with acute respiratory distress syndrome and severe brain injury[J]. J Trauma, 2005,

58(6)：1294–1297.

[104] Arlt M, Philipp A, Voelkel S, et al. Extracorporeal membrane oxygenation in severe trauma patients with bleeding shock[J]. Resuscitation, 2010, 81(7)：804–809.

[105] Bonacchi M, Spina R, Torracchi L, et al. Extracorporeal life support in patients with severe trauma：an advanced treatment strategy for refractory clinical settings[J]. J Thorac Cardiovasc Surg, 2013, 145(6)：1617–1626.

[106] Larsson M, Talving P, Palmér K, et al. Experimental extracorporeal membrane oxygenation reduces central venous pressure：an adjunct to control of venous hemorrhage[J]? Perfusion, 2010, 25(4)：217–223.

[107] Hill JD, O'Brien TG, Murray JJ, et al. Prolonged extracorporeal oxygenation for acute post-traumatic respiratory failure (shock-lung syndrome)：use of Bramson membrane lung[J]. N Engl J Med, 1972, 286(12)：629–634.

[108] Michaels A, Schriener RJ, Kolla S, et al. Extracorporeal life support in pulmonary failure after trauma[J]. J Trauma, 1999, 46(4)：638–645.

[109] Perchinsky MJ, Long WB, Hill JG, et al. Extracorporeal cardiopulmonary life support with heparin-bonded circuitry in the resuscitation of massively injured trauma patients[J]. Am J Surg, 1995, 169(5)：488–491.

[110] Voelckei W, Wenzel V, Rieger M, et al. Temporary extracorporeal membrane oxygenation in the treatment of acute traumatic lung injury[J]. Can J Anaesth, 1998, 45(11)：1097–1102.

[111] Zapol WM, Snider MT, Hill JD, et al. Extracorporeal membrane oxygenation in severe acute respiratory failure. A randomized prospective study[J]. JAMA, 1979, 242(20)：2193–2196.

[112] Morris AH, Wallace CJ, Menlove RL, et al. Randomized clinical trial of pressurecontrolled inverse ratio ventilation and extracorporeal CO_2 removal for adult respiratory distress syndrome[J]. Am J Respir Crit Care Med, 1994, 149(2 Pt 1)：295–305.

[113] Peek GJ, Clemens F, Elbourne D, et al. CESAR：conventional ventilatory support vs extracorporeal membrane oxygenation for severe adult respiratory failure[J]. BMC Health Serv Res, 2006, 6：163.

[114] Brogan TV, Thiagarajan RR, Rycus PT, et al. Extracorporeal membrane oxygenation in adults with severe respiratory failure：a multi-center database[J]. Intensive Care Med, 2009, 35(12)：2105–2114.

[115] Muellenbach RM, Kredel M, Kunze E, et al. Prolonged heparin-free extracorporeal membrane oxygenation in multiple injured acute respiratory distress syndrome patients with traumatic brain injury[J]. J Trauma, 2011, 72(5)：1444–1447.

[116] Sasadeusz KJ, Long WB, Kemalyan N, et al. Successful treatment of a patient with multiple injuries using extracorporeal membrane oxygenation and inhaled nitric oxide[J]. J Trauma, 2000, 49(6)：1126–1128.

[117] Zimmermann M, Philipp A, Schmid FX, et al. From Baghdad to Germany：use of a new pumpless extracorporeal lung assist system in two severely injured US soldiers[J]. ASAIO J, 2007, 53(3)：e4–e6.

[118] Bein T, Osborn E, Hofmann HS, et al. Successful treatment of a severely injured soldier from Afghanistan with pumpless extracorporeal lung assist and neurally adjusted ventilatory support[J]. Int J Emerg Med, 2010, 13(3)：177–179.

[119] Allan PF, Osborn EC, Bloom BB, et al. The introduction of extracorporeal membrane oxygenation to aeromedical evacuation[J]. Mil Med, 2011, 176(8): 932–937.

[120] Bein T, Zonies D, Philipp A, et al. Transportable extracorporeal lung support for rescue of severe respiratory failure in combat casualties[J]. J Trauma Acute Care Surg, 2012, 73(6): 1448–1454.

[121] Huang YK, Liu KS, Lu MS, et al. Extracorporeal life support in post-traumatic respiratory distress patients[J]. Resuscitation, 2009, 80(5): 535–539.

[122] Madershahian N, Wittwer T, Strauch J, et al. Application of ECMO in multitrauma patients with ARDS as rescue therapy[J]. J Card Surg, 2007, 22(3): 180–184.

[123] Yen TS, Liau CC, Chen YS, Chao A. Extracorporeal membrane oxygenation resuscitation for traumatic brain injury after decompressive craniotomy[J]. Clin Neurol Neurosurg, 2007, 110(3): 295–297.

[124] Maif P, Hoermann C, Moertl M, et al. Percutaneous venoarterial extracorporeal membrane oxygenation for emergency mechanical circulatory support[J]. Resuscitation, 1996, 33(1): 29–34.

[125] Friesenecker BE, Peer R, Rieder J, et al. Craniotomy during ECMO in a severely traumatized patient[J]. Acta Neurochir (Wien), 2005, 147(9): 993–996.

[126] Lisagor P, Cohen D, McDonnell B, et al. Irreversible shock revisited: mechanical support of the cardiovascular system: a case report and review[J]. J Trauma, 1997, 42(6): 1182–1186.

[127] Repesse X, Au SM, Brechot N, et al. Recombinant factor VIIa for uncontrollable bleeding in patients with extracorporeal membrane oxygenation: report on 15 cases and literature review[J]. Crit Care, 2013, 17(2): R55.

[128] Yank V, Tuohy CV, Logan AC, et al. Systematic review: benefits and harms of inhospital use of recombinant factor VIIa for off-label indications[J]. Ann Intern Med, 2011, 154(8): 529–540.

[129] Firstenberg MS, Nelson K, Abel E, et al. Extracorporeal membrane oxygenation for complex multiorgan system trauma[J/OL]. Case Rep Surg, 2012. doi: 10.1155/2012/897184.

译者：王学敏，上海交通大学医学院附属松江医院急诊危重病科
审校：荣健，中山大学附属第一医院体外循环科

点评

"在那个漫漫长夜里，她全身进行性青紫、水肿。看着她痛苦地挣扎求生，我突然萌生出一个想法，如果设计一种旁路装置，在栓子位置前将缺氧的静脉血抽出进行体外氧合，排出CO_2，再回输入动脉，我们也许能够挽救她的生命"。早在1931年，肺栓塞的临床棘手处理方法催生出体外循环技术和体外生命支持技术。从历史角度看，两者本质其实是同一概念。ECMO技术支持的适应证逐渐扩展，从左心支持到右心支持、肺动脉高压支持、脓毒症支持，以及出血性创伤支持等。尽管目前成功率以及病例数报道较少，但我相信，未来ECMO技术的适应证和成功率均会大幅提升。

——荣健

185

第十七章　VA ECMO期间左心室休息和减压

Gianluca Greco, Barbara Cortinovis, and Leonello Avalli

G. Greco, B. Cortinovis
Cardiac Anesthesia and Intensive Care Unit, Department of Emergency Medicine, San Gerardo
Hospital, University of Milano-Bicocca, Milan, Italy, Via Pergolesi 33, 20900 Monza, Italy.
e-mail: gianluca.gr@gmail.com; barbara_cortinovis@yahoo.it.

L. Avalli
Cardiac Anesthesia and Intensive Care Unit, Department of Urgency and Emergency, San Gerardo
Hospital, Via Pergolesi 33, Monza (MB) 20900, Italy. e-mail: l.avalli@hsgerardo.org.

17.1　引言

经典心脏生理机制如Frank-Starling机制描述了左心室（LV）舒张末期容积与心室整体功能密切相关。在正常心脏中，心肌纤维在舒张末期达到一定长度从而使得来自左心房（LA）的充盈压力与心脏顺应性达到平衡，这被定义为LV前负荷。在心力衰竭的心脏中，由于两者平衡的改变引起LV扩张，并进一步导致心肌重构及收缩功能下降。

当LV收缩功能严重受损时，右心引流不足和支气管循环导致LV扩张，LV舒张末压升高，肺水肿风险增加。

ECMO支持的目的不仅为了获得足够的组织灌注指数，也有减少心室负荷、控制室壁张力的目的，从而使得衰竭的心脏得到休息。而通过机械循环可能并不足以达到这个目的，尤其在心室扩张，大剂量正性肌力药物支持的情况下。

此外，心室舒张末期压力的增加还可能导致室壁张力和心肌耗氧量的增加，造成的恶性循环进一步使左心功能恶化。当任何原因引起的心源性休克考虑使用机械支持时，右心引流不足和支气管循环都可能导致LV扩张。因此行机械支持的患者，首先要考虑LV是否充分减压。这在外周置管的ECMO中尤为重要（相较于经中心置管型的机械支持）。在此情况下，严重的心功能不全和动脉插管造成的逆向血流所致的后负荷加重两者叠加，可显著增加LV舒张末压、左房压和肺动脉（PA）压力。

在VA ECMO期间，必须严密监测LV输出量，从而尽早发现输出量的改变，保证主动脉瓣的有效开放。

甚至短暂的心室过度扩张都会导致心肌损伤加剧。用于改善LV输出量的首选措施包括增加心肌收缩力的正性肌力药物（例如多巴酚丁胺）和减轻后负荷并改善LV射血的主动脉内球囊反搏（IABP）。

正性肌力药物通过不同的机制来增加心脏收缩力。因此，用于心力衰竭患者来增加心肌收缩力，改善心排量。在心力衰竭急性期，正性肌力药物确实可以短期内提升心排量。而在另一方面，正性肌力药物的长期持续刺激被证实可提高慢性心力衰竭患者的死亡率。

心肌重构定义为心脏大小、形态和功能的改变。这些变化出现在心脏应对组织损伤或者负荷增加的情况下，并被认为是疾病进展的重要组成部分。LV引流不足的临床结果总结如下。

首先，机械支持的主要目的是在严重心源性休克状态下保证组织灌注并保证足够的LV休息，从而促进顿抑的心肌修复并减轻梗死区域的剪切力。如果机械支持无法提供有效的减压，那将导致心腔的扩张、氧耗量增加以及缺血损伤并增加梗死区域的机械损伤，进一步导致诸如心室游离壁破裂这样的严重并发症。其次，一个扩张的、功能严重减退或丧失的心腔，瓣膜无法开放，可导致心腔内血液淤积和心内血栓形成。

因此，确保LV的充分引流对于保证心脏休息和修复以及预防严重危及生命的并发症是十分重要的。多种技术已经被用于引流LV，包括IABP、手术或者经皮置入引流插管以及Impella轴流泵的使用。本文将对与ECMO患者LV减压密切相关的技术进行回顾。

17.2　心功能不全

决定LV心搏量和功能的三个重要因素分别为前负荷（静脉回流和舒张末期容量）、心肌收缩力（任意舒张末期容量下产生的收缩力）以及后负荷（主动脉阻力和室壁张力）。相关生理学机制的详细讨论超出了本章节的范畴。在心肌缺血时，不同病理生理过程取决于冠状动脉血流改变的程度和持续时间。心功能不全十分常见，临床上表现为心脏室壁正常收缩能力的改变。

持续的、无症状的缺血引起的LV功能不全的表现，类似于非缺血性心力衰竭，并被定义为心肌冬眠。冬眠可通过改善血流或者降低氧耗，来部分甚至完全重新恢复至正常[1]。

一过性缺血，即使在恢复正常血流之后，亦可以引起一段时间的持续心功能不全，这一现象被定义为心肌顿抑。

缺血后心功能不全或者心肌顿抑可发生于有一过性缺血的多种情况下，包括不稳定心绞痛、急性心肌梗死的早期再灌注和心脏手术。以往有关心肌灌注和收缩功能的研究揭示了血流减少和收缩功能衰竭之间的密切关系。即使没有不可逆性损伤，冠状动脉血流也恢复正常，LV局部室壁运动异常仍可在再灌注后持续数小时甚至数天。这一部分组织并未坏死并且通常认为其异常收缩也是可逆的。静息状态下的正常血流量不足以满足运动情况下的需求，而且冠状动脉血流在经过心室壁时存在不同的变化。因此，在同一异常收缩区域内，可能同时存在心肌顿抑和灌注不足的区域。

在动物实验中，<3 h的缺血引起相应区域的心内膜下梗死，而相当数量的心内膜下组织仍然具有活性。发生在LV壁内侧的心肌顿抑远比发生在外侧的严重，通过再灌注挽救的心内膜下组织需要数日至数周来恢复其收缩功能。

急性心肌梗死早期再灌注导致心内膜下同时出现增厚和顿抑。决定心功能不全严重程度的因素包括缺血区域大小和心脏负荷情况。这一过程包含了多个病理生理过程。例如，钙稳态异常和氧化应激反应等[2-4]。心肌顿抑是心脏复苏后循环衰竭的重要原因。复苏过程中一过性的全心缺血和复苏后严重的LV功能抑制十分常见，其所致的心功能不全也在动物和临床研究中得到证实。LV收缩功能损害表现为LV射血分数下降、LV短轴缩短率降低和LV收缩峰压与收缩末期容积比值减低。这一类型的心肌顿抑也可发生在没有梗死证据的情况下，在冠状动脉血流恢复后，心肌的收缩和舒张功能仍然处于功能不全状态[5-10]。在部分患者中，区域性的持续缺血也可导致LV功能不全，即冠状动脉血流慢性减少引起的心肌"冬眠"。当冠状动脉血流下降，收缩功能便会相应下降，而这种低灌注和功能减低的组合可以在没有缺血症状和坏死的情况下发生。需要指出的是，这种在心肌血流下降情况下的心脏的应对反应被认为是一种自我保护机制。如果血流量长期维持在较低状态，心肌可进一步经过缓慢的适应过程来减少代谢需求，包括心肌形态学改变和蛋白质含量的变化[11-13]。

无论何种病因，顿抑和冬眠都会导致明显的心力衰竭。心肌结构重塑对于恢复收缩能力是必要的，而足够的机械辅助可以获得满意的组织灌注。因此，慢性损伤但并未坏死的心肌即使血流恢复，仍可能需要数周至数月时间方能恢复功能[14-15]。

17.3 慢性心力衰竭中的心脏减负

慢性心力衰竭合并使用左心室辅助装置（left ventricular assist device，LVAD）患者的数据表明，通过LVAD进行的心肌减负可导致恢复期过长。虽然心肌恢复的机制目前仍然有待探索，但是先前临床观察已经证实即使是长期严格卧床的特发型扩张性心肌病（IDC）患者，其症状亦得到改善[16]。目前各方面理论显示在微血管、纤维化、炎症和结构及心肌重构上都存在着影响。此外，降低负荷和优化冠状动脉灌注相结合可以降低心肌细胞因子浓度以及神经内分泌反应[17-19]。目前发现心脏可以通过心肌细胞肥大来降低衰竭心室壁的张力。Hetzer等报道了在IDC患者组通过心室减负可使心脏获得持续性的恢复。LVAD减负可诱导肥大心肌细胞的逆转[20]。Klotz则注意到LVAD支持可诱导心脏重构的逆转，减小LV的体积、心肌细胞的直径以及改善心腔顺应性[21]。Drakos结合血流动力学数据以及数字显微镜对LV组织超微结构和功能的评估，认为搏动式机械辅助减轻衰竭心脏负荷可增加心肌微血管密度。血管情况改变伴随着纤维化增加和心肌细胞肥大的减轻，没有任何结构或代谢上的证据显示完全退变和萎缩[22]。在IDC患者中使用扩血管药物和血管紧张素转化酶抑制剂以减低后负荷的益处，亦可见于LV减负患者，其原理是打破心功能下降和外周血管阻力增加以及LV充盈压之间的关联关系[23]。

尽管有先前的观察结果，但通过机械辅助减负对于心肌内皮和微血管系统的影响仍然有待探索，且其逆转肥厚心肌的效果大小仍有争议。病理生理学研究模型已经聚焦在超负荷对于引起心肌重构恶性循环的作用。机械辅助的减负作用则能打破这一循环并且改善衰竭心脏的功能。心肌功能的恢复可在几周内发生，而超过这段时间，那么心室功能将会逐步丧失[24-26]。

17.4　IABP

IABP是一项被广泛应用的机械血流动力学支持技术。美国心脏协会（AHA）和欧洲指南对于IABP用于心源性休克治疗分别给出了IB和IC级推荐[27-28]。尽管如此，现有证据大部分来源于登记数据，而除了生理学理论上对IABP益处的推论外，更有说服力的随机对照试验的证据仍然有待完善。

临床应用IABP的指征包括了绝大部分任何原因引起的心源性休克[29-30]，尤其适用于合并急性冠状动脉综合征、难治性心律失常和高风险操作的辅助治疗的情况。目前尚无充足研究可以给出在ECMO患者中使用IABP的准确意见，而基于各中心的经验和临床路径不同，针对这一问题意见不统一。我们将简要总结ECMO中IABP使用的优点和缺点，以及就机械效益和内皮功能而言的生理作用，并且我们会依据文献给出一些建议。

球囊的周期性膨胀和回缩由于存在着个体差异（由于球囊大小和位置以及生理差异，例如，心率、心律、主动脉顺应性以及全身阻力）会产生两种主要后果：舒张期时血液在主动脉近端的重新分布和快速的球囊收缩引起的负压效应导致的收缩期后负荷降低[31-32]。实验和临床研究表明后负荷降低和舒张压增加改善了冠状动脉前向性血流，也因此可增加血管严重狭窄区域的血流灌注[33]，而对于心排量血流动力学的影响则较为有限，对总体死亡率无影响。

IABP对于冠状动脉的影响仍有很大争议，一些研究发现冠状动脉血流只有微小或者没有变化，而其他一些研究则观察到了显著的增加[34-36]。

自主调节最大化使冠状动脉灌注呈压力依赖型，冠状血管由于缺血而充分扩张，这两个因素有助于增加冠状动脉血供。在较低灌注压力的情况下，IABP可以增加血供，甚至对于因血管狭窄而无法维持血流的区域也有效果。值得注意的是，在冠状动脉严重狭窄（>95%）的远端区域并没有发现冠状动脉灌注的显著改善[37]。

就机械支持效果而言，即使不考虑临床证据，理论上存在益处，尤其在因ECMO导致的急性机械功能障碍状况下，如二尖瓣反流（MR）、室间隔缺损（VSD）以及非搏动灌注等。事实上，IABP目前被报道可降低心率和平均肺毛细血管楔压、增加心排血量（尤其在机械支持并发症存在的情况下）以及改善难治性缺血区域的灌注。值得一提的是，IABP降低平均循环阻力和收缩压，从而使计算得到的LV壁张力峰值下降14%[38]。这一效果达到了使用其他次优LV保护措施的ECMO患者所期待的后负荷和室壁张力降低的目标。

目前而言，虽然有直观生理学依据，但是IABP仍然没有获得全球共识，并且在已知范围内没有随机对照试验明确支持同时运用IABP和ECMO。以下整理了目前讨论联合运用IABP和ECMO的文献。

Madershahian和其团队的研究指出，在非搏动性ECMO情况下，IABP对于难治性心源性休克的冠状动脉血流、术后早期桥血管通畅性和弥补ECMO泵流量不足从而维持足够桥血管血流等方面是有利的。然而由于患者数量有限，这一研究结果仍有待进一步考证。Phillips等则报道了在16例心源性休克患者中，通过外周血管联合运用ECMO和IABP的研究。联合运用可提供更多的血流动力学支持和舒张期血流，从而增加了冠状动脉血流并且对LV收缩期减压[39]。Lazar和其团队[40]则指出联合运用的获益在于减少梗死区域、逆转血流动力学的恶化、减轻组织酸中毒、更高的室壁运动评分以及减少坏死区域。

上述这两组研究支持我们联用ECMO和IABP的想法。他们认为运用这些方法可以在急诊情况下快速启动，并且对急性心肌缺血的预后有利，并且得出结论ECMO应该一直和IABP联合应用。他们同时提出了一项机械支持和撤离的分阶段方案。在这项方案中，应首先置入IABP，之后置入ECMO，而撤离顺序则与之相反。此外，IABP可以加速ECMO的撤离从而减少肝素化和潜在的出血风险。

最后，O'Neil等报道了在体外循环（CPB）期间搏动灌注在保持微循环和减少全身炎症反应方面优于非搏动灌注，也因此可以改善需要长时间CPB的高危心脏手术患者的预后[41]。这一研究结果也同样适用于ECMO患者。虽然ECMO较标准CPB炎症反应较轻，但他们也是需要长期机械支持，同时也属于高危患者的范畴。

　　IABP的潜在并发症对于所有处理心源性休克患者机械支持的医生来说十分熟悉，即使有着精心的医疗管理，一些并发症仍然无法避免。血管并发症（病例的6%~25%）是主要风险，包括肢体和内脏缺血、血管破裂和大出血。一旦发生并发症需尽快安排手术。超声评估动脉血管、超声引导下的置管、采用无鞘的置入方式以及合适的球囊大小都能最大限度避免并发症的发生。

　　如果无法在所有ECMO患者中广泛使用IABP，那么我们提倡在发生机械并发症（MR、VSD等）的ECMO患者以及无法产生搏动血流的ECMO患者中使用IABP。有关IABP协助ECMO撤除的内容将在其他章节讨论。

17.5　心脏引流

　　外科引流：手术行左心引流十分常见，尤其是在瓣膜手术领域，通过插管可以实现LA或者LV引流。手术医生可在直视下于LA或者更为常用的右上肺静脉轻松放置插管；通过吸引血液，可极大地改善手术视野并且预防心腔过度扩张。如果预计需要长期支持，那行LV心尖插管亦是一种选择，而采取中心插管时，因延迟关胸，可能会要考虑是否需要为引流管做一隧道。

　　如果开始ECMO时选择外周置管，那么LV减压在某种程度上会更为困难。当胸腔未被打开时考虑置管，应权衡选择经胸骨切口或者侧胸切口行中心置管，与由于全身抗凝引起的出血性并发症之间的利弊。基于上述原因，出现了一系列经皮操作的技术：经胸超声心动图（TTE）或经食道超声心动图（TEE）引导下球囊与叶片组合的球囊房间隔造孔术、经房间隔鞘置入术、经主动脉插管、经皮经颈静脉肺动脉引流以及叶轮泵等。

17.6　球囊与组合叶片的球囊房间隔造口术

　　Koenig等[42]在4例因心肌炎导致心源性休克的儿科病例中运用经静脉球囊房间隔造口术。这一技术历史性地优化了用于大动脉转位患儿房间隔造口的Rashkind技术流程。

　　虽然理论上有益，但这一技术可能带来许多严峻的挑战：技术上，球囊造口术对于房间隔柔软的婴儿和幼儿来说相对容易，那么对于年龄更大的患者来说更具挑战性，他们的房间隔更厚，常需要通过切开来获得不受限制的左向右分流。此外，切开造口术，在某些疑难病例中的价值值得商榷，因这种房间隔造口术常需要在透视引导下完成，因此使得患者可能因转运过程而发生潜在风险，尤其对于儿童患者来说，更应考虑辐射暴露问题。事实上，在Koenig的报道中，这项技术并没有达到血流动力学上有意义的房间隔造口，而在大年龄患儿中则需要在透视引导下使用刀片进行房间隔造口术。不过，如果在卵圆孔未闭的情况下，这项技术在床旁进行也是可行的。

　　Johnston等[43]则在随后报道了1例10岁患儿，因严重LV扩张伴腔内血栓引起心源性休克导致肺出血需要减压的病例。在经食道心脏超声引导下，在房隔穿刺后通过逐步的球囊扩张，形成房间隔缺损达到引流目的。Johnston等总结该技术的优势包括这项技术在TEE引导下，使之可在床旁运用，避免了在导管室中进行透视的风险和不利，以及这一技术的进行不受心房解剖条件的影响。TEE能清楚显示穿刺针和腔内血栓（如果存在），专业的心脏超声医生可以通过不同切面来准确定位。经房间隔球囊造口技术甚至在使用抗凝药物患者中也是相对安全的。一周后的随访结果显示新制造的房间隔缺损在尺寸上并没有减小。

　　球囊技术或球囊切开造口术的支持者强调这一技术可在不需要额外插管和避免ECMO系统并发症情况下获得理想结果的重要性。

17.7　经房间隔插管

　　球囊与组合叶片的球囊造口术已被用于左心腔的有效减压以及缓解肺循环高压。由于要达到不受限制的左向右分流具有一定技术难度，其他作者提出了一些其他方法。特别需要指出的是，经房间隔插管不仅可以提供有效减压而且在撤机时也有潜在益处，当尝试夹闭左心插管时可在第一时间观察到心功能变化。

　　Ward等[44]报道了在TEE引导下经房间隔穿刺置入7 Fr长导管至LA。这一导管随后与静脉管道连接以实现减压。接下来的技术操作相类似，增加一根ECMO插管从而获得更好的引流。

　　Aiygari和其同事[45]则总结了7例ECMO运行中行LA引流的患者，重点关注技术可行性、并发症以及对于LA高压的缓解。他们的假设是为了检验经皮置入穿隔鞘与ECMO静脉管道连接引流LA是否可以作为替代外科置管的一种可行的方法。所有患者都使用改良Seldinger技术从股静脉穿刺。在导管室中经透视引导行房间隔穿刺，放置穿隔鞘后，在坚固导丝引导下置入一根更大的插管并通过旁路与ECMO循环中的静脉管路相连。插管依据大小和供应情况进行选择。拔除插管则在重症监护室床旁进行，局部压迫止血。这同时解决了透射和心脏超声下发现的LA高压以及左心腔扩张。血流速度取决于插管直径和长度以及LA压力，其中仅有插管直径是可以人为改变的。事实上，使用足够尺寸的LA引流管，达到最大限度的引流，不仅可以获得令人满意的减压而且可以快速有效解决LA高压问题。96 h的最大限度LA引流可能与该操作的成功有关。此外，作者建议在婴儿及幼儿中使用最小的8 Fr鞘，在较大儿童中使用10~12 Fr的鞘，在成人患者中使用14~15 Fr的鞘。这一技术相较于用刀片或球囊行房隔切开术是更合理的选择，因为后者是房间隔造口术发生死亡的独立危险因素[46]。

Schwartz等[47]报道了一种类似的技术用于一例因心源性休克建立ECMO的13岁患者中，在食管超声引导下经皮行股静脉穿刺经房隔置管入LA。与先前Aiygari和其同事报道的一样，这根穿隔插管与ECMO静脉管路相连接。在这例病例中，作者证实了对LA和LV立即的减压作用，通过技术改进，在食道超声引导下可在床旁完成操作，从而简化了先前报道的透视下经房间隔插管技术，避免了高危患者的转运。总而言之，在未行胸骨正中切开或者开胸手术的ECMO患者中，若出现进行性的LV扩张以及LA和肺动脉（PA）高压，可考虑使用这项技术（根据单个中心的专家意见，透视或者TEE引导下皆可）。

17.8 经皮肺动脉引流

1988年，Kolobow等[48]报道了在羊的动物模型中，通过改良的Swan-Ganz导管造成肺动脉瓣关闭不全从而获得有效的左心减压。

Avalli及其同事[49]则描述了另一项技术，但某种程度上基于同样生理学原理。通过改良Seldinger技术经右颈内静脉置入6 Fr造影导管并伸入右肺动脉（图17.1）。通过导管置入坚韧的血管造影导丝，随后转换为15 Fr的静脉插管，将其置于肺总动脉位置。最后，导丝被移除，插管与ECMO管道的静脉部分连接。这一操作是在床旁透视引导下完成的。

血流动力学监测显示肺动脉（PA）和LA压力减低。在撤除时，插管退至上腔静脉后再行移除。未见关于维持正确引流管位置的相关报道。这一改良的肺动脉插管较先前提到的方法有多种优势：事实上，通过手术或者经皮的房间隔造口术进行左心减压，增加出血风险（3%~7%），而且会发生心内操作造成的损伤。而这一技术可以在床旁进行并较之于轴流泵更为便宜且易于放置和管理，轴流泵相关内容会在后续相关章节讨论。这项技术具有相对较

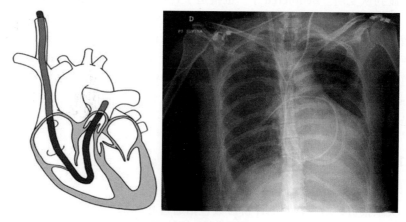

图17.1 经肺动脉引流

小的侵入性，并且便于任何时候在床旁进行操作，还具有许多诸如患者术前准备简单、低成本、易于快速学习掌握的优点。

17.9　经主动脉插管引流

直接从左心腔引流也是有可能的。Fumagalli等[50]报道了从LV直接引流，通过经皮置入经主动脉插管，直接泵入股动脉，从而使左心充盈压力正常，肺水肿减轻，作为过渡到心脏移植的一种方法。

多项动物模型实验比较了经外周途径置入ECMO，启用经主动脉插管减压前后的情况，发现这个方法可以有效减低LV前负荷[51]，而后续研究则表明了这个方法亦能明显降低LV总耗能和做功。同时使用经主动脉插管和外周插管ECMO将显著增加LV能量消耗。第三项研究比较了四种情况：基础状态、独立使用ECMO、ECMO与经主动脉插管减压以及这两项技术与IABP同时运用的情况，研究结果表明同各项技术相比较，独立使用经主动脉引流可以降低LV耗能量和做功[52]。

17.10　叶轮泵

Impella是一种小型主动脉内叶轮血泵，是一种可以用于心源性休克患者短期支持的微创型左心室辅助装置（LVAD）。它可以通过开胸置入LV，也可通过股动脉导引钢丝置入预定位置。Impella是一种可以单独使用的辅助装置，但一些研究亦将其用于ECMO患者的配套装置，其目的是用于LV减压。它的主要作用总结如下：它可以直接降低LV负荷，并且在增加心搏量及冠状动脉和组织灌注的情况下，减轻心肌工作负荷和氧耗。Chaparro及其同事[53]首次报道了联合运用Impella和ECMO支持双心室和呼吸功能，将1例心肌炎患者过渡到恢复期。Beuthered等[54]也报道了1例34岁的暴发性心肌炎的女性病例，应用ECMO救治后运用Impella进行LV减压治疗急性肺水肿。虽然在LV减压病例中，Impella泵有成功病例，但也有关于Impella泵失灵的报道，这也说明在复杂的机械辅助时在机械学和临床管理上都面临着挑战。Koeckert等[55]报道了Impella泵用于救治ECMO并发肺水肿的病例，心肌恢复后顺利撤机。Vlaesselars[56]也报道了类似联合应用在儿童先天性心肌病中的成功经验。有趣的是，这些操作是在心脏超声引导下完成的。

17.11　如何评价是否有效减压

目前仍然没有建立评价最适LV减压的金标准。

文献报道，最为常用的评价参数包括通过心脏超声观察心腔大小、主动脉瓣开放情况以及多普勒超声测定血流速度。更为常见的情况是，在发表的文献中报道有效的LV减压可缓解临床症状，如肺水肿消失、咯血停止、前负荷降低，达到临床所期望的治疗目标。本篇将不会过多讨论血流动力学方面的监测，读者可以参考相关章节。

尽管如此，仍应重视通过TEE评估左冠状动脉近端以及通过脉冲多普勒超声测定冠状动脉左前降支内（LAD）的血流速度。左主干在超声下表现为低回声区，通过将探头移至紧邻主动脉瓣上方的位置，调整探头可以完全显现血管长轴。一旦显现LAD和回旋支之间的Y型分岔，就可通过脉冲多普勒超声测定冠状动脉血流速度。据我们所知，目前没有关于这项技术应用于ECMO患者的报道。虽然心腔减压使得冠状动脉更难以观察，但冠状动脉左主干内非搏动性或搏动性血流的观察（尤其在同时使用IABP或者自然瓣膜开放时），对于评估心脏恢复中的灌注很有帮助。

虽然心脏生物标志物的检测可能在评估LV减负效果及预测预后中有效果，但是Luyt等[57]报道了B型钠尿肽和肌钙蛋白I-C的N端片段、前心房利钠肽、肾上腺髓质素原以及和肽素的中间片段的系列检测，对于ECMO救治的心源性休克患者的预后并无预测作用。

综上所述，就目前而言，结合临床和影像学结果、血流动力学参数以及标准的心脏超声进行综合评估，是评估LV休息和减负是否有效的标准方法。

声明

本文作者宣称无任何利益冲突。

参考文献

[1] Braunwald E, Rutherford JD. Reversible ischemic left ventricular dysfunction: evidence for the "hibernating myocardium" [J]. J Am Coll Cardiol, 1986, 8(6): 146.

[2] Rahimtoola SH, et al. The hibernating myocardium in ischaemia and congestive heart failure[J]. Eur Heart J, 1993, 14(Suppl A): 22–26.

[3] Ito H, Tomooka T, Sakai N. Time-course of functional improvement in stunned myocardium in risk area in patients with reperfused anterior infarction[J]. Circulation, 1993, 87(2): 355–362.

[4] Bolli R. Myocardial "stunning" in man[J]. Circulation, 1992, 86(6): 1671–1691.

[5] Zia A, Kern B. Management of postcardiac arrest myocardial dysfunction[J]. Curr Opin Crit Care, 2011, 17(3): 241–246.

[6] Gazmuri RJ, Weil MH, Bisera J. Myocardial dysfunction after successful resuscitation from cardiac arrest[J]. Crit Care Med, 1996, 24(6): 992–1000.

[7] Laurent I, Monchi M, Chiche JD, et al. Reversible myocardial dysfunction in survivors of out-of-hospital cardiac arrest[J]. J Am Coll Cardiol, 2002, 40(12): 2110–2116.

[8] Peatfield RC, Sillet RW, Taylor D. Survival after cardiac arrest in the hospital[J]. Lancet,

1977,309(8024):1223-1225.

[9] Deantonio HJ, Kaul S, Lerman BB. Reversible myocardial depression in survivors of cardiac arrest[J]. Pacing Clin Electrophysiol,1990,13(8):982-985.

[10] Kern KB, et al. Myocardial dysfunction after resuscitation from cardiac arrest: an example of global myocardial stunning[J]. J Am Coll Cardiol,1996,28(1):232-240.

[11] Ross J Jr. Myocardial perfusion-contraction matching. Implications for coronary heart disease and hibernation[J]. Circulation,1991,83(3):1076-1083.

[12] Gallagher KP. Myocardial hibernation in terms of the flow-function relationship[J]. Basic Res Cardiol,1995,90(1):12-15.

[13] Braunwald E. Reversible ischemic left ventricular dysfunction: evidence for the "hibernating myocardium"[J]. J Am Coll Cardiol,1986,8(6):1467-1470.

[14] Schinkel AF, Bax JJ, Delgado V. Clinical relevance of hibernating myocardium in ischemic left ventricular dysfunction[J]. Am J Med,2010,123(11):978-986.

[15] Heusch G, Schulz R, Rahimtoola SH. A myocardial hibernation: a delicate balance[J]. Am J Physiol Heart Circ Physiol,2005,288(3):H984-H999.

[16] Burch GE, McDonald CD. Prolonged bed rest in treatment of ischemic cardiomyopathy[J]. Chest,1971,60(5):424-430.

[17] Hummel M. Interleukin-6 and interleukin-8 concentrations as predictors of outcome in ventricular assist device patients before heart transplantation[J]. Crit Care Med,1994,22(3):448-454.

[18] Hosenpud JD. Interleukin-1 induced myocardial depression in an isolated perfused beating heart preparation[J]. Heart Transplant,1989,8(6):460-464.

[19] Hill JA, Olson EN. Cardiac plasticity[J]. N Engl J Med,2008,358:1370-1380.

[20] Hetzer R, et al. Cardiac recovery in dilated cardiomyopathy by unloading with a left ventricular assist device[J]. Ann Thorac Surg,1999,68(2):742-749.

[21] Klotz S, Foronjy RF, Dickstein ML. Mechanical unloading during left ventricular assist device support increases left ventricular collagen cross-linking and myocardial stiffness[J]. Circulation,2005,112(3):364-374.

[22] Drakos SG, Kfoury AG, Hammond EH, et al. Impact of mechanical unloading on microvasculature and associated central remodeling features of the failing human heart[J]. J Am Coll Cardiol,2010,56(5):382-391.

[23] Cohn JN. Effect of vasodilator therapy on mortality in chronic congestive heart failure. Results of a Veterans Administration Cooperative Study[J]. N Engl J Med,1986,314(24):1547-1552.

[24] Scheinin SA. The effect of prolonged left ventricular support on myocardial histopathology in patients with end- stage cardiomyopathy[J]. ASAIO J,1992,38(3):M271-M274.

[25] Kinoshita M. Influence of prolonged ventricular assistance on myocardial histopathology in intact heart[J]. Ann Thorac Surg,1996,61(2):640-645.

[26] Gerdes AM. Cardiac myocyte remodeling in hypertrophy and progression to failure[J]. J Card Fail,2002,8(6 Suppl):S24-S268.

[27] Kushner FG, Hand M, Smith SC Jr, et al. 2009 focused updates: ACC/AHA guidelines for the management of patients with ST-elevation myocardial infarction (updating the 2004

guideline and 2007 focused update) and ACC/AHA/SCAI guidelines on percutaneous coronary intervention (updating the 2005 guideline and 2007 focused update) a report of the American College of Cardiology Foundation/American Heart Association Task Force on Practice Guidelines[J]. J Am Coll Cardiol, 2009, 54(23): 2205–2241.

[28] Steg G, James SK, Atar D, et al. ESC guidelines for the management of acute myocardial infarction in patients presenting with ST-segment elevation[J]. Eur Heart J, 2012, 33(20): 2569–2619.

[29] Santa-Cruz RA, Cohen MG, Ohman EM. Aortic counterpulsation: a review of the hemodynamic effects and indications for use[J]. Catheter Cardiovasc Interv, 2006, 67(1): 68–77.

[30] Ferguson JJ 3rd, Cohen M, Freedman RJ Jr, et al. The current practice of intra-aortic balloon counterpulsation: results from the Benchmark Registry[J]. J Am Coll Cardiol, 2001, 38(5): 1456–1462.

[31] Weber KT, Janicki JS. Intraaortic balloon counterpulsation. A review of physiological principles, clinical results, and device safety[J]. Ann Thorac Surg, 1974, 17(6): 602–636.

[32] Marchionni N, Fumagalli S, Baldereschi G, et al. Effective arterial elastance and the hemodynamic effects of intraaortic balloon counterpulsation in patients with coronary heart disease[J]. Am Heart J, 1998, 135 (5 Pt 1): 855–861.

[33] Port SC, Patel S, Schmidt DH. Effects of intraaortic balloon counterpulsation on myocardial blood flow in patients with severe coronary artery disease[J]. J Am Coll Cardiol, 1984, 3(6): 1367–1374.

[34] Williams DO, Korr KS, Gewirtz H, Most AS. The effect of intraaortic balloon counterpulsation on regional myocardial blood flow and oxygen consumption in the presence of coronary artery stenosis in patients with unstable angina[J]. Circulation, 1982, 66(3): 593–597.

[35] Mueller H, Ayres SM, Conklin EF, et al. The effects of intra-aortic counterpulsation on cardiac performance and metabolism in shock associated with acute myocardial infarction[J]. J Clin Invest, 1971, 50(9): 1885–1900.

[36] Kern MJ, Aguirre FV, Tatineni S, et al. Enhanced coronary blood flow velocity during intraaortic balloon counterpulsation in critically ill patients[J]. J Am Coll Cardiol, 1993, 21(2): 359–368.

[37] Kern MJ, Aguirre F, Bach R, et al. Augmentation of coronary blood flow by intra-aortic balloon pumping in patients after coronary angioplasty[J]. Circulation, 1993, 87(2): 500–511.

[38] Urschel CW, Eber L, Forrester J, et al. Alteration of mechanical performance of the ventricle by intraaortic balloon counterpulsation[J]. Am J Cardiol, 1970, 25(5): 546–551.

[39] Phillips SJ, Zeff RH, Kongtahworn C, et al. Benefits of combined balloon pumping and percutaneous cardiopulmonary bypass[J]. Ann Thorac Surg, 1992, 54(5): 908–910.

[40] Lazar HL, Treanor P, Yang M, et al. Enhanced recovery of ischemic myocardium by combining percutaneous bypass with intraaortic balloon pump support[J]. Ann Thorac Surg, 1994, 57(3): 663–668.

[41] O'Neil MP, Fleming JC, Badhwar A, et al. Pulsatile versus nonpulsatile flow during

cardiopulmonary bypass: microcirculatory and systemic effects[J]. Ann Thorac Surg, 2012, 94(6): 2046–2053.

[42] Koenig P, Ralston M, Kimball T, Meyer R, Daniels S, Schwartz D. Balloon atrial septostomy for left ventricular decompression in patients receiving extracorporeal membrane oxygenation for myocardial failure[J]. J Pediatr, 1993, 122(6): S95-S99.

[43] Johnston TA, Jaggers J, McGovern JJ, et al. Bedside transseptal balloon dilation atrial septostomy for decompression of the left heart during extracorporeal membrane oxygenation[J]. Catheter Cardiovasc Interv, 1999, 46(2): 197–199.

[44] Ward KE, Tuggle DW, Gessouroun MR, et al. Transseptal decompression of the left heart during ECMO for severe myocarditis[J]. Ann Thorac Surg, 1995, 59(3): 749–751.

[45] Aiyagari RM, Rocchini AP, Remenapp RT, et al. Decompression of the left atrium during extracorporeal membrane oxygenation using a transseptal cannula incorporated into the circuit[J]. Crit Care Med, 2006, 34(10): 2603–2606.

[46] Veldtman GR, Norgard G, Wåhlander H, et al. Creation and enlargement of atrial defects in congenital heart disease[J]. Pediatr Cardiol, 2005, 26(2): 162–168.

[47] Swartz MF, Smith F, Byrum CJ, et al. Transseptal catheter decompression of the left ventricle during extracorporeal membrane oxygenation[J]. Pediatr Cardiol, 2012, 33(1): 185–187.

[48] Kolobow T, Rossi F, Borelli M, Foti G. Long-term closed chest partial and total cardiopulmonary bypass by peripheral cannulation for severe right and/or left ventricular failure, including ventricular fibrillation. The use of a percutaneous spring in the pulmonary artery position to decompress the left heart[J]. ASAIO Trans, 1988, 34(3): 485–489.

[49] Avalli L, Maggioni E, Sangalli F, et al. Percutaneous left-heart decompression during extracorporeal membrane oxygenation: an alternative to surgical and transeptal venting in adult patients[J]. ASAIO J, 2011, 57(1): 38–40.

[50] Fumagalli R, Bombino M, Borelli M, et al. Percutaneous bridge to heart transplantation by venoarterial ECMO and transaortic left ventricular venting[J]. Int J Artif Organs, 2004, 27(5): 410–413.

[51] Kitamura M, Hanzawa K, Takekubo M, et al. Preclinical assessment of a transaortic venting catheter for percutaneous cardiopulmonary support[J]. Artif Organs, 2004, 28(3): 298–302.

[52] Morishita A, Kitamura M, Shibuya M, et al. Effectiveness of transaortic venting from a failing left ventricle during venoarterial bypass[J]. ASAIO J, 1999, 45(1): 69–73.

[53] Chaparro SV, Badheka AA, Marzouka GR, et al. Combined use of Impella left ventricular assist device and extracorporeal membrane oxygenation as a bridge to recovery in fulminant myocarditis[J]. ASAIO J, 2012, 58(3): 285–287.

[54] Beurtheret S, Mordant P, Pavie A, et al. Impella and extracorporeal membrane oxygenation: a demanding combination[J]. ASAIO J, 2012, 58(3): 291–293.

[55] Koeckert MS, Jorde UP, Naka Y, et al. Impella LP 2.5 for left ventricular unloading during venoarterial extracorporeal membrane oxygenation support[J]. J Card Surg, 2011, 26(6): 666–668.

[56] Vlasselaers D, Desmet M, Desmet L, et al. Ventricular unloading with a miniature axial flow pump in combination with extracorporeal membrane oxygenation[J]. Intensive Care Med,

2006,32(2): 329–333.

[57] Luyt CE, Landivier A, Leprince P, et al. Usefulness of cardiac biomarkers to predict cardiac recovery in patients on extracorporeal membrane oxygenation support for refractory cardiogenic shock[J]. J Crit Care, 2012, 27(5): 524.e7–524.e14.

译者：刘鼎乾，复旦大学附属中山医院心脏大血管外科
审校：沈佳，上海交通大学医学院附属上海儿童医学中心心胸外科
　　　王伟，上海交通大学医学院附属上海儿童医学中心体外循环科

点评

　　使用VA ECMO的基本目的就是为了等待心脏功能的恢复。对心脏生理，特别是对机械辅助时心功能衰竭情况下病理生理状态的了解可以更好地理解辅助过程中对左心室的处理原则。本章还介绍了多种为左心室减负的实用方法，对开展特别危重患者的救治有很好的参考意义。

——王伟

第十八章　体外循环辅助脱机

Anna Coppo, Lucia Galbiati, and Gianluigi Redaelli

A. Coppo, L. Galbiati, G. Redaelli
Cardiac Anesthesia and Intensive Care Unit, Department of Emergency Medicine, San Gerardo Hospital, University of Milano-Bicocca, Milan, Italy; Via Pergolesi 33, Monza (MB) 20900, Italy.
e-mail: annacoppo@yahoo.com; lucigalbiati@email.it; g.redaelli@hsgerardo.org.

18.1　引言

　　当有潜在不可逆性心脏疾病的患者等待心脏恢复时，或终末期心脏疾病患者等待心脏移植，或心室辅助装置（ventricular assist device，VAD）置入时，ECMO能提供有效的循环辅助[1-4]。

　　寻找患者脱离体外辅助的最佳时机是ECMO管理的最严峻挑战之一。考虑到ECMO相关并发症（出血、肢体缺血、神经系统并发症、器官低灌注、感染），为了尽可能拔管或者决定长期辅助，早期判断患者能否脱机是每位临床医生的目标。

　　很多研究报道ECMO辅助时间和一些相关并发症是脱机后死亡的预测因素[5-6]，尽早发现潜在能脱机的患者可能是最重要的，这可以减少不必要的辅助时间，让部分患者直接进入器官移植名单或者长期辅助计划而不需要经历额外的脱机失败或者感染并发症。到目前为止，能优化结局和减少无效辅助的明确策略仍未建立。

18.2　成功脱机的预测因素

　　ECMO的最初指征和患者个体情况将用于指导脱机的策略和最佳时机，至少需要每天评估临床、血流动力学和多普勒超声心动图指标的基础值，用于决定能否脱机和脱机试验的时机。寻找ECMO成功脱机的预测因素需要综合不同的策略。

18.2.1 生物标志物

对于需要循环辅助的难治性心源性休克患者来说，尚未建立心肌恢复的心脏预后指标。Luyt等[7]近期报道：需要循环辅助的难治性心源性休克患者的NT-proBNP、TnIc、MR-proANP、proADM以及和肽素水平较高，但在ECMO辅助第一周，这些指标的动态变化并不能预测心脏恢复。而且，在ICU患者中存在很多非心源性因素的心肌标志物升高，如伴有或不伴有休克的脓毒血症、其他类型的非心源性休克和累及心脏的多器官功能衰竭（MOF）。

血乳酸水平被认为是器官灌注的一个良好指标。在ECMO相关的文献中，报道的血乳酸参考值是不同的，甚至有时是有争议的[3,8-10]。动脉血pH低和高乳酸值被视为是用ECMO进行体外心肺复苏后死亡的独立危险因素，这很可能反映出ECMO建立前其就有长时间的低心排[11]。

然而，我们通过监测心肌标志物的动态变化作出合理判断，对于缺血性心脏病或者心肌炎需要ECMO辅助，当其心肌标志物水平下降之后才开始脱机试验。此外，脱机试验时还应常规监测血乳酸和SvO$_2$，作为氧供/氧耗（DO$_2$/VO$_2$）适宜的指标。

18.2.2 超声心动图

超声心动图在使用ECMO整个过程中发挥着重要的作用，并有助于监测心脏恢复和ECMO脱机的可行性[12]。

通过超声心动图每天评估心肌收缩力、舒张功能、瓣膜有无异常、心包积液等信息。这些信息有助于确定脱机试验的适当时机。在脱机试验减流量之前，可能面临如心包填塞和瓣膜异常的问题，并给予解决。

在脱机试验期间，超声心动图显示血流动力学和临床指标反应良好，更重要的是，超声可能是解释脱机失败原因和心脏治疗反应的唯一监测方法（表18.1）。

正如Combes等报道，相比其他检测而言，多普勒超声心动图参数更能鉴别脱机或是不能脱机的患者。在他们的研究中，所有已脱机的患者在ECMO最低流量辅助时，左心室射血分数>25%~30%，主动脉流速时间间隔超过12 cm，二尖瓣瓣环侧壁收缩速度峰值超过6 cm[13]。

在表18.2中，我们报道了有关ECMO辅助难治性心源性休克的最新研究。

表18.1　脱机困难的超声心动图结果

右心室衰竭 *vs.* 左心室衰竭

收缩功能衰竭 *vs.* 舒张功能衰竭

局部室壁运动异常

重度缺血后二尖瓣反流

动力性流出道梗阻

心脏压塞

肺动脉高压

低血容量

表18.2　ECMO辅助治疗难治性心源性休克的最新研究结果

	成功脱机率	死亡率	结果/结论
Unosawa等[5]	61.7% 平均ECMO辅助时间（64±62）h	30 d为66%（总） （已脱机51.7%） 70.2%（1年） 82.4%（5年）	ECMO期间胸骨闭合不全预测死亡率、W/NW患者术中CPB时间显著不同ECMO>48 h是脱机后死亡率的预测因素；WS/WNS患者在ECMO期间年龄、术前左心室射血分数、EuroSCORE评分、ECMO使用时间、肌酐峰值有显著差异
Slottosch等[6]	62.3% 平均ECMO辅助时间（79±57）h	30 d为70%（总） （已脱机52.1%）	死亡率预测因素：年龄、24 h ECMO的乳酸水平、ECMO辅助时间、胃肠道并发症、任何ECMO相关并发症
Aissaoui等[13]	40% （附加12例患者过渡至VAD/移植）		成功脱机的超声心动图指标：在最低ECMO流量时，左心室射血分数>20%~25%、主动脉VTI≥10 cm、二尖瓣环收缩速度峰值TDSa≥6 cm/s
Chang等[14]	（仅对于脱机患者）	住院死亡率26%	住院死亡率的预测因素包括：ECMO撤除当天MAP和SOFA评分（临界值13）、脱机后第二天尿量
Formica等[15]	69% 平均ECMO辅助时间（190±127）h	47.6%（30 d） 在院死亡率61.9%	ECMO辅助48 h时血乳酸水平和人血红细胞输入量与30 d死亡率有关
Rastan等[16]	63% （附加20例患者过渡至VAD/移植） 平均ECMO辅助时间（79±68）h	在院死亡率75.2% 6个月82.4% 1年83.5% 5年86.3% （其中20例患者过渡至VAD/移植）	在院死亡率预测因素：年龄、糖尿病、术前慢性肾病、肥胖、乳酸、EuroSCORE>20%

续表18.2

	成功脱机率	死亡率	结果/结论
Luo等[10]	60%（附加5例患者过渡至移植）平均ECMO辅助时间（126±104）h	住院死亡率42%（其中5例患者过渡至移植）	ECMO联合CRRT是死亡率的预测因素；ECMO和ECMO+IABP两组无显著差异
Bakhtiary等[3]	55%（附加7例患者过渡至VAD/移植）平均ECMO辅助时间（154±108）h	53%（30 d）在院死亡率为71%78%（3年）	在院存活预测因素包括：无肺动脉高压、无糖尿病、使用了IABP
Chen等[8]	69.4%	在院死亡率为66.7%（总）（已脱机患者死亡率为52%）	S和NS相比，正性肌力评分、血乳酸水平更低，CPR较短时间、手术血管重建可降低SOFA评分
Zhang等[17]	43.7%平均ECMO辅助时间（65±41）h	68.75%（30 d）在院死亡率为75%	W/NW患者术前左心室射血分数和乳酸、ECMO辅助48 h时CK-MB、CK-MB/TOT CK有显著差异ECMO辅助48 h时CK-MB/TOT CK能预测ECMO运行时的死亡率
Doll等[18]	61%（附加12例患者过渡至VAD/移植）平均ECMO辅助时间（62±53）h	76%（30 d）82%（5年）	冠脉搭桥术联合单纯主动脉瓣置换外科手术死亡率高于其他手术在院存活率预测因素：年轻、术前AMI、无糖尿病，使用IABP
Smedira等[4]	35%（附加48例患者过渡至移植）	24%（3 d）62%（30 d）（已脱机患者死亡率为48%）76%（第5年）（已脱机患者死亡率为40%）（48个患者过渡至移植）	死亡率的危险因素包括：年龄、胸主动脉手术、再次手术、未用IABP

注：W，脱机患者；NW，未脱机患者；S，存活者；NS，非存活者；WS，脱机并存活；WNS，已脱机但未存活（ECMO后死亡）。

18.3 技术

脱机标准是根据ECMO指标来决定的。显然，造成心源性休克的原因必须已经纠正，确保有足够的时间让心肌休息和恢复。

对于心脏术后有心肌顿抑患者来说，有证据表明，辅助72~96 h对心室功能有显著的改善。对于心肌炎患者来说，心室恢复至足以从机械支持治疗中撤机，可能需要一段较长的时间（不同病因时间不同，一般2~3周）。

许多作者赞同脱机策略对每名患者应当个体化，一般辅助24~48 h之后才考虑脱机。

在ECMO辅助时，必须频繁评估临床指标和血流动力学指标。

当患者血流动力学稳定，无论用或不用正性肌力药或者IABP辅助，不需要相应处理。超声心动图显示心室功能恢复良好，可以考虑脱机。

进行脱机时应逐渐减少流量，这样可使血流动力学状况发生改变，增加前负荷和降低后负荷，改变血流动力学状态从而增加每搏输出量和心排血量。

启动脱机试验时必须满足以下常规标准：

（1）平均动脉压>70 mmHg。

（2）小剂量升压药（正性肌力评分<10）。

（3）SpO_2>95%。

（4）$ScvO_2$>70%。

（5）肺的自主氧合能力良好（急性肺水肿后胸片提示有明显改善）。

（6）二维超声心动图改善，EF>25%~30%。

脱机策略遵守循序渐进的方法，在ECMO各个流量水平，应采用多普勒超声心动图反复评估，通过Swan-Ganz导管连续监测心功能。

脱机时，为了应对肺血流的逐渐增加，需要不断增加通气量。

脱机方案包括逐步减少ECMO流量，每次0.5 L，直至1.0 L/min。当ACT达到180~200 s后，这个流量需要维持40~60 min。如果心排量不能上升、充盈压升高和末梢灌注不良时（血乳酸水平升高、SvO_2显著下降），同时超声心动图提示心室功能不全，则需要重新全流量辅助，直到进一步恢复。

在未用正性肌力药或者仅用低剂量正性肌力药时，血流动力学参数仍能保持稳定；患者的左心室射血分数大于20%~25%，且右室TAPSE正常；心脏指数足够[CI>2.2 L/（min·m²）]；肺毛细血管楔压<18 mmHg；中心静脉压<15 mmHg，就可考虑撤除ECMO。停用肝素且增加流量，从而避免膜肺血凝块堆积。在凝血功能和血小板计数正常时，可在床旁进行夹闭ECMO管路并拔管，除非是中心插管或者手术切开插管的患者需要在手术室进行上述操作。

在作者单位经常使用左西孟旦来帮助脱机，在这种情况下其独特药理特性使其成为一种有前景的药物，它能同时改善收缩和舒张功能而不影响心肌氧平衡，降低后负荷和炎症反应[19-22]。尽管目前尚未发表有关在这种特定情况下应用左西孟旦的前瞻性研究，但作者的前期结果表明这种药物可能具有恢复心排血量和改善血管内皮功能方面的作用[23]。因此，左西孟旦已成为脱机方案中的一部分，并且大多数心功能不全的患者均要应用。在平均剂量0.1 mcg/（kg·min）持续24 h之后，才考虑试脱机。

当发生颅内出血或脑死亡，患者可能是器官捐献者，体外辅助可用来维持器官功能，而其他患者不用。

18.4 脱机后

在成功脱离ECMO支持之后，患者需要严密监测生命体征，以确保远期的心排血量正常。在拔管后第一个24~48 h，必须连续监测患者心排血量、SvO_2、乳酸水平、酸中毒、尿量和末梢灌注。必须快速识别低心排综合征的征象，并且迅速给予干预治疗，优化使用正性肌力药，超声心动图在本阶段又成为基本监测手段。对于血流动力学极度不稳的患者来说，再次出现心源性休克，必须考虑重新体外支持。在拔管后最初的几小时，全身炎症反应可能比较明显，出现心动过速、发热和低血压，常需要扩容和使用升压药。在接下来的几天里，如果脱机后迅速恢复正常，最佳心脏治疗将是非常重要的，恢复后定期超声心动图评估左心室射血分数、舒张功能、瓣膜疾病和心包积液。如果在ECMO成功脱机以后，左心室功能仍损害严重，则应考虑心脏再同步化治疗（cardiac resynchronization therapy，CRT）[24-25]。

对于外周插管的ECMO来说，与插管有关的拔管后并发症可能比较明显，或者需要通过多普勒超声来进行检查。作者还建议常规检查插管部位，以发现伤口感染可能性。

18.5 脱机失败

有时ECMO难以脱机。在体外辅助的过程中，当患者难以脱机，为了防止进一步的器官功能不全和感染，应该推荐患者进行长期辅助或心脏移植，并指导患者接受相应治疗。对于这些患者来说，应考虑置入VAD，不管是为了"过渡"至移植，还是"终点"治疗。

在过去的若干年里，机械循环辅助装置逐渐演变成高级的易置入和易使用的装置，能根据每名患者的特殊性来量体裁衣制定"撤机"策略，从而逆转低心排综合征。应根据残余心功能、左/右心室或双心室衰竭和潜在合并症来选择适当的装置，这些特殊情况在本书中各章节均有涉及。

声明

本文作者宣称无任何利益冲突。

参考文献

[1] Tayara W, Starling RC, Yamani MH, Wazni O, Jubran F, Smedira N. Improved survival after

acute myocardial infarction complicated by cardiogenic shock with circulatory support and transplantation: comparing aggressive intervention with conservative treatment[J]. J Heart Lung Transplant, 2006, 25(5): 504–509.

[2] Combes A, Leprince P, Luyt CE, Bonnet N, Trouillet JL, Léger P, Pavie A, Chastre J. Outcomes and long-term quality-of-life of patients supported by extracorporeal membrane oxygenation for refractory cardiogenic shock[J]. Crit Care Med, 2008, 36(5): 1404–1411.

[3] Bakhtiary F, Keller H, Dogan S, Dzemali O, Oezaslan F, Meininger D, Ackermann H, Zwissler B, Kleine P, Moritz A. Venoarterial extracorporeal membrane oxygenation for treatment of cardiogenic shock: clinical experiences in 45 adult patients[J]. J Thorac Cardiovasc Surg, 2008, 135(2): 382–388.

[4] Smedira NG, Moazami N, Golding CM, McCarthy PM, Apperson-Hansen C, Blackstone EH, Cosgrove DM 3rd. Clinical experience with 202 adults receiving extracorporeal membrane oxygenation for cardiac failure: survival at five years[J]. J Thorac Cardiovasc Surg, 2001, 122(1): 92–102.

[5] Unosawa S, Sezai A, Hata M, Nakata K, Yoshitake I, Wakui S, Kimura H, Takahashi K, Hata H, Shiono M. Long-term outcomes of patients undergoing extracorporeal membrane oxygenation for refractory postcardiotomy cardiogenic shock[J]. Surg Today, 2013, 43(3): 264–270.

[6] Slottosch I, Liakopoulos O, Kuhn E, Deppe AC, Scherner M, Madershahian N, Choi YH, Wahlers T. Outcomes after peripheral extracorporeal membrane oxygenation therapy for postcardiotomy cardiogenic shock: a single-center experience[J]. J Surg Res, 2013, 181(2): e47–e55. doi: 10.1016/j.jss.2012.07.030. Epub 2012.

[7] Luyt CE, Landivier A, Leprince P, Bernard M, Pavie A, Chastre J, Combes A (2012) Usefulness of cardiac biomarkers to predict cardiac recovery in patients on extracorporeal membrane oxygenation support for refractory cardiogenic shock[J]. J Crit Care, 2012, 27(5): 524.e7–e14.

[8] Chen JS, Ko WJ, Yu HY, Lai LP, Huang SC, Chi NH, Tsai CH, Wang SS, Lin FY, Chen YS. Analysis of the outcome for patients experiencing myocardial infarction and cardiopulmonary resuscitation refractory to conventional therapies necessitating extracorporeal life support rescue[J]. Crit Care Med, 2006, 34(4): 950–957.

[9] Ko WJ, Lin CY, Chen RJ, Wang SS, Lin FY, Chen YS. Extracorporeal membrane oxygenation support for adult postcardiotomy cardiogenic shock[J]. Ann Thorac Surg, 2002, 73(2): 538–545.

[10] Luo XJ, Wang W, Hu SS, Sun HS, Gao HW, Long C, Song YH, Xu JP. Extracorporeal membrane oxygenation for treatment of cardiac failure in adult patients[J]. Interact Cardiovasc Thorac Surg, 2009, 9(2): 296–300.

[11] Haneya A, Philipp A, Diez C, Schopka S, Bein T, Zimmermann M, Lubnow M, Luchner A, Agha A, Hilker M, Hirt S, Schmid C, Müller T. A 5-year experience with cardiopulmonary resuscitation using extracorporeal life support in non-postcardiotomy patients with cardiac arrest[J]. Resuscitation, 2012, 83(11): 1331–1337.

[12] Platts DG, Sedgwick JF, Burstow DJ, Mullany DV, Fraser JF. The role of echocardiography in the management of patients supported by extracorporeal membrane oxygenation[J]. J Am Soc

Echocardiogr, 2012, 25(2): 131–141.

[13] Aissaoui N, Luyt CE, Leprince P, Trouillet JL, Léger P, Pavie A, Diebold B, Chastre J, Combes A. Predictors of successful extracorporeal membrane oxygenation (ECMO) weaning after assistance for refractory cardiogenic shock[J]. Intensive Care Med, 2011, 37(11): 1738–1745.

[14] Chang WW, Tsai FC, Tsai TY, Chang CH, Jenq CC, Chang MY, Tian YC, Hung CC, Fang JT, Yang CW, Chen YC. Predictors of mortality in patients successfully weaned from extracorporeal membrane oxygenation[J]. PLoS One, 2012, 7(8): e42687.

[15] Formica F, Avalli L, Colagrande L, Ferro O, Greco G, Maggioni E, Paolini G. Extracorporeal membrane oxygenation to support adult patients with cardiac failure: predictive factors of 30-day mortality[J]. Interact Cardiovasc Thorac Surg, 2010, 10(5): 721–726.

[16] Rastan AJ, Dege A, Mohr M, Doll N, Falk V, Walther T, Mohr FW. Early and late outcomes of 517 consecutive adult patients treated with extracorporeal membrane oxygenation for refractory postcardiotomy cardiogenic shock[J]. J Thorac Cardiovasc Surg, 2010, 139(2): 302–311, 311.e1.

[17] Zhang R, Kofidis T, Kamiya H, Shrestha M, Tessmann R, Haverich A, Klima U. Creatine kinase isoenzyme MB relative index as predictor of mortality on extracorporeal membrane oxygenation support for postcardiotomy cardiogenic shock in adult patients[J]. Eur J Cardiothorac Surg, 2006, 30(4): 617–620.

[18] Doll N, Kiaii B, Borger M, Bucerius J, Krämer K, Schmitt DV, Walther T, Mohr FW. Five-year results of 219 consecutive patients treated with extracorporeal membrane oxygenation for refractory postoperative cardiogenic shock[J]. Ann Thorac Surg, 2004, 77(1): 151–157; discussion 157.

[19] Givertz MM, Andreou C, Conrad CH, Colucci WS. Direct myocardial effects of levosimendan in humans with left ventricular dysfunction: alteration of force-frequency and relaxation-frequency relationships[J]. Circulation, 2007, 115(10): 1218–1224.

[20] Lilleberg J, Nieminen MS, Akkila J, Heikkila L, Kuitunen A, Lehtonen L, Verkkala K, Mattila S, Salmenpera M. Effects of a new calcium sensitizer, levosimendan, on haemodynamics, coronary blood flow and myocardial substrate utilization early after coronary artery bypass grafting[J]. Eur Heart J, 1998, 19(4): 660–668.

[21] Nieminen MS, Akkila J, Hasenfuss G, Kleber FX, Lehtonen LA, Mitrovic V, Nyquist O, Remme WJ. Hemodynamic and neurohumoral effects of continuous infusion of levosimendan in patients with congestive heart failure[J]. J Am Coll Cardiol, 2000, 36(6): 1903–1912.

[22] Parissis JT, Karavidas A, Bistola V, Paraskevaidis IA, Farmakis D, Korres D, Filippatos G, Matsakas E, Kremastinos DT. Effects of levosimendan on flow-mediated vasodilation and soluble adhesion molecules in patients with advanced chronic heart failure[J]. Atherosclerosis, 2008, 197(1): 278–282.

[23] Marzorati C, Erba L, Cortinovis B, Pagan de Paganis C, Avalli L, Sangalli F. Levosimendan infusion during ECMO weaning: effect on endothelial function and haemodynamics[J]. Appl Cardiopulm Pathophysiol, 2013, 7: 170–171.

[24] Pecha S, Yildirim Y, Reichenspurner H, Deuse T. Successful extracorporeal membrane oxygenation weaning after cardiac resynchronization therapy device implantation in a patient

with end-stage heart failure[J]. Interact Cardiovasc Thorac Surg, 2012, 15(5): 922-923.

[25]　Milliez P, Thomas O, Haggui A, Schurando P, Squara P, Cohen-Solal A, Mebazaa A, Leenhardt A. Cardiac resynchronisation as a rescue therapy in patients with catecholaminedependent overt heart failure: results from a short and mid-term study[J]. Eur J Heart Fail, 2008, 10(3): 291-297.

译者：倪布清，南京医科大学第一附属医院心脏大血管外科
审校：闵苏，重庆医科大学附属第一医院麻醉科

点评

　　本章节对体外循环辅助脱机的指征和监测手段进行了介绍，详细阐述了脱机的流程、技术标准和脱机后的治疗策略，并针对脱机失败的情况进行了分析。本文译者充分把握了原文的精髓，并成功翻译转化为中文的习惯表达，通俗易懂。

——闵苏

第十九章　终末期心力衰竭的治疗选择

Gurmeet Singh

G. Singh
Critical Care Medicine and Cardiac Surgery, Mazankowski Alberta Heart Institute, University of Alberta, Room 3A6.074, 8440-112 Street, Edmonton, AB T6G 2B7, Canada.
e-mail: gurmeet@ualberta.ca.

19.1　引言

前面的章节已经详细地回顾了体外膜肺氧合（extracorporeal membrane oxygenation，ECMO）对心源性休克的作用。心源性休克的发生率与患者死亡率升高密切相关，快速干预和复苏非常必要。迅速有效的治疗需要合适的技术支持和明确的治疗方案。本节将讨论已经用于治疗心力衰竭的可供选择的机械辅助策略和技术。机械循环支持（mechanical circulatory support，MCS）被认为是一个成熟的发展方向，毫无疑问将改变心力衰竭治疗的未来。

由于新式设备的快速进步和应用以及临床实践和设备实用性的全球差异，很难对当前技术做全面回顾。因而，本章将重点讲述基本原理并举例说明。

19.2　国际机械辅助循环协会分级

美国纽约心脏协会心功能分级不足以区分不同程度的进展性心力衰竭（heart failure，HF）。因此，机械辅助循环协会的注册机构（the Interagency Registry for Mechanical Assisted Circulatory Support，INTERMACS）提出根据患者的不同情况来区分进展性HF的不同阶段[1]。

INTERMACS是由美国国家心、肺和血液研究所（National Heart，Lung，and Blood Institute，NHLBI）资助，代表了NHLBI、美国食品药品管理局（Food and Drug Administration，FDA）及医疗保险和医疗补助服务中心之间的

211

数据合作[2-3]。根据INTERMACS的第5年度报告，该处登记了来自145个区域的约6 900例心室辅助装置置入的患者[2]。

住院患者分类如下：INTERMACS 1级（表19.1）为最严重的失代偿期，患者处于重度的心源性休克；2级为对强心药物敏感性下降，即药物不能维持；3级定义为血流动力学稳定，但对强心药物依赖。

毫无疑问，术前心功能失代偿的严重程度与机械辅助循环支持结果密切相关。INTERMACS 1级和2级患者生存率最低，低于5%~8%。总体而言，确切的生存率在第1年和第2年分别为80%和70%[2]。随着对1级患者不良预后的认识，并结合技术的不断改进，心室辅助设备置入被越来越早地采用。目前，INTERMACS 1级患者占新设备置入总数的16.6%[2]。

可以预料，随着越来越多的设备得到认可和应用，机械循环辅助的跟踪分析能力将有利于进一步的观察，并指导以后的护理。作者正努力将所有数据统一到一个登记处即国际心肺移植机械辅助循环支持登记处[4]。

19.3 主动脉内球囊反搏疗法(intra-aortic balloon pump，IABP)

1968年，Kantrowitz首次报道了主动脉内球囊治疗的应用[5]。IABP操作简便、植入速度快，从而使其成为使用最广泛的初始辅助装置。

IABP一般经股动脉穿刺逆行植入，导管的尖端固定有一个充氦气的球囊，气囊的远端放置在左锁骨下动脉远端1~2 cm处最佳。IABP利用容积位移反搏原理发挥它对血流动力学的影响作用，心脏舒张期气囊膨胀而心脏收缩期气囊收缩。

在生理上，IABP可以增加冠状动脉的灌注，降低左心室的后负荷和左室壁张力。舒张期球囊充气增加冠状动脉灌注压和冠状动脉血（氧气）供应。舒张压的增加可改善冠状动脉侧支及全身的灌注。

表格19.1　INTERMACS患者分级标准(源于史蒂文森)[1]

INTERMACS分级	简述
1	重症心源性休克
2	对正性肌力药物敏感性逐渐下降
3	循环稳定，但依赖正性肌力药物
4	休息时有症状；在家口服药物治疗
5	不能耐受运动
6	运动受限
7	进展性NYHA Ⅲ级症状

球囊在等容收缩期之前放气可降低后负荷和左室壁张力，增加心搏量和心排血量。在动脉压力波形引导下，IABP治疗需要适当及时地不断充气与放气。现代设备已基本实现自动化，简化了监控和定时操作流程。

IABP适应证是心源性休克、心肌缺血和心律失常。心肌梗死后并发症也可用IABP支持，如室间隔缺损（ventricular septal defects，VSD）、继发于乳头肌断裂的急性重度二尖瓣关闭不全和左心室室壁瘤等。

IABP的绝对禁忌证是主动脉瓣关闭不全（aortic insufficiency，AI）和主动脉夹层，慎用于重度动脉粥样硬化、明显的周围血管病变、腹主动脉瘤和髂或股动脉人工血管置换术后。

对于极其危重的患者，IABP通常不能缓解严重的心律失常及血流动力学紊乱。此外，外周循环淤滞且从外周动脉插入时，治疗有效的持续时间十分有限。使用IABP期间也可能发生溶血和血小板消耗。

研究证实，IABP对血流动力学的改善可以增加急性心肌梗死（acute myocardial infarction，AMI）后发生心源性休克患者的存活率[6]。美国心脏病学会（American College of Cardiology，ACC）和美国心脏协会（American Heart Association，AHA）联合制定的指南推荐IABP用于该类患者的治疗（Ⅱa类）[7]，而欧洲指南的推荐级别为Ⅱb类[8]。以往的国际指南认为IABP为心肌梗死后休克患者使用的Ⅰ类适应证，但在最近IABP-SHOCK Ⅱ期试验中IABP的疗效受到质疑[9-10]。然而，由于以往IABP的广泛应用和临床医生已适应应用IABP，使其仍然是目前血流动力学支持的一线治疗方法。

19.4　经皮机械循环支持

IABP的局限性以及传统侵入性手术置入心室辅助装置促进了经皮机械循环支持技术的发展。Impella®（阿梅德，丹弗斯，马萨诸塞州，美国）和TandemHeart®（心脏辅助公司，匹兹堡，宾夕法尼亚，美国）是该类设备的典型代表。

经皮机械循环支持的优点包括不需传统手术方法置入，节省手术室资源和时间，置入方式相对简单，并能迅速建立机械循环支持，加快复苏。

Impella®由一个安装在9F导管上的微型轴流泵组成。该装置置于左心室，跨过主动脉瓣。血液通过吸入泵的入口进入，然后通过跨主动脉瓣的出口喷射到升主动脉内。外部控制台控制和监控泵的速度和压力以确保功能正常。

Impella®有多种配置可供选择。目前，2.5（2.5 LPM，12F泵）和CP（14F泵）是经皮途径植入。5.0（5.0 LPM，21F泵）和LD（左直-5 LPM，21F泵）则需要外科方法植入。5.0 Impella®吻合于股动脉或腋动脉上，而LD缝合于升主动脉上并直接插入左心室。

Impella® 2.5很难为心源性休克、心脏术后休克（postcardiotomy shock，

PCS）的严重病例提供充分减压和适当的心排血量。Impella-EUROSHOCK研究发现应用Impella® 2.5治疗心肌梗死后心源性休克患者30 d死亡率大于64%[11]。然而，Impella® 5.0和LD在使用中显示出更好的治疗效果[12]。

Impella®设备置入的禁忌证包括人工主动脉瓣、严重主动脉瓣狭窄、主动脉瓣反流、主动脉粥样硬化和左心室（left ventricular，LV）血栓[13]。Impella®的并发症包括心律失常、主动脉瓣关闭不全、左室穿孔、下肢缺血和泵移位。既往也有应用Impella®时出现溶血和心室内血栓的报道[14-16]。

TandemHeart®系统由外置式离心泵组成，它只需要10 mL的预充量，通过经房间隔的左心房插管和股动脉插管，从而完成经皮左房—股动脉旁路术。该系统能够提供高达4~5 LPM心排血量，从而减轻左心压力[17-18]。本系统在各种临床状况下均有报道，并能提供令人满意的血流动力学支持[19]。对于要过渡到长期心室辅助装置的患者，虽然房间隔穿孔可以在行长期左室辅助装置植入时进行外科修复，但通常不需要关闭。TandemHeart®设备的植入需在心导管室进行，但撤出可在床旁完成。

该设备所致的并发症包括下肢缺血、套管移位、持续性房间隔缺损和左心房穿孔等。另外，对于严重主动脉瓣关闭不全的患者禁用[13]。

19.5　短期心室辅助装置（ventricular assist devices，VADs）

INTERMACS 1或2级的患者要决定是否置入MCS充满挑战。由于危险而复杂的临床状况，医生通常没有机会详细评估病情以确定是长期MCS还是移植更适合INTERMACS 1或2级的患者。此时短期VAD是一个合适的"过渡性治疗"的方案，即MCS的试验性应用可提供机会来判定终末器官功能障碍是否可逆，特别是神经系统状况尚不清楚的情况下。短期VAD尤其适用于心脏术后休克（PCS）、心脏骤停和心导管实验室的支持治疗。以往预后差的PCS患者已经因VAD的应用预后得到持续的改善[20]。

理想的短期VAD应该相对便宜，能够快速、方便的实施而且治疗相对简单。经皮装置就满足这些要求。然而，目前这些设备有使用持续时间的限制，患者固定不动也是另一个要考虑的因素。最重要的是，通常患者需要双心室支持，而右室经皮支持系统仍在发展和改进中。因此，经皮VAD系统主要为中间时程的支持提供更多的备选方案。

在马赞科斯基阿尔伯塔心脏研究所，作者使用CentriMag®（Thoratec®，普莱森顿，加利福尼亚，美国）外置支持系统。该装置可以提供独立的左室或右室或双心室辅助支持[21-24]。Takayama等描述了应用CentriMag®作为经皮右室辅助装置[25]的治疗策略。

中心插管时，该导管从前腹壁穿出，泵安置在无轴承电机内，并连接到驱动控制器上。当单独机械通气不能纠正低氧血症时，作者还成功地加用了临时内置氧合器，当肺水肿消退和低氧血症改善后，氧合器轻松地从回路中移除。

CentriMag®系统是磁悬浮和无轴承的，并能在最高5 500转/分转速下产生高达10 L/min的流量。由于无轴承，血液淤滞、摩擦、热损伤、溶血和血栓形成等明显减少[22]。

VAD置入被推荐用于伴有终末器官损伤或移植指征不明确的心源性休克患者（Ⅱa级），这类患者由于血流动力学的恢复，病情得到改善[26]。

19.6　长期心室辅助装置

长期心室辅助的目的包括移植的过渡，移植等待的过渡，恢复的过渡，或长期/目标性治疗。考虑到医疗状况，个人喜好和技术水平，需要考虑选择哪种机械辅助的患者越来越多。心室辅助装置对于早期转诊始终是有利的。合理的选择既要识别并排除那些病情太重而不能获益的患者，又要排除那些病情还不够重的患者。

目前，在大多数成人辅助装置项目中，植入式平流泵取代了气动（搏动）泵。平流设备噪声小，植入简便，且体积更小。平流心室辅助装置（continuous-flow ventricular assist devices，CF-VADs）仍然需要抗凝治疗，通常用华法林和阿司匹林。与未接受左心室辅助装置和未用正性肌力药物的患者比较（存活率分别是88%和82%）[27]，接受CF-VADs的心脏移植患者在术后第1年和第3年（存活率分别是87%和82%）的存活率无明显差异。

有研究发现，相比于搏动辅助装置，CF-VADs能减少卒中并增加两年生存率[28]。除了设备耐用性更好外，CF-VADs的装置相关感染率不到50%[28]。从心衰发生来看，CF-VADs能够改善患者心脏功能和生活质量[29]。由于电池技术的不断改进，允许患者有更大的活动自由。两种心室辅助装置在血流动力学支持和心功能改善方面没有差别，但搏动设备可使左室容量负荷过重[30]。

HeartMate Ⅱ®（Thoratec®，普莱森顿，加利福尼亚，美国）轴流式旋转血泵是目前最流行的持续血流植入式左室辅助装置（left ventricular assist device，LVAD），它一直是有效的移植过渡治疗（bridge to transplant，BTT）和永久性或目标性治疗（destination therapy，DT）措施[2,31-32]。该设备目前被FAD批准用于移植过渡治疗以及目标治疗。

HeartMate Ⅱ®的流入端插入到左心室心尖部，而流出端吻合至升主动脉，该装置植入后固定在膈下腹腔或左上腹腹膜前间隙。血液流出左心室，通过流入管进入泵内，电机驱动永磁体和转子。当转子旋转时，叶片驱动流出的血液流回升主动脉。HeartMate Ⅱ®是轴流泵，即血流平行于泵轴进入和流出。

转子的旋转，每分钟能够产生多达10 L的血流量，与患者的血液循环并联运行。临床医生需要设置泵的固定转速，一般每分钟8 000~10 000转，泵的实际流量取决于多种因素，如后负荷、泵的转速以及电机的电量。穿戴在患者腰部的系统控制器通过经皮动力传动系统连接到泵上，可以调节设备的功能。由于采用便携式电池，患者可自如活动[33]。

长期置入装置HeartMate II®已被证明并发症较少，与搏动型心室辅助装置相比可明显提高生存率、改善生活质量和心脏功能[29]。欧洲应用HeartMate II®装置的经验也显示出类似的优异效果和持久的耐用性[34]。目标治疗的患者1年生存率得到改善，约为74%[32]。

作者所在的中心还使用HeartWare®心室辅助装置（HVAD®）（弗雷明汉，马萨诸塞州，美国）。HeartWare®装置目前被FDA批准为有移植适应证患者的过渡治疗。该泵位于心包腔内，由于不再需要解剖下方的膈肌，而且简化了实际植入技术，植入更加简便。根据设计，转子（通常被称为叶轮）被磁铁和流体动力推力轴承悬浮推动，泵内没有机械接触点。血液流动的模式类似于上面描述的HeartMate II®：血液通过一个集成在泵上的流入管进入装置。悬浮叶轮推动血液前进并从流出管流出，该流出管通过一种移植材料吻合在升主动脉上。经皮传动系统连接到穿戴在患者腰部的控制装置上。便携式电池使患者的活动不受限制。

血流量由叶轮转速、测定电流（功率）和血液黏度决定。通常情况下，HVAD®的转速维持在每分钟2 400和3 300转。此外，医生需要输入患者的红细胞压积，血黏度通过这个值计算出来，与HeartMate II®一样，血流量也可被估算出来。

该装置通常用于左室的功能辅助，HeartWare® HVAD®也可作为单独的右室功能辅助装置[35]，或者作为永久性双心室辅助支持系统（biventricular support system，BiVAD）[36-37]。使用双心室辅助装置，潜在益处显而易见。然而两个设备，两个控制器和两套电池，相对于简单的辅助装置，生活质量是明显不同的。

HeartWare® HVAD®设备潜在的缺点包括更高的抗凝要求和血栓形成风险[38-40]。最近研究显示其血栓发生概率较低，可能由于改进的左心室防栓工具和特殊的流入管[39-40]。HeartWare®建议应用HVAD®时凝血酶原国际标准化比值目标为2~3[41]，而应用HeartMate II®推荐的凝血酶原国际标准化比值为1.5~2.5[42]。此外，虽然各个中心和实验室的报告有相当大的差异，但相比于HeartMate II®，建议使用HVAD®的患者抗血小板治疗更有意义[43]。

轴流泵与离心泵有显著的生理学差异[44]，两种旋转泵都为负荷敏感型，其中离心泵的负荷敏感性、搏动流量更大且流量估算精准度更高。在低流量情况下，离心泵入口的吸力更低。

除了挽救患者生命外，终末器官的功能恢复和优化是MCS的目标。肾功能衰竭的患者尽管MCS可改善心排血量，但肾功能不太可能恢复，故不推荐使用长期循环支持设备[26]。与搏动装置相比较[45]，CF-VADs可增强心脏功能和改善患者生活质量[28]。现在越来越关注健康相关的生活质量和功能的评估，而不仅仅是生存评估。更好地了解这些因素可能在确定患者的设备适宜性和生活方式的改良方面是有用的，也许还可以优化置入装置安装的适应证[46]。

研究发现大约10%的接受HeartMate Ⅱ®的患者会发生脑血管事件[47]。8%的受试者可能发生缺血性卒中，而11%的受试者可能遭受出血性卒中[28]。随后，学者推荐保守的抗凝治疗方案。

主动脉瓣闭关不全（AI）被认为是平流长期心室辅助装置的并发症。近一半接受CF-VAD植入的患者18个月后会出现中度或重度的AI[48]。因此，如果可能，保持一定的左心室负荷以维持主动脉瓣的开闭功能会更合理。

应用CF-VADs所引起的血流动力学和血液系统一系列事件可导致25%患者出血[49]，占明显鼻出血患者出血原因的1/5[49]。继发于CF-VADs置入的消化道出血比较常见，超过20%[50-51]。导致出血的原因包括血管畸形、动静脉畸形（arteriovenous malformations，AVM）、使用抗凝药、获得性血管性血友病因子（vWF）不足、纤溶、血小板减少与功能受损[52-55]。

目前存在两种解释AVM的发生发展的机制。首先，第一种机制认为腔内压力增加及血管平滑肌收缩导致平滑肌张力增加和血管扩张，最终导致AVM的形成。第二种机制认为脉压降低导致低灌注、血管扩张，最终出现血管发育不良[56]。

与海德综合征相类似，在CF-VADs治疗期间产生的剪切应力可导致高分子量的血管性血友病因子多聚体减少[52,57]。泵本身也可直接导致高分子量血管性血友病因子变形和蛋白水解。血管性血友病因子结合胶原蛋白和血小板糖化蛋白1b受体的结合也会受到损害。体外研究已从多个机制阐明了获得性血管性血友病因子缺陷的发病机制[58]。

仍然存在线缆感染的问题：梅奥诊所报告线缆感染率为12%，随着支持时间的延长，感染风险也增加[59]。根据INTERMACS的数据，左心室辅助装置植入一年内近1/5的患者有线缆感染。有趣的是，年龄是唯一被证实的高风险因素。值得注意的是，线缆感染可能与生存率呈负相关[60]。

随着临床经验的增多，患者选择越来越恰当。各种评分系统已经用于协助临床决策。最近，HeartMate Ⅱ®风险评分（HeartMate Ⅱ® Risk Score，HMRS）被提议作为CF-VADs的一个死亡风险分层工具[61]，其中患者年龄、血清白蛋白、血清肌酐、国际标准化比值和中心容量为重要预测因素。目的治疗风险评分（Destination Therapy Risk Score，DTRS）[62]是在搏动式辅助装置时代形成的，计算方法比较复杂。因此，DTRS在CF-VADs时代的应用价值可能很有限。MELD评分也可以成功预测CF-VADs死亡率[63-65]。

心室辅助装置作为移植的过渡治疗措施适用于最大强度治疗失败且高死亡风险的移植前患者，为Ⅰ类推荐[26]。心室辅助装置植入作为早期转诊的方法为

Ⅱa类推荐，在患者发展为低血压、低钠血症、肾功能不全以及需要反复住院之前疗效更好[26]。越来越多的院外患者被认为也适合MCS[66]。

一些肺动脉高压患者被认为不适合心脏移植，若给予左室辅助装置降低血流动力学负荷，再加上积极的治疗，最终长期心室辅助装置通过降低肺动脉压、跨肺梯度和肺血管阻力，经常使这类患者成功地过渡到移植手术[67]。因此，目前建议等待心脏移植且具有肺动脉高压相关心力衰竭的患者采用长期心室辅助装置作为过渡治疗措施，推荐级别为Ⅱa类[26]。

REMATCH试验首次阐述应用搏动式左心室辅助装置作为终末期心力衰竭患者的永久性或目标治疗措施是可行的[45]。为了取得更好的结果，该试验组建议在主要并发症发展之前进行左心室辅助装置的植入[62]。目前，永久性左心室辅助装置被推荐（Ⅰ类）用于不符合移植标准且一年死亡风险较高的晚期心力衰竭患者，前提是这些患者没有不可逆的终末器官功能障碍[26]。在紧急的心室辅助装置植入后，选择移植也是提倡的（Ⅱa类）[26]。

接受长期心室辅助装置置入之前，高度推荐（Ⅰ类）进行多学科的团队评估（包括外科、内科、营养和社会心理专业）[26]。根据作者的经验，加强心脏病学、心脏外科、病危护理以及专业的心室辅助装置团队的协作可大大提高评估、决策、沟通和治疗的效果。

19.7 右心室衰竭（right ventricular failure，RVF）

RVF的治疗和管理不属于本章介绍的范围。然而，右心室功能是应用MCS时需要考虑的重要因素。RVF与更高的早期发病率和死亡率相关[2,68]。不像ECMO，左心室辅助装置不直接减轻右心负荷。然而，左心室辅助装置置入确实能改善右心功能[69]。相反，CF-VADs可引起室间隔移位、三尖瓣反流加剧、右心室变形以及右心前负荷增加，最终导致RVF恶化。大于9%的左心室辅助装置患者可能因RVF而需要暂时行右心室辅助，这会导致死亡率明显增加[70]。

因此，预测RVF风险具有重要的临床意义。CF-VADs置入患者的RVF风险评分可根据以下四个变量计算：升压药使用、肌酐、胆红素和天门冬氨酸氨基转移酶[71]，更高的RVF风险评分预示更高的死亡率[71]。其他研究者也报道使用术前三尖瓣反流预测RVF风险[68]。Raina和同事们描述了一种超声评分系统，它由估算右房压的右心室面积变化分数和左房容积指数组成[72]。中心静脉压（central venous pressure，CVP）与肺毛细血管楔压比大于0.63、血尿素氮升高及术前机械通气已被证明是CF-VADs置入后RVF的独立预测因子[73]。这些研究人员还发现，CVP升高（>15 cm H_2O）和右心室每搏指数降低（<300 mmHg×mL×m^{-2}）可预测患者可能会出现RVF。

19.8　全人工心脏（total artificial heart，TAH）

TAH技术通过在原位放置装置的形式提供双心室支持，这需要进行完整的双心室和瓣膜切除[74]。SynCardia®临时全人工心脏（TAH-t）（SynCardia系统责任有限公司，图森，亚利桑那州，美国）为气动泵，通常可提供7~9 L/min的心排血量[75]。TAH-t的成功率可达61%~87%，现被用来作为移植患者的过渡治疗措施[74-77]。

AbioCor®（阿梅德®，马萨诸塞州，美国）为完全独立的全人工心脏，内部电池是可充电的，通过经皮系统传输能量，但是目前临床应用经验有限。在美国，AbioCor®设备是FDA批准用于人道主义的设备。目前，AbioCor®下一代设备正在开发中。

如果心脏移植失败TAH是比较好的选择，由于移植供体心室已切除，不再需要免疫抑制，因而相关风险主要是伤口愈合和脓毒症[78-79]。TAH在其他特殊临床情况（如心肌梗死后室间隔缺损和大面积心肌梗死或坏死）下行支持治疗有潜在的优点[75,80]。此外，需要双心室支持作为心脏移植的过渡治疗的患者，当支持超过90 d，TAH可显著地降低卒中发生率并可能提高生存率[81]。

目前，TAH技术的局限性包括设备的大小和并发症的发生率。

19.9　移植

终末期心力衰竭治疗的金标准仍然是心脏移植。由于移植物可加速血管病变进程，所以心脏移植的持久性仍然有限，接受移植患者的中位生存期仍为10年[27]。此外，器官供需矛盾持续增加，自1998以来，国际心肺移植学会（International Society for Heart & Lung Transplantation，ISHLT）登记的数据表明每年有不到4 000例心脏移植，而这些数据可能占全球范围内心脏移植总数的2/3[27]。有趣的是，目前36%的接受心脏移植者接受MCS的过渡治疗[2]。

除了有限的供体器官之外，移植后也面临诸多挑战。移植后需要长期的免疫抑制治疗。移植后供体的RVF仍然非常值得关注，因为发生频率高且预后差。在心脏移植后3年内，移植失败和感染是最常见的死亡原因。超过3年，恶性肿瘤和心脏移植血管病变是死亡的主要原因[27]。

推荐难治性终末期心力衰竭患者进行心脏移植[81]。心源性休克伴有正性肌力药物依赖患者、VO_2（耗氧量）峰值小于10 mL/（kg·min）患者、不适合进行血运重建的、有严重症状的缺血性心脏病患者和顽固性室性心律失常患者均适合心脏移植[82]。此外，有MCS设备相关并发症的患者应积极进行心脏移植。加拿大心血管学会指南推荐存在临床病情恶化或是不可能存活到有合适供体的心脏移植候选者应进行MCS[83]。

评估死亡风险可能有助于决定是否进行心脏移植。判断门诊患者是否适合心脏移植的方法包括：测量耗氧量、计算心力衰竭的存活分数和采用西雅图心力衰竭模型等[84]。

心脏移植的禁忌证为活动期恶性肿瘤或感染，因为免疫抑制会使活动期恶性肿瘤和感染恶化。肺动脉高压预示移植预后不良，肺血管阻力（pulmonary vascular resistance，PVR）>5 Wood单位或跨肺梯度（trans pulmonary gradient，TPG）≥15 mmHg是心脏移植的禁忌[85]。欧洲指南也建议PVR>4~5 Wood单位和跨肺梯度>15 mmHg为心脏移植的禁忌[86]。

近日，有哥伦比亚的研究小组使用CARRS（脑血管意外、血清白蛋白、再次移植、肾功能不全和之前大于两次胸骨切开术等词语英文首字母缩写）的预后评分系统预测高危移植患者的生存率。CARRS把脑血管意外、血清白蛋白、再次移植、肾功能不全和之前大于两次胸骨切开术等作为危险因素进行评分来预测。结果发现CARRS预后评分越高生存预后越差[87]。

目前，超过1/3的患者是通过MCS过渡到心脏移植[27]。在当前的MCS选择中，左心室辅助装置（LVAD）作为过渡到心脏移植的支持设备可提供最好的临床预后[88]。一般认为，对于INTERMACS 1级和2级的患者心脏移植比MCS过渡治疗临床预后更差。Attisani等报道INTERMACS 1级和2级接受紧急心脏移植的患者早期死亡率为42.3%，而紧急MCS置入的早期死亡率为4.3%[89]。最近来自西班牙国家心脏移植登记数据库的结果表明，INTERMACS分级与紧急心脏移植的预后密切相关：INTERMACS 1级患者术后死亡率为43%，而INTERMACS 2级患者为26.8%[90]。

1985年，实验项目"Baby Fae"试图将狒狒的心脏用于人类的心脏移植开启了无限制器官异体移植的先河，使大家对移植的未来充满憧憬[91]。然而，异种心脏移植将面临如异体人兽共患病等一系列未知的风险[92]，而且免疫障碍还没有克服，心脏移植后主要移植物功能障碍也仍然是一个挑战[93]。

从全球范围来看，供体器官远远不能满足心脏移植的需求。此外，在MCS期间，一些患者拒绝心脏移植，因为与MCS植入之前的生活相比较，他们已经习惯了MCS置入所带来的生活质量提高。随着VAD技术在连续血流支持领域的不断进步，目前认为采用长期机械辅助设备支持与心脏移植有着相似的临床结果[94]。

患者的合理选择和技术的不断改善使风险和并发症进一步降低。在某些情况下，MCS可能成为首选。由于心脏移植的寿命有限，受体存活中位时间为10年，所以年轻患者选择VAD可能更可取，而且可以根据需要更换设备。有限的心脏移植供体可以留给疾病晚期或出现严重设备相关并发症的患者。

19.10　应用策略

抢救终末期心力衰竭患者的关键是早期、快速干预。明尼苏达项目组描述了他们对顽固性心源性休克伴多器官功能障碍患者的决策方法[18]。他们使用CentriMag® BiVAD并结合患者终末器官恢复情况、神经功能状态和心脏复苏情况对治疗决策进行反复再评估。

图19.1阐述了根据INTERMACS分级和临床状况选择设备的应用策略。临床状态决定患者的分类，因而类别的不断变化是比较常见的。因此，"过渡—过渡"策略也可以被采用。例如：心室辅助ECMO可以作为中间的一个短期过渡措施，也可作为最后的过渡性治疗措施。

19.11 展望

较少的并发症使VAD治疗对晚期心力衰竭患者更具吸引力。因此，INTERMACS医疗部门正在收集需要心室辅助装置治疗患者的数据[2]，在2013年1月份曾发布关于INTERMACS 4~6级患者的数据。

人类白细胞抗原（human leukocyte antigen，HLA）致敏越来越成为接受心室辅助装置治疗患者所面临的重要挑战，严重影响供体可用性和移植预后。但是，引起HLA致敏的机制是非常复杂的[95]。

值得期待的未来发展包括：进一步提高生活质量、更长的电池寿命和更少的束带。经皮能量传递通过去除束带将明显提高患者的生活质量。口袋大小的控制器已经被应用。此外，新型便利性的双心室支持系统也在研究中。

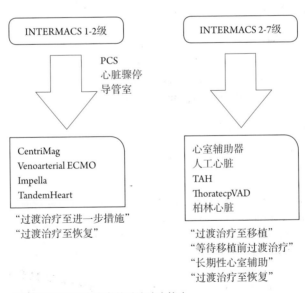

根据临床状态改变患者的过渡治疗策略

图19.1 基于INTERMACS简介水平算法的MCS方案

19.12　结论

　　MCS设备选择的多样性为临床医生提供了选择治疗策略的机会，并可依据患者的临床状况和特有的需求进行调整。了解各种设备的优点和局限性，结合推荐策略，如根据INTERMACS分级方法等，将有利于优化治疗决策。辅助装置技术的不断发展预示晚期心力衰竭治疗拥有令人振奋的前景。

声明

　　本文作者宣称无任何利益冲突。

参考文献

[1] Stevenson LW, Pagani FD, Young JB, Jessup M, Miller L, Kormos RL, et al. INTERMACS profiles of advanced heart failure: the current picture[J/OL]. J Heart Lung Transplant, 2009, 28(6): 535–541. doi: 10.1016/j.healun.2009.02.015.

[2] Kirklin JK, Naftel DC, Kormos RL, Stevenson LW, Pagani FD, Miller MA, et al. Fifth INTERMACS annual report: risk factor analysis from more than 6,000 mechanical circulatory support patients[J/OL]. J Heart Lung Transplant, 2013, 32(2): 141–156. doi: 10.1016/j.healun.2012.12.004.

[3] Kirklin JK, Naftel DC, Stevenson LW, Kormos RL, Pagani FD, Miller MA, et al. INTERMACS database for durable devices for circulatory support: first annual report[J/OL]. J Heart Lung Transplant, 2008, 27(10): 1065–1072. doi: 10.1016/j.healun.2008.07.021.

[4] Holman WL. Interagency Registry for Mechanically Assisted Circulatory Support (INTERMACS): what have we learned and what will we learn? [J/OL]. Circulation, 2012, 126(11): 1401-1406. doi: 10.1161/CIRCULATIONAHA.112.097816.

[5] Kantrowitz A, Tjonneland S, Freed PS, Phillips SJ, Butner AN, Sherman JL. Initial clinical experience with intraaortic balloon pumping in cardiogenic shock[J]. JAMA, 1968, 203(2): 113–118.

[6] Ramanathan K, Farkouh ME, Cosmi JE, French JK, Harkness SM, Džavík V, et al. Rapid complete reversal of systemic hypoperfusion after intra-aortic balloon pump counterpulsation and survival in cardiogenic shock complicating an acute myocardial infarction[J/OL]. Am Heart J, 2011, 162(2): 268–275. doi: 10.1016/j.ahj.2011.04.025.

[7] O'Gara PT, Kushner FG, Ascheim DD, Casey DE, Chung MK, de Lemos JA, et al. 2013 ACCF/AHA guideline for the management of ST-elevation myocardial infarction: executive summary: a report of the American College of Cardiology Foundation/American Heart Association Task Force on Practice Guidelines[J/OL]. Circulation, 2013, 127(4): 529–555. doi: 10.1161/ CIR.0b013e3182742c84.

[8] Authors/Task Force Members, Steg PG, James SK, Atar D, Badano LP, Lundqvist CB, et al. ESC guidelines for the management of acute myocardial infarction in patients presenting with ST-segment elevation: the Task Force on the management of ST-segment elevation acute

myocardial infarction of the European Society of Cardiology (ESC)［J/OL］. Eur Heart J，
2012，33(20)：2569–2619. doi：10.1093/eurheartj/ehs215.

[9]　Thiele H，Schuler G，Neumann F-J，Hausleiter J，Olbrich H-G，Schwarz B，et al. Intraaortic
balloon counterpulsation in acute myocardial infarction complicated by cardiogenic shock：
design and rationale of the Intraaortic Balloon Pump in Cardiogenic Shock II (IABP-SHOCK
II) trial［J/OL］. Am Heart J，2012，163(6)：938–945. doi：10.1016/j.ahj.2012.03.012.

[10]　Zeymer U，Hochadel M，Hauptmann K-E，Wiegand K，Schuhmacher B，Brachmann J，
et al. Intra-aortic balloon pump in patients with acute myocardial infarction complicated by
cardiogenic shock：results of the ALKK-PCI registry［J/OL］. Clin Res Cardiol，2013，102(3)：
223–227. doi：10.1007/s00392-012-0523-4.

[11]　Lauten A，Engström AE，Jung C，Empen K，Erne P，Cook S，et al. Percutaneous left-
ventricular support with the Impella-2.5-assist device in acute cardiogenic shock：results of the
Impella-EUROSHOCK-registry［J/OL］. Circ Heart Fail，2013，6(1)：23–30. doi：10.1161/
CIRCHEARTFAILURE.112.967224.

[12]　Griffith BP，Anderson MB，Samuels LE，Pae WE，Naka Y，Frazier OH. The RECOVER I：a
multicenter prospective study of Impella 5.0/LD for postcardiotomy circulatory support［J/
OL］. J Thorac Cardiovasc Surg，2013，145(2)：548–554. doi：10.1016/j.jtcvs.2012.01.067.

[13]　Kapur NK，Jumean MF. Defining the role for percutaneous mechanical circulatory support
devices for medically refractory heart failure［/OLJ］. Curr Heart Fail Rep，2013，doi：
10.1007/ s11897-013-0132-1.

[14]　Kummerfeldt CE，Toma A，Badheka AO，Azzam I，Andrews D，Alfonso C，Chaparro
SV. Severe hemolytic anemia and acute kidney injury after percutaneous continuous-
flow ventricular assistance［J/OL］. Circ Heart Fail，2011，4(6)：e20–e22. doi：10.1161/
CIRCHEARTFAILURE.111.964023.

[15]　Ranc S，Sibellas F，Green L. Acute intraventricular thrombosis of an impella LP 5.0 device in
an ST-elevated myocardial infarction complicated by cardiogenic shock［J］. J Invasive Cardiol，
2013，25(1)：E1–E3.

[16]　Tanawuttiwat T，Chaparro SV. An unexpected cause of massive hemolysis in percutaneous left
ventricular assist device［J/OL］. Cardiovasc Revasc Med，2013，14(1)：66–67. doi：10.1016/j.
carrev.2012.10.011.

[17]　Kar B，Adkins LE，Civitello AB，Loyalka P，Palanichamy N，Gemmato CJ，et al. Clinical
experience with the TandemHeart percutaneous ventricular assist device［J］. Tex Heart Inst J，
2006，33(2)：111–115.

[18]　Ziemba EA，John R. Mechanical circulatory support for bridge to decision：which device
and when to decide［J/OL］. J Card Surg，2010，25(4)：425–433. doi：10.1111/j.1540-
8191.2010.01038.x.

[19]　Tempelhof MW，Klein L，Cotts WG，Benzuly KH，Davidson CJ，Meyers SN，McCarthy
PM，Malaisrie CS，McGee EC，Beohar N. Clinical experience and patient outcomes
associated with the tanden heart percutaneous transsepital assist device among a heterogeneous
patient population［J］. A Saio Journal，2011，57(4)：254–261.

[20]　Hernandez AF，Grab JD，Gammie JS，O'Brien SM，Hammill BG，Rogers JG，et al. A decade
of short-term outcomes in post cardiac surgery ventricular assist device implantation：data

from the Society of Thoracic Surgeons' National Cardiac Database[J/OL]. Circulation, 2007, 116(6): 606–612. doi: 10.1161/CIRCULATIONAHA.106.666289.

[21] Akay MH, Gregoric ID, Radovancevic R, Cohn WE, Frazier OH. Timely use of a CentriMag heart assist device improves survival in postcardiotomy cardiogenic shock[J/OL]. J Card Surg, 2011, 26(5): 548–552. doi: 10.1111/j.1540-8191.2011.01305.x.

[22] John R, Long JW, Massey HT, Griffith BP, Sun BC, Tector AJ, et al. Outcomes of a multicenter trial of the Levitronix CentriMag ventricular assist system for short-term circulatory support[J/OL]. J Thorac Cardiovasc Surg, 2011, 141(4): 932–939. doi: 10.1016/j.jtcvs.2010.03.046.

[23] Shuhaiber JH, Jenkins D, Berman M, Parameshwar J, Dhital K, Tsui S, Large SR. The Papworth experience with the Levitronix CentriMag ventricular assist device[J/OL]. J Heart Lung Transplant, 2008, 27(2): 158–164. doi: 10.1016/j.healun.2007.10.015.

[24] Worku B, Pak S-W, van Patten D, Housman B, Uriel N, Colombo P, et al. The CentriMag ventricular assist device in acute heart failure refractory to medical management[J/OL]. J Heart Lung Transplant, 2012, 31(6): 611–617. doi: 10.1016/j.healun.2011.12.016.

[25] Takayama H, Naka Y, Kodali SK, Vincent JA, Addonizio LJ, Jorde UP, Williams MR. A novel approach to percutaneous right-ventricular mechanical support[J/OL]. Eur J Cardiothorac Surg, 2012, 41(2): 423–426. doi: 10.1016/j.ejcts.2011.05.041.

[26] Peura JL, Colvin-Adams M, Francis GS, Grady KL, Hoffman TM, Jessup M, et al. Recommendations for the use of mechanical circulatory support: device strategies and patient selection: a scientific statement from the American Heart Association[J/OL]. Circulation, 2012, 126(22). doi: 10.1161/ CIR.0b013e3182769a54.

[27] Stehlik J, Edwards LB, Kucheryavaya AY, Benden C, Christie JD, Dipchand AI, et al. The registry of the International Society for Heart and Lung Transplantation: 29th official adult heart transplant report-2012[J/OL]. J Heart Lung Transplant, 2012, 31(10): 1052–1064. doi: 10.1016/j. healun.2012.08.002.

[28] Slaughter MS, Rogers JG, Milano CA, Russell SD, Conte JV, Feldman D, et al. Advanced heart failure treated with continuous-flow left ventricular assist device[J/OL]. N Engl J Med, 2009, 361(23): 2241–2251. doi: 10.1056/NEJMoa0909938.

[29] Rogers JG, Aaronson KD, Boyle AJ, Russell SD, Milano CA, Pagani FD, et al. Continuous flow left ventricular assist device improves functional capacity and quality of life of advanced heart failure patients[J/OL]. J Am Coll Cardiol, 2010, 55(17): 1826–1834. doi: 10.1016/j. jacc.2009.12.052.

[30] Haft J, Armstrong W, Dyke DB, Aaronson KD, Koelling TM, Farrar DJ, Pagani FD. Hemodynamic and exercise performance with pulsatile and continuous-flow left ventricular assist devices[J/OL]. Circulation, 2007, 116(11 Suppl): I8-I15. doi: 10.1161/ CIRCULATIONAHA.106. 677898.

[31] Pagani FD, Miller LW, Russell SD, Aaronson KD, John R, Boyle AJ, et al. Extended mechanical circulatory support with a continuous-flow rotary left ventricular assist device[J/OL]. J Am Coll Cardiol, 2009, 54(4): 312–321. doi: 10.1016/j.jacc.2009.03.055.

[32] Slaughter MS, Meyer AL, Birks EJ. Destination therapy with left ventricular assist devices: patient selection and outcomes[J/OL]. Curr Opin Cardiol, 2011, 26(3): 232–236. doi:

10.1097/ HCO.0b013e328345aff4.

[33] HeartMate II LVAS, Operating Manual(Z), 2007.

[34] Lahpor J, Khaghani A, Hetzer R, Pavie A, Friedrich I, Sander K, Strüber M. European results with a continuous-flow ventricular assist device for advanced heart-failure patients[J]. Eur J Cardiothorac Surg, 2010, 37(2): 357–361. doi: 10.1016/j.ejcts.2009.05.043.

[35] Deuse T, Schirmer J, Kubik M, Reichenspurner H. Isolated permanent right ventricular assistance using the HVAD continuous-flow pump[J/OL]. Ann Thorac Surg, 2013, 95(4): 1434–1436. doi: 10.1016/j.athoracsur.2012.08.090.

[36] Krabatsch T, Potapov E, Stepanenko A, Schweiger M, Kukucka M, Huebler M, et al. Biventricular circulatory support with two miniaturized implantable assist devices[J/OL]. Circulation, 2011, 124(11 Suppl): S179-S186. doi: 10.1161/ CIRCULATIONAHA.110.011502.

[37] Wu L, Weng Y-G, Dong N-G, Krabatsch T, Stepanenko A, Hennig E, Hetzer R. Outcomes of HeartWare Ventricular Assist System support in 141 patients: a single-centre experience[J/ OL]. Eur J Cardiothorac Surg, 2013, 44(1): 139–145. doi: 10.1093/ejcts/ezs263.

[38] Aissaoui N, Börgermann J, Gummert J, Morshuis M. HeartWare continuous-flow ventricular assist device thrombosis: the Bad Oeynhausen experience[J/OL]. J Thorac Cardiovasc Surg, 2012, 143(4): e37-e39. doi: 10.1016/j.jtcvs.2011.12.035.

[39] Siddique A, Wrightson N, Macgowan GA, Schueler S. Device thrombosis in the HeartWare left ventricular assist device[J/OL]. Ann Thorac Surg, 2013, 95(4): 1508. doi: 10.1016/ j.athoracsur.2012.10.011.

[40] Aaronson KD, Slaughter MS, Miller LW, McGee EC, Cotts WG, Acker MA, et al. Use of an intrapericardial, continuous-flow, centrifugal pump in patients awaiting heart transplantation[J]. Circulation, 2012, 125(25): 3191–3200.

[41] Swartz M.HeartWare IFU 1120 pdf[Z].2012: 1–104.

[42] Boyle AJ, Russell SD, Teuteberg JJ, Slaughter MS, Moazami N, Pagani FD, et al. Low thromboembolism and pump thrombosis with the HeartMate II left ventricular assist device: analysis of outpatient anti-coagulation[J/OL]. J Heart Lung Transplant, 2009, 28(9): 881–887. doi: 10.1016/j. healun.2009.05.018.

[43] Menon AK, Götzenich A, Sassmannshausen H, Haushofer M, Autschbach R, Spillner JW. Low stroke rate and few thrombo-embolic events after HeartMate II implantation under mild anticoagulation[J/OL]. Eur J Cardiothorac Surg, 2012, 42(2): 319–323. doi: 10.1093/ejcts/ ezr312; discussion 323.

[44] Moazami N, Fukamachi K, Kobayashi M, Smedira NG, Hoercher KJ, Massiello A, et al. Axial and centrifugal continuous-flow rotary pumps: a translation from pump mechanics to clinical practice[J/OL]. J Heart Lung Transplant, 2013, 32(1): 1–11. doi: 10.1016/j. healun.2012.10.001.

[45] Rose EA, Gelijns AC, Moskowitz AJ, Heitjan DF, Stevenson LW, Dembitsky W, et al Long-term use of a left ventricular assist device for end-stage heart failure[J/OL]. N Engl J Med, 2001, 345(20): 1435–1443. doi: 10.1056/NEJMoa012175.

[46] Grady KL, Warner Stevenson L, Pagani FD, Teuteberg J, Pamboukian SV, Birks E, et al. Beyond survival: recommendations from INTERMACS for assessing function and quality

of life with mechanical circulatory support[J/OL]. J Heart Lung Transplant, 2012, 31(11): 1158–1164. doi: 10.1016/j.healun.2012.08.020.

[47] John R, Kamdar F, Eckman P, Colvin-Adams M, Boyle A, Shumway S et al (2011) Lessons learned from experience with over 100 consecutive HeartMate II left ventricular assist devices[J/OL]. Ann Thorac Surg, 2011, 92(5): 1593–1599. doi: 10.1016/ j.athoracsur.2011.06.081; discussion 1599–600.

[48] Cowger J, Pagani FD, Haft JW, Romano MA, Aaronson KD, Kolias TJ. The development of aortic insufficiency in left ventricular assist device-supported patients[J/OL]. Circ Heart Fail, 2010, 3(6): 668–674. doi: 10.1161/CIRCHEARTFAILURE.109.917765.

[49] Wever-Pinzon O, Selzman CH, Drakos SG, Saidi A, Stoddard GJ, Gilbert EM, et al. Pulsatility and the risk of non-surgical bleeding in patients supported with the continuous-flow left ventricular assist device HeartMate II[J/OL]. Circ Heart Fail, 2013, 6(3). doi: 10.1161/ CIRCHEARTFAILURE.112.000206.

[50] Islam S, Cevik C, Madonna R, Frandah W, Islam E, Islam S, Nugent K. Left ventricular assist devices and gastrointestinal bleeding: a narrative review of case reports and case series[J]. Clin Cardiol, 2013, 36(4): 190–200. doi: 10.1002/clc.22096.

[51] Morgan JA, Paone G, Nemeh HW, Henry SE, Patel R, Vavra J, et al. Gastrointestinal bleeding with the HeartMate II left ventricular assist device[J/O]. J Heart Lung Transplant, 2012, 31(7): 715–718. doi: 10.1016/j.healun.2012.02.015.

[52] Slaughter MS. Hematologic effects of continuous flow left ventricular assist devices[J]. J Cardiovasc Transl Res, 2010, 3(6): 618–624. doi: 10.1007/s12265-010-9222-6.

[53] Crow S, Chen D, Milano C, Thomas W, Joyce L, Piacentino V, et al. Acquired von Willebrand syndrome in continuous-flow ventricular assist device recipients[J/OL]. Ann Thorac Surg, 2010, 90(4): 1263–1269. doi: 10.1016/j.athoracsur.2010.04.099; discussion 1269.

[54] Demirozu ZT, Radovancevic R, Hochman LF, Gregoric ID, Letsou GV, Kar B, et al. Arteriovenous malformation and gastrointestinal bleeding in patients with the HeartMate II left ventricular assist device[J/OL]. J Heart Lung Transplant, 2011, 30(8): 849–853. doi: 10.1016/j. healun.2011.03.008.

[55] Meyer AL, Malehsa D, Bara C, Budde U, Slaughter MS, Haverich A, Strueber M. Acquired von Willebrand syndrome in patients with an axial flow left ventricular assist device[J]. Circ Heart Fail, 2010, 3(6): 675–681. doi: 10.1161/CIRCHEARTFAILURE.109.877597.

[56] Suarez J, Patel CB, Felker GM, Becker R, Hernandez AF, Rogers JG. Mechanisms of bleeding and approach to patients with axial-flow left ventricular assist devices[J/OL]. Circ Heart Fail, 2011, 4(6): 779–784. doi: 10.1161/CIRCHEARTFAILURE.111.962613.

[57] Loscalzo J. From clinical observation to mechanism-Heyde's syndrome[J]. N Engl J Med, 2012, 367(20): 1954–1956. doi: 10.1056/NEJMcibr1205363.

[58] Dassanayaka S, Slaughter MS, Bartoli CR. Mechanistic pathway(s) of acquired Von Willebrand syndrome with a continuous-flow ventricular assist device[J/OL]. ASAIO J, 2013, 59(2): 123–129. doi: 10.1097/MAT.0b013e318283815c.

[59] Sharma V, Deo SV, Stulak JM, Durham LA, Daly RC, Park SJ, et al. Driveline infections in left ventricular assist devices: implications for destination therapy[J]. Ann Thorac Surg, 2012, 94(5): 1381–1386. doi: 10.1016/j.athoracsur.2012.05.074.

[60] Goldstein DJ, Naftel D, Holman W, Bellumkonda L, Pamboukian SV, Pagani FD, Kirklin J. Continuous-flow devices and percutaneous site infections: clinical outcomes[J/OL]. J Heart Lung Transplant, 2012, 31(11): 1151–1157. doi: 10.1016/j.healun.2012.05.004.

[61] Cowger J, Sundareswaran K, Rogers JG, Park SJ, Pagani FD, Bhat G, et al. Predicting survival in patients receiving continuous flow left ventricular assist devices: the HeartMate II risk score[J/OL]. J Am Coll Cardiol, 2013, 61(3): 313–321. doi: 10.1016/j.jacc.2012.09.055.

[62] Lietz K, Long JW, Kfoury AG, Slaughter MS, Silver MA, Milano CA, et al. Outcomes of left ventricular assist device implantation as destination therapy in the post- REMATCH era: implications for patient selection[J/OL]. Circulation, 2007, 116(5): 497–505. doi: 10.1161/CIRCULATIONAHA.107.691972.

[63] Bonde P, Ku NC, Genovese EA, Bermudez CA, Bhama JK, Ciarleglio MM, et al. Model for end-stage liver disease score predicts adverse events related to ventricular assist device therapy[J/LO]. Ann Thorac Surg, 2012, 93(5): 1541–1547. doi: 10.1016/j.athoracsur.2012.02.008; discussion 1547–1548.

[64] Matthews JC, Pagani FD, Haft JW, Koelling TM, Naftel DC, Aaronson KD. Model for end-stage liver disease score predicts left ventricular assist device operative transfusion requirements, morbidity, and mortality[J/OL]. Circulation, 2010, 121(2): 214–220. doi: 10.1161/CIRCULATIONAHA.108.838656.

[65] Yang JA, Kato TS, Shulman BP, Takayama H, Farr M, Jorde UP, et al. Liver dysfunction as a predictor of outcomes in patients with advanced heart failure requiring ventricular assist device support: use of the model of end-stage liver disease (MELD) and MELD eXcluding INR (MELD-XI) scoring system[J/OL]. J Heart Lung Transplant, 2012, 31(6): 601–610. doi: 10.1016/j. healun.2012.02.027.

[66] Kato TS, Stevens GR, Jiang J, Christian Schulze P, Gukasyan N, Lippel M, et al. Risk stratification of ambulatory patients with advanced heart failure undergoing evaluation for heart transplantation[J/OL]. J Heart Lung Transplant, 2013, 32(3): 333–340. doi: 10.1016/j.healun.2012.11.026.

[67] Kutty RS, Parameshwar J, Lewis C, Catarino PA, Sudarshan CD, Jenkins DP, et al. Use of centrifugal left ventricular assist device as a bridge to candidacy in severe heart failure with secondary pulmonary hypertension[J/OL]. Eur J Cardiothorac, 2013, 43(6). doi: 10.1093/ejcts/ezs678.

[68] Baumwol J, Macdonald PS, Keogh AM, Kotlyar E, Spratt P, Jansz P, Hayward CS. Right heart failure and "failure to thrive" after left ventricular assist device: clinical predictors and outcomes[J/OL]. J Heart Lung Transplant, 2011, 30(8): 888–895. doi: 10.1016/j.healun.2011. 03.006.

[69] Morgan JA, Paone G, Nemeh HW, Murthy R, Williams CT, Lanfear DE, et al. Impact of continuous-flow left ventricular assist device support on right ventricular function[J/OL]. J Heart Lung Transplant, 2013, 32(4): 398–403. doi: 10.1016/j.healun.2012.12.018.

[70] Aissaoui N, Morshuis M, Schoenbrodt M, Hakim Meibodi K, Kizner L, Börgermann J, Gummert J. Temporary right ventricular mechanical circulatory support for the management of right ventricular failure in critically ill patients[J/OL]. J Thorac Cardiovasc Surg, 2013, 146(1): 186–191. doi: 10.1016/j.jtcvs.2013.01.044.

[71] Matthews JC, Koelling TM, Pagani FD, Aaronson KD. The right ventricular failure risk score a pre-operative tool for assessing the risk of right ventricular failure in left ventricular assist device candidates[J/OL]. J Am Coll Cardiol, 2008, 51(22): 2163–2172. doi: 10.1016/j.jacc.2008.03.009.

[72] Raina A, Seetha Rammohan HR, Gertz ZM, Rame JE, Woo YJ, Kirkpatrick JN. Postoperative right ventricular failure after left ventricular assist device placement is predicted by preoperative echocardiographic structural, hemodynamic, and functional parameters[J/OL]. J Card Fail, 2013, 19(1): 16–24. doi: 10.1016/j.cardfail.2012.11.001.

[73] Kormos RL, Teuteberg JJ, Pagani FD, Russell SD, John R, Miller LW, Massey T, Milano CA, Moazami N, Sundareswaran KS, Farrar DJ, HeartMate II, Investigators C. Right ventricular failure in patients with the HeartMate II continuous-flow left ventricular assist device: incidence, risk factors, and effect on outcomes[J/OL]. J Thorac Cardiovasc Surg, 2010, 139(5): 1316–1324. doi: 10.1016/j.jtcvs.2009.11.020.

[74] Kasirajan V, Tang DG, Katlaps GJ, Shah KB. The total artificial heart for biventricular heart failure and beyond[J/OL]. Curr Opin Cardiol, 2012, 27(3): 301–307. doi: 10.1097/HCO.0b013e32835220c9.

[75] Copeland JG, Copeland H, Gustafson M, Mineburg N, Covington D, Smith RG, Friedman M. Experience with more than 100 total artificial heart implants[J/OL]. J Thorac Cardiovasc Surg, 2012, 143(3): 727–734. doi: 10.1016/j.jtcvs.2011.12.002.

[76] Copeland JG, Smith RG, Arabia FA, Nolan PE, Sethi GK, Tsau PH, et al. Cardiac replacement with a total artificial heart as a bridge to transplantation[J]. N Engl J Med, 2004, 351(9): 859–867.

[77] Kirsch MEW, Nguyen A, Mastroianni C, Pozzi M, Léger P, Nicolescu M, et al. SynCardia temporary total artificial heart as bridge to transplantation: current results at la pitié hospital[J/OL]. Ann Thorac Surg, 2013, 95(5): 1640–1646. doi: 10.1016/j.athoracsur.2013.02.036.

[78] Kalya A, Jaroszewski D, Pajaro O, Scott R, Gopalan R, Kasper D, Arabia F. Role of total artificial heart in the management of heart transplant rejection and retransplantation: case report and review[J/OL]. Clin Transplant, 2013, 27(4): E348-E350. doi: 10.1111/ctr.12146.

[79] Quader MA, Tang D, Katlaps G, Shah KB, Kasirajan V. Total artificial heart for patients with allograft failure[J/OL]. J Thorac Cardiovasc Surg, 2013, 145(2): e21–e23. doi: 10.1016/j.jtcvs.2012.10.050.

[80] Ashfaq A, Jaroszewski DE, Pajaro OE, Arabia FA. The role of the total artificial heart in the treatment of post-myocardial infarction ventricular septal defect [J/OL]. J Thorac Cardiovasc Surg, 2013, 145(2): e25-e26. doi: 10.1016/j.jtcvs.2012.11.018.

[81] Kirsch M, Mazzucotelli J-P, Roussel J-C, Bouchot O, N'loga J, Leprince P, et al. Survival after biventricular mechanical circulatory support: does the type of device matter[J]? J Heart Lung Transplant, 2012, 31(5): 501–508. doi: 10.1016/j.healun.2011.11.024.

[82] Hunt SA, Abraham WT, Chin MH, Feldman AM, Francis GS, Ganiats TG, et al. 2009 Focused update incorporated into the ACC/AHA 2005 Guidelines for the Diagnosis and Management of Heart Failure in Adults: a report of the American College of Cardiology Foundation/American Heart Association Task Force on Practice Guidelines: developed in collaboration with the International Society for Heart and Lung Transplantation[J/OL].

Circulation, 2009. doi: 10.1161/CIRCULATIONAHA.109.192065.

[83] McKelvie RS, Moe GW, Cheung A, Costigan J, Ducharme A, Estrella-Holder E, et al. The 2011 Canadian Cardiovascular Society heart failure management guidelines update: focus on sleep apnea, renal dysfunction, mechanical circulatory support, and palliative care[J/OL]. Can J Cardiol, 2011, 27(3): 319–338. doi: 10.1016/j.cjca.2011.03.011.

[84] Mancini D, Lietz K. Selection of cardiac transplantation candidates in 2010[J/OL]. Circulation, 2010, 122(2): 173–183. doi: 10.1161/CIRCULATIONAHA.109.858076.

[85] Mehra M, Kobashigawa J, Starling RC, Russell S, Uber P, Parameshwar J, et al. Listing criteria for heart transplantation: International Society for Heart and Lung Transplantation guidelines for the care of cardiac transplant candidates—2006[J]. J Heart Lung Transplant, 2006, 25(9): 1024–1042.

[86] McMurray JJV, Adamopoulos S, Anker SD, Auricchio A, Böhm M, Dickstein K, et al. ESC guidelines for the diagnosis and treatment of acute and chronic heart failure 2012: The Task Force for the Diagnosis and Treatment of Acute and Chronic Heart Failure 2012 of the European Society of Cardiology. Developed in collaboration with the Heart Failure Association (HFA) of the ESC[J/OL]. Eur Heart J, 2012, 33(14): 1787–1847. doi: 10.1093/eurheartj/ehs104.

[87] Schulze PC, Jiang J, Yang J, Cheema FH, Schaeffle K, Kato TS, et al. Preoperative assessment of high-risk candidates to predict survival after heart transplantation[J/OL]. Circ Heart Fail, 2013, 6(3): 527–534. doi: 10.1161/CIRCHEARTFAILURE.112.000092.

[88] Karamlou T, Gelow J, Diggs BS, Tibayan FA, Mudd JM, Guyton SW, et al. Mechanical circulatory support pathways that maximize post-heart transplant survival[J/OL]. Ann Thorac Surg, 2013, 95(2): 480–485. doi: 10.1016/j.athoracsur.2012.05.108; discussion 485.

[89] Attisani M, Centofanti P, La Torre M, Boffini M, Ricci D, Ribezzo M, et al. Advanced heart failure in critical patients (INTERMACS 1 and 2 levels): ventricular assist devices or emergency transplantation? [J/OL]. Interact Cardiovasc Thorac Surg, 2012, 15(4): 678–684. doi: 10.1093/icvts/ivs256.

[90] Barge-Caballero E, Segovia-Cubero J, Almenar-Bonet L, Gonzalez-Vilchez F, Villa-Arranz A, Delgado-Jimenez J, et al. Preoperative INTERMACS profiles determine postoperative outcomes in critically Ill patients undergoing emergency heart transplantation: analysis of the Spanish National Heart Transplant Registry[J/OL]. Circ Heart Fail, 2013, 6(4): 763–772. doi: 10.1161/ CIRCHEARTFAILURE.112.000237.

[91] Bailey LL, Nehlsen-Cannarella SL, Concepcion W, Jolley WB. Baboon-to-human cardiac xenotransplantation in a neonate[J]. JAMA, 1985, 254(23): 3321–3329.

[92] Fishman JA, Scobie L, Takeuchi Y. Xenotransplantation-associated infectious risk: a WHO consultation[J/OL]. Xenotransplantation, 2012, 19(2): 72–81. doi: 10.1111/j.1399-3089.2012.00693.x.

[93] Postrach J, Bauer A, Schmoeckel M, Reichart B, Brenner P. Heart xenotransplantation in primate models[J]. Methods Mol Biol, 2012, 885: 155–168. doi: 10.1007/978-1-61779-845-0_10.

[94] Kirklin JK, Naftel DC, Pagani FD, Kormos RL, Stevenson L, Miller M, Young JB. Long-term mechanical circulatory support (destination therapy): on track to compete with heart

transplantation? [J/OL]. J Thorac Cardiovasc Surg, 2012, 144(3): 584–603. doi: 10.1016/j.jtcvs. 2012.05.044; discussion 597–598.

[95] Itescu S, John R. Interactions between the recipient immune system and the left ventricular assist device surface: immunological and clinical implications[J]. Ann Thorac Surg, 2003, 75(6): s58–s65.

译者：刘越，哈尔滨医科大学附属第一医院心内科
　　　王莹，黑龙江省中医药大学微生物免疫教研室
审校：闵苏，重庆医科大学附属第一医院麻醉科

点评

　　本章介绍了终末期心力衰竭的主要机械辅助措施，详细阐述了主动脉内球囊反搏、短期心室辅助装置、长期心室辅助装置等的基本原理、临床应用和优缺点，同时对心脏移植的国际进展进行了描述。最后文章针对各种心力衰竭辅助装置和治疗措施的合理应用提出参考策略。本章译者充分尊重原文，翻译和传达了原文要表达的所有意图。

——闵苏

第三部分

ECMO在呼吸支持中的应用

第二十章 ARDS患者ECMO辅助前及辅助期间机械通气的管理

Giacomo Bellani, Giacomo Grasselli, and Antonio Pesenti

G. Bellani, A. Pesenti

Department of Health Science , University of Milan-Bicocca, Via Cadore 48, Monza (MB) 20900, Italy. Department of Emergency, San Gerardo Hospital, Via Pergolesi 33, Monza (MB) 20900, Italy. e-mail: giacomo.bellani1@unimib.it; antonio.pesenti@unimib.it.

G. Grasselli

Department of Emergency, San Gerardo Hospital, Via Pergolesi 33, Monza (MB) 20900, Italy. e-mail: jaku71@gmail.com.

20.1 什么是急性呼吸窘迫综合征

20.1.1 定义

第一篇关于成人呼吸窘迫综合征（adult respiratory distress syndrome, ARDS, 后来发现此综合征同样可以发生于儿童, 所以名称中的"成人"被替换成了"急性"）的报道由Ashbaugh等发表于1967年[1]。ARDS是以急性起病、低氧血症和肺纤维化为临床特征的一种疾病, 其发生原因并非心功能衰竭, 而是由弥漫广泛"病灶"引起, 如肺泡毛细血管膜的通透性增高。尽管ARDS的主要特征已被充分认识, 但是它的正式定义尚未完全阐明。1994年, 美国/欧洲共识会议发表了第一个ARDS的定义[2], 近30年后由"ARDS Definition Task Force（定义工作小组）"修订为所谓的"柏林定义"[3]（表20.1）。

20.1.2 病理生理

ARDS可以被视为肺应对一种或多种炎症刺激的常规反应, 炎症刺激可以

表20.1 ARDS的"柏林定义"

起病时间	起病1周以内具有明确的危险因素，或在1周以内出现新的或突然加重的呼吸系统症状
胸部影像学检查[a]	双肺透亮度减低，不能用渗出、小叶/肺不张或结节影来解释
肺水肿原因	呼吸衰竭不能完全用心功能衰竭或液体过负荷来解释 如没有危险因素需客观评估（如：超声心动图）来排除静水压增高型肺水肿
氧合水平	
轻度	在CPAP或PEEP≥5 cmH$_2$O时[b]，200 mmHg<PaO$_2$/FiO$_2$≤300 mmHg
中度	在PEEP≥5 cmH$_2$O时[b]，100 mmHg<PaO$_2$/FiO$_2$≤200 mmHg
重度	在PEEP≥5 cmH$_2$O时，PaO$_2$/FiO$_2$≤100 mmHg

注：[a]胸片或者胸部CT扫描；[b]轻度ARDS患者可以应用无创通气。

来源于肺本身（例如，肺炎），也可以来源于其他脏器（例如，脓毒症）。炎症反应导致中性粒细胞和巨噬细胞的聚集，从毛细血管渗漏至肺泡，释放炎性介质进而进一步放大了炎症反应[4]，从而引起了肺泡毛细血管膜的通透性增高、形成富含蛋白质的肺泡水肿，显著地增加了肺重量和硬变[5]。在临床表现为严重的低氧血症、呼吸做功明显增加，往往需要气管插管和机械通气支持。

20世纪80年代中期，计算机断层扫描研究显示ARDS患者的肺存在严重的不均一性：部分区域完全丧失通气（主要为背叶），而其他区域通气减少或正常。这些观察的结果奠定了"婴儿肺"概念的基础[6]：导致ARDS肺部硬变的主要原因是肺容积减少导致的潮气量下降。此外，"婴儿肺"概念是一个功能性而非解剖学的概念，如果在人工通气时应用合适的压力，一部分的病变肺组织能够重新获得有效通气。与此同时，机械通气本身可以通过所谓的呼吸机相关性肺损伤（ventilator-induced lung injury，VILI）加重肺组织的损害[7]，VILI有两个主要的致病机制：其一，小容积的"婴儿肺"在机械通气时（因过度通气）有发生过度膨胀的风险，从而导致肺泡的过度牵张；其二，不稳定的肺泡在呼气末塌陷、在吸气时再打开，肺泡循环往复地打开关闭促进了炎症反应，进而恶化了肺损伤。

20.2 ECMO上机前如何管理ARDS患者

20.2.1 机械通气策略

日益增多的临床研究证实了上述VILI的机制，这也促进了机械通气策略的研究目标转向如何降低"通气"肺组织的过度扩张、促进萎陷的肺泡复张从而尽可能减少循环往复地打开/关闭肺泡数量，改善不均一肺组织的有效通气。

20.2.1.1 潮气量

潮气量（Vt）是每个呼吸周期吸入肺的气体量，是肺实质周期性膨胀牵拉的决定性因素，可能也是肺泡循环往复地打开关闭的原因。因此，使用低Vt是ARDS治疗的基础。美国国家卫生研究院实施的一项纳入了861名ARDS患者的大型研究发现：患者体重为理想体重时，Vt从12 mL/kg降低到6 mL/kg。其中，男性理想体重为50 kg + 2.3 kg × [0.39×身高（cm）−60]，女性为45.5 kg + 2.3 kg × [0.39×身高（cm）−60]，同时气道平台压（P_{plat}）保持在30 cmH₂O以下时，符合这两项能显著降低死亡率[8]。自从这项研究发表后，所有的ARDS患者都推荐应用6 mL/kg的Vt。为了维持P_{plat}<30 cmH₂O，如果需要的话，可以进一步限制Vt或呼气末正压（positive end-expiratory pressure，PEEP）。有趣的是，在平台压不高的条件下，低Vt被证实仍然有效[9]。尽管这个策略似乎是十分简单的（一个策略能适应所有患者吗？），而且其他研究者也提出一些理论，例如，呼气末肺容积、跨肺压等也需要关注，但是需要强调的是降低Vt仍然（几乎）是目前唯一有效的ARDS治疗策略。

20.2.1.2 呼吸频率

减少Vt不可避免地会带来一些影响，因此需要提高呼吸频率至通常认为是较高的水平：超过20次/min。例如，在有重要影响的"ARDSnet"研究中，平均呼吸频率为（29±7）次/min[8]。由于ARDS导致肺泡死腔增多进一步增加了呼吸频率，进而转化为非常高的通气需求。呼吸频率的调整目标应该是维持pH在生理范围内（7.35~7.45），而不是维持$PaCO_2$在正常范围：除非有颅脑疾病相关的禁忌，否则出现高碳酸血症是可以接受的（允许性高碳酸血症[10]）。

20.2.1.3 PEEP的设置

PEEP与Vt相类似，可能是最有意义的呼吸机参数之一。PEEP的作用主要是避免呼气末肺泡萎陷进而改善氧合水平，但同时也会扩张原本通气的肺泡，有过度膨胀和VILI的风险[11]。为每个患者进行"正确"的PEEP设置应该在这两个相反的作用下取得平衡。然而肺泡复张和过度膨胀无法在床边进行常规的监测，只能通过氧合水平和顺应性这些间接的指标进行推测。因此，针对ARDS患者设置PEEP参数的标准仍待讨论。临床上有一种广泛应用的设置PEEP的方法，采用相互对应的PEEP和吸入氧浓度（FiO_2）表格，使PEEP和FiO_2平行升高（或降低）来达到氧合的目标值[12]。也有作者提出尽可能地设置PEEP高值以使P_{plat}达到30 cmH₂O以及Vt达到6 mL/kg的目标[13]。还有一些更加"生理的"设置方法通过同时考量PEEP对于顺应性和气体交换的作用，以此来确定最佳顺应性时的PEEP水平[14]。尽管采用不同的设置方法，许多研究均证实对于大多数重度ARDS患者设置较高的PEEP是有益的[15]。

最后需要注意的是由于低Vt和高呼吸频率的通气策略很容易导致内源性PEEP的产生[16]，需要通过呼气末屏气定期监测。

20.2.1.4　肺复张策略

众所周知，重新打开萎陷肺泡所需要的吸气压要远高于维持这些肺泡开放所需要的压力。这个概念蕴含了肺复张策略的基本原理，即通过在常规的通气策略中短暂地提高气道压力水平（通常 ≥40 cmH$_2$O）来复张萎陷的肺泡。动脉血氧合改善是最常见效果，提示肺泡得到有效复张。如果氧合只是短暂改善，往往提示设置的PEEP水平不足以维持复张的肺泡开放，从而再次发生萎陷，需要设置更高的PEEP再次进行肺复张[17]。目前文献报道了多种肺复张手法，包括"40~40"（气道压力设置40 cmH$_2$O维持40 s）、PEEP递增法、压力控制法等[18]。在疾病早期应用肺复张可能更有效[19]。Meta分析提示肺复张是安全的，其最常见的不良反应是一过性的低血压[20]。然而肺复张策略对患者预后的影响尚不明确。

20.2.1.5　高频振荡通气

高频振荡通气（high-frequency oscillatory ventilation，HFOV）是一项广泛应用于新生儿的呼吸机技术，通过设置非常低的Vt（1~2 mL/kg）和极高的呼吸频率（5~10次/s）维持较传统通气模式更高的气道平均压来促进肺泡复张。通过上述机制HFOV能够有效改善氧合，因此通常被认为是难治性低氧血症ARDS患者的"抢救措施"。一些初步的研究数据表明，在ARDS患者中系统性应用HFOV可能使ARDS患者获益，随后两项大样本多中心随机研究[21-22]在中/重度ARDS患者中比较了HFOV与传统"肺保护性"通气策略对预后的影响，均发现HFOV并不能改变患者的预后，即使在更严重低氧血症的患者亚组中也不能降低死亡率。

20.2.1.6　自主呼吸的作用

自主呼吸辅助通气模式（目的是维持机械通气时膈肌运动）被广泛用于机械通气的脱机阶段。在ARDS的"急性期"保留患者的自主呼吸也有一些益处，包括改善通气血流比、肺泡复张、减少镇静药物的需求、降低血流动力学的影响以及减轻膈肌功能障碍[23]。然而最近的一项大样本随机对照研究却发现重度ARDS的患者（PaO$_2$/FiO$_2$ <150 mmHg）机械通气的前48 h应用神经肌肉阻滞药阿曲库铵（这个阶段后立即去除该麻痹性药物）能显著降低患者的死亡率[24]。这项研究结果需要仔细分析：文章并未提出要在ARDS患者中完全

去除自主呼吸，但它强调：在大部分严重病例的病程早期，强烈的自主呼吸导致非常高的气道压力，可能会带来严重的损伤后果，所以要考虑应用神经肌肉阻滞药。

20.2.2 非机械通气策略

20.2.2.1 药物策略

　　近年来一些以改进ARDS临床过程为目标的药物治疗策略被提出并进入了临床试验阶段[25]，包括肺表面活性物质、活化蛋白C、沙丁胺醇、ω-3脂肪酸、限制热量等。但是目前这些药物似乎并不能改善患者的生存率，同时在一些病例中发生了严重的不良反应。因此目前没有任何针对ARDS治疗的推荐药物。一氧化氮是一种强大的肺血管舒张药，通过吸入给药时能选择性扩张肺通气区域的血管，从而能改善大部分ARDS患者的气体交换，但是同样对于生存率没有显著影响[26]。尽管如此，吸入性一氧化氮由于其强大且短暂的改善氧合作用而仍然是难治性低氧血症的抢救药物。

20.2.2.2 俯卧位

　　早在20世纪80年代，俯卧位就被提出来作为一个改善氧合的方法：有60%~70%的ARDS患者从仰卧位翻身成俯卧位后可以改善动脉血氧合[27]。俯卧位发挥作用具有几个不同的机制：通气分布更均匀、有助于背部重力区域肺泡复张、改善通气血流比[28]。在一定水平的PEEP下就能达到理想的肺泡复张效果从而降低VILI的风险[29]。与其他的抢救措施不同，俯卧位对预后改善更明确。一项近期的Meta分析[30]证实俯卧位通气对于氧合有改善作用，特别是严重低氧血（$PaO_2/FiO_2 < 100$ mmHg）症患者的预后。此外，近期发表了一项设计严谨的随机对照研究：严重ARDS患者（机械通气12~24 h以后$PaO_2/FiO_2 < 150$ mmHg）被随机分组至仰卧位的对照标准治疗组和16 h俯卧位的研究组，如果2次俯卧位疗程时氧合相比仰卧位变差则实验终止。通过这个研究方法作者发现研究组28 d和90 d死亡率均降低（分别从33%降至16%，以及从41%降至24%）[31]，提示如果早期应用俯卧位有可能降低严重ARDS患者的死亡率，俯卧位后没有反应的患者则避免再次给予俯卧位。

20.3 在应用ECMO期间如何管理ARDS患者？

　　ARDS患者应用ECMO的常用指征如下：①尽管给予了优化的呼吸机策略（例如，采用了低潮气量和高PEEP的保护性通气策略以及对于相对创伤较小的抢救手段没有反应）仍难以纠正的气体交换功能障碍；②需要应用不能被接受的高Vt和（或）吸气压来维持氧合。还有一个指征是不稳定患者医院间的转运[27]。

然而，应用ECMO期间呼吸机的最佳设置仍有争议，而且目前尚没有关于此的研究结果。

20.3.1　应用ECMO期间的通气控制

除了少数例外，患者在连接应用ECMO的第一天通常给予深度镇静，并在必要时给予麻醉以及控制通气模式。

应用ECMO的主要目标是在最小化VILI的风险下进行通气支持。ECMO是一个高效的CO_2清除工具，进入膜肺的血中CO_2含量越高清除效率越高。因此，在ECMO开始运转的时候需要警惕血中PCO_2和pH大幅波动，需要缓慢地增加膜肺的气流量以及同步减少机械通气的分钟通气量。

减少分钟通气量是通过同时降低潮气量和呼吸频率来实现的，大部分病例的分钟通气量降低幅度超过上机前的50%[32]。大部分中心的建议是降低呼吸频率至10~15次/min以及增加吸气时间。所有的专家均赞同保证"肺休息"的重要性，通过限制吸气平台压来最小化气压伤的风险。体外生命支持组织（Extracorporeal Life Support Organization，ELSO）的指南推荐设置$P_{plat} \leq 25$ cm H_2O[33]。这个限定目标也被目前为止发表的最大的ECMO随机对照研究（CESAR研究）所采纳[34]。在一些其他的病例研究中，P_{plat}被限制在30 cmH_2O以下。

一项最近在法国ICU中开展的H1N1致ARDS患者应用ECMO的病例对照研究（the national REVA registry）显示：在连接ECMO后，平均Vt从6.7 mL/kg下降至3.9 mL/kg，平均P_{plat}从32 cmH_2O下降至26 cmH_2O。有趣的是这项研究的作者在结论中提出"应用ECMO时可能需要通过超保护肺通气策略来使平台压最小化以改善预后"[35]。在这些观察研究的基础上，已经有一些临床试验被设计来研究"超保护肺通气策略"（设置P_{plat}目标在20 cmH_2O）的作用。

当患者应用ECMO时如何设置PEEP尚无定论。在CESAR研究中，PEEP直接下降至10~15cmH_2O[34]；与此相反，一些专家建议保持PEEP不变甚至增加，目标是避免平均气道压力的突然下降导致肺萎陷和肺水肿。

这类患者还有一个重要的问题：我们应该让肺萎陷休息还是保持肺张开？"肺张开"支持者认为保持肺张开能降低感染发生率，改善肺泡表面活性物质功能，更有效地清除分泌物[36]。如果这是事实，在保持肺保护性通气设置的情况下如何复张肺仍不清楚。周期性地应用前述肺复张手法可能是一种选择，但是目前没有关于其在ECMO患者中应用的安全性和有效性的资料。一些中心（例如，美国密歇根大学）在应用ECMO期间常规应用俯卧位来改善通气血流比[37]。一些文献报道显示在应用ECMO期间进行俯卧位是可行的和安全的[38-39]。然而必须强调的是应用ECMO期间行俯卧位有潜在严重并发症，例如血管插管的挤压和移位，因此必须在有经验的中心开展[40]。

最后，在ECMO运转后，呼吸机上的FiO_2推荐设置为能维持动脉血氧分压为55~60 mmHg的最低水平，从而降低氧中毒或再吸收性肺不张的风险[33]。一些作者推荐直接降低呼吸机FiO_2到非常低的水平，例如，CESAR研究中设置为30%[34]。但是必须记住的是如果患者存在严重低氧血症以及肺内分流低于100%（意味着动脉血氧合仍然依赖于患者的肺），如此直接下调呼吸机FiO_2可能会导致氧合明显恶化，只能通过极高的体外循环血流量来补偿。

20.3.2　应用ECMO期间的辅助自主通气

当患者自身的肺功能以及临床情况改善后，可以考虑将控制通气模式切换为辅助自主通气模式。保留ARDS患者自主呼吸可能的益处在此前的段落中已经叙述过。应用ECMO的患者中，患者自主呼吸驱动、镇静深度、膜肺通气之间存在复杂的相互影响。通过设置不同的镇静深度和改变气流量，我们能够改变人工肺和患者自身肺对CO_2的清除量。换句话说，调整体外膜肺的支持力度可能会促进控制通气患者向辅助自主通气模式的切换。

最常用的辅助自主通气模式是压力辅助通气（pressure-support ventilation，PSV）。但是最近的研究似乎提示，至少在特定的亚组患者中使用神经调节辅助通气模式（neurally adjusted ventilatory assist，NAVA）可能会有额外的益处。因篇幅所限无法对NAVA进行详细的介绍：简单来说，在NAVA模式中呼吸机的辅助吸气是通过特制鼻胃管获取的膈肌电信号（EAdi）同步成比例触发[41]。应用ECMO期间使用NAVA的文献资料较少。Karagiannidis等在一个小样本的6例病例研究中阐明了不同气流设置对气体交换和机械通气的作用。在下调ECMO气流量后，患者很快会增加分钟通气量维持生理性的pH，但是趋向于维持"保护性"潮气量。作者在结论中提出，应用ECMO的患者联合使用NAVA可能是允许了通气模式自反馈：自主调整维持保护性通气策略[42]。

最近Mauri等在10例应用ECMO、呼吸系统顺应性极低的严重肺内源性ARDS患者中比较了PSV和NAVA。他们发现NAVA具有更好的人机交互和更低的人机不同步性[43]，但是需要进一步的研究来证实这些发现。

声明

本文作者宣称无任何利益冲突。

参考文献

[1]　Ashbaugh DG，Bigelow DB，Petty TL，et al. Acute respiratory distress in adults[J]. Lancet，1967，2(7511)：319–323.

[2]　Bernard GR, Artigas A, Brigham KL, et al. The American-European Consensus Conference on ARDS. Definitions, mechanisms, relevant outcomes, and clinical trial coordination[J]. Am J Respir Crit Care Med, 1994, 149(3): 818–824.

[3]　Ranieri VM, Rubenfeld GD, Thompson BT, et al. Acute respiratory distress syndrome: the Berlin definition[J]. JAMA, 2012, 307(23): 2526–2533.

[4]　Bellani G, Messa C, Guerra L, et al. Lungs of patients with acute respiratory distress syndrome show diffuse inflammation in normally aerated regions: a [18F]-fluoro-2-deoxy-Dglucose PET/CT study[J]. Crit Care Med, 2009, 37(7): 2216–2222.

[5]　Ware LB, Matthay MA. The acute respiratory distress syndrome[J]. N Engl J Med, 2000, 342(18): 1334–1349.

[6]　Gattinoni L, Pesenti A. The concept of "baby lung" [J]. Intensive Care Med, 2005, 31(6): 776–784.

[7]　Del Sorbo L, Goffi A, Ranieri VM. Mechanical ventilation during acute lung injury: current recommendations and new concepts[J]. Presse Med, 2011, 40 (12 Pt 2): e569-e583.

[8]　Ventilation with lower tidal volumes as compared with traditional tidal volumes for acute lung injury and the acute respiratory distress syndrome[J]. The Acute Respiratory Distress Syndrome Network. N Engl J Med, 2000, 342(18): 1301–1308.

[9]　Hager DN, Krishnan JA, Hayden DL, et al. Tidal volume reduction in patients with acute lung injury when plateau pressures are not high[J]. Am J Respir Crit Care Med, 2005, 172(10): 1241–1245.

[10]　Curley G, Hayes M, Laffey JG. Can 'permissive' hypercapnia modulate the severity of sepsis-induced ALI/ARDS[J]? Crit Care, 2011, 15(2): 212.

[11]　Zanella A, Bellani G, Pesenti A. Airway pressure and flow monitoring[J]. Curr Opin Crit Care, 2010, 16(3): 255–260.

[12]　Brower RG, Lanken PN, MacIntyre N, et al. Higher versus lower positive end-expiratory pressures in patients with the acute respiratory distress syndrome[J]. N Engl J Med, 2004, 351(4): 327–336.

[13]　Mercat A, Richard JC, Vielle B, et al. Positive end-expiratory pressure setting in adults with acute lung injury and acute respiratory distress syndrome: a randomized controlled trial[J]. JAMA, 2008, 299(6): 646–655.

[14]　Terragni PP, Rosboch GL, Lisi A, et al. How respiratory system mechanics may help in minimising ventilator-induced lung injury in ARDS patients[J]. Eur Respir J Suppl, 2003, 42: 15s–21s.

[15]　Briel M, Meade M, Mercat A, et al. Higher vs lower positive end-expiratory pressure in patients with acute lung injury and acute respiratory distress syndrome: systematic review and meta-analysis[J]. JAMA, 2010, 303(9): 865–873.

[16]　de Durante G, del Turco M, Rustichini L, et al. ARDSNet lower tidal volume ventilatory strategy may generate intrinsic positive end-expiratory pressure in patients with acute respiratory distress syndrome[J]. Am J Respir Crit Care Med, 2002, 165(9): 1271–1274.

[17]　Lapinsky SE, Aubin M, Mehta S, et al. Safety and efficacy of a sustained inflation for alveolar recruitment in adults with respiratory failure[J]. Intensive Care Med, 1999, 25(11): 1297–1301.

[18]　Patroniti N, Foti G, Cortinovis B, et al. Sigh improves gas exchange and lung volume in

patients with acute respiratory distress syndrome undergoing pressure support ventilation[J]. Anesthesiology, 2002, 96(4): 788–794.

[19] Grasso S, Mascia L, Del Turco M, et al. Effects of recruiting maneuvers in patients with acute respiratory distress syndrome ventilated with protective ventilatory strategy[J]. Anesthesiology, 2002, 96(4): 795–802.

[20] Fan E, Wilcox ME, Brower RG, et al. Recruitment maneuvers for acute lung injury: a systematic review[J]. Am J Respir Crit Care Med, 2008, 178(11): 1156–1163.

[21] Young D, Lamb SE, Shah S, et al. High-frequency oscillation for acute respiratory distress syndrome[J]. N Engl J Med, 2013, 368(9): 806–813.

[22] Ferguson ND, Cook DJ, Guyatt GH, et al. High-frequency oscillation in early acute respiratory distress syndrome[J]. N Engl J Med, 2013, 368(9): 795–805.

[23] Marini JJ. Spontaneously regulated vs. controlled ventilation of acute lung injury/acute respiratory distress syndrome[J]. Curr Opin Crit Care, 2011, 17(1): 24–29.

[24] Papazian L, Forel JM, Gacouin A, et al. Neuromuscular blockers in early acute respiratory distress syndrome[J]. N Engl J Med, 2010, 363(12): 1107–1116.

[25] Hooper M, Bernard G. Pharmacogenetic treatment of acute respiratory distress syndrome[J]. Minerva Anestesiol, 2011, 77(6): 624–636.

[26] Taylor RW, Zimmerman JL, Dellinger RP, et al. Low-dose inhaled nitric oxide in patients with acute lung injury: a randomized controlled trial[J]. JAMA, 2004, 291(13): 1603–1609.

[27] Patroniti N, Bellani G, Pesenti A. Nonconventional support of respiration[J]. Curr Opin Crit Care, 2011, 17(5): 527–532.

[28] Pelosi P, Brazzi L, Gattinoni L. Prone position in acute respiratory distress syndrome[J]. Eur Respir J, 2002, 20(4): 1017–1028.

[29] Galiatsou E, Kostanti E, Svarna E, et al. Prone position augments recruitment and prevents alveolar overinflation in acute lung injury[J]. Am J Respir Crit Care Med, 2006, 174(2): 187–197.

[30] Sud S, Friedrich JO, Taccone P, et al. Prone ventilation reduces mortality in patients with acute respiratory failure and severe hypoxemia: systematic review and meta-analysis[J]. Intensive Care Med, 2010, 36(4): 585–599.

[31] Guerin C, Reignier J, Richard JC, et al. Prone positioning in severe acute respiratory distress syndrome[J]. N Engl J Med, 2013, 368(23): 2159–2168.

[32] Terragni PP, Del Sorbo L, Mascia L, et al. Tidal volume lower than 6 ml/kg enhances lung protection: role of extracorporeal carbon dioxide removal[J]. Anesthesiology, 2009, 111(4): 826–835.

[33] ELSO Guidelines for Cardiopulmonary Extracorporeal Life Support Extracorporeal Life Support Organization(R/OL), Version 1.3 November 2013. Ann Arbor, MI, USA. www. elsonet.org . Accessed 16 May 2013.

[34] Peek GJ, Mugford M, Tiruvoipati R, et al. Efficacy and economic assessment of conventional ventilatory support versus extracorporeal membrane oxygenation for severe adult respiratory failure (CESAR): a multicentre randomised controlled trial[J]. Lancet, 2009, 374(9698): 1351–1363.

[35] Pham T, Combes A, Roze H, et al. Extracorporeal membrane oxygenation for pandemic

influenza A(H1N1)-induced acute respiratory distress syndrome: a cohort study and propensity-matched analysis[J]. Am J Respir Crit Care Med, 2013, 187(3): 276–285.

[36] Haitsma JJ, Lachmann B. Lung protective ventilation in ARDS: the open lung maneuver[J]. Minerva Anestesiol, 2006, 72(3): 117–132.

[37] Hemmila MR, Rowe SA, Boules TN, et al. Extracorporeal life support for severe acute respiratory distress syndrome in adults[J]. Ann Surg, 2004, 240(4): 595–605, discussion 605–597.

[38] Goettler CE, Pryor JP, Hoey BA, et al. Prone positioning does not affect cannula function during extracorporeal membrane oxygenation or continuous renal replacement therapy[J]. Crit Care, 2002, 6(5): 452–455.

[39] Haefner SM, Bratton SL, Annich GM, et al. Complications of intermittent prone positioning in pediatric patients receiving extracorporeal membrane oxygenation for respiratory failure[J]. Chest, 2003, 123(5): 1589–1594.

[40] Litmathe J, Sucker C, Easo J, et al. Prone and ECMO - a contradiction perse[J]? Perfusion, 2012, 27(1): 78–82.

[41] Sinderby C, Navalesi P, Beck J, et al. Neural control of mechanical ventilation in respiratory failure[J]. Nat Med, 1999, 5(12): 1433–1436.

[42] Karagiannidis C, Lubnow M, Philipp A, et al. Autoregulation of ventilation with neurally adjusted ventilatory assist on extracorporeal lung support[J]. Intensive Care Med, 2010, 36(12): 2038–2044.

[43] Mauri T, Bellani G, Grasselli G, et al. Patient-ventilator interaction in ARDS patients with extremely low compliance undergoing ECMO: a novel approach based on diaphragm electrical activity[J]. Intensive Care Med, 2013, 39(2): 282–291.

译者：谢晖，上海交通大学医学院附属第一人民医院急诊危重病科

审校：张海波，首都医科大学附属北京安贞医院心外科

第二十一章 ECMO患者的呼吸监测

Alberto Zanella, Francesco Mojoli, Luigi Castagna, and Nicolò Patroniti

A. Zanella, L. Castagna

Dipartimento di Scienze della Salute, Università di Milano-Bicocca, Ospedale San Gerardo Nuovo dei Tintori, Via Donizetti 106, Monza, Milan 20900, Italy.

e-mail: zanella.alb@gmail.com; castagnaluigi1983@gmail.com.

F. Mojoli

SC Anestesia e Rianimazione 1, Fondazione IRCCS Policlinico S. Matteo, Dipartimento di Scienze Clinico-chirurgiche, Diagnostiche e Pediatriche, Sezione di Anestesia Rianimazione e Terapia Antalgica, Università degli Studi di Pavia, V.le Golgi 19, Pavia 27100, Italy.

e-mail: francesco.mojoli@unipv.it.

N. Patroniti

Department of Health Sciences, Department of Urgency and Emergency, Milano-Bicocca University, San Gerardo Hospital, Via Pergolesi 33, Monza (MB) 20900, Italy.

e-mail: nicolo.patroniti@unimib.it.

21.1 引言

ECMO是一种非常有效的心肺支持技术，但它仍然无法避免并发症的出现。因此，在ECMO应用的前、中、后阶段进行适当的监控是必要的。在这一章中，我们将讨论静脉—静脉ECMO（VV ECMO）的呼吸监测，而ECMO的建立及撤离指征具体在第16、20、26、27、40章节进行论述，静脉—动脉ECMO的呼吸监测将在第33章说明。

ECMO可以完全或部分替代患者肺脏的气体交换功能。因此，在应用VV ECMO期间，通常用监测呼吸功能的指标来解读，诸如动脉血氧分压（PaO_2）和动脉二氧化碳分压（$PaCO_2$），必须考虑肺外气体交换的作用和贡献。同时，其他参数如肺内分流率（自然肺分流，Q_s/Q_t）可能会受到肺外气体交换的显著影响。此外，VV ECMO极大地影响了混合静脉血气成分，增加氧气含量并减少CO_2含量，且其本身可影响肺功能，例如改善缺氧性血管收缩。同时呼吸力学（呼吸系统顺应性、气道阻力、肺容积）和通气参数（平均气道压、平台压、跨肺压）亦需要密切监测，以评估肺部疾病的严重程度和避免呼吸机相关性肺损伤（VILI）。

到目前为止，ECMO支持期间的呼吸监测数据较为匮乏。因此，我们将从已有的急性呼吸窘迫综合征（ARDS）患者的数据开始，结合文献中的有关数据以及本机构的经验来对VV ECMO的生理变化进行讨论。表21.1是本机构采用的VV ECMO患者监测指标电子表格副本。我们对VV ECMO患者的评估内容包括四处血气分析（动脉、混合静脉、ECMO流入端和ECMO流出端），血流动力学、通气情况和ECMO参数。为了理解自体肺（NL）的呼吸功能，我们需要评价VV ECMO的作用和血流动力学状态。如果没有严重禁忌证，所有的VV ECMO患者均使用Swan-Ganz导管连续监测混合静脉血氧饱和度（SvO_2）。肺动脉导管不仅能测量肺动脉压和心排血量，而且还能精确测定混合静脉血氧含量。此外，它还能对核心温度进行连续监测，这在建立ECMO或更换ECMO管路时是必不可少的。根据这些记录的数据，可以计算出NL（$V'O_2$ NL）和膜肺（ML）（$V'O_2$ML）各自氧合血液的含氧量、NL（$V'CO_2$ NL）和ML（$V'CO_2$ ML）清除CO_2的量和肺内分流率（NL分流）。它也能估算体外血的再循环比例（R/BF）和第35章提到的其他用来监测膜肺功能的参数。

由于测量肺内分流需要纯氧通气，在进行这项通用的常规评估时，一般需要调节呼吸机把FiO_2调至100%。而在实际测量时，常常在临床实际的FiO_2情况下测量动脉血气并连续监测SvO_2。

要理解和监测患者的肺在氧合和CO_2清除中所发挥的作用，以上所有的参数都至关重要：因为这两种作用的生理机制各异，我们会根据20世纪70年代末Kolobow和Gattinoni提出的内容来分别进行探讨[1-2]。

21.2　氧合

低氧血症即动脉血中的氧含量不足，是ARDS的标志之一。低氧血症的程度是评估疾病的严重程度和防止组织缺氧的关键。尚无法以单一的PaO_2阈值来界定低氧血症。然而，$PaO_2 > 60$ mmHg时，血红蛋白解离曲线几乎水平，动脉血氧饱和度（aO_2Hb）高于90%，对于某个固定的血红蛋白浓度，其动脉血氧含量接近最大；相对的，$PaO_2 < 40$ mmHg，相当于$aO_2Hb < 75\%$，必然导致组织缺氧[3]。因此，一些学者[4-5]建议将PaO_2目标值设定在50~60 mmHg之间或aO_2Hb目标值在85%~95%之间。

由于ARDS患者出现严重低氧血症的主要原因是肺内分流（见下文），而VV ECMO可增加混合静脉血氧含量，如果体外血流量充足，就可以有效提高动脉氧合。如果患者自身肺功能完全丧失（即肺内分流率接近100%），那么

表21.1 意大利蒙扎圣杰勒德医院使用的VV ECMO患者监测表的电子表格副本

姓名		分流（100% NL FiO₂及100% GF FiO₂）		分流血气（分析）（100% NL FiO₂及100% GF FiO₂）	
数据		理论肺泡氧气压（NL FiO₂=100）$PAO_2=(NL\ FiO_2 \times 713/100)-(PartCO_2/0.8)$	mmHg		
ICU住院天数（n*）				动脉血气	
ECMO使用天数（n*）		理论肺毛细血管血红蛋白饱和度 $pcO_2Hb=100-$平均COHb$-$平均MetHb	%	动脉pH	
ECMO回路（n*）				动脉氧分压	mmHg
ECMO循环天数（n*）		理论肺毛细血管氧含量 $CcpO_2=0.0031 \times PAO_2+1.34 \times pcO_2Hb \times avHb$	mL/dL	动脉二氧化碳分压	mmHg
				动脉血红蛋白	g/mL
		静脉氧含量 $CvO_2=0.0031 \times PvO_2+1.34 \times vO_2Hb \times avHb$	mL/dL	动脉氧合血红蛋白	%
血流动力学				动脉一氧化碳结合血红蛋白	%
心排血量（CO）	L/min	动脉氧含量 $CaO_2=0.0031 \times PartO_2+1.34 \times artO_2Hb \times avHb$	mL/dL	动脉高铁血红蛋白	%
体温	℃			动脉碱剩余	mEq/L
心率（HR）	次/min	理论膜肺氧气压力（GF FiO₂=100）$PMLO_2=(GF\ FiO_2 \times 713/100)-(PinCO_2/0.8)$	mmHg	动脉HCO₃⁻	mmol/L
动脉收缩压（sPA）	mmHg			混合静脉血气（分析）	
动脉舒张压（dPA）	mmHg	理论膜肺毛细血管血红蛋白饱和度 $MLcO_2Hb=100-$平均COHb$-$平均MetHb	%	静脉pH	
平均动脉压（mPA）	mmHg			静脉氧分压	mmHg
中心静脉压（CVP）	mmHg	理论膜肺毛细血管氧含量 $CcMLO_2=0.0031 \times PMLO_2+1.34 \times MLcO_2Hb \times avHb$	mL/dL	静脉二氧化碳分压	mmHg
				静脉血红蛋白	g/dL
肺动脉收缩压（sPAP）	mmHg	膜肺入口氧含量 $CinO_2=0.0031 \times PinO_2+1.34 \times inO_2Hb \times avHb$	mL/dL	静脉氧合血红蛋白	%
				静脉一氧化碳结合血红蛋白	%
肺动脉舒张压（dPAP）	mmHg	膜肺出口氧含量 $CoutO_2=0.0031 \times PoutO_2+1.34 \times outO_2Hb \times avHb$	mL/dL	静脉高铁血红蛋白	%
				静脉碱剩余	mEq/L

续表21.1

平均肺动脉压（mPAP）	mmHg	自然肺分流（Qs/Qt）= 100 × CcpO$_2$ – CaO$_2$）/（CcpO$_2$ – CvO$_2$）	%	静脉HCO$_3^-$	mmol/L
		膜肺分流= 100 ×（CcMLO$_2$ – CoutO$_2$）/（CcMLO$_2$ – CinO$_2$）	%	ECMO膜前血气（分析）	
肺动脉楔压（WP）	mmHg	V'O$_2$ – R/BF（100% NL FiO$_2$及 100% GF FiO$_2$）		膜前pH	
		心排血量100% NL FiO$_2$及 100% GF FiO$_2$ CO$_2$	L/min	膜前氧分压	mmHg
全身血管阻力（mPA-CVP）×80 / CO	dyne × s × cm^{-5}	V'O$_2$NL =（CaO$_2$ – CvO$_2$）× CO$_1$ × 10	mL/min	膜前二氧化碳分压	mmHg
		V'O$_2$ML =（CoutO$_2$ – CinO$_2$）× BF × 10	mL/min	膜前血红蛋白	g/mL
肺血管阻力（mPAP-WP）×80 / CO	dyne × s × cm^{-5}	总V'O$_2$ = V'O$_2$NL + V'O$_2$ML	mL/min	膜前氧合血红蛋白	%
		理论静脉氧含量 CtvO$_2$ = CaO$_2$ –［总V'O$_2$/（CO$_1$ × 10）］	mL/dL	膜前一氧化碳结合血红蛋白	%
持续混合静脉血氧饱和度（SvO$_2$）	%			膜前高铁血红蛋白	%
		ECMO再循环比例 R/BF = 100 ×（CinO$_2$ – CtvO$_2$）/（CoutO$_2$ – CtvO$_2$）	%	膜前碱剩余	mEq/L
通气—自身肺（NL）				膜前HCO$_3^-$	mmol/L
通气模式		ECMO–膜肺（ML）		ECMO膜后血气（分析）	
潮气量（TV）	mL	ECMO血流（BF）	L/min	膜后pH	
总分钟通气量（MV）	L/min	ECMO离心泵转速	r/min	膜后氧分压	mmHg
呼吸频率	次/min	膜肺温度	℃	膜后二氧化碳分压	mmHg
吸气时间	s	膜肺气流（GF）	L/min	膜后血红蛋白	g/dL
临床自身肺吸氧百分比	%	临床GF氧含量	%	膜后氧合血红蛋白	%
呼气末正压（PEEP）	cmH$_2$O	膜肺前血压（PpreML）	mmHg	膜后一氧化碳结合血红蛋白	%
		膜肺后血压（PpostML）	mmHg	膜后高铁血红蛋白	%
PEEPi（自动PEEP）	cmH$_2$O	膜肺阻力 =（PpreML – PpostML）/BF	mmHg/L/min	膜后碱剩余	MEq/L

续表21.1

峰值压力（P_{peak}）	cmH₂O	V'CO₂ – 死腔		膜后HCO₃⁻	mmol/L
平台（期）压力（P_{plat}）	cmH₂O	平均呼气CO₂压力（eCO₂NL）	mmHg	上述4种血气分析平均	
平均气道压（PAW）	cmH₂O	V'CO₂NL=（eCO₂NL × MV × 1000/760）	mL/min	平均血红蛋白（avHb）	g/mL
呼吸系统顺应性Cpl_{rs} = TV/[P_{plat} –（PEEP + PEEPi）]	mL/cmH₂O	平均呼气CO₂压力（eCO₂ML）	mmHg	平均一氧化碳结合血红蛋白	%
		V'CO₂ML =（eCO₂ML × GF × 1000/760）	mL/min	平均高铁血红蛋白	%
呼吸—自身肺（可选）		总V'CO₂ = V'CO₂ML + V'CO₂NL	mL/min	临床血气分析（临床FiO₂ NL和气流FiO₂）	
设置压力	cmH₂O	自身肺死腔比例 DS_{NL} = 100 ×（PaCO₂ – eCO₂NL）/PaCO₂	%		
设置容量	mL			动脉pH	
自发每分呼吸量	L/min	膜肺死腔比例 DS_{ML} = 100 ×（PoutCO₂ – eCO₂ML）/PoutCO₂	%	动脉氧分压	mmHg
[神经调节通气辅助（NAVA）] 膈肌电活动峰值	mV			动脉二氧化碳分压	mmHg
呼气末肺容量（EELV-FRC）	mL	PaO₂/FiO₂ – 氧合指数 – 氧输送		动脉氧合血红蛋白	%
		PaO₂/FiO₂（PaO₂/临床自然肺FiO₂）	mmHg	动脉一氧化碳结合血红蛋白	%
吸气末食管压（P_{es}）	cmH₂O	氧合指数（OI） OI = FiO₂ × PAW/PaO₂	cmH₂O/mmHg	动脉高铁血红蛋白	%
				动脉碱剩余	mEq/L
吸气末跨肺压（P_{plat}-P_{es}）	cmH₂O	氧输送 DO₂ =（0.0031 × PaO₂ + 1.34 × aO₂Hb × avHb）× CO × 10	mL/min	动脉HCO₃⁻	mmol/L
				乳酸	mmol/L

蓝色框的部分是临床实际FiO₂下获得的参数和指标，而橙色框的部分需要把FiO2调为100%来计算"真性分流"。附有每一个参数的计算公式。GF，气流；BF，血流；aO₂Hb，动脉氧合Hb；COHb，碳氧血红蛋白；MetHb，高铁血红蛋白。

需要4~4.5 L/min的血流量（而且体外血流没有再循环）才能维持氧合。在这种情况下，由于NL无法进行气体交换，氧合完全依赖ML功能，动脉血氧含量将接近混合静脉血（图21.1）。当自身肺功能改善时，动脉血和混合静脉血氧含量差随之增大，这进一步强调了连续监测混合静脉血的重要性。

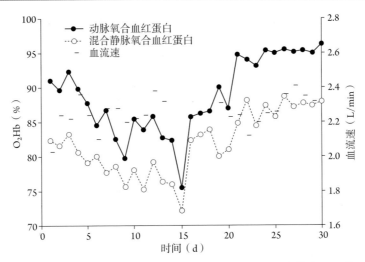

图21.1　成功应用VV ECMO治疗的1例患者的动脉和混合静脉O_2Hb饱和度变化趋势

大约18 d后患者病情好转，尽管体外血流量有所降低，但动脉和混合静脉O_2Hb饱和度均有所改善。

21.2.1　PaO_2和PaO_2/FiO_2

很多指标都可以用来评估氧合：PaO_2/FiO_2比值、肺泡—动脉氧分压差，肺内分流率和氧合指数。根据1994年由美国欧洲共识会议（AECC）提出的ARDS定义[6]，PaO_2/FiO_2比值成为最常用的指标，并用来区别急性肺损伤（ALI）（$PaO_2/FiO_2<300$ mmHg）与ARDS（$PaO_2/FiO_2<200$ mmHg）。PaO_2/FiO_2比值也出现在新的ARDS定义（2011年提出的"柏林"定义）中，并且把呼吸功能不全分为三级：轻度（200 mmHg$<PaO_2/FiO_2\leqslant300$mmHg），中度（100 mmHg$<PaO_2/FiO_2\leqslant200$ mmHg）和重度（$PaO_2/FiO_2\leqslant100$ mmHg）[7]。其严重程度与死亡和机械通气时间有关。尽管ARDS患者的PaO_2/FiO_2和预后的关系还有待进一步研究，在既往的文献中没有发现低氧血症的严重程度与患者预后之间有任何关系[8-9]。这种矛盾的结果可以通过以下事实来解释：临床实际测量时的FiO_2显著影响着PaO_2/FiO_2比值。中度肺内分流（<30%）患者，PaO_2受FiO_2影响极大且两者间的关系是非线性的：FiO_2取最大值和最小值时，得出的PaO_2/FiO_2比任意FiO_2对应的比值都大[10-11]。因此，FiO_2的变化有可能明显影响PaO_2/FiO_2比值，导致疾病分级出现混乱[12]。另一方面，肺内分流率>30%、可能需要VV ECMO支持的患者中，PaO_2受FiO_2影响较小，可能是一个反映肺功能的良好指标。虽然这种时候常常会予以较高的FiO_2，但PaO_2/FiO_2几乎保持不变。在ECMO的"CESAR"临床试验中入选患者的PaO_2/FiO_2平均值为76 mmHg[13]，仅略高于意大利ECMO网络（ECMOnet）报道的153例危重患者ECMO建立前的数值（63 mmHg）[14]。

当患者有大量的肺内分流，即使在VV ECMO支持下低氧状态仍然没有改善时，PaO_2本身就是反映患者肺部状况的良好指标。图21.2描述了两例VV ECMO的患者在100%的FiO_2时PaO_2的变化。在第一例患者中（实心圆表示），由于肺内分流几乎是100%，尽管体外支持最大化（血流量为3~3.5 L/min），PaO_2始终<50 mmHg；第二例患者（空心圆表示）PaO_2有显著改善，最后撤离体外循环。

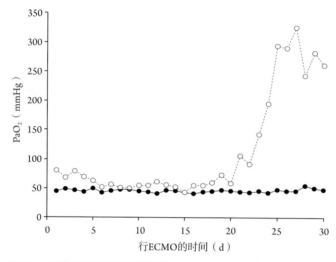

图21.2　两例因严重呼吸衰竭而行VV ECMO治疗的患者在吸入纯氧时PaO_2变化趋势图

空心圆：成功撤离ECMO的患者。实心圆：患者未能存活，肺内分流率始终>95%，体外血流量>3 L/min的情况下PaO_2持续<50 mmHg。

21.2.2　氧合指数（OI）

虽然PaO_2和PaO_2/FiO_2似乎都是反映氧合的良好指标，但是它们没有考虑到呼吸机提供的正压所造成的影响。OI克服了这一局限，它在计算过程中包括了平均气道压（PAW），如表21.1所示[15-16]。OI广泛应用于新生儿及小儿ECMO患者中，但是最近在成人患者中也有所提及。OI>30被认为是需要进行ECMO治疗的指征。例如，60名来自意大利ECMOnet ICU并使用ECMO进行生命支持的危重患者中，H1N1甲型流感患者和非甲型流感患者的OI中位数分别是36.3 cmH_2O/mmHg和33.9 cmH_2O/mmHg[14]。

21.2.3　膜肺和肺脏氧供

PaO_2、PaO_2/FiO_2比值和OI均没有把ECMO的氧供计算在内。实际上，VV ECMO支持下的动脉氧合取决于ML（$V'O_2ML$）和NL（$V'O_2NL$）对血液的氧合作用。在平衡状态下，$V'O_2ML$和$V'O_2NL$之和等于全身耗氧量。图21.3显示两例患者$V'O_2ML$和$V'O_2NL$的变化趋势。图21.3A：第8 d后可观察到患者的$V'O_2NL$增加，可以降低体外支持的条件，最终成功地撤离ECMO。图21.3B：$V'O_2NL$持续下降，ECMO支持15 d后，肺功能严重分流（100%），只能从血中摄氧，从而导致$V'O_2NL$为负值。

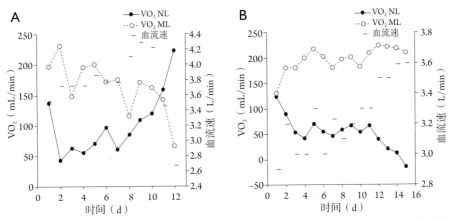

图21.3　A. 12 d后成功撤离ECMO的患者$V'O_2ML$和$V'O_2NL$趋势图；B. 在VV ECMO支持期间死亡的患者$V'O_2ML$和$V'O_2NL$趋势图

计算NL和ML对氧合的相对贡献，可以监测患者自身的肺部疾病随时间的演变。在B中，$V'O_2NL$最终为负，因为患者NL的肺内分流达到100%，没有氧合作用反而增加了耗氧。

21.2.4　肺内分流

一些作者[11,17-19]喜欢使用肺内分流来描述ARDS患者的氧合，即使需要放置肺动脉导管采集混合静脉血才能计算。肺内分流是心排血量的部分血液流经无通气的肺泡，没有参与气体交换。在健康成人中，灌注支气管组织的血液和少量冠状静脉血属于分流，仅占心排血量的很小一部分。当肺内分流比例超出心排血量10%时会导致低氧血症，这是因为正常氧合的血液无法携带额外的氧气来使得分流血液达到完全氧合。这一概念没有严格定义，但通常"真性分流"是指吸入纯氧时通气/灌注比仍为0的区域，如表21.1计算所示。在吸入氧浓度<100%时，使用同一公式计算出的是"混合静脉血"，它包含三个组成部分：通气/灌注不匹配，弥散受限和"真性分流"。因此，它也被称为生理性

分流。以我们的经验，患者的肺内分流率超过50%~60%就需要ECMO支持，而撤机时分流应低于40%（图21.4）。人们普遍认为，当FiO_2或混合静脉血氧分压（PvO_2）增加时肺内分流增加，ECMO亦是如此。然而，一项严谨设计的研究发现，在患严重ARDS进行VV ECMO支持的患者中，通过减少ML的FiO_2来降低PvO_2会引起PaO_2急剧下降，但肺内分流率并没有明显变化。同样，把呼吸机的FiO_2从60%提高到100%，也不改变肺内分流[20]。这些结果部分与其他文献数据相左，可能提示在这些ARDS患者中，缺氧性肺血管收缩的作用有所减弱。

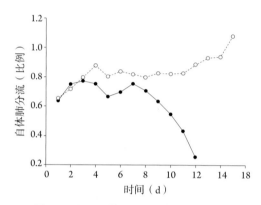

图21.4　图21.3的两例患者肺内分流情况

实心圆：ECMO支持8 d后，NL分流有所减少，NL分流<30%时成功撤离ECMO；空心圆：在ECMO支持过程中患者死亡；第12天后患者自身的肺功能恶化，分流最终达到100%。

21.3　CO_2

在分析动脉血PCO_2和pH时，我们需要考虑NL和ML的相对作用。体外CO_2清除与体外膜肺氧合不同，它主要取决于体外的血流，主要与气流量有关。因此，$V'O_2$和$V'CO_2$彼此独立，需要分别测量。气流量降低、人工肺对CO_2排出减少（非线性；图21.5A），因此如果自身肺不调整通气的话，$PaCO_2$就会上升。在自主呼吸的患者，气流量减少会引起呼吸驱动增强，导致每分钟通气量和$V'CO_2$NL增加（图21.5A，B）。在图21.5所示的患者中，气流量从6 L/min逐渐减少到0.5 L/min（$V'CO_2$ML由150 mL/min减少至40 mL/min）与患者的自主呼吸努力增加有关，可以增加肺复张、使PaO_2上升（图21.5C）。然而，当气流量进一步减少，患者的呼吸努力继续增强，导致平台压异常升高（图21.5B，D）、呼吸功增加以及总CO_2产生过多（图21.5A）。此外，呼

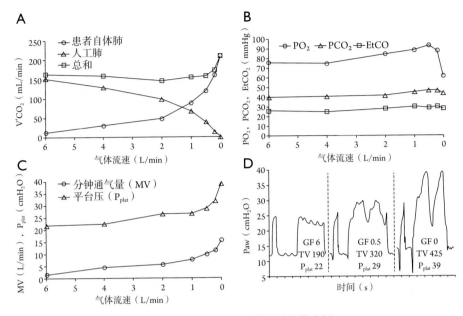

图21.5　VV ECMO患者的综合评估实例

1例VV ECMO（血流量3.5 L/min）患者在自主呼吸模式时（模式：压力支持，支持水平12 cmH$_2$O，PEEP 12 cmH$_2$O，FiO$_2$ 55%）逐渐降低膜肺的气流量，患者自体肺与人工肺的V'CO$_2$（图A）、平台压和分钟通气量（图B）、动脉和呼出气体（图C）以及气道压波形（图D）的关系图。图D中，GF和TV分别指人工肺的气流量（L/min）和患者自体肺的潮气量（mL）。

吸肌氧耗量升高、体外支持条件降低，将引起静脉血氧饱和度严重下降并最终导致PaO$_2$下降（图21.5C）。这个例子有力地证明了对患者进行全面评估的必要性，同时还需要评价气体交换（PaO$_2$、PaCO$_2$）和患者自体肺的通气"负荷"（P$_{plat}$，分钟通气量）。对患者自体肺的呼吸负荷进行监测评估有助于协助判断患者是否需要体外支持或者需要多大程度的体外支持。（详见第二十七章VV ECMO的撤机）。

21.4　呼吸力学

呼吸系统顺应性（Cpl$_{RS}$，mL/cmH$_2$O）反映了呼吸系统弹性回缩的特征，即：任一压力变化（ΔP）引起的体积变化（ΔV）：

$$Cpl_{RS} = \frac{\Delta V\,(mL)}{\Delta P\,(cmH_2O)}$$

健康成年人Cpl$_{RS}$正常值约为100 mL/cmH$_2$O，但有创机械通气时的预计值较低，为50~60 mL/cmH₂O[21]。ALI/ARDS患者则进一步降低到30~40 mL/cmH₂O或更低[21-22]。

一些作者倾向于用肺弹性来表示，即肺顺应性的倒数，用$\Delta P/\Delta V$来表示。

Gattinoni和Pesenti[23]提出了"婴儿肺"这一概念，指出ARDS患者的肺本身是不"硬"的，充气的肺实质其固有弹性基本正常。在ARDS患者中观察到的Cpl_{RS}降低是由于充气肺的体积减少引起的，即"婴儿肺"。因此，Cpl_{RS}与肺容量呈线性关系，反映了肺容量的损失[22,24-25]。

ARDS"柏林定义"的最终版中并未提及Cpl_{RS}，因为它无法用于预测患者预后，但专家小组强调了在管理ARDS患者时每日评估Cpl_{RS}的重要性[24]。在ECMO患者中Cpl_{RS}地位更高，因为它不受体外循环影响，是反映肺部疾病严重程度的良好指标。

一般来说，成年患者中$Cpl_{RS}>30$ mL/cmH₂O，说明当前病情可采用常规疗法进行治疗；而$<20~25$ mL/cmH₂O意味着病情极其严重，往往需要体外循环支持。在这两个极端之间还有许多传统支持技术难以处理的临床情况：行ECMO治疗的患者在纳入"CESAR"试验时平均Cpl_{RS}为26 mL/cmH₂O[13]。大约30年前，Gattinoni通过36例重症ARDS患者的研究表明，Cpl_{RS}是最有用的指导临床管理的指标：所有$Cpl_{RS}<25$的患者都需要ECMO支持，仅1人例外[24]。

气管插管的患者机械通气时Cpl_{RS}用下列公式计算：

$$Cpl_{RS} = \frac{TV(mL)}{P_{plat} - PEEP_{tot}(cmH_2O)}$$

TV代表潮气量、P_{plat}是吸气末暂停至少3 s以上的气道压力，$PEEP_{tot} = setPEEP + auto\text{-}PEEP$（或内源性PEEP）。$PEEP_{tot}$在呼气末暂停时测得。

到这里为止，我们都是把呼吸系统当做一个整体来计算，但实际上呼吸系统由两部分结构构成：肺和胸壁，因此对呼吸系统施加压力（ΔP）以达到相应的气体容积（ΔV）改变，其中一部分使肺扩张（跨肺压 = 气道压−胸腔压），一部分使胸壁扩张。临床测定胸腔压是通过一根特殊的带球囊的鼻胃管来测量食道内压实现的。在我们机构并不常规监测食道压，然而有的作者强调跨肺压（也称为肺应力）的重要性，认为它是VILI的主要决定因素[21]。最近，G. Cortes和J.J. Marini提出，跨肺压和功能残气量（FRC）的床旁监测可以增进对气道压力等呼吸力学常规参数的理解，有助于"根据患者的特点制定个体化的机械通气策略"[26]。

在甲型流感（H1N1）暴发期间，Grasso等对14名重症ARDS患者进行ECMO时应用了这些原则[27]。其中7例跨肺压高于25 cmH₂O的患者接受ECMO治疗。另外7例患者跨肺压<25 cmH₂O，增加PEEP [从（17.9 ± 1.2）cmH₂O到（22.3 ± 1.4）cmH₂O]使跨肺压达到25 cmH₂O。这种策略改善了氧合，使常规机械通气治疗成功应用于这些患者。换句话说，跨肺压能估算肺实质"真正

的"驱动压，与胸壁本身的特性无关[26]。

然而，无法测量跨肺压时，医生可能会使用其他参数代替，例如吸气末暂停时测量的平台压（P_{plat}）。2000年，ARDSnet的开创性试验提出P_{plat}不宜超过30 cmH_2O以减少VILI[28]。最近有两项不同的研究提出P_{plat}的安全极限在27 cmH_2O左右，一项是Bellani等的PET成像研究[29]，另一个是Terragni等借助肺计算机断层扫描（CT）和肺细胞因子的研究[30]。

自主呼吸时，P_{plat}在评价患者自主呼吸努力和肺自身通气的"安全性"中也起着关键作用。图21.5D中显示了不同体外支持条件下，压力支持模式吸气末屏气的波形。在气流量较高时，P_{plat}（22 cmH_2O）比PEEP（12 cmH_2O）和压力支持（12 cmH_2O）之和低2 cmH_2O，说明患者的呼吸努力可以忽略。在气流量较低时，通过压力波形可以看出患者自主呼吸努力增加（吸气触发前和吸气末暂停期间的压力波形出现向下的凹陷），P_{plat}比PEEP加压力支持[31]之和大得多，显然超出了"安全"的范围。

另一种我们常用的监测患者自主呼吸努力和人机协调性的监测手段是膈肌电活动分析（EAdi）。Cpl_{RS}极低的患者中人机不协调现象十分常见：它通过一根特殊的鼻胃管和具备神经调节辅助通气（NAVA）的呼吸机来实现。使用压力支持通气时，EAdi信号可以帮助确定呼吸周期，从而提高人机协调性，必要时可以切换到和EAdi信号同步的NAVA通气模式进行部分支持[32]。此外，由于EAdi与患者的呼吸努力直接相关，连续记录的话可以对患者的呼吸努力进行实时估算，即Pmusc/EAdi系数[33]，这可能是大家特别关注的，尤其是准备撤离ECMO时。

VV ECMO患者充气的肺容积有不同程度减少，所以VILI的预防策略应该以限制压力为主，而不能根据理想体重对应的潮气量来估计。也可以说，潮气量与FRC有关，它是正常呼气末肺内气体所占的容积，在应用PEEP时，呼气末肺容积（EELV）是FRC和使用PEEP后肺内气体体积的变化之和[21,34]。有几种方法能直接或间接测量危重患者的肺容积：最常用的是CT扫描、氦稀释法和示踪气体（N_2或O_2）吸入/洗脱法。前两种技术可以应用于ECMO患者，而最后一个不甚可靠。CT扫描至今仍然是金标准，但氦稀释技术的准确度可媲美CT，优点是在床旁也能进行，但需要把患者与呼吸机暂时断开，这可能会增加肺萎陷的风险。健康成人的FRC是3~3.5 L，而ARDS患者可能低于700 mL[22]。肺容积的减少与肺部疾病的严重程度相关[21]。肺容积的测定有助于评估肺部疾病的病程，评估肺复张和不同PEEP水平的疗效，并为"婴儿肺"定制个体化的通气策略[26,34]。

最近，肺部超声（LUS）逐渐成为日常呼吸监测的新工具[35]。这一床旁无创且易重复的技术可以为临床医生提供准确的信息，有助于处理多种不同的情况，如气胸的诊断、胸腔积液、气道阻塞、肺实变和肺泡间质综合征[35]。此外，LUS可有效地显示肺的塌陷和复张情况[36]。因此可以很容易地多次检查判断肺部疾病是否进展/改善[37]并密切观察呼吸动作的变化，并可以基于LUS调节参数以提高肺复张[35-36,38]。图21.6展示了1例VV ECMO患者的LUS，同时也描记了压力—容积曲线。

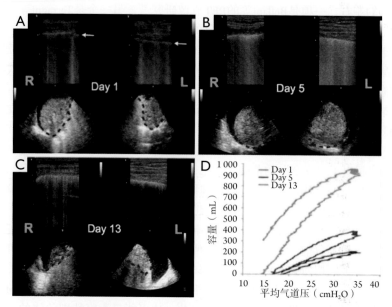

图21.6　水痘肺炎引起ARDS的患者在VV ECMO辅助时利用肺部超声进行监测

（A~C）四格图显示了肺部前面（每张四格图的上半部分）和背面区域（每张四格图的下半部分）的LUS随时间的变化情况（通过同一肋间隙横向扫查双肺，包括重力依赖区和非重力依赖区；R右，L左）。（D）显示的是在LUS图像采集的同时描记的P-V曲线。所有的观察分别在ICU住院第1天、第5天和第13天进行（ARDS发生于入ICU前2天）。（A）（第1天）：前面区域可观察到起自胸膜线（水平高回声线，箭头所指）的多条垂直伪像（B线）并放射至屏幕边缘，是间质综合征的典型超声图像；尤其是在左侧扫查时可见部分区域B线密集；其他可观察到的特征包括胸膜增厚且不规则、散在点状高回声的胸膜下实变区（都和炎症引起的渗出水肿有关）。背侧区域的肺表现为完全的"肝脏样"改变，即实变的LUS表现，此外，重力依赖区的肺完全没有充气（虚线区域强调了这部分实变的范围）。（D）中相应P-V曲线反映出呼吸系统顺应性很差（Cpl_{RS} = 20 mL/cmH$_2$O），可复张性有限，曲线的滞后性很小。（B）（第5天）：前面区域B线增多，几乎接近在左侧扫查出的"白肺"（完全融合）。背侧区域则表现为实变范围增大（注意虚线区域大小）以及可能的大量胸腔积液（黑色无回声区，围绕着实变的肺）。（D）中相应的P-V曲线反映出顺应性变得更差（Cpl_{RS} = 13 mL/cmH$_2$O），可复张性进一步降低（曲线的滞后性极小）。（C）（第13天）：前面区域的B线在数量和密集程度上均有所减少，同时背侧的实变区域显著减少，虽然胸腔积液的量有所增加（无回声区域增大）。相应的P-V曲线证实了肺部情况有所改善，顺应性明显增加（Cpl_{RS} = 43 mL/cmH$_2$O），可复张性也明显提高（滞后增加）。第15天时患者成功撤离VV ECMO。

21.5　结论

在临床管理中，接受VV ECMO的重症ARDS患者需要进行特定的监测，以区分体外气体交换与自身的肺功能。因为文献数据极为稀缺，只能依赖于没有对照的经验性数据，面临的挑战就更为复杂。临床工作人员的经验对于理解和解释所获得的大量信息十分宝贵。我们使用Swan-Ganz漂浮导管来进行监测，它不仅可以提供有价值的信息，还可以连续测量混合静脉血氧饱和度。技术的进步让患者的监测有了革命性的变化，特别是那些接受ECMO的患者。挑战越大，责任越大。

声明

本文作者宣称无任何利益冲突。

参考文献

[1]　Kolobow T, Gattinoni L, Tomlinson TA, Pierce JE. Control of breathing using an extracorporeal membrane lung[J]. Anesthesiology, 1977, 46(2): 138–141.

[2]　Gattinoni L, Pesenti A, Kolobow T, Damia G. A new look at therapy of the adult respiratory distress syndrome: motionless lungs[J]. Int Anesthesiol Clin, 1983, 21(2): 97–117.

[3]　Gross R. Arterial blood gas measurement. In: Parrillo J (ed) Critical care medicine [M], Elsevier, Philadelphia, PA, USA, 2007.

[4]　ELSO guidelines[Z/OL]. http://www.elso.med.umich.edu/Guidelines.html.

[5]　Bartlett RH. Physiology of extracorporeal life support. In: ECMO: extracorporeal cardiopulmonary[Z], 2012.

[6]　support in critical care. Extracorporeal Life Support Organization, Ann Arbor, MI, USA 6. Bernard GR, Artigas A, Brigham KL, Carlet J, Falke K, Hudson L, Lamy M, Legall JR, Morris A, Spragg R. The American-European Consensus Conference on ARDS. Definitions, mechanisms, relevant outcomes, and clinical trial coordination[J]. Am J Respir Crit Care Med, 1994, 149(3 Pt 1): 818–824.

[7]　Ranieri VM, Rubenfeld GD, Thompson BT, Ferguson ND, Caldwell E, Fan E, Camporota L, Slutsky AS. Acute respiratory distress syndrome: the Berlin definition[J]. JAMA, 2012, 307(23): 2526–2533.

[8]　Luhr OR, Karlsson M, Thorsteinsson A, Rylander C, Frostell CG. The impact of respiratory variables on mortality in non-ARDS and ARDS patients requiring mechanical ventilation[J]. Intensive Care Med, 2000, 26(5): 508–517.

[9]　Nuckton TJ, Alonso JA, Kallet RH, Daniel BM, Pittet JF, Eisner MD, Matthay MA. Pulmonary dead-space fraction as a risk factor for death in the acute respiratory distress syndrome[J]. N Engl J Med, 2002, 346(17): 1281–1286.

[10]　Aboab J, Louis B, Jonson B, Brochard L. Relation between PaO2/FIO2 ratio and FIO2: a mathematical description[J]. Intensive Care Med, 2006, 32(10): 1494–1497.

[11] Gowda MS, Klocke RA. Variability of indices of hypoxemia in adult respiratory distress syndrome[J]. Crit Care Med, 1997, 25(1): 41–45.

[12] Ferguson ND, Kacmarek RM, Chiche JD, Singh JM, Hallett DC, Mehta S, Stewart TE. Screening of ARDS patients using standardized ventilator settings: influence on enrollment in a clinical trial[J]. Intensive Care Med, 2004, 30(6): 1111–1116.

[13] Peek GJ, Mugford M, Tiruvoipati R, Wilson A, Allen E, Thalanany MM, Hibbert CL, Truesdale A, Clemens F, Cooper N, Firmin RK, Elbourne D. Efficacy and economic assessment of conventional ventilatory support versus extracorporeal membrane oxygenation for severe adult respiratory failure (CESAR): a multicentre randomised controlled trial[J]. Lancet, 2009, 374(9698): 1351–1363.

[14] Patroniti N, Zangrillo A, Pappalardo F, Peris A, Cianchi G, Braschi A, Iotti GA, Arcadipane A, Panarello G, Ranieri VM, Terragni P, Antonelli M, Gattinoni L, Oleari F, Pesenti A. The Italian ECMO network experience during the 2009 influenza A(H1N1) pandemic: preparation for severe respiratory emergency outbreaks[J]. Intensive Care Med, 2011, 37(9): 1447–1457.

[15] Bayrakci B, Josephson C, Fackler J. Oxygenation index for extracorporeal membrane oxygenation: is there predictive significance[J]? J Artif Organs, 2007, 10(1): 6–9.

[16] Durand M, Snyder JR, Gangitano E, Wu PY. Oxygenation index in patients with meconium aspiration: conventional and extracorporeal membrane oxygenation therapy[J]. Crit Care Med, 1990, 18(4): 373–377.

[17] Covelli HD, Nessan VJ, Tuttle WK 3rd. Oxygen derived variables in acute respiratory failure[J]. Crit Care Med, 1983, 11(8): 646–649.

[18] Oliven A, Abinader E, Bursztein S. Influence of varying inspired oxygen tensions on the pulmonary venous admixture (shunt) of mechanically ventilated patients[J]. Crit Care Med, 1980, 8(2): 99–101.

[19] Rasanen J, Downs JB, Malec DJ, Oates K. Oxygen tensions and oxyhemoglobin saturations in the assessment of pulmonary gas exchange[J]. Crit Care Med, 1987, 15(11): 1058–1061.

[20] Rossaint R, Hahn SM, Pappert D, Falke KJ, Radermacher P. Influence of mixed venous PO2 and inspired O2 fraction on intrapulmonary shunt in patients with severe ARDS[J]. J Appl Physiol, 1995, 78(4): 1531–1536.

[21] Chiumello D, Carlesso E, Cadringher P, Caironi P, Valenza F, Polli F, Tallarini F, Cozzi P, Cressoni M, Colombo A, Marini JJ, Gattinoni L. Lung stress and strain during mechanical ventilation for acute respiratory distress syndrome[J]. Am J Respir Crit Care Med, 2008, 178(4): 346–355.

[22] Patroniti N, Bellani G, Cortinovis B, Foti G, Maggioni E, Manfio A, Pesenti A. Role of absolute lung volume to assess alveolar recruitment in acute respiratory distress syndrome patients[J]. Crit Care Med, 2010, 38(5): 1300–1307.

[23] Gattinoni L, Pesenti A. The concept of "baby lung" [J]. Intensive Care Med, 2005, 31(6): 776–784.

[24] Ferguson ND, Fan E, Camporota L, Antonelli M, Anzueto A, Beale R, Brochard L, Brower R, Esteban A, Gattinoni L, Rhodes A, Slutsky AS, Vincent JL, Rubenfeld GD, Thompson BT, Ranieri VM. The Berlin definition of ARDS: an expanded rationale, justification, and

supplementary material[J]. Intensive Care Med, 2012, 38(10): 1573–1582.

[25] Henzler D, Pelosi P, Dembinski R, Ullmann A, Mahnken AH, Rossaint R, Kuhlen R.Respiratory compliance but not gas exchange correlates with changes in lung aeration after a recruitment maneuver: an experimental study in pigs with saline lavage lung injury[J]. Crit Care, 2005, 9(5): R471-R482.

[26] Cortes GA, Marini JJ. Two steps forward in bedside monitoring of lung mechanics: transpulmonary pressure and lung volume[J]. Crit Care, 2013, 17(2): 219.

[27] Grasso S, Terragni P, Birocco A, Urbino R, Del Sorbo L, Filippini C, Mascia L, Pesenti A, Zangrillo A, Gattinoni L, Ranieri VM. ECMO criteria for influenza A (H1N1)- associated ARDS: role of transpulmonary pressure[J]. Intensive Care Med, 2012, 38(3): 395–403.

[28] The ARDS network. Ventilation with lower tidal volumes as compared with traditional tidal volumes for acute lung injury and the acute respiratory distress syndrome. The Acute Respiratory Distress Syndrome Network[J]. N Engl J Med, 2000, 342(18): 1301–1308.

[29] Bellani G, Messa C, Guerra L, Spagnolli E, Foti G, Patroniti N, Fumagalli R, Musch G, Fazio F, Pesenti A. Lungs of patients with acute respiratory distress syndrome show diffuse inflammation in normally aerated regions: a [18F]-fluoro-2-deoxy-D-glucose PET/CT study[J]. Crit Care Med, 2009, 37(7): 2216–2222.

[30] Terragni PP, Del Sorbo L, Mascia L, Urbino R, Martin EL, Birocco A, Faggiano C, Quintel M, Gattinoni L, Ranieri VM. Tidal volume lower than 6 ml/kg enhances lung protection: role of extracorporeal carbon dioxide removal[J]. Anesthesiology, 2009, 111(4): 826–835.

[31] Foti G, Cereda M, Banfi G, Pelosi P, Fumagalli R, Pesenti A. End-inspiratory airway occlusion: a method to assess the pressure developed by inspiratory muscles in patients with acute lung injury undergoing pressure support[J]. Am J Respir Crit Care Med, 1997, 156(4 Pt 1): 1210–1216.

[32] Mauri T, Bellani G, Grasselli G, Confalonieri A, Rona R, Patroniti N, Pesenti A. Patient-ventilator interaction in ARDS patients with extremely low compliance undergoing ECMO: a novel approach based on diaphragm electrical activity[J]. Intensive Care Med, 2013, 39(2): 282–291.

[33] Bellani G, Mauri T, Coppadoro A, Grasselli G, Patroniti N, Spadaro S, Sala V, Foti G, Pesenti A. Estimation of patient's inspiratory effort from the electrical activity of the diaphragm[J]. Crit Care Med, 2013, 41(6): 1483–1491.

[34] Protti A, Cressoni M, Santini A, Langer T, Mietto C, Febres D, Chierichetti M, Coppola S, Conte G, Gatti S, Leopardi O, Masson S, Lombardi L, Lazzerini M, Rampoldi E, Cadringher P, Gattinoni L. Lung stress and strain during mechanical ventilation: any safe threshold[J]? Am J Respir Crit Care Med, 2011, 183(10): 1354–1362.

[35] Via G, Storti E, Gulati G, et al. Lung ultrasound in the ICU: from diagnostic instrument to respiratory monitoring tool[J]. Minerva Anestesiol, 2012, 78(11): 1282–1296.

[36] Via G, Lichtenstein D, Mojoli F, et al. Whole lung lavage: a unique model for ultrasound assessment of lung aeration changes[J]. Intensive Care Med, 2010, 36(6): 999–1007.

[37] Bouhemad B, Liu ZH Arbelot C, et al. Ultrasound assessment of antibiotic-induced pulmonary reaeration in ventilator-associated pneumonia[J]. Crit Care Med, 2010, 38(1): 84–92.

[38] Bouhemad B, Brisson H, Le-Guen M, et al. Bedside ultrasound assessment of positive end-expiratory pressure-induced lung recruitment[J]. Am J Resp Crit Care Med, 2011, 183(3): 341–347.

译者：赵爽，天津市第四中心医院检验科
审校：冯莹莹，中日友好医院呼吸与危重症医学科
　　　詹庆元，中日友好医院呼吸与危重症医学科

第二十二章　用于呼吸支持的ECMO协作网架构

Maria Grazia Calabrò, Federico Pappalardo, and Alberto Zangrillo

M. G. Calabrò, F. Pappalardo, A. Zangrillo
Cardiothoracic and Vascular Intensive Care , San Raffaele Scientifi c Institute, Via Olgettina 60, Milan 20132, Italy.
e-mail: calabro.mariagrazia@hsr.it; pappalardo.federico@hsr.it; zangrillo.alberto@hsr.it.

22.1　引言

对于传统治疗手段无效的成人呼吸衰竭患者，ECMO已是挽救生命的一项有效手段。CESAR试验表明，与那些在偏远的医院接受常规治疗的患者相比，如果转移到独立的ECMO中心，会有更多严重ARDS患者得以存活，且没有严重的功能障碍[1-2]。然而，在国家层面构建一个组织有序的院间ECMO转运网络时，仍有一些问题需要考虑。

ECMO是一种能够确保气体交换和全身灌注的支持性治疗，可在患者自身心肺功能严重受损时维持生命。因此，对需要ECMO支持的患者应设法安全完成由周边医院向转诊中心的转运。

如果当地医院的医疗资源及技术无法为危重患者提供有效治疗就需要经院间转运将其送至转诊中心治疗。很多需要转运的患者由于病情不稳定无法耐受常规模式转运[3]，此时需要会诊团队就地进行ECMO插管，待其病情稳定后再转运。这一过程的实施需要专业化的团队及专门医疗资源。因为ECMO属于一种有创的强化支持治疗，需要相当大的制度性保障。目前主张该技术仅用于病情已严重至危及生命的患者。

在2009年冬季，澳大利亚和新西兰甲型流感（H1N1）暴发期间，ECMO

治疗ARDS患者的例数较2008年冬季显著增加，这主要归因于大量患者在ECMO辅助下成功实施了院间转运。尽管病情危重，且经历长时间的体外生命支持，但其中大多数患者还是生存了下来[4]。

就患者选择、ECMO建立时机以及合理安全使用方面建立标准是有效利用ECMO治疗成人ARDS的首要举措。

那么，一种基于尽早使重症ARDS患者集中化诊治的网络组织架构能否使患者获得更高的生存率呢？

22.1.1 网络组织架构

在最近的流行病学中，重症急性呼吸综合征（SARS）和H1N1大暴发均凸显了呼吸道病毒感染引发高致死风险严重疾病的可能。每年也会有其他一些病毒引发呼吸系统疾病，并大面积流行[5]。

重症监护病房（intensive care unit，ICU）如防范措施充分，预案完备，则有望降低病死率。针对此问题，欧洲重症监护医学协会工作组对ICU工作提出了相关推荐和标准化操作流程[6]。

2009年，意大利卫生部遴选部分ICU中心建立了名为"体外膜肺氧合网络（ECMOnet）"的国家救治网络，并为其提供人力、物力及技术层面的保障。由两名资深医生负责指导ECMOnet的组织与发展工作。2009年11月5日，ECMOnet组织架构正式建立。该网络旨在将意大利所有的潜在危重患者集中到遴选出的三级医院内，为其提供包括ECMO在内的先进治疗方案，并为定义ECMO的最佳建立时机寻找死亡预测因素。目前，该网络由14家具备ECMO救治能力的ICU及全国呼叫中心组成。

ICU入选标准包括：①具备ARDS的治疗经验；②具备ECMO治疗呼吸系统疾病的经验或一支以ECMO见长的心外科团队；③地域覆盖分布。选定的5家医疗中心能确保在距离患者最近的ECMOnet中心无法处置患者时，能够完成覆盖整个意大利的院间转运。ECMOnet国家呼叫服务中心对意大利国内所有医院发出的请求进行筛选，并引导其与最近的ECMOnet中心或ECMO转运团队联系。此外还会面向ECMOnet中心的医生、灌注师及护士开展ECMO培训课程[7]。

22.1.2 患者选择与ECMOnet中心转诊

ECMOnet患者转诊的意大利国内推荐意见、操作流程（表22.1和图22.1）以及ECMO应用的标准（表22.2）均由意大利卫生部制定并传达给各地卫生当局及各医院行政管理部门。

如有需要，ECMOnet中心团队（2名ICU医生、1名灌注师及1名ICU护

表22.1　国内（意大利）推荐的患者早期集中化临床标准

从一级、二级医院向有ARDS治疗经验的三级医院转诊

有下列之一的疑似H1N1感染者：

（1）需要呼气末正压（PEEP）有创机械通气

（2）吸入氧浓度（FiO_2）>60%

从非ECMO中心向ECMO中心转诊

有下列之一的疑似H1N1患者：

（1）氧合血红蛋白<85%

（2）氧合指数（OI）>25 mmHg

（3）PaO_2/FiO_2<100 mmHg且PEEP≥10 cmH$_2$O

（4）高碳酸血症伴呼吸性酸中毒（PH<7.25）

（5）尽管Ht>30且给予血管活性药物，但混合静脉血氧饱和度（SvO_2）或中心静脉血氧饱和度（$ScvO_2$）<65%

注：OI计算公式为FiO_2×平均气道压×100/PaO_2。

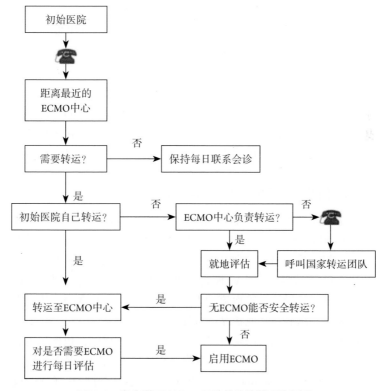

图22.1　意大利ECMOnet系统转诊的管理流程图

表22.2 国内（意大利）推荐的应用ECMO临床标准

ECMO纳入标准

所有疑似感染H1N1的重症ARDS成人和儿童患者，尽管已采取了可用的多种抢救措施但仍具有以下至少一条：

（1）OI>30

（2）PaO$_2$/FiO$_2$<70 mmHg且PEEP≥15 cmH$_2$O（已被ECMOnet中心收治的患者）

（3）PaO$_2$/FiO$_2$<100 mmHg且PEEP≥10 cmH$_2$O（准备转运的患者）

（4）PH<7.25至少2 h

（5）血流动力学不稳定

ECMO排除标准

绝对禁忌证

（1）颅内出血或无法抗凝的其他主要禁忌证

（2）以往合并严重功能障碍

（3）导致预后不良的基础疾病（比如未根治的恶性肿瘤）

相对禁忌证

（1）机械通气>7 d

注：PEEP，呼气末正压；FiO$_2$，吸入氧浓度；PaO$_2$/FiO$_2$，氧分压与FiO$_2$的比值；OI，氧合指数（计算公式为FiO$_2$×平均气道压力×100/PaO$_2$）；MV，机械通气。

士）会前往会诊医院协助转运。在采取措施使情况稳定或改善患者病情后，ECMOnet团队会决定是采取传统方式转运还是就地建立ECMO后再转运。转运交通工具包括救护车、直升机或固定翼飞机，这主要取决于转运距离、天气状况以及各ECMOnet中心可使用的资源[7]。

22.1.3 ECMO团队、呼吸机管理与转运安全

ECMO转诊团队要求必须技术娴熟，且同时具备安装静脉—静脉ECMO（VV ECMO）和静脉—动脉ECMO（VA ECMO）的条件。如果患者心功能正常或仅轻度受损，应首选经皮外周血管插管的VV ECMO。如需心功能支持，可在最初建立VV模式后转换为VA模式。VV ECMO血管插管有以下几种配置方式：两处插管或一处插管。除血流动力学稳定与否外，ECMO团队还需要就患者是否严重肥胖、出血等其他状况进行评估。

为保证患者安全，周边医院也需要提供一些基本设施：包括超声心动图检查、X光透视、手术室及血库。我们推荐只在环境安全的情况下使用双腔静脉插管（bicaval dual-lumen cannula）[8]。VV ECMO辅助时呼吸机参数的设置应使

呼吸机相关性肺损伤最小化，以实现更大程度的保护性肺通气。

根据转运途中是否可监测活化凝血酶原时间（ACT）决定抗凝治疗的启用时机以及抗凝目标。在离开周边医院前应对出血风险做充分评估。

22.1.4　ECMOnet救治活动

2009年8月至2010年3月，14家ECMOnet ICU中心共收治153例疑似H1N1感染的重症患者，其中81例为外院转诊患者。71例经救护车转运（19例为ECMO辅助下转运），8例经直升机转运（均为ECMO辅助下转运），2例经固定翼飞机转运（1例为ECMO辅助下转运）。所有患者均成功转运至转诊中心且途中无并发症发生。

依据ECMO应用标准，共60例患者[中位年龄为（39.7±12）岁，60%为男性]接受了ECMO治疗（59例VV ECMO，1例VA ECMO）。所有患者均符合ARDS诊断标准。在ECMO建立前的机械通气中位时间方面，H1N1确诊患者（H1N1感染的ARDS）为2（1~5）d，其他病因导致的ARDS患者为8（1~14）d。42例患者（70%）在应用ECMO前接受了至少一种"补救治疗"（肺复张、俯卧位通气、高频震荡通气、吸入一氧化氮、应用血管活性药物、糖皮质激素治疗）。在所有ARDS患者中，H1N1感染亚组（ARDS H1N1）和其他病因亚组在ECMO应用前的呼吸衰竭严重程度、治疗措施以及呼吸系统以外的器官功能方面并无显著差异。

ECMO支持患者的存活出院率为68%。机械通气后7 d内接受ECMO支持的患者存活率为77%，ECMO辅助下转运患者的存活率为81%。ECMO辅助下转运的患者与在ECMOnet中心启用ECMO的患者相比，在呼吸衰竭严重程度、治疗措施和结局方面并无显著性差异。使用ECMO前的机械通气时间是死亡的独立预测因子。

在接受ECMO治疗的60例患者中，49例（82%）ARDS H1N1患者生存率为71%，其余11例（18%）其他原因导致的ARDS患者生存率为54%。前者的ECMO中位辅助时间为10（7~17）d，后者为8（3~21）d。16例患者发生出血并发症，其中10例为需要输血并暂时降低抗凝强度或终止抗凝的大出血。1例患者在插管后2 d死于颅内出血。47例患者（78%）接受了输血治疗。脓毒症相关的多脏器功能衰竭是最常见的死亡原因（53%），其次是感染性休克（26%）。所有死亡患者死亡时均处于ECMO辅助状态[7]。

22.1.5　ECMOnet评分

我们采用单因素分析对所有患者建立ECMO前的基线特征、临床参数以及生命体征进行检验。随后，采用多因素分析找出5种与死亡显著相关的预测因子：分别是ECMO建立前的住院时间、总胆红素、血肌酐、红细胞比容以及体循环平均动脉压。

根据上述变量我们构建了ECMOnet评分系统。为了尽可能直观，构建的评分系统输出结果以0~10表示（表22.3）。这样，可以很容易地将计分结果与死亡风险关联。我们发现4.5分是预测死亡风险的最佳界值。随后，我们通过受试者操作特征（ROC）曲线及一项独立的外部验证分析进一步证实ECMOnet评分具有很高的准确性[9]。

22.2 评论

目前ECMO在ARDS治疗中的作用是非常明确的：对传统治疗无效的严重呼吸衰竭患者应考虑使用ECMO支持，这样不仅可保证气体交换还可将呼吸机相关性肺损伤及其相关的多脏器功能不全的发生降至最低，而这两点是ARDS患者能否存活的关键因素。20世纪70年代，一些报告指出未见到因并发症或不良事件迫使ECMO辅助终止的情况。

为了有效进行辅助，ECMO必须用在恰当的患者中（把握适应证、禁忌证），启用时机最佳（不宜过早或过晚），使用方法正确安全（患者因素包括年龄、肥胖程度、VV或VA辅助模式、两处还是一处的静脉—静脉插管；进行监护以及提供基础设施：超声、X线透视、手术室和血库）。

将患者集中在遴选出的几家装备专业化的医学中心可改善其结果，但转运过程伴随的相关风险可能超出其获益[10]。为降低该风险，我们制定了一些策略：即根据制订的临床标准，最大限度提前转运可能存在呼吸功能严重恶化的患者，并且将患者交给专业转运团队，保障其能在会诊医院就地安装ECMO并依据确切的标准实施ECMO辅助下安全转运。一些ECMO辅助下院间转运的患者如果一开始就在转诊中心接受各种治疗手段，也许并不需要ECMO。但如果没有ECMO，这里大多患者是无法安全完成转运的。

意大利的ECMOnet确保重症ARDS H1N1患者获得高生存率，实现安全集中化管理，同时创建的组织架构足以应对未来可能的呼吸道传染病暴发对具备高级呼吸支持的重症监护病房的大量需求[7]。CESAR随机对照研究表明，与采取传统治疗相比，如果将重症ARDS患者转运至ECMO中心可获得更高的无严重并发症生存率。此外，该研究还表明转诊接受ECMO治疗的患者其住院时间和医疗费支出均为传统治疗组的2倍[1]。一两例ARDS H1N1患者就足以使任何一家ICU和ECMO团队承受巨大的压力，特别是有其他患者需要同期使用ECMO时。此时ECMO中心应制定资源配置计划：找出预后不良的早期预测指标可使ECMO的建立标准和转诊标准得到优化。

意大利ECMOnet的工作表明，接受VV ECMO辅助的ARDS H1N1患者的死亡率和ECMO插管时的肺外器官功能相关。多因素分析表明，ECMO建立前的

表22.3　ECMOnet评分

参数	部分得分
应用ECMO前住院时间（d）	
≤3	0.5
4~7	1
8~11	1.5
>11	2
胆红素（mg/dL）	
≤0.15	0
0.16~0.65	0.5
0.66~1.15	1
1.16~1.65	1.5
1.66~2.15	2
>2.15	2.5
肌酐（mg/dL）	
≤0.5	0
0.51~0.8	0.5
0.81~1.10	1
1.11~1.14	1.5
1.41~1.7	2
1.71~2.0	2.5
2.01~2.3	3
>2.3	3.5
红细胞比容（%）	
>40	0.5
36~40	1
31~35	1.5
≤30	2
平均动脉压（mmHg）	
>90	0
61~90	0.5
≤60	1

住院时间、总胆红素、血肌酐、红细胞比容及体循环平均动脉压均与死亡率显著相关，而呼吸机参数与生存率无关。

为改进VV ECMO建立时的危险分层和死亡风险预测，我们开发出一套名为ECMOnet的多因素评分系统[9]。

以上这些数据为VV ECMO的资源配置提供了新见解。我们证实了生存率与ECMO建立时肺外器官的功能密切相关这一鲜明的临床观点。这一见解有助于根据患者的死亡风险找到ECMO辅助的目标人选，为解决关键性的经济及伦理问题提供指导。

声明

本文作者宣称无任何利益冲突。

参考文献

[1] Peek GJ, Mugford M, Tiruvoipati R, et al. Efficacy and economic assessment of conventional ventilatory support versus extracorporeal membrane oxygenation for severe adult respiratory failure (CESAR): a multicentre randomised controlled trial[J]. Lancet, 2009, 374(9698): 1351–1363.

[2] Noah MA, Peek GJ, Finney SJ, et al. Referral to an extracorporeal membrane oxygenation center and mortality among patients with severe 2009 influenza A(H1N1) [J]. JAMA, 2011, 306(15): 1659–1668.

[3] Isgrò S, Patroniti N, Bombino M, et al. Extracorporeal membrane oxygenation for interhospital transfer of severe acute respiratory distress syndrome patients: a 5-year experience[J]. Int J Artif Organs, 2011, 34(11): 1052–1060.

[4] The Australia and New Zealand Extracorporeal Membrane Oxygenation (ANZ ECMO) Influenza Investigators. Extracorporeal membrane oxygenation for 2009 influenza A(H1N1) acute respiratory distress syndrome[J]. JAMA, 2009, 302(17): 1888–1895.

[5] Lapinsky SE. Epidemic viral pneumonia[J]. Curr Opin Infect Dis, 2010, 23(2): 139–144.

[6] Sprung CL, Zimmerman JL, Christian MD, et al, European Society of Intensive Care Medicine Task Force for Intensive Care Unit Triage during an Influenza Epidemic or Mass Disaster. Recommendations for intensive care unit and hospital preparations for an influenza epidemic or mass disaster: summary report of the European Society of Intensive Care Medicine's Task Force for intensive care unit triage during an influenza epidemic or mass disaster[J]. Intensive Care Med, 2010, 36(3): 428–443.

[7] Patroniti N, Zangrillo A, Pappalardo F, et al. The italian ECMO network experience during the 2009 influenza A(H1N1) pandemic: preparation for severe respiratory emergency outbreaks[J]. Intensive Care Med, 2011, 37(9): 1447–1457.

[8] Javidfar J, Brodie D, Wang D, et al. Use of bicaval dual-lumen catheter for adult venovenous extracorporeal membrane oxygenation[J]. Ann Thorac Surg, 2011, 91(6): 1763–1769.

[9] Pappalardo F, Pieri M, Greco T, et al, on behalf of the Italian ECMOnet. Predicting mortality

risk in patients undergoing venovenous ECMO for ARDS due to influenza A (H1N1) pneumonia: the ECMOnet score[J]. Intensive Care Med, 2013, 39(2): 275-281.

[10]　Singh JM, MacDonald RD. Pro/con debate: do the benefits of regionalized critical care delivery outweigh the risks of interfacility patient transport[J]? Crit Care, 2009, 13(4): 219.

译者：黄雷，天津市第三中心医院心脏中心
审校：李欣，复旦大学附属中山医院心血管外科体外生命支持亚专科

第二十三章 ECMO与胸外科手术

Alia Noorani and Alain Vuylsteke

A. Noorani
Cardiothoracic Surgery, Papworth Hospital, Cambridge, CB23 3RE, UK.
e-mail: alia.noorani@nhs.net.

A. Vuylsteke
Anaesthesia and Intensive Care, Papworth Hospital, Cambridge, CB23 3RE, UK.
e-mail: a.vuylsteke@nhs.net.

23.1 引言

体外心肺支持这一概念诞生于1930年。当时刚刚成为医生的John Gibbon目睹了一位年轻的患者死于胆囊切除术后的大面积肺栓塞。他想到，若能够短暂地进行心肺功能的体外机械支持，那么医生就可能实施外科取栓术来挽救患者的生命。1953年，Gibbon医生首次应用人工氧合器及灌注系统，为一位18岁女性成功实施了第一例开胸心脏直视手术：房间隔缺损修补术[1]。

接下来的十几年时间里，体外循环（CPB）并不能长时间地为患者提供呼吸循环支持。直至1971年，Donald Hill等为一位24岁的创伤后呼吸衰竭患者提供了75 h的体外心肺支持，并获得成功[2]。

1974年，一位名为Robert Bartlett的胸外科医生和同事们，在治疗新生儿呼吸窘迫综合征时提出了体外膜肺氧合（ECMO）的概念。他们使用试验性的ECMO成功为一例胎粪吸入综合征的新生儿进行了3 d的体外支持，新生儿完全恢复[3]。

根据插管的不同，ECMO可分为静脉—动脉ECMO（VA ECMO）和静脉—静脉ECMO（VV ECMO）。通过ECMO多样化和安全的心肺支持，呼吸衰竭或心源性休克的患者有机会康复、获得治疗或过渡到器官移植。通过完全的肺功能支持，使复杂甚至呼吸储备能力低下的患者进行胸外科手术成为可能。ECMO在胸外科手术中的应用包括肺叶切除、气道手术以及肺移植和移植术后的辅助。

23.2　插管原则

23.2.1　成人患者

　　VV ECMO更适合心功能受损轻微的成人呼吸衰竭患者。当并发中重度心功能障碍时，则应选VA ECMO。ECMO技术和设备的最新进展包括是Avalon插管（Avalon实验室，加利福尼亚州）的使用。Avalon插管通过单根双腔插管，同时实现静脉引流和氧合血灌注两个功能。Avalon插管通常在透视下通过Seldinger技术经颈内静脉置入插入右心房实现VV ECMO辅助。此外，VV ECMO还可选择两个及两个以上的静脉插管来进行。外周血管插管的VA ECMO可通过股静脉—股动脉通路实现[4]。

23.2.2　儿科患者

　　体重<15 kg的患者可经颈内静脉置入双腔插管至右心房来建立VV ECMO，其他患者可经股静脉或右颈内静脉置管。VA ECMO可经右颈内静脉及股动脉建立，其他的静脉通路可利用未被ECMO占用的股静脉或颈内静脉。

23.3　ECMO在胸外科手术中的应用

23.3.1　先天性膈疝

　　先天性膈疝是一种威胁生命的疾病，常需在ECMO支持下进行修补。移位的腹部脏器导致继发的循环呼吸功能受损以及胸腔内高压，进而可能导致新生儿的心肺功能衰竭。通过VA ECMO或VV ECMO辅助，可以保障这些患者手术修复过程的安全。

　　由于研究结果不一致，应用ECMO的最佳时机（术前或术中）还没有被广泛证实。Bryner等2009年的研究表明，患者脱离ECMO病情稳定一段时间后再进行手术，效果更佳[5]。除了应用时机的选择外，多项研究证实ECMO辅助可以提高生存率[6]。Guner等比较了不同插管方法和辅助类型，VA ECMO和VV ECMO的效果相当，但VV模式可更好地保护颈动脉[7]。

23.3.2　气道手术

　　气道手术对于外科医生和麻醉医生来说都是巨大的挑战，因为接受气道切除的患者有确切的心力衰竭风险。气管手术的指征包括气管插管、烧伤、外伤等原因导致的气管狭窄以及气管恶性肿瘤。有多例经股静脉插管的VV ECMO辅助的病例报道。这些病例包括气管内乳头状瘤切除，气管插管或外伤所致的气管破裂[8-10]。此外，由于避免了正压通气对吻合口的损伤，ECMO可能有助于吻合口的愈合。

23.3.3　纵隔肿物

若前纵隔巨大肿物（如甲状腺肿）引起气管压迫，麻醉后气管插管会导致气管塌陷，显著增加死亡风险，ECMO可使此类患者获益。ECMO可在轻微镇静或局部麻醉下，甚至立位时进行插管。

23.3.4　肺栓塞

大面积肺栓塞可导致循环呼吸衰竭，在继发神经系统损伤之前，若能迅速建立ECMO支持，就可成功控制肺栓塞病情。通常情况下48~72 h的支持已经足够，因为经过这段时间，栓子已经进入了段级血管分支。此时，患者可成功地脱离ECMO支持，应预防血栓并应用腔静脉滤网。相反，若此时心肺功能没有或仅稍有恢复，可能需行外科栓子取出术，术后继续给予ECMO支持直至肺功能恢复正常。

23.3.5　肺部感染

骨折引起的创伤后脓胸，继发的肺挫裂伤及血胸，可通过开胸手术、单侧肺通气以及VV ECMO成功治疗。与最初的一例ECMO病例相似，Brenner等报道了1例发生摩托车事故的45岁男性病例，该患者表现为双侧肺挫裂伤及左侧血胸。由于呼吸机相关肺炎及左侧进行性脓胸，患者滞留ICU病房。经股静脉和颈内静脉插管建立VV ECMO支持，开胸及胸膜剥脱术得以成功实施。这一病例表明了高危患者手术的可行性[11]。

Souilamas等报道了1例药物及栓塞治疗无效的肺曲菌球病例，该患者临床表现为反复咯血。患者术前肺功能已达临界值，FEV1为42%，左肺灌注75%。患者可能不能耐受单侧肺通气，且术后呼吸衰竭的风险较高。此患者采用Avalon插管建立VV ECMO支持，平稳地完成了肺段切除术，ECMO支持于术后12 h撤去[12]。

23.3.6　癌症

ECMO支持下肺癌手术并不常见。日本的Kondo等描述了两例ECMO支持下的左主支气管腺癌左全肺袖式切除术[13]。Lei等报道了1例55岁咯血10个月的男性鳞癌患者行左全肺切除术的病例。纤维支气管镜检查显示左支气管残端出血，病理诊断为切端腺鳞癌阳性。考虑患者可能存在窒息的风险，所以在ECMO支持下行隆突切除及重建术。ECMO经单侧股动静脉插管建立，患者术后10 d出院[14]。

23.3.7　创伤

ECMO已成功应用于胸部贯穿伤的抢救。肺实质挫裂伤部位的大量出血有赖于大量输血和手术修复。继发的输血相关肺损伤需要ECMO支持治疗[15]。

23.3.8　肺移植过渡

肺移植前进行ECMO辅助曾经同机械通气一样，被认为是术后死亡的高风险因素，许多患者因此被拒绝肺移植而死亡。然而，许多中心最近的研究结果显示，相比于无ECMO支持的患者，采用ECMO作为肺移植过渡的患者有更高的生存率。基于此原因，建议认真遴选术前ECMO支持的患者，给予他们肺移植的机会[16]。

23.3.9　肺移植术后支持

肺移植后原发性移植物功能障碍（PGD）可由诸多因素导致，如手术技巧、创伤、边缘供体、供体保护、去神经损伤或排斥等。尽管很多研究探讨此问题，PGD的患者预后依然很差。根据国际心肺移植协会的数据，三分之一移植后90 d内的死亡由PGD导致[17]。

对这类患者应用ECMO有一些明显的优势。首先，此类患者无需较高的FiO_2，以避免对移植肺的毒性及气压伤；其次，ECMO辅助时较低的毛细血管静水压可减轻水肿；最后，若考虑再移植，ECMO可以为作为再移植的桥梁。据报道，采用VV ECMO辅助PGD患者，可提高生存率至88%，接近肺移植术后30 d内94%的生存率[17]。技术及治疗手段的进步，意味着ECMO支持将不会仅仅被视为是紧急干预措施。

23.3.10　支气管胸膜瘘或大量气胸

呼气量<吸气量一半的大量气胸可以作为VV ECMO应用的一个指征。任何气胸处理的首要原则是将气体从胸膜腔排出，以便于肺与胸壁靠近、黏附。治疗方法可采用放置胸管并负压吸引，配合ECMO限制吸气压力及吸气量。若有更严重的气胸，可先采取此方法，之后再采取胸腔镜或开胸手术修补。Oey等报道了1例采用此治疗方案的严重气胸患者，该患者为55岁男性，因鳞癌行右全肺切术，术后出现余肺肺气肿。该患者因进行性呼吸困难于急诊就诊，患者余肺的巨大肺大泡被误诊为气胸而放置胸管，继发严重气胸迅速导致呼

吸衰竭。由于该患者呼吸储备功能差且有手术史，无法实施单侧肺通气而采取了VV ECMO支持，并同期进行胸腔镜手术修复。术后数小时内，成功撤除ECMO支持，患者5 d后出院[18]。

23.3.11　肺动脉栓塞内膜剥脱术

ECMO已成功应用于肺动脉栓塞内膜剥脱术的过渡和辅助[19]，以及患者术后恢复及再灌注损伤[20]。

23.4　应用ECMO患者的胸外科手术

应用ECMO的患者有时需要进行胸外科手术，由于持续的抗凝，以及ECMO对血小板功能及凝血级联反应的影响，这类患者具有特别大的手术风险。最大宗的病例报道来自Leicester团队，他们回顾了超过16年，共计569例应用ECMO的患者，发现ECMO患者需同时行开胸手术的比例为3.2%，18例患者进行了40次开胸手术（19次初次手术和21次再次手术）。初次开胸手术最常见的指征为胸管置入后出血（58%），无法控制的气胸（47%）以及胸腔积液（21%）。最常见的初次手术为血胸清理（63%）。作者指出，尽管应用ECMO的患者需要开胸的总体比例只有3.2%，但院内死亡率高达39%。因此他们建议开展ECMO的专科医生应具备胸外科手术经验或者ECMO中心应配备胸外科医生[21]。

23.5　胸外科手术中ECMO的并发症

该部分的详细内容见本书其他相关章节。总的来说，并发症的发生可被归因于以下几方面：
（1）插管相关的血管损伤。
（2）气栓。
（3）血小板功能障碍或凝血缺陷导致的过量出血。
（4）泵对红细胞的机械损伤导致的溶血。

23.6　结论

自Gibbon于1930年有了第一个想法起，ECMO已经诞生了很长一段时间。技术上的显著进步使得ECMO在成人及儿童的心肺支持领域有着多种用途。从胸外科手术的角度来说，ECMO为患者提供的安全保障，使得这项技术有着越来越多的用途，让更多的患者得以接受手术。

声明

本文作者宣称无任何利益冲突。

参考文献

[1] Stoney WS. Evolution of cardiopulmonary bypass[J/OL]. Circulation, 2009, 119(21): 2844–2853. doi: 10.1161/CIRCULATIONAHA.108.830174.

[2] Hill D, et al. Extracorporeal oxygenation for shock lung[J]. N Engl J Med, 1972, 286(12): 629–634.

[3] Bartlett RH. Artificial organs: basic science meets critical care[J/OL]. J Am Coll Surg, 2009, 196(2): 171–179. doi: 10.1016/S1072-7515(02)01605–8.

[4] Extracorporeal Life Support Organization (ELSO).Patient Specific Supplements to the ELSO General Guidelines[Z], 2009: 1–24.

[5] Bryner BS, West BT, Hirschl RB, Drongowski R, Lally KP, Lally P, Mychaliska GB. Congenital diaphragmatic hernia requiring extracorporeal membrane oxygenation: does timing of repair matter? [J/OL].J Pediatr Surg, 2009, 44(6): 1165–1171. doi: 10.1016/j.jpedsurg.2009.02.022; discussion 1171–1172.

[6] Kattan J, Godoy L, Zavala A, Faunes M, Becker P, Estay A, Fabres J, et al. Improvement of survival in infants with congenital diaphragmatic hernia in recent years: effect of ECMO availability and associated factors[J/OL]. Pediatr Surg Int, 2010, 26(7): 671–676. doi: 10.1007/s00383-010-2624-3.

[7] Guner YS, Khemani RG, Qureshi FG, Wee CP, Austin MT, Dorey F, Rycus PT, et al. Outcome analysis of neonates with congenital diaphragmatic hernia treated with veno-venous vs. veno-arterial extracorporeal membrane oxygenation[J/OL]. J Pediatr Surg, 2009, 44(9): 1691–1701. doi: 10.1016/j.jpedsurg.2009.01.017.

[8] Smith IJ, Sidebotham D, McGeorge AD, Dorman EB, Wilsher ML, Kolbe J. Use of extracorporeal membrane oxygenation during resection of tracheal papillomatosis[J/OL]. Anesthesiology, 2009, 110(2): 427–429. doi: 10.1097/ALN.0b013e3181943288.

[9] Roman PEF, Battafarano RJ, Grigore AM. Anesthesia for tracheal reconstruction and transplantation[J/OL]. Curr Opin Anaesthesiol, 2013, 26(1): 1–5. doi: 10.1097/ACO.0b013e32835bd0dc.

[10] Korvenoja P, Pitkänen O, Berg E, Berg L. Veno-venous extracorporeal membrane oxygenation in surgery for bronchial repair[J/OL]. Ann Thorac Surg, 2008, 86(4): 1348–1349. doi: 10.1016/j. athoracsur.2008.04.018.

[11] Brenner M, O'Connor JV, Scalea TM. Use of ECMO for resection of post-traumatic ruptured lung abscess with empyema[J/OL]. Ann Thorac Surg, 2010, 90(6): 2039–2041. doi: 10.1016/j. athoracsur.2010.01.085.

[12] Souilamas R, Souilamas JI, Alkhamees K, Hubsch J-P, Boucherie J-C, Kanaan R, Ollivier Y, et al. Extra corporal membrane oxygenation in general thoracic surgery: a new single veno-venous cannulation[J/OL]. J Cardiothorac Surg, 2011, 6(1): 52. doi: 10.1186/1749-8090-6-52.

[13] Kondo T, et al. Left sleeve pneumonectomy performed through a clamshell incision with

extracorporeal membrane oxygenation for bronchogenic carcinoma : report of two cases[J]. Surg Today, 1999, 29(8) : 807–810.

[14] Lei J, Su K, Li XF, Zhou Y, Han Y, Huang LJ, Wang XP. ECMO-assisted carinal resection and reconstruction after left pneumonectomy[J/OL]. J Cardiothorac Surg, 2010, 5(1) : 89. doi : 10.1186/1749-8090-5-89.

[15] Incagnoli P, Blaise H, Mathey C, Vinclair M, Albaladejo P. Pulmonary resection and ECMO : a salvage therapy for penetrating lung trauma[J/OL]. Ann Fr Anesth Reanim, 2012, 31(7–8) : 641- 643. doi : 10.1016/j.annfar.2012.03.010.

[16] Toyoda Y, Bhama JK, Shigemura N, Zaldonis D, Pilewski J, Crespo M, Bermudez C. Efficacy of extracorporeal membrane oxygenation as a bridge to lung transplantation[J/OL]. J Thorac Cardiovasc Surg, 2013, 145(4) : 1065–1071. doi : 10.1016/j.jtcvs.2012.12.067.

[17] Hartwig MG, Walczak R, Lin SS, Davis RD. Improved survival but marginal allograft function in patients treated with extracorporeal membrane oxygenation after lung transplantation[J/OL]. Ann Thorac Surg, 2012, 93(2) : 366–371. doi : 10.1016/j.athoracsur.2011.05.017.

[18] Oey IF, Peek GJ, Firmin RK, Waller DA. Post-pneumonectomy video-assisted thoracoscopic bullectomy using extra-corporeal membrane oxygenation[J/OL]. Eur J Cardiothorac Surg, 2001, 20(4) : 874–876. Retrieved from http : //www.ncbi.nlm.nih.gov/pubmed/21590658.

[19] Mydin M, Berman M, Klein A, Tsui S, Dunning J, Valchanov K, et al. Extracorporeal membrane oxygenation as a bridge to pulmonary endarterectomy[J]. Ann Thorac Surg, 2011, 92(5) : e101–e103.

[20] Berman M, Tsui S, Vuylsteke A, et al. Successful extracorporeal membrane oxygenation support after pulmonary thromboendarterectomy[J]. Ann Thorac Surg, 2008, 86(4) : 1261–1267.

[21] Joshi V, Harvey C, Nakas A, Waller D, Peek G, Firmin R. The need for thoracic surgery in adult patients receiving extracorporeal membrane oxygenation : a 16-year experience[J/OL]. Perfusion, 2013, 28(4).doi : 10.1177/0267659113480401.

译者：靳凯淇，同济大学附属上海市肺科医院胸外科
　　　谢冬，同济大学附属上海市肺科医院胸外科
审校：郭震，上海交通大学附属胸科医院体外循环与生命辅助亚专科

点评

　　ECMO作为一种心肺辅助技术已应用于不同领域，除心肺功能衰竭的传统领域外，在需要临时心肺支持的领域亦有应用。在胸外科气管、隆凸或纵隔肿瘤的麻醉和手术中，ECMO常用来作为临时气体交换技术代替肺功能，以便使一些高风险手术得以安全实施。本章重点介绍了ECMO在此方面应用的适应证和注意事项，供读者参考。

——郭震

第二十四章　ECMO在清醒/拔管患者中的应用

Giorgio A. Iotti, Francesco Mojoli, and Mirko Belliato

G. A. Iotti, M. Belliato

SC Anestesia e Rianimazione 2, Fondazione IRCCS Policlinico S. Matteo, V.le Golgi 19, Pavia 27100, Italy. e-mail: g.iotti@smatteo.pv.it; m.belliato@smatteo.pv.it.

F. Mojoli

SC Anestesia e Rianimazione 1, Fondazione IRCCS Policlinico S. Matteo, V.le Golgi 19, Pavia 27100, Italy. Dipartimento di Scienze Clinico-chirurgiche, Diagnostiche e Pediatriche, Sezione di Anestesia Rianimazione e Terapia Antalgica, Università degli Studi di Pavia, V.le Golgi 19, Pavia 27100, Italy. e-mail: francesco.mojoli@unipv.it.

24.1　清醒ECMO：为何应用？适应证有哪些？

体外膜肺氧合（ECMO）可能是更为合理的急性呼吸系统疾病的支持治疗方法，通过一个人工器官暂时替代衰竭的肺，不仅能让器官得到休息，促进肺功能恢复，而且对于某些患者来说甚至可以避免插管，从而防止有创机械通气相关并发症的发生。

然而，在很长一段时间里，由于ECMO的创伤、费用和体外循环技术的复杂性，使通过人工器官来替代自身衰竭的肺脏这一方法并没有得到广泛应用。对于一些相对少见的，在最佳机械通气条件下仍有持续难治性气体交换障碍的患者来说，ECMO仅作为有创机械通气的补充治疗[1]。然而，在过去的10年里，ECMO演变成更微创、更安全、更方便的技术[2]。因此，一些单位开始考虑有选择性地将ECMO作为有创机械通气的合理替代方法用于部分患者，从而打破了有创机械通气作为重症呼吸衰竭必备治疗的常规。"清醒ECMO"这一名词常用于特指未进行有创机械通气下使用ECMO的方法。

直到2010年，有关清醒、非插管患者应用ECMO的报道还非常有限。其中著名的案例有：两例小儿纵隔恶性肿瘤患者使用外周股静脉—股动脉

ECMO（VA ECMO）治疗[3]和1例隆凸乳头状瘤用股静脉—颈静脉ECMO（VV ECMO）治疗[4]。对于这些患者，为了避免麻醉诱导、插管和麻醉带来的气道完全塌陷的严重危险，ECMO成为在没有气管插管情况下的首选呼吸支持方法。

在过去的几年里，清醒ECMO最重要的指征是作为肺移植的过渡治疗[5-7]。其优势在于尽可能避免因气管插管、镇静、肌肉退化、神经肌肉并发症、医院获得性感染以及移植后预后不良引起的一连串不良后果。

最近，清醒ECMO也成功用于急性呼吸衰竭恢复的过渡治疗[8]，尤其是对于有创机械通气相关风险特别高的患者，如免疫力低下或COPD患者[9]。

24.2　清醒ECMO：应用时机是什么？

清醒ECMO作为有别于插管和有创机械通气的一种"有创"替代方法应用如下：

（1）作为一种有计划的早期选择，用于预计单纯有创机械通气呼吸支持不足、严重肺损伤或气管插管伴随严重危险的患者。

（2）对于已发生或正在治疗的呼吸衰竭患者，已经同时使用有创机械通气和ECMO的一些患者，如果ECMO使用顺利、运行平稳，可以考虑是否仍然需要保留气管插管或者是否可依靠ECMO支持，先脱离机械通气，后撤除ECMO。

24.3　择期清醒ECMO置管期间的麻醉

择期清醒ECMO的置管可在局部或全身麻醉下操作，应根据每个患者的具体情况而决定。

如果临床情况相当稳定且患者配合，可在局麻和无创通气下进行置管。清醒置管对于一些极其危重的患者可能是个明智的选择。对这些患者而言，肌松药物和气管插管可能是潜在的灾难，如一些进展期肺纤维化或囊性纤维化患者，他们完全依赖于无创通气。

然而，择期清醒ECMO并不意味着患者必须在置管时保持清醒，对于多数患者来说，一种安全实用的方法是在全麻下置管，待稳定几小时后拔除气管插管。

24.4　使用哪种ECMO模式？

清醒ECMO有多种不同形式的配置，如无泵动静脉旁路、VV ECMO、VA ECMO，甚至肺循环无泵旁路。

无泵动静脉旁路方法需要置入一个特殊的低阻力人工肺，即Novalung®介

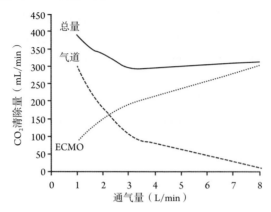

图24.1　清醒VV ECMO期间，膜肺不同通气量（Sweep Gas Flow，SGF）水平时CO_2清除量
通气量水平的增加与体外膜肺CO_2清除量增加和自身肺CO_2清除量同时下降有关。通气量为1~3 L/min时，由于呼吸做功大幅度下降引起氧耗量（和代谢性CO_2产量）减少，从而使总体CO_2清除量下降。当膜肺通气量为8 L/min时，代谢产生的CO_2能几乎完全被膜肺清除。

入性肺辅助装置（Intervenional Lung Assist，ILA®），这是给予清醒患者体外肺辅助的最简单方法，已用于心功能良好的患者使其过渡到肺移植[10]。一个15F的动脉插管和一个17F的静脉插管能提供给ILA®的血流量约为1.5 L/min，这一血流量再结合人工肺高达10 L/min氧流量的过渡通气，其清除CO_2的能力达200~250 mL/min。然而，这种方法的氧合能力是最低的[11]。因此，适应证仅限于CO_2潴留为主要问题的患者，而氧合能通过增加氧气吸入，如无创通气或者无创持续气道正压（CPAP）通气来有效地弥补。

VV ECMO是无气管插管患者最常用的体外支持模式，VV ECMO能轻易达到与整个机体代谢相当的CO_2清除量（图24.1），而且患者的呼吸频率和深度都明显降低[9]，可使呼吸做功和氧耗下降，从而间接地改善氧合。VV ECMO对氧合的影响主要依赖于心排量、体外血流率和再循环率之间的平衡。因此依赖于插管的直径、类型和位置。对于一个有自主呼吸的成人来说，用一个23 F颈静脉双腔Avalon Elite®插管，体外血流量为2.5 L/min时，能使氧转运量达到约100 mL/min[12]。如果有更高血流量和更少再循环的静脉插管装置，可以实现更高水平的氧转运，甚至可以接近机体代谢氧耗水平。置管方式严重影响VV ECMO的氧合能力。因此，患者可能需要额外吸氧或者正压通气来改善自身肺泡氧摄取和转运能力。

清醒VA ECMO方法已用于重度肺高压和右心衰竭相关的肺功能衰竭患

者，近期有些文献报道，VA ECMO可作为原发性心源性休克或心脏骤停患者过渡至恢复或行心脏移植的一种治疗方法[13]。如果可能的话，治疗方案推荐应用清醒ECMO，尤其是对于预计需要长期体外支持的患者。在一项纳入16例患者的报道中，其住院生存率为50%，ECMO辅助时间共3 514 h，其中29%是清醒ECMO，其中有4例患者未进行气管插管。此报道显示，清醒ECMO的治疗策略是为了降低感染风险和有助于方便快捷地评估神经系统，对于重症心源性休克患者是可行的。

最后，对于重度慢性肺高压患者来说，可以采用外科方法中心置入Novalung® ILA®与肺循环并行，置管位置分别位于肺动脉和左心房[14]或肺静脉[15]，进而过渡至肺移植。这种无泵的方法被定义为"体旁人工肺"（paracorporeal artificial lung，PAL），将强有力的肥厚右心室与经典的低阻力ILA®氧合器连接起来，患者病情稳定后，可以拔除气管插管并维持清醒至肺移植[14-15]。

24.5 置管部位

置管部位的选择部分取决于临床医生为患者制定的康复理疗计划，包括患者是否需要下床活动。如需要下床活动，股动静脉则不能使用，可以通过右侧颈内静脉置入一个双腔静脉ILA®插管来常规使用VV ECMO[8,12,16-18]。对于需要大量氧支持和相应高血流量患者来说，需要置入一个很粗的插管（27~31 F），但长时间使用常并发上肢深静脉血栓形成[19]。置管位置可以选取右侧颈部[12]或者左侧锁骨下[20]，采用隧道式固定方法。有1例VA ECMO患者采用左侧腋动静脉置管，可实现下床活动[21]。

双侧腹股沟置管尽管不允许患者下床活动，但并不妨碍在床上进行积极的物理治疗，甚至包括下肢。一般情况下不需要腿部完全制动，专门用于股动脉—股静脉ECMO的弹簧加强长插管在大腿适当弯曲时不会打折。根据我们的经验，仅在插管部位有出血时才建议腿部制动。双侧腹股沟置管方式可用于VV ECMO和VA ECMO，非常适用于需要CPAP来改善氧合的患者，且颈部不受限制，可用头盔型CPAP[22]，这比面罩更容易耐受，是长期治疗的最佳管理方式。

清醒患者使用ECMO能否下床步行是有争议的，ECMO患者步行时可能额外增加风险，并且需要他人来辅助。最近意大利一项应用ECMO作为肺移植过渡治疗的研究显示，与气管插管患者相比，清醒ECMO过渡的患者并发症发病率更低、病程更舒适，术后有创机械通气时间更短，ICU滞留时间和住院时间更短，重症多神经病/肌病发病率更低[7]。在这组患者中，清醒ECMO全部使用腹股沟部置管。因此，可以至少部分推断，即使患者不能步行活动，清醒ECMO仍然具有优势。

如上所述，股动静脉置管是应用无泵动静脉旁路最实用的方式，而并行于肺循环的PAL则需要开胸中心插管。

24.6 清醒ECMO的管理

24.6.1 设置和启动

体外系统的工作效率和稳定性是患者可以得到有效治疗和耐受治疗的两个关键环节。这对于清醒ECMO患者来说尤为重要，这些患者能对人工肺系统的变化做出反应。

体外CO_2清除量很容易通过人工肺通气量的调节进行调控（图24.1），体外CO_2清除和体外氧转运使患者对自身肺泡的通气需求和呼吸做功减少[9]。如果ECMO工作平稳，在开启后不久，患者会感觉更舒服，反映人工肺的功能良好，就像他/她受损的自身肺功能有明显快速改善一样。同样地，由于技术问题引起的体外辅助运行不良时，患者能突然感觉到，表现为窒息感。

为了获得良好的相互作用，根据自身肺功能不全的程度来选择体外支持系统是至关重要的。如果氧合受损非常严重，置入粗的插管是基本原则，可保障在高血流量下达到良好的稳定性且没有过多的负压/正压。当CO_2清除是主要问题时，尤其是肺顺应性非常差，为了降低呼吸做功，人工肺设置足够高的通气量是非常重要的。由于之前极其高的呼吸做功减少后，会使患者的氧耗下降，从而提高静脉血氧饱和度，最终改善动脉血氧合。而且，代谢性CO_2产量的下降将进一步有利于患者减轻负担。

然而，除非患者在足够CPAP支持下吸入纯氧，否则由于VV ECMO过度清除CO_2，呼吸做功过度抑制会引起肺泡低通气和参与气体交换的肺泡数量下降，可能会导致全身氧合下降。在图24.2所示的临床病例中，第1天人工肺通气量为6 L/min，而第7天人工肺通气量为8 L/min（相应的体外CO_2清除量分别为192 mL/min和208 mL/min）。

对于一些进展期肺纤维化需要过渡至肺移植患者，其肺顺应性极差以至于每次呼吸需要很深的吸气动作，CO_2清除事实上完全依赖于体外系统。在使用CPAP头盔获得纯氧肺通气时，患者处于近乎呼吸暂停的状态，只在需要说话或者咳嗽时才会喘气。

24.6.2 应用ECMO后参数的调整

衰竭的肺功能获得良好的补偿后，由于体外支持和自身肺功能之间的不平衡，可能会使系统变得不稳定。

血泵的应用使VV ECMO比无泵呼吸支持更为稳定，后者在辅助期间体外血流量（在某种程度上能影响CO_2清除）主要取决于动脉血压[11]。对于无泵辅助的患者来说，肢体弯曲和体位改变会引起管路内血流阻力增加。因此血流量

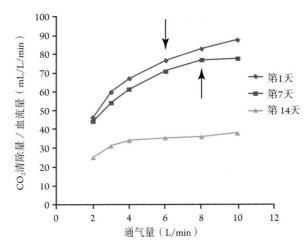

图24.2　一例清醒VV ECMO临床病例，人工肺通气量（SGF）和体外CO_2清除量（以每升血流量mL/min来表示）之间的关系

第1、7、14天的血流量分别为2.5 L/min、2.7 L/min、4.2 L/min，与第1天相比，第7天CO_2清除功能轻微下降，而第14天时大幅下滑。氧饱和度下降（具体数值未显示）与过度体外CO_2清除引起严重肺泡低通气有关，出现该现象时第1天和第7天的人工肺通气量分别为6 L/min和8 L/min（箭头）。而在第14天，即使人工肺通气量很高，由于CO_2清除有限，而从未出现该现象。

和CO_2清除受下肢活动的影响很大。

　　插管弯曲或低血容量导致的流量下降很少见，但是也会使VV ECMO变得不稳定。当插管和容量状态良好时，需要调整ECMO设置的主要技术因素是人工肺功能的进行性下降。从图24.2中可见，在任何SGF水平下，ECMO运行第14天的CO_2清除效率都要比第7天低得多，而且，当气流量增加到4 L/min以上时，第14天CO_2清除能力并没有进一步增加，这意味着需要更换氧合器。进行性人工肺功能下降开始可能表现为CO_2清除能力下降，后期表现为氧合下降（图24.3）。从某种程度上说，体外CO_2清除能力衰退能通过增加人工肺的通气来弥补。对于清醒患者来说，人工调整ECMO气流量来弥补进行性人工肺功能下降尤为重要，否则患者将会出现反应，病情会变得不稳定。

24.6.3　患者状态的调整适应

　　现代ECMO系统已经比较安全、简便和稳定，但不能根据患者需要而自动调整。

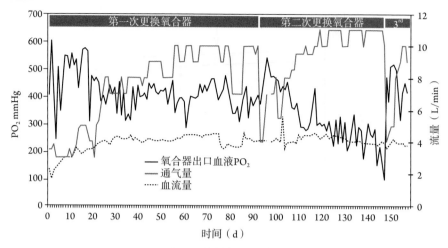

图24.3 长期清醒VV ECMO

第一次更换氧合器是在90 d后，当时氧合器工作仍然满意（见氧合器出口血液PO_2，PO_2out），但CO_2清除能力已经下降，需要不断增加通气量（SGF）直至10 L/min（相应的体外通气/灌注比从1∶1进行性增加到2.5∶1）。用第二个氧合器时，CO_2清除和氧合同时缓慢下降。

发热对于清醒ECMO患者很有挑战性，除了极低阻力Novalung[®]ILA[®]外，其他ECMO系统都与变温器连接，能有效弥补血液经过体外系统时体温的持续丢失。变温器能显示出能量传输值，以瓦特表示可以给血液加温至设定的温度。

对于镇静下应用ECMO的患者，即使变温器不提供主动降温功能，体温上升超过变温器设置值（常规设置为37 ℃）的情况也较为少见。当温度持续上升，变温器减少或者停止给血加温，整个ECMO回路最终形成一个被动散热器。因此，除非患者发热的温度极其高，否则对于镇静下的高流量ECMO患者，发热的影响可能很小。任何的温度升高均能被体外循环所阻止，而寒战也会因镇静而消失。有趣的是，ECMO变温器对于这种"非显性发热"也能提供信息，会显示设置血温（如37 ℃）的维持通过0或接近0瓦的能量传输来完成。

与镇静下的ECMO相比，发热问题对于清醒ECMO是截然不同的，因为清醒患者有更强的力量来对抗ECMO系统的恒温反应。典型表现是，清醒ECMO患者会出现强烈寒战，氧耗和组织氧摄取大幅度增加，相应的静脉血氧饱和度下降。在这种情况下，氧合下降可能会被误认为是VV ECMO系统障碍（图24.4）。因此，清醒ECMO患者发热的典型表现可能包括：寒战、呼吸困难伴有动脉血气变差、氧合器的氧合功能明显下降、体温无升高（或轻微升高）以及ECMO变温器显示能量传输为"0瓦"。

对于这些患者来说，可以通过给予退热药、增加人工肺通气量来快速改善

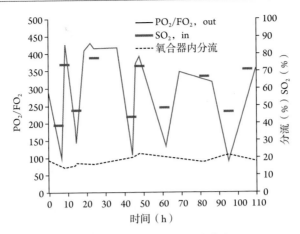

图24.4　伴有脓毒症和"非显性发热"的清醒VV ECMO：高氧耗引起的不稳定

有5次显示氧合器工作不佳：氧输出[在100%氧通气时出口端血液PO_2（PO_2/FO_2）]大幅度下降。反过来，全面分析后显示氧合器工作非常稳定（以氧合器内分流来衡量），5次不良事件都表现为进入氧合器的静脉血氧饱和度（SO_2，入口）显著下降，患者每次都发生寒战，而体温始终稳定在37℃。

临床症状，但是首先可以通过临时提高ECMO变温器的设置值（从37℃调整到38℃，甚至更高），将人工温度调节和患者自身温度调节匹配。这种"人工发热"可以配合患者自身的体温升高，避免对抗，终止寒战，从而最大程度上限制患者氧耗和CO_2产量的增加。在几小时后，当确认患者的耐受能力后，逐渐降低这种"人工发热"。

24.6.4　呼吸支持

清醒ECMO患者的呼吸支持可以应用从简单氧疗到无创通气等多种方法。如前所述，当氧合器氧合功能很强时，可选择的范围很大，反而言之，当氧合器功能很有限时，则必须通过CPAP或者无创通气来最大程度挖掘自身肺剩余的氧合功能。

选择CPAP或者无创通气等正压通气可以防止进行性肺萎陷。事实上，在清醒ECMO过渡至肺移植期间，维持自身肺开放和工作是明智和值得推荐的，而且可能的话，还要考虑到这些机械通气方式功能和机制的局限性，避免损伤。

在应用清醒ECMO期间，头盔式CPAP[22]联合积极湿化是我们最常用的呼吸支持方式。对于长期连续使用的患者来说，与面罩CPAP或无创通气相比，头盔CPAP并发症更少、耐受性更好。头盔的良好密封性可以很容易维持高压力和（或）高氧浓度的CPAP。不管患者是否需要撤除头盔，高流量湿化经鼻吸氧都是有益的。

24.6.5　ECMO管路更换

与插管患者相比，在清醒状态下更换ECMO回路管道更为棘手。和VA ECMO更换管路时一样，高流量VV ECMO患者发生氧合严重下降的风险尤其高。在ECMO停机期间，高度依赖于ECMO的清醒患者将会突然感觉到窒息。因此，必须至少在镇静和无创通气下进行管路更换。对于某些患者，可能需要暂时有创通气。对于一些少见病例，需要在低温下进行更换。

所有的临床工作人员必须受到良好训练，才能快速、流畅地更换管路，以及随时处理可能的并发症包括心脏骤停等，最大程度上减少ECMO停用时间。在重新启动ECMO时，必须能观察到随着泵速不断增加，患者逐渐改善。

24.6.6　心理问题

与镇静下生命支持治疗相比，清醒ECMO患者心理压力比较大，患者会与家属分享他们对ECMO机器及ICU人员依赖的感受。对于要过渡到肺移植的患者，会增加患者对供体不能及时到达的担心。这些心理压力会以不同形式表现出来，也可能被患者隐藏起来，如对死亡的恐惧、绝望和忧郁。

家人的陪伴、心理疏导、抗焦虑和抗抑郁药治疗可以缓解心理压力，所有ICU工作人员都能得到患者的信任是非常重要的。

24.7　结论

ECMO技术越来越安全，也越来越便于使用。某些肺功能衰竭患者甚至在气管插管前就可以考虑应用ECMO支持。到目前为止，在不进行气管插管条件下应用ECMO将患者过渡到肺移植，为ECMO技术开辟了更广阔的应用领域。清醒患者应用ECMO也带来了一些特殊问题，必须熟练掌握才能保证治疗效果。

声明

本文作者宣称无任何利益冲突。

参考文献

[1]　The Acute Respiratory Distress Syndrome Network. Ventilation with lower tidal volumes as

compared with traditional tidal volumes for acute lung injury and the acute respiratory distress syndrome[J]. N Engl J Med, 2000, 342(18): 1301–1308.

[2]　MacLaren G, Combes A, Bartlett RH. Contemporary extracorporeal membrane oxygenation for adult respiratory failure: life support in the new èra[J]. Intensive Care Med, 2012, 38(2): 210–220.

[3]　Wickiser JE, Thompson M, Leavey PJ, et al. Extracorporeal membrane oxygenation (ECMO) initiation without intubation in two children with mediastinal malignancy[J]. Pediatr Blood Cancer, 2007, 49(5): 751–754.

[4]　Collar RM, Taylor JC, Hogikyan ND, et al. Awake extracorporeal membrane oxygenation for management of critical distal tracheal obstruction[J]. Otolaryngol Head Neck Surg, 2010, 142(4): 618–620.

[5]　Olsson KM, Simon A, Strueber M, et al. Extracorporeal membrane oxygenation in nonintubated patients as bridge to lung transplantation[J]. Am J Transplant, 2010, 10(9): 2173–2178.

[6]　Fuehner T, Kuehn C, Hadem J, et al. Extracorporeal membrane oxygenation in awake patients as bridge to lung transplantation[J]. Am J Respir Crit Care Med, 2012, 185(7): 763–768.

[7]　Crotti S, Iotti GA, Lissoni A, et al. The organ allocation waiting time during extracorporeal bridge to lung transplantation affects outcomes[J/OL]. Chest, 2013, 144(3), doi: 10.1378/chest.12-1141.

[8]　Garcia JP, Kon ZN, Evans C, et al. Ambulatory veno-venous extracorporeal membrane oxygenation: innovation and pitfalls[J]. J Thorac Cardiovasc Surg, 2011, 142(4): 755–761.

[9]　Crotti S, Lissoni A, Tubiolo D, et al. Artificial lung as an alternative to mechanical ventilation in COPD exacerbation[J]. Eur Respir J, 2012, 39(1): 212–215.

[10]　Fischer S, Hoeper MM, Bein T, et al. Interventional lung assist: a new concept of protective ventilation in bridge to lung transplantation[J]. ASAIO J, 2008, 54(1): 3–10.

[11]　Müller T, Lubnow M, Philipp A, et al. Extracorporeal pumpless interventional lung assist in clinical practice: determinants of efficacy[J]. Eur Respir J, 2009, 33(3): 551–558.

[12]　Garcia JP, Iacono A, Kon ZN, et al. Ambulatory extracorporeal membrane oxygenation: a new approach for bridge-to-lung transplantation[J]. J Thorac Cardiovasc Surg, 2010, 139(6): e137–e139.

[13]　Mojoli F, Venti A, Pellegrini C, et al. Hospital survival and long term quality of life after emergency institution of venoarterial ECMO for refractory circulatory collapse[J]. Minerva Anestesiol, 2013, 79(10): 1147–1155.

[14]　Camboni D, Philipp A, Arlt M, et al. First experience with a paracorporeal artificial lung in humans[J]. ASAIO J, 2009, 55(3): 304–307.

[15]　Taylor K, Holtby H. Emergency interventional lung assist for pulmonary hypertension[J]. Anesth Analg, 2009, 109(2): 382–385.

[16]　Turner DA, Cheifetz IM, Rehder KJ, et al. Active rehabilitation and physical therapy during extracorporeal membrane oxygenation while awaiting lung transplantation: a practical approach[J]. Crit Care Med, 2011, 39(12): 2593–2598.

[17]　Hayes D Jr, Kukreja J, Tobias JD, et al. Ambulatory venovenous extracorporeal respiratory

support as a bridge for cystic fibrosis patients to emergent lung transplantation[J]. J Cyst Fibros, 2012, 11(1): 40–45.

[18] Hoopes CW, Gurley JC, Zwischenberger JB, et al. Mechanical support for pulmonary veno-occlusive disease: combined atrial septostomy and venovenous extracorporeal membrane oxygenation[J]. Semin Thorac Cardiovasc Surg, 2012, 24(3): 232–234.

[19] Shafii AE, Brown CR, Murthy SC, et al. High incidence of upper-extremity deep vein thrombosis with dual-lumen venovenous extracorporeal membrane oxygenation[J]. J Thorac Cardiovasc Surg, 2012, 144(4): 988–989.

[20] Shafii AE, McCurry KR. Subclavian insertion of the bicaval dual lumen cannula for venovenous extracorporeal membrane oxygenation[J]. Ann Thorac Surg, 2012, 94(2): 663–665.

[21] Mangi AA, Mason DP, Yun JJ, et al. Bridge to lung transplantation using short-term ambulatory extracorporeal membrane oxygenation[J]. J Thorac Cardiovasc Surg, 2010, 140(3): 713–715.

[22] Bellani G, Patroniti N, Greco, M et al. The use of helmets to deliver non-invasive continuous positive airway pressure in hypoxemic acute respiratory failure[J]. Minerva Anestesiol, 2008, 74(11): 651–656.

译者：倪布清，南京医科大学第一附属医院心脏大血管外科
审校：金振晓，空军军医大学西京医院心血管外科
　　　梁宏亮，空军军医大学西京医院心血管外科

点评

　　本文重点介绍了未进行有创机械通气下使用ECMO的方法。对于部分肺功能衰竭患者，在气管插管前就可以应用清醒ECMO支持，从而取得良好疗效。本文内容包括清醒ECOM的适应证、应用时机、置管期间的麻醉、ECOM不同形式的选择、置管的部位、设置和启动、管路的更换、患者状态的调整等。内容细致、实用。尤其是对清醒患者应用ECMO带来的一些特殊问题，进行了详细的说明。

　　　　　　　　　　　　　　　　　　　——金振晓，梁宏亮

第二十五章　ECMO桥接肺移植

Stefania Crotti and Alfredo Lissoni

S. Crotti, A. Lissoni
Dipartimento di Anestesia, Rianimazione (Intensiva e Subintensiva) e Terapia del Dolore,
Fondazione IRCCS Ca'Granda Ospedale Maggiore Policlinico of Milan, Via F. Sforza 35, Milan
20122, Italy. e-mail: stefania.crotti@policlinico.mi.it; alfredo.lissoni@policlinico.mi.it.

25.1　引言

　　肺移植现已成为众多终末期呼吸衰竭疾病的治疗方法。在过去的10年时间里，肺移植的数量翻了1倍，1年生存率也有显著升高，由75%升至80%[1]。然而，由于移植肺供体的稀缺以及终末期呼吸衰竭患者的管理困难，处于肺移植等待名单内的患者死亡率依旧很高。

　　呼吸系统疾病的进展会产生不同的临床表现，可从仅有高碳酸血症进展到高碳酸血症伴低氧血症，最后出现疾病相关肺动脉高压。对于有些病例，常规治疗无法控制呼吸衰竭的恶化，在获得适合的供肺之前，需要进行人工呼吸支持。

　　直到几年前，若无创通气（noninvasive ventilation，NIV）失败，有创机械通气（invasive mechanical ventilation，IMV）就成为等待肺移植患者唯一的人工呼吸支持选择。等待肺移植患者机械通气相关的死亡率为13%[2]~90%[3]。这些数据反映出，"需移植"疾病患者的肺脏原发病病理生理和呼吸力学特点差异极大。IMV会增加出现肺气肿病理改变的肺发生气胸的风险，肺出现快速漏气的瘘口后，会使机械通气失效。此外，正压IMV会加重肺动脉高压。最后，终末期呼吸衰竭的患者（如囊性纤维化）由于反复肺部感染导致慢性炎症，更容易出现呼吸机相关性肺损伤（ventilator-induced lung injury，VILI）和呼吸机相关性肺炎（ventilator associated pneumonia，VAP）[4]。

　　尽管30多年前就首次报道了将体外呼吸支持当作肺移植的过渡性治疗的方

法[5]，然而直到最近几年，得益于体外循环系统技术的进步，应用ECMO技术桥接重症患者肺移植的移植中心数目才开始增长。

ECMO桥接肺移植具有以下优势：

（1）能够为IMV相关并发症高风险的患者（如大泡气肿，严重肺动脉高压）提供桥接支持；

（2）降低了进行IMV时的VILI；

（3）降低了清醒未插管患者的VAP风险；

（4）减少了应用NIV或IMV清醒患者呼吸窘迫可能。

尽管如此，过渡到肺移植的桥接手段仍是一个具有争议的话题。主要原因是需要人工呼吸支持的患者围手术期死亡风险更高。鉴于肺供体的稀缺性，对于预计术后生存率较低的患者使用移植器官，被认为是一种资源浪费。卫生经济学家提出了"生存获益"的概念，以提高卫生事业预算的效率[6]。这一概念引入了新的观点：对于稀缺资源，应将其应用于具有较高生存获益的患者。这一观念也被应用于器官捐献。肺移植器官分配评分（LAS）这一概念于2005年被引入美国[7]。依据此评分系统，器官被分配给了术后1年生存率更高的患者，以此平衡等待死亡的风险与移植后生存率。然而，LAS系统是否能够改善器官分配效率及提高肺移植患者生存率，仍有待更大样本和更长期的研究证实。在其他国家，如意大利，病情更危重的患者可以通过紧急名单优先接受移植。

尽管用ECMO作为肺移植桥梁的患者被认为病情危重，但最近的大样本研究（表25.1）报道了较好的短期和中期生存结果，证明了许多中心增加ECMO应用有一定价值。

25.2 指征、时机及患者选择

ECMO桥接肺移植的主要指征包括：所有不可逆的终末期肺疾病，患者呼吸功能急剧恶化的呼吸系统疾病，伴有严重肺动脉高压与右心衰竭。

迄今为止，人工呼吸支持的最佳时机仍不明确。一些中心将开始ECMO支持的时机定为：患者状态急剧恶化，若无气管插管和（或）体外循环支持，患者将在24~48 h死亡。

为最优化ECMO桥接结果，避免可用供体肺的浪费，应谨慎进行患者选择。在我们中心，应用ECMO桥接肺移植的患者选择标准为：呼吸衰竭仅与单一器官相关（排除右心衰竭），且无肺移植或ECMO的禁忌证。

ECMO桥接肺移植最常用于以下患者：等待肺移植者，年轻，无其他器官衰竭以及移植术后身体有望恢复良好。这是因为即使对于符合标准的等待肺移植患者，有些因素仍是术后死亡的危险因素，比如高龄，器官功能障碍，感染，全身状态差[1]。毫无疑问，患者术后的生存受其年龄的影响。事

表25.1　应用ECMO作为肺移植桥梁的经验（大于10例病例）

参考文献	年份	病例数	桥接时间（日）	ECMO类型	成功桥接率（%）	1年生存率（%）
Fischer等[8]	2006	12	15±8（4~32）	AV	83	80
Cypel等[9]	2010	10	5（1~25）	VA（3），VV（2），AV（4），PA-LA（4）	100	70
Ricci等[10]	2010	12	13.5±14.2（4~48）	AV（6），Decap（6）	25	NA
Hammainen等[11]	2011	16	16.8±19.2（1~59）	VV，VA	81	92
Bermudez等[12]	2011	17	3.2（1~49）	VV（8），VA（9）	NA	74
Fuehner等[13]	2012	26	9（1~45）	VV（14），VA（12）	77	80（6个月）
Lang等[14]	2012	34	4.5（1~63）	VV（18），VA（14），AV（1），comb（4）	76	60
Javidar等[15]	2012	18	11.5（6~18）	VV（13），VA（5）	72	100（3个月）
Shafii等[16]	2012	19	6.5（1~16）	VV（11），VA（8）	74	75
Toyoda等[17]	2012	31	7.1±10.1（0.1~46）	VV（15），VA（9），7NA	77	74
Hoopes等[18]	2013	31	11（2~53）	VV（13），VA（12），PA-LA（3），comb（4）	NA	92
Crotti等[19]	2013	25	24±31（1~157）	VV（19），VA（2），AV（4）	68	76

注：AV，动脉—静脉；VV，静脉—静脉；VA，静脉—动脉；PA-LA，肺动脉—左心房；comb，联合。

实上，55岁以上的受者移植术后1年死亡的风险显著升高[1]。

除终末期呼吸衰竭之外的其他器官功能障碍等伴随疾病，伴有/不伴有肺动脉高压，均可导致肺移植术后1年生存率降低。需要特别指出的是，患者围术期需要血液透析和使用正性肌力药物，是术后1年死亡的危险因素[1]。

感染性休克是肺移植的禁忌证。术前临近手术时白细胞计数升高和发热，会轻微增加术后因严重感染死亡的风险[20]。对于囊性纤维化患者，术前肺部定植菌为伯克霍尔德菌Ⅲ型会增加术后死亡率，而伯克霍尔德菌属的其他型、多重或泛耐药铜绿假单胞菌、耐甲氧西林金黄色葡萄球菌或烟曲霉菌等，并不影响术后生存。

对肺移植受者的肌肉功能调查显示，肌肉质量及强度下降伴随着移植术后1年运动能力的持续受限。慢性肺部疾病患者术前就存在外周肌肉的功能障碍，是术后身体状况不佳的决定性因素之一。这表明有必要在术前进行康复锻炼，以优化肌肉强度及功能储备[21]。

25.3　ECMO模式

决定体外生命支持的类型必须考虑以下因素：呼吸衰竭的特征，是否有肺动脉高压及是否伴有右心衰竭。而ECMO的插管途径及设备的选择，需与患者临床状态相适应（图25.1）。

大部分终末期肺部疾病主要导致高碳酸血症型呼吸衰竭，需要肺移植作为唯一的治疗方法。无创通气支持失败后，体外支持下过渡到肺移植成为一个有价值的选择。高碳酸血症患者最常用的两种ECMO模式为无泵动脉—静脉（AV）ECMO及静脉—静脉（VV）ECMO。

AV ECMO近来已被成功应用。Fisher等首次报道了2003—2005年使用这一"新型无泵设备"的12例病例[8]。该报告中，这一方法成功用于桥接肺移植（12例患者中10例接受肺移植），且术后1年生存率达80%。而其他低血流量CO$_2$清除设备的应用，成功率报道各异。Ricci等记录了12例应用无泵AV或Decap导航系统[10]。两种装置均能够纠正呼吸性酸中毒，但是12例患者中的8例在肺移植之前即死亡。Cypel等最近报道4例患者成功应用AV模式桥接肺移植，其余4例为患者在桥接期间需转为VV ECMO或VA ECMO[9]。

AV ECMO中的血液循环动力来源于股动脉与静脉之间的压力差。这就有赖于患者足够的平均动脉压。此外，AV模式的流量不能主动调节（最大值1~1.5 L/min），这限制了体外的氧供。如果桥接期间患者的氧供不足，则需要

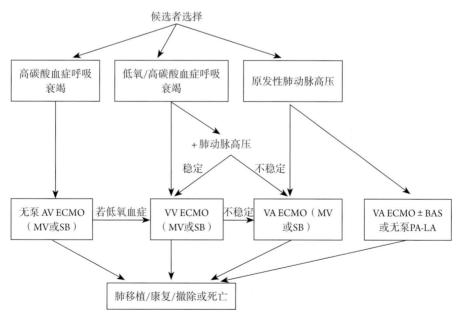

图25.1　ECMO支持方式的选择和策略

转换为VV模式，移除动脉插管时，可能会导致插管部位的出血问题。在AV模式中，事实上的高流量"动静脉瘘"需要较大心排血量，所以AV ECMO只有在心脏功能足够好，可以满足新增负荷的条件下，才能被考虑使用。尽管如此，通过调整膜肺通气量从极低流量到最大通气流量12 L/min，AV模式能够有效地清除CO_2。

部分终末期呼吸衰竭患者同时存在高碳酸血症和低氧血症，采用VV模式能够通过充分的CO_2清除控制呼吸性酸中毒，并能调节ECMO血流速度至4~5 L/min，从而提供充足的氧供。如果再循环比率控制到最低，即使患者处于严重低氧血症，采用VV模式仍能够维持好患者状态，直至有合适的供体进行移植。大部分移植中心最近增加了VV模式在无右心衰竭患者中的应用。截止到2007年，仅有一个单中心病例系列报道[22]。而在过去的4~5年中，世界上许多中心报道了越来越多的VV模式使用经验[8-19]。表25.1列出了病例超过10例的报道。如表所示，VV模式在各中心的应用更加频繁。VV模式也可以在术中为患者提供气体交换支持，甚至可以在围术期任何时刻使用，这一点优于中央插管VA模式ECMO。采用VV模式的优势包括：较少的术中抗凝药物使用，更简单的技术要求以及移植术后更好的移植物功能。

此外，如果患者血流动力学稳定，无右心衰竭症状，即使出现继发性中/重度肺动脉高压的症状，VV模式仍可用于高碳酸血症和低氧血症患者的移植过渡支持。事实上，正如前文11例ARDS病例所描述的，混合静脉血中氧张力的增加，降低了肺血管的阻力，进而减轻了缺氧性肺血管收缩[23]。此外，动脉CO_2分压以及pH值正常后，也有助于降低肺动脉压力。我们观察到，许多ARDS患者在ECMO设备启用后，肺血管阻力便下降。我们最近报道1例应用VV ECMO桥接肺移植的病例，该患者有严重的肺动脉高压，继发于慢性呼吸衰竭急性加重，该病例于2013年在斯德哥尔摩举办的欧洲体外生命支持组织年会上做了口头交流。

原发性肺动脉高压（PAH）是另一类临床疾病。这类疾病的病理生理功能难以逆转，在终末期经常导致严重的右室功能衰竭。这种情况下ECMO需使用VA模式，以提供更完善的气体交换和血流动力学支持。若采用外周VA路径，上半身及冠状血管氧合则较差（Harlequin综合征）。为改善上半身的氧合状态，可通过额外增加一个颈内静脉插管，通过混合的VAV模式纠正缺氧[24]。VA ECMO过去是作为所有呼吸衰竭患者过渡至肺移植的治疗措施，现在这一手段通常仅用于循环—呼吸衰竭患者。Camboni等在呼吸衰竭及右心功能障碍的羊动物模型上，通过VV ECMO支持辅以球囊房间隔造口术（Balloon Atrial Septostomy，BAS），制造右向左分流，减轻右心室负荷[25]。然而，右向左分流使大量低氧饱和度的血液进入左侧，加重低氧血症。近期有学者在少数患者身上采用肺动脉—左心房路径（Pulmary Artery-Left Atrium，PA-LA）[26]。这一无泵系统利用了肺动脉高压的优势，将血液泵入人工肺（Novalung^R），再进入体循环。这一方法需行胸骨切开术置入中心插管。

插管的位置通常取决于ECMO模式的选择，以及各医疗中心对各种模式的经验及偏好。

无泵AV ECMO必须采取外周血管插管：由股动脉至股静脉。然而，VV模式可以有四种不同的插管路径。股静脉—股静脉途径安全易行（即使是"清醒"患者），我们中心倾向这一方法（图25.2），但这一方法限制了患者下床活动。股静脉—颈静脉插管较颈静脉—股静脉插管更高效，在相同血液流速下有更好的氧合效果[27]。得益于插管制造技术的进步，颈静脉双腔插管最近得到应用，并用于"清醒"状态下的患者[28]。此种插管需将患者镇静和气管插管后进行置管操作，近期报道了一些插管的不良事件：保证插管位于正确位置比较困难，需频繁进行超声心动图检查或每日行X光透视检查。然而该类型插管可使患者能够站立，行走，并进行积极康复治疗。

VA ECMO插管可经外周或中心置管。一些中心行外周插管时常规置入插管侧肢体远端灌注套管，以预防下肢缺血。中心插管需行胸骨切开术，更常用于术中，当行肺动脉—左心房路径时，采用中心插管。

25.4　患者管理

ECMO桥接肺移植的过程中，患者管理的主要目标是避免除呼吸衰竭以外进一步出现其他脏器功能障碍，以降低桥接过程及移植术后的并发症发生率及死亡率。我们最近报道了两项来自意大利的回顾性研究，回顾了体外桥接肺移植过程时间长短的影响[19]。该研究中，我们注意到，等待器官供体少于两周的患者有更高的生存率，更好的术后恢复。而接受较长时间桥接的患者则在这

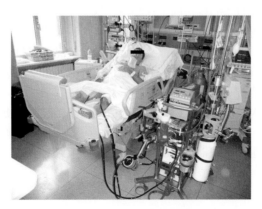

图25.2　清醒ECMO桥接肺移植

两方面表现较差。这一现象与桥接过程中的临床损伤有关，也体现在移植前SOFA评分的差异上：等待器官供体时间长的一组评分更高。为减少ECMO桥接时长，应将此类危重患者列入优先待移植列表。

行机械通气的患者，自体肺的保护性通气尽管无法恢复其功能，但仍能减少一些不良事件的发生，如右心功能不全、感染及多器官衰竭。然而，机械通气本质上会使患者的临床状态恶化。Hannover研究组最近报道了"清醒"ECMO方法，即患者保留自主呼吸，不行气管插管[13]。"清醒"ECMO策略避免了镇静及机械通气的缺点。此外，"清醒"患者可进行积极的运动康复治疗，减少神经肌肉功能障碍。这一方法不受基础疾病及ECMO插管选择的影响。同一研究者的报道中，AV或VV路径，以及VA ECMO支持患者均可采用这一方法[13,29]。由于CO_2清除如果过快会导致肺换气不足，因此"清醒"条件下ECMO需关注CO_2清除速度，采取逐渐加大的方法以解除呼吸窘迫并避免肺换气不足。囊性纤维化患者行"清醒"ECMO更为复杂，因为如果患者减少自主呼吸及咳嗽，会使肺部大量的分泌物难以清除。需要下床及行走的患者对双腔插管的满意度更高，这一插管方式目前在一些移植中心得以应用。

若其他器官功能恶化，需加强对其他器官的支持，肾功能不全可行血液透析，心力衰竭可使用强心药物。当ECMO桥接过程中患者状态恶化，需考虑撤除ECMO，这些患者将被视为不适合接受移植。

25.5　结果

技术的进步使得ECMO得以更安全的应用。桥接的方式也有所改变，比如VV途径支持取代了创伤较大且并发症较多的VA途径，成为应用最广泛的方式。这一改变使得ECMO可以桥接危重患者至肺移植。目前，一些有经验的中心的术后生存数据表明，符合标准的位于移植等待列表中的患者的术后生存与病情严重患者采用ECMO桥接的生存相当。这一发现支持ECMO的应用。增加桥接成功率及改善术后恢复的主要措施在于术前积极康复锻炼和多器官功能的维持。"清醒"ECMO看起来改善了术后并发症状况，但目前关于术后生存率上的数据尚不充分。由于这一方法可保证自主清醒及可活动患者的自主运动，许多中心相信"清醒"ECMO是有益的。

关于使用ECMO桥接危重患者的肺移植，仍需更广泛、更大样本及更长期的随访数据支持。此外，更细致的评估每一位患者，选择正确的器官受者尤为重要，这样才能避免稀缺器官资源的浪费。

声明

本文作者宣称无任何利益冲突。

参考文献

[1] Christie JD, Edwards LB, Kucheryavaya AY, et al. The registry of the International Society for Heart and Lung Transplantation: 29th adult lung and heart-lung transplant report-2012[J]. J Heart Lung Transplant, 2012, 31(10): 1073–1086.

[2] Vermeijden JW, Zijlstra JG, Erasmus ME, et al. Lung transplantation for ventilatordependent respiratory failure[J]. J Heart Lung Transplant, 2009, 28(4): 247–351.

[3] Stern JB, Mal H, Groussard O, et al. Prognosis of patients with advanced idiopathic pulmonary fibrosis requiring mechanical ventilation for acute respiratory failure[J]. Chest, 2001, 120(1): 213–219.

[4] Del Sorbo L, Boffini M, Rinaldi M, et al. Bridging to lung transplantation by extracorporeal support[J]. Minerva Anestesiol, 2012, 78(2): 243–250.

[5] Veith F. Lung transplantation[J]. Transplant Proc, 1977, 9(1): 203–208.

[6] Chandra A, Jena AB, Skinner JS. The pragmatist's guide to comparative effectiveness research[J]. J Econ Perspect, 2011, 25(2): 27–46.

[7] Egan TM, Kotloff RM. Pro/Con debate: lung allocation should be based on medical urgency and transplant survival and not on waiting time[J]. Chest, 2005, 128(1): 407–415.

[8] Fischer S, Simon AR, Welte T, et al. Bridge to lung transplantation with the novel pumpless interventional lung assist device NovaLung[J]. J Thorac Cardiovasc Surg, 2006, 131(3): 719–723.

[9] Cypel M, Waddel TH, de Perrot M, et al. Safety and efficacy of the NovaLung Interventional Lung Assist (iLA) device as a bridge to lung transplantation[J]. J Heart Lung Transplant, 2010, 29(2): S88.

[10] Ricci D, Boffini M, Del Sorbo L, et al. The use of CO_2 removal devices in patients awaiting lung transplantation: an initial experience[J]. Transplant Proc, 2010, 42(4): 1255–1258.

[11] Hammainen P, Schersten H, Lemstrom K, et al. Usefulness of extracorporeal membrane oxygenation as a bridge to lung transplantation: a descriptive study[J]. J Heart Lung Transplant, 2011, 30(1): 103–107.

[12] Bermudez CA, Rocha RV, Zaldonis D, et al. Extracorporeal membrane oxygenation as a bridge to lung transplant: midterm outcomes[J]. Ann Thorac Surg, 2011, 92(4): 1226–1231.

[13] Fuehner T, Kuehn C, Hadem J, et al. Extracorporeal membrane oxygenation in awake patients as bridge to lung transplantation[J]. Am J Respir Crit Care Med, 2012, 185(7): 763–768.

[14] Lang G, Taghavi S, Aigner C, et al. Primary lung transplantation after bridge with extracorporeal membrane oxygenation: a plea for a shift in our paradigms for indications[J]. Transplantation, 2012, 93(7): 729–736.

[15] Javidar J, Brodie D, Iribarne A, et al. Extracorporeal membrane oxygenation as a bridge to lung transplantation and recovery[J]. J Thorac Cardiovasc Surg, 2012, 144(3): 716–721.

[16] Shafii AE, Mason DP, Brown CR, et al. Growing experience with extracorporeal membrane oxygenation as a bridge to lung transplantation[J]. ASAIO J, 2012, 58(5): 526–529.

[17] Toyoda Y, Bhama JK, Shigemura N, et al. Efficacy of extracorporeal membrane oxygenation as a bridge to lung transplantation[J]. J Thorac Cardiovasc Surg, 2013, 145(4): 1065–1071.

[18] Hoopes CW, Kukreja J, Golden J, et al. Extracorporeal membrane oxygenation as a bridge to pulmonary transplantation[J]. J Thorac Cardiovasc Surg, 2013, 145(3): 862–868.

[19] Crotti S, Iotti GA, Lissoni A, et al. The organ allocation waiting time during extracorporeal bridge to lung transplantation affects outcomes[J]. Chest, 2013, 144(3): 1018–1025.

[20] Orens JB, Estenne M, Arcasoy S, et al. International guidelines for the selection of lung transplant candidates: 2006 update—a consensus report from the pulmonary scientific council of the International Society for Heart and Lung Transplantation[J]. J Heart Lung Transplant, 2006, 25(7): 745–755.

[21] Wickerson L, Mathur S, Brooks D. Exercise training after lung transplantation: a systematic review[J]J Heart Lung Transplant, 2010, 29(5): 497–503.

[22] Jackson A, Cropper J, Pye R, et al. Use of extracorporeal membrane oxygenation as a bridge to primary lung transplant: 3 consecutive, successful cases and a review of the literature[J]. J Heart Lung Transplant, 2008, 27(3): 348–352.

[23] Benzing A, Mols G, Brieschal T, et al. Hypoxic pulmonary vasoconstriction in nonventilated lung areas contributes to difference in hemodynamic and gas exchange responses to inhalation of nitric oxide[J]. Anesthesiology, 1997, 86(6): 1254–1261.

[24] Stohr F, Emmert MY, Lachat ML, et al. Extracorporeal membrane oxygenation for acute respiratory distress syndrome: is the configuration mode an important predictor for the outcome[J]? Interact Cardiovasc Thorac Surg, 2011, 12(5): 676–680.

[25] Camboni D, Akay B, Sassalos P, et al. Use of venovenous extracorporeal membrane oxygenation and an atrial septostomy for pulmonary and right ventricular failure[J]. Ann Thorac Surg, 2011, 91(1): 144–149.

[26] Strueber M, Hoeper MM, Fischer S, et al. Bridge to thoracic organ transplantation in patients with pulmonary arterial hypertension using a pumpless lung assist device[J]. Am J Transplant, 2009, 9(4): 853–857.

[27] Rich PB, Awad SS, Crotti S, et al. A prospective comparison of atrio-femoral and femoro-atrial flow in adult venovenous extracorporeal life support[J]. J Thorac Cardiovasc Surg, 1998, 116(4): 628–632.

[28] Diaz-Guzman E, Hoopes CW, Zwischenberger JB. The evolution of extracorporeal life support as a bridge to lung transplantation[J]. ASAIO J, 2013, 59(1): 3–10.

[29] Olsson KM, Simon A, Strueber M, et al. Extracorporeal membrane oxygenation in nonintubated patients as bridge to lung transplantation[J]. Am J Transplant, 2010, 10(9): 1–6.

译者：靳凯淇，同济大学附属上海市肺科医院胸外科
　　　谢冬，同济大学附属上海市肺科医院胸外科
审校：李欣，复旦大学附属中山医院心血管外科体外生命支持亚专科

第二十六章　低流量ECMO和CO_2清除

Vito Fanelli, Andrea Costamagna, Pierpaolo P. Terragni, and V. Marco Ranieri

V. Fanelli, A. Costamagna, P.P. Terragni, V.M Ranieri
Department of Anesthesia and Critical Care, University of Turin, Turin, Italy. Città della Salute e della Scienza, Ospedale S. Giovanni Battista-Molinette, corso Dogliotti 14, Turin 10126, Italy.
e-mail: marco.ranieri@unito.it.

26.1　前言

　　1952年，脊髓灰质炎（又称小儿麻痹症）在哥本哈根暴发流行，正压机械通气（MV）第一次广泛应用于治疗急性呼吸衰竭患者。机械通气可以使疲劳的呼吸肌和吸气负荷恢复平衡[1]。矛盾的是由于呼吸力学的影响，也就是呼吸机设定本身可能造成显性和隐性的肺损伤，对患者的预后产生不良影响[2-3]。

　　理论上让肺休息可以作为避免呼吸机相关肺损伤的一种方法，因此需要寻找一种既能清除CO_2，又能保证氧合的体外支持治疗的非通气策略。目前已经有体外清除CO_2的低流量ECMO和提供氧合支持的高流量ECMO等不同体外生命支持（ECLS）技术。另外已有专门体外CO_2清除装置（$ECCO_2R$）的微创系统。本章节主要综述只清除CO_2，对氧合影响很小甚至不影响的低流量ECMO和$ECCO_2R$系统，为其在急性呼吸窘迫综合征（ARDS）、慢性阻塞性肺疾病（COPD）、胸部手术患者和肺移植过渡的应用提供理论依据。

26.2　在体外支持中CO_2清除的生理学

　　CO_2由需氧细胞呼吸作用产生，通过以下3个主要途径经血液从组织到肺，90%的CO_2通过HCO_3^-输送，后者由碳酸解离和CO_2水合之间作用产生。

$$H^+ + HCO_3^- \leftrightarrow H_2O + CO_2$$

剩下10%的CO_2在血液中以自由溶解（5%）、与血红蛋白等烟酰胺循环蛋白间相互作用产生氨基甲酰化合物等形式进行输送。

生理条件下全身代谢产生CO_2（VCO_2）的量是200 mL/min，在病理状态下还可再增加30%。因此CO_2在动脉血中的浓度约为480 mL/L，在混合静脉血中CO_2浓度上升10%达520 mL/L，分别相当于二氧化碳分压（PCO_2）达到40 mmHg和45 mmHg。1 L血液含有两倍于全身每分钟产生的CO_2总量。理论上根据系统的具体效率，在体外支持中通过500 mL/min的血流量过滤清除250 mL/min的CO_2是可行的。由此得出，低于1 L/min的血流量并给予膜肺新鲜气流来维持人工肺CO_2梯度就能实现CO_2清除[4-5]。

26.3 低流量ECMO和ECCO$_2$R系统在临床的应用

目前，体外生命的治疗主要用于为器官功能恢复赢得时间而实行的临时肺功能支持或者作为器官移植的过渡治疗。以下章节将探讨低流量ECMO和ECCO$_2$R在某些疾病中的治疗（表26.1）。

26.4 ARDS

目前体外生命支持技术在ARDS患者中的应用主要基于两个原因。第一，作为威胁生命的低氧血症且传统机械通气效果差的挽救治疗。第二，作为传统机械通气的辅助治疗，允许超保护性通气，限制吸气末肺过度扩张可使呼吸机相关性肺损伤（VILI）最小化。ECLS的这两方面应用都涉及设备的复杂性和有创性。事实上发生威胁生命的低氧血症的重度ARDS患者中，高血流量（3~6 L/min）ECMO可提供足够的氧合和CO_2清除。另一方面，低流量（0.4~1 L/min）ECCO$_2$R能清除代谢产生的全部CO_2而对氧合影响极小。接下来将概述ECCO$_2$R在ARDS患者中的应用状况。读者可以参考其他章节的高流量ECCO$_2$R在ARDS中应用。

动物试验显示，ECCO$_2$R可以逐渐降低呼吸驱动力[19]，因此可以作为人体一种保持肺休息和避免机械通气不良事件的超保护机械通气策略。1980年Gattinoni等描述了在3例患者中使用约1.3 L/min低流量ECMO可以将吸气流量从15~20 L/min减少至0.7~1.5 L/min，从而避免肺过度膨胀和气压伤[6]。6年后作者充分证明低流量ECMO相对于仅提供氧合的传统机械通气是一种可行的安全辅助治疗[7]。ARDS患病早期（1周）或晚期（2~3周）的43例患者在传统机械通气和其他抢救治疗如高频射流通气及反比通气治疗失败后，最后接受静脉—静脉低流量ECMO治疗。参数设置为$PaCO_2$正常值，ECMO血流量占心排血量的20%~30%，15 L/min的新鲜气流和5次呼吸频率（正压限制在35~45 cmH$_2$O）。氧合过程和CO_2清除完全分开。事实上它是通过在隆凸水平予以流速2~3 L/min的氧气持续送气，在静脉—静脉通路开始前予以接近于平均气道压的PEEP这

表26.1　临床研究评估ECMO和ECCO2R在不同疾病中的有效性

ARDS

作者	研究类型	MV条件		ECCO2R条件	肝素	结果	并发症
		基线	体外支持后				
Gattinoni等[6]（n=3）	病例报告	RR=16~22次/min（分钟通气量14~25 L/min）	RR=3次/min（分钟通气量0.7~1.5 L/min）	VV ECMO-LFPPV，血流量：1.3 L/min，气流量：16 L/min	单次给药+连续给药	A, B	
Gattinoni等[7]（n=43）	前瞻性干预研究		PIP<35~45 cmH$_2$O，PEEP=15~25 cmH$_2$O，RR=3~5次/min	VV ECMO-LFPPV，血流量：1 L/min，气流量：15 L/min	单次给药	A, B	a, b
Brune等[8]（n=23）	前瞻性干预研究	VT=（720±150）mL，PIP=（51±9）cmH$_2$O，PEEP=（13±2）cmH$_2$O，RR=（16~24）次/min	VT=（290±35）mL，PIP=（36±6）cmH$_2$O，RR=4次/min	VV ECMO-LFPPV	单次给药+连续给药	A, B	a, b
Morris等[9]（n=40）	RCT	对照组（n=19）：常规 干预组（n=21）：VT=（8.9±0.6）mL/kg PIP=（55±3）cmH$_2$O	干预组（n=19）压力控制反比通气	VV ECMO-LFPPV 血流量：2.4 L/min	连续给药	在生存、住院和ICU住院天数方面无益处	a, b
Bein 等*[10]（n=90）	回顾性	VT=430（360~450）mL PIP=38（35~40）cmH$_2$O RR=27（21~43）次/min	VT=380（320~470）mL PIP=35（31~39）cmH$_2$O RR=23（17~39）次/min	A-V ECCO2R，无泵，血流量：1.9~2.5 L/min	单次给药+连续给药	A, B	c
Florchinger 等[11]（n=159）	前瞻性观察	VT=（453±134）mL PIP=（37.7±6.3）cmH$_2$O RR=（37±15）次/min	VT=（402±144）mL，PIP=（34.5±7.2）cmH$_2$O RR=（29±17）次/min	A-V ECCO2R，无泵，血流量：1.9~2.1 L/min 气流量：6~13 L/min	连续给药-涂层管路	A	C, d

续表26.1

作者	研究类型	MV条件		ECCO₂R条件	肝素	结果	并发症
		基线	体外支持后				
Terragni等[12]（n=32）	前瞻性干预研究	干预组：VT=（6.3±0.2）mL/kg，平台压（29.1±1.2）cmH₂O，RR=（31.2±2.3）次/min	干预组：VT=（4.2±0.3）mL/kg，平台压（25.0±1.2）cmH₂O，RR=（37.0±1.9）次/min	V-V ECCO₂R 血流量：0.2~0.4 L/min 气流量：8 L/min	单次给药+连续给药	A、B	c
Bein等[13]（n=76）	多中心 RCT	对照组（n=39）和干预组（n=40）VT 6~8 mL/kg	干预组（n=40）VT=3 mL/kg	A-V ECCO₂R 无泵 血流量：1.3 L/min		A、B、C	d

慢性阻塞性肺疾病（COPD）

作者	研究类型	MV条件	ECCO₂R条件	肝素	结果	并发症
Burki等[14]（n=20）	前瞻性观察	无创通气（有插管风险）和有创机械通气（撤机困难）	V-V ECCO₂R 血流量：（0.43±74）L/min	单次给药+连续给药	无创机械通气失败率低	A、血小板减少

胸外科

作者	临床环境	研究类型	MV条件	ECCO₂R条件	肝素钠	结果	并发症
Hommel等人[15]（n=4）	ARDS患者手术后支气管瘘	病例报告	VT<4m L/kg PBW，RR=23~22次/min，PIP<30 cmH₂O	A-V ECCO₂R，无泵	连续给药	A、B	无
Wiebe等[16]（n=10）	胸外科手术中窒息性供氧	观察性研究	窒息性供氧（译者注：无呼吸时予以氧气，但CO₂无法排出来的状态，比如说麻醉诱导插管，做气管镜，给高浓度氧，但CO₂无法排出）	A-V ECCO₂R，血流量：（1.58±0.3）L/min，气流量：（6~12）L/min	单次给药+连续给药	A、B	低体温

续表26.1

肺移植过渡治疗

作者	研究类型	MV设置	ECCO₂R设备	肝素钠	结果	合并症
Ricci等[17]（n=12）	观察性研究		A-V ECCO₂R（n=6） VV ECCO₂R（n=6）	单次给药+连续给药	A、B	
Fuehner等[18]人（n=60）	回顾性研究	机械通气组（n=34）常规设置 ECMO组（清醒患者）（n=26）	干预组（n=26） VV ECMO组 血流量：2.8（2.3~3.8）L/min 气流量：4.0（3.0~5.5）L/min VA ECMO组 血流量：3.3（3.3~4.1）L/min 气流量：3.3（2.5~4.0）L/min	单次给药+连续给药	ECMO作为肺移植的过渡治疗，有效且预后更佳	a、b、e、脓毒症所致多器官功能衰竭和需要替代治疗

注：A，接受ECCO₂R治疗患者CO₂的清除得到改善；B，接受ECCO₂R治疗患者气管通气管理改善（保护性机械通气可以减少VILI的风险）；a，出血—轻微出血；b，出血—大出血；C，接受ECCO₂R治疗患者60 d无机械通气时间；c，ECCO₂R设备相关并发症如血浆渗漏或管路凝血；d，下肢缺血；e，血流动力学障碍；MV，分钟通气量（L/min）；PEEP呼气末正压；PIP，吸气峰压；RCT，随机对照试验；RR，呼吸频率；VT，潮气量以每毫升（mL）或根据预测体重（mL/kg）来表示；*值是以中值表示（四分位距）。

种窒息性供氧方式来实现氧合。这些患者死亡率为52.1%，比先前NIH试验报道的80%死亡率低[7]。值得注意的是上面提及的研究结果并不一致。原因是尽管两个研究的患者基线特征相似，但在NIH试验中患者是接受动脉—静脉型ECMO治疗，而且更重要的是完全使用传统机械通气的这些患者将不可避免地出现气压伤和VILI。

后来这些结果被一项纳入23例重度ARDS患者的观察性研究所证实[8]。在这项研究中，Brunet等报道接受低流量ECMO和传统机械通气（5次/min）治疗的重度ARDS患者的死亡率为52%。ECLS可将$PaCO_2$从56 mmHg减少至41 mmHg（$P<0.0001$），潮气量从730 mL减少至284 mL。值得注意的是在ECMO支持期间4例患者死于严重出血这一并发症[8]。同期Morris等开展一项单中心随机对照试验，40例重度ARDS患者随机接受传统机械通气、反比通气（IPRV）和ECMO治疗。研究显示，传统机械通气和ECMO组在生存率方面无明显差异（42% *vs.* 32%）[9]。

尽管两个随机对照试验结果令人失望，但2009年H1N1暴发极大地促使医生应用ECMO救治病毒性肺炎引起的重度ARDS的年轻患者。然而医生已经不断探索一种更简便微创的$ECCO_2R$设备以辅助传统机械通气，从而减少VILI并避免ECMO相关风险。

由此，无泵体外肺辅助技术（PECLA）（iLA膜通气，德国黑欣根Novalung GmbH）和Decap（意大利萨莱诺Hemodec）两种新设备面世。Novalung是配备聚-4-甲基-1-戊烯的扩散膜（膜面积1.3 m^2）的低阻力动脉—静脉通路（2.5 L/min血流量时大约15 mmHg压力），可于1~12 L/min的氧气流量。它需要相对罗小的导管（15~19 F动脉导管，17~19 F静脉导管）和200 mL的晶体预充。

Florchinger等发表了10年来Novalung作为生命支持设备治疗急性呼吸衰竭的应用经验。共有159名患者[治疗时间为（7.0 ± 6.2）d]，其中70%有急性呼吸衰竭。治疗结束时，患者的PaO_2 [从（72 ± 37）mmHg升到（203 ± 61）mmHg]和$PaCO_2$ [从（67 ± 24）mmHg降到（39 ± 17）mmHg]有所改善，分钟通气量[从（13.8 ± 4.8）L/min降到（9.8 ± 4.8）L/min]也有明显减少[11]。这些资料提示Novalung可以作为ARDS患者可靠的支持治疗。一项回顾性研究也证实这些结果，该研究中92例ARDS患者低氧血症和高碳酸血症得到及时纠正，但是24%患者出现下肢缺血[10]。近期10家医院参与的一项多中心随机对照研究中，研究者探讨3 mL/kg（预计体重，PBW）的潮气量是否增加肺保护。治疗ARDS患者组给予3 mL/kg（PBW）通气量和PECLA支持以避免呼吸性酸中毒。对照组无体外循环设备，而是根据国际ARDS研究协作网策略（6 mL/kg，PBW）给予通气。主要终点——30 d和60 d时无需机械通气天数在两组间无差异。遗憾的是预先计划入组的106例患者中有79例退出研究造成该试验3年后停止。然而析因分析显示，严重低氧血症患者（$PaO_2/FiO_2<150$）无需机械通气天数

优于对照组[13]。

Decap系统可以作为有效清除CO_2、提供超保护性机械通气的微创系统[12]。它由一个连续静脉—静脉血透机改良而来。血管通路是通过一根双腔导管插入股静脉来完成。血液流经非封闭的滚轴泵。血液先通过膜氧合器（总膜表面是$0.33\ m^2$），然后再通过滤器。超滤液从滤器再循环进入经过气体交换前的血液中，提高CO_2清除。Terragni等在一项观察性研究中证实具有超保护性机械通气（VT<6 mL/kg）的Decap可减少VILI。32例ARDS患者的VT设置为6 mL/kg（PBW），平台压为28~30 cmH_2O，通过减少VT使平台压介于25~28 cmH_2O。VT减少引起的呼吸性酸中毒（pH≤7.25）需要使用Decap治疗72 h以上。患者平台压处于25~28 cmH_2O之间者继续使用保护性MV（VT 6 mL/kg）。$ECCO_2R$组中10例患者的$PaCO_2$（平均50 mmHg）和pH（平均7.32）均正常，VT从6 mL/kg减少至4 mL/kg（PBW），平台压从29 cmH_2O减少至25 cmH_2O（$P<0.001$）。而且经CT平扫和肺部细胞因子证实在接受治疗72 h的治疗组中，肺过度膨胀百分比有显著减少（$P<0.01$）。接受Decap治疗的患者未发生并发症[12]。值得注意的是Zanella等提出了一种可以提高CO_2清除的新方法。在6只猪中通过持续注射0.5 N乳酸酸化血液来提高70%的膜肺清除CO_2的能力[20]。

26.5　COPD

COPD在美国的死亡原因中排第三位[21]，而且高碳酸血症型呼吸衰竭可导致预后不佳和死亡率增加[22-23]。

无创正压通气（NIPPV）可以减少患者气管插管率，并且是COPD急性加重期（AECOPD）患者标准治疗方式之一[24]。然而NIPPV在治疗COPD中有25%~50%的失败率，住院生存率相关预后不佳[25]，这些患者仍然需要有创正压通气（IPPV）[26]。

在AECOPD中，过度动态充气（呼气相时间缩短）和呼气气流受限（由于小气道陷闭）而增加肺内源性PEEP（iPEEP），因此加重呼吸性酸中毒和呼吸负荷。

如前所述，$ECCO_2R$最先应用于低氧型呼吸衰竭患者，但在高碳酸型呼吸衰竭中应用并未受到关注。

为验证上述观点，Burki等探讨一种新型单静脉导管的$ECCO_2R$系统在AECOPD患者中的应用。作者证明了单一管路、低流量的$ECCO_2R$系统可以部分清除CO_2，改善这种复杂疾病某些方面。这项研究包括6个中心的ICU病房（印度1个，德国5个），20例伴有高碳酸血症的COPD患者因3种不同情况而接受$ECCO_2R$治疗。第一组（7例）为无创通气失败后，为避免气管插管接受微创$ECCO_2R$治疗患者。第二组（2例）患者因为无法撤离无创通气而行$ECCO_2R$治疗。第三组（11例）为尽快撤除机械通气而接受$ECCO_2R$治疗的有创通气患者。系统血流量波动于117~587 mL/min［（430.5 ± 73.7）mL/min］，CO_2清除波动于14~121 mL/min［（82.0 ± 16.3）mL/min］。并发症的发生率与中心静脉置管相似。有趣的是这种微创的$ECCO_2R$可以避免无创通气失败的患者进行气管插管，可作为AECOPD一种可行的辅助治疗方式[14]。

意大利的一项正在进行中的2期观察性研究采用了类似的策略（$ECCO_2R$在AECOPD中的应用——DECOPD，NCT01422681）。该研究试图明确Decap Smart能否减少无创通气的COPD患者的插管率或缩短有创机械通气治疗的患者的IMV时间。因此后续结果有望拓展和明确微创$ECCO_2R$在AECOPD的应用有效性。

26.6 胸部手术

近期$ECCO_2R$成功应用于行择期或紧急胸科手术的患者中。在这种情况下，$ECCO_2R$使肺泡通气量严重不足且需要长时间窒息通气的患者单肺通气变得可行。

Wiebe等在一项观察性研究中发现无泵$ECCO_2R$（Novalung）应用于呼吸功能不全的患者行胸部大手术时是安全可行的。10例行择期或紧急胸部手术的患者应用无泵A-V $ECCO_2R$。术中应用Novalung的适应证包括6例因低氧性呼吸衰竭（$PaO_2/FiO_2<150$）无法行单肺通气及4例手术时需要长时间窒息通气的患者。Novalung只输送低流量氧[（49.2 ± 4.4）mL/min]，可以显著地清除CO_2[（121 ± 18）mL/min]。事实上，$PaCO_2$可以从（58.4 ± 27）mmHg显著降至（37 ± 9）mmHg，pH从（7.24 ± 0.2）提高到（7.45 ± 0.04）。血流以（1.58 ± 0.3）L/min（1.2~2.2 L/min）速度通过Novalung动静脉管，血压则通过小剂量去甲肾上腺素维持[16]。观察到的相关并发症包括拔除经皮动脉插管后出现腹膜后血肿和因低体温导致的延迟拔管。

这些结果在行支气管胸膜瘘修补术的ARDS患者中得到拓展应用。事实上Hommel等发现，由低吸气压和体外辅助装置组成的超保护机械通气策略使气压伤和VILI的风险最小化。而且VT在治疗4 d后有显著的下降（从5.1 mL/kg降至2.8 mL/kg，PBW），平台压从32.4 cmH_2O降至27.6 cmH_2O，$PaCO_2$从73.6 mmHg降至54 mmHg，pH恢复正常[15]。

26.7 肺移植的过渡应用

$ECCO_2R$最近被应用于等待肺移植的晚期肺病患者。与其他实体器官移植相比，肺移植死亡率最高。基础疾病的进展或者重症肺部感染通常需要有创机械通气作为支持治疗[27]。证据显示肺移植之前机械通气会进一步加重原有的肺损伤并且导致多器官功能衰竭，使得临床条件不适合肺移植（机体太脆弱而不适合移植）[28]。此外，机械通气也是肺移植后死亡的重要危险因素，应该尽量避免机械通气。

许多单中心研究显示，体外支持系统从微创的CO_2清除系统至ECMO都可应用于治疗机械通气策略最优化却仍然无效的严重呼吸衰竭患者[17]。机械通气策略最优化指高浓度的吸入氧浓度，严重的高碳酸血症，使用一氧化氮和高水平的PEEP。有趣的是，接受ECMO治疗的肺移植患者与肺移植前未接受ECMO治疗的患者中期结果和移植物功能并没有差异[29-30]。

最近在一个非配对病例对照研究中，Fuehner等发现ECMO可作为无气管插管的晚期肺疾病患者肺移植的过渡支持治疗。26例清醒状态接受ECMO治疗患者的移植存活率高于34例有创机械通气患者。ECMO组在肺移植后6个月的生存率显著高于其他组（80% *vs.* 50%，*P*=0.02）。此外两组支持时间（9 d *vs.* 15 d）和接受移植的患者百分比（23% *vs.* 29%）相似[18]。这些研究表明体外支持可以代替有创机械通气从而改善患者内环境稳态，并因此改善移植物功能。

26.8　ECMO和ECCO$_2$R的并发症

1976年以来，ARDS患者行体外支持治疗的死亡率不断降低[31-32]。近年来，ECMO的循环回路、肝素涂层管路、旋转式泵以及小而高效持续的氧合器等构建及概念方面都取得了重大进步。这些设备变得更加简化安全，抗凝剂使用量更少，因此出血并发症也有所减少。ECMO技术的进步以及对ICU医生的强化培训，使ECMO的使用更加安全有效。

ECMO应用在H1N1流行期间得到发展成熟，并得到了较多并发症的数据。一半患者在ECMO治疗期间出现出血性并发症，最常见于导管穿刺点（占所有患者1/5）。1/10患者出现胃肠道、呼吸道、阴道和脑出血[33]。此外，1986—2006年体外生命支持组织（ELSO）登记的回顾性研究中，ECMO的并发症分析如下：通路破裂和气胸越来越少见，而管路凝血、肾功能不全、肾替代治疗、肺出血、正性肌力药物的使用、高血糖、pH极度异常、心律失常、高血压逐渐增多[34]。另一个ECMO期间常见并发症是感染。一项术后使用ECMO的回顾性研究显示，42例患者（62%）出现感染并发症，最主要感染部位是呼吸道（30例，44%）和血流感染（14例，21%）。另外非ECMO导管相关的感染有13例（19%），ECMO导管相关性感染有7例（10%）[35]。另外有报道导管相关不良事件可发生在VV ECMO导管通过颈内静脉置于体内时，导管移动进入右心室引起右心室破裂和压塞[36]。

PECLA设备以1 L/min的血流速度可以清除50%的全身产生的CO_2，并以20~60 mL/min的速度传输氧气。此外这些设备也可应用于高出血风险的患者，因为导管和设备都有肝素涂层，而且在这些无法活动的危重症患者中，本身就需要类似剂量的抗凝治疗[37]。

2006年Bein等回顾性研究报道，ECMO严重故障的发生率约占24.4%。相关并发症是置管出血和穿刺点血肿，还报道了1例下肢缺血和骨筋膜室综合征[33]。最近Sanchez等报道PECLA期间数个血浆标志物显著增高。虽然这些指标的升高有统计学意义，但在PECLA期间或之后都没有达到病理性升高。因此这些改变没有临床意义，而且在停止PECLA之后48 h内恢复正常[10]。

新型VV ECCO$_2$R系统由于更加微创，相关并发症变得更少。在一项前瞻性研究中，在ARDS患者使用ECCO$_2$R系统Decap联合VT<6 mL/kg的保护性机械通气策略，未出现相关并发症。由于再循环（2例）和导管扭曲（1例），共将3例患者的14 F双腔导管更换为2根8 F单腔导管（双侧股静脉各1根）。3例患者出现膜肺凝血，但并不需要额外的输血治疗[12]。此外，一项20例COPD患者接受ECCO$_2$R（Hemolung）治疗的队列研究中，只有1例死于血管穿孔导致的内出血，虽然这不能直接归咎于Hemolung。此外，肝素诱导的血小板减少是常见的不良反应，虽然这与临床显著的出血并没有任何相关性[14]。

26.9 总结

尽管缺乏可靠的临床数据来评估ECMO和ECCO$_2$R系统的安全、疗效和成本效益，但不断进步的技术使它们的应用愈发广泛。应根据治疗目标，谨慎地调整治疗的有创程度。事实上早期应用体外支持，这一强大的体外生命支持系统优势并不显著，严重出血的并发症可能会大于临床获益。这种强有效的治疗手段还需要更多的临床试验来评估其风险与获益。

声明

本文作者宣称无任何利益冲突。

参考文献

[1] [1] Tobin MJ. Advances in mechanical ventilation[J]. N Engl J Med, 2001, 344(26): 1986–1996.

[2] Tremblay LN, Slutsky AS. Ventilator-induced injury: from barotrauma to biotrauma[J]. Proc Assoc Am Physicians, 1998, 110(6): 482–488.

[3] Ventilation with lower tidal volumes as compared with traditional tidal volumes for acute lung injury and the acute respiratory distress syndrome[J]. The Acute Respiratory Distress Syndrome Network. N Engl J Med, 2000, 342(18): 1301–1308.

[4] Gattinoni L, et al. A new look at therapy of the adult respiratory distress syndrome: motionless lungs[J]. Int Anesthesiol Clin, 1983, 21(2): 97–117.

[5] Pesenti A, Patroniti N, Fumagalli R. Carbon dioxide dialysis will save the lung[J]. Crit Care Med, 2010, 38 (10 Suppl): S549–S554.

[6] Gattinoni L, et al. Treatment of acute respiratory failure with low-frequency positivepressure ventilation and extracorporeal removal of CO2[J]. Lancet, 1980, 2(8189): 292–294.

[7] Gattinoni L, et al. Low-frequency positive-pressure ventilation with extracorporeal CO2 removal in severe acute respiratory failure[J]. JAMA, 1986, 256(7): 881–886.

[8] Brunet F, et al. Extracorporeal carbon dioxide removal and low-frequency positivepressure ventilation. Improvement in arterial oxygenation with reduction of risk of pulmonary barotrauma in patients with adult respiratory distress syndrome[J]. Chest, 1993, 104(3): 889–898.

[9] Morris AH, et al. Randomized clinical trial of pressure-controlled inverse ratio ventilation and extracorporeal CO2 removal for adult respiratory distress syndrome[J]. Am J Respir Crit Care Med, 1994, 149(2): 295–305.

[10] Bein T, et al. A new pumpless extracorporeal interventional lung assist in critical hypoxemia/ hypercapnia[J]. Crit Care Med, 2006, 34(5): 1372–1377.

[11] Florchinger B, et al. Pumpless extracorporeal lung assist: a 10-year institutional experience[J]. Ann Thorac Surg, 2008, 86(2): 410–417.

[12] Terragni PP, et al. Tidal volume lower than 6 ml/kg enhances lung protection: role of extracorporeal carbon dioxide removal[J]. Anesthesiology, 2009, 111(4): 826–835.

[13] Bein T, et al. Lower tidal volume strategy (approximately 3 ml/kg) combined with extracorporeal CO2 removal versus 'conventional' protective ventilation (6 ml/kg) in severe ARDS: the prospective randomized Xtravent-study[J]. Intensive Care Med, 2013, 39(5): 847–856.

[14] Burki NK, et al. A novel extracorporeal CO(2) removal system: results of a pilot study of hypercapnic respiratory failure in patients with COPD[J]. Chest, 2013, 143(3): 678–686.

[15] Hommel M, et al. Bronchial fistulae in ARDS patients: management with an extracorporeal lung assist device[J]. Eur Respir J, 2008, 32(6): 1652–1655.

[16] Wiebe K, et al. Thoracic surgical procedures supported by a pumpless interventional lung assist[J]. Ann Thorac Surg, 2010, 89(6): 1782–1788.

[17] Ricci D, et al. The use of CO2 removal devices in patients awaiting lung transplantation: an initial experience[J]. Transplant Proc, 2010, 42(4): 1255–1258.

[18] Fuehner T, et al. Extracorporeal membrane oxygenation in awake patients as bridge to lung transplantation[J]. Am J Respir Crit Care Med, 2012, 185(7): 763–768.

[19] Kolobow T, et al. Control of breathing using an extracorporeal membrane lung[J]. Anesthesiology, 1977, 46(2): 138–141.

[20] Zanella A, et al. Blood acidification enhances carbon dioxide removal of membrane lung: an experimental study[J]. Intensive Care Med, 2009, 35(8): 1484–1487.

[21] Qaseem A, et al. Diagnosis and management of stable chronic obstructive pulmonary disease: a clinical practice guideline update from the American College of Physicians, American College of Chest Physicians, American Thoracic Society, and European Respiratory Society[J]. Ann Intern Med, 2011, 155(3): 179–191.

[22] Connors AF Jr, et al. Outcomes following acute exacerbation of severe chronic obstructive lung disease. THE SUPPORT investigators (Study to Understand Prognoses and Preferences for Outcomes and Risks of Treatments) [J]. Am J Respir Crit Care Med, 1996, 154(4 Pt 1):

959–967.

[23] Hoogendoorn M, et al. Case fatality of COPD exacerbations: a meta-analysis and statistical modelling approach[J]. Eur Respir J, 2010, 37(3): 508–515.

[24] Chandra D, et al. Outcomes of noninvasive ventilation for acute exacerbations of chronic obstructive pulmonary disease in the United States, 1998–2008[J]. Am J Respir Crit Care Med, 2012, 185(2): 152–159.

[25] Menzies R, Gibbons W, Goldberg P. Determinants of weaning and survival among patients with COPD who require mechanical ventilation for acute respiratory failure[J]. Chest, 1989, 95(2): 398–405.

[26] Hoo GW, Hakimian N, Santiago SM. Hypercapnic respiratory failure in COPD patients: response to therapy[J]. Chest, 2000, 117(1): 169–177.

[27] Del Sorbo L et al (2012) Bridging to lung transplantation by extracorporeal support[J]. Minerva Anestesiol, 2012, 78(2): 243–250.

[28] Del Sorbo L, Ranieri VM, Keshavjee S. Extracorporeal membrane oxygenation as "bridge" to lung transplantation: what remains in order to make it standard of care[J]? Am J Respir Crit Care Med, 2012, 185(7): 699–701.

[29] Bermudez CA, et al. Extracorporeal membrane oxygenation as a bridge to lung transplant: midterm outcomes[J]. Ann Thorac Surg, 2011, 92(4): 1226–1231; discussion 1231–1232.

[30] Jackson A, et al. Use of extracorporeal membrane oxygenation as a bridge to primary lung transplant: 3 consecutive, successful cases and a review of the literature[J]. J Heart Lung Transplant, 2008, 27(3): 348–352.

[31] Gille JP, Bagniewski AM. Ten years of use of extracorporeal membrane oxygenation (ECMO) in the treatment of acute respiratory insufficiency (ARI) [J]. Trans Am Soc Artif Intern Organs, 1976, 22: 102–109.

[32] Zapol Wm SMT. Extracorporeal membrane oxygenation in severe acute respiratory failure: a randomized prospective study[J]. JAMA, 1979, 242(20): 2193–2196.

[33] Davies A, et al. Extracorporeal membrane oxygenation for 2009 influenza a(H1N1) acute respiratory distress syndrome[J]. JAMA, 2009, 302(17): 1888–1895.

[34] Brogan TV, et al. Extracorporeal membrane oxygenation in adults with severe respiratory failure: a multi-center database[J]. Intensive Care Med, 2009, 35(12): 2105–2114.

[35] Aubron C, et al. Infections acquired by adults who receive extracorporeal membrane oxygenation: risk factors and outcome[J]. Infect Control Hosp Epidemiol, 2013, 34(1): 24–30.

[36] Hirose H, et al. Right ventricular rupture and tamponade caused by malposition of the Avalon cannula for venovenous extracorporeal membrane oxygenation[J]. J Cardiothorac Surg, 2012, 7: 36.

[37] Moerer O, Quintel M. Protective and ultra-protective ventilation: using pumpless interventional lung assist (iLA) [J]. Minerva Anestesiol, 2011, 77(5): 537–544.

译者：刘凯雄，福建医科大学附属第一医院呼吸与危重症医学科
审校：詹庆元，中日友好医院呼吸与危重症医学科
　　　冯莹莹，中日友好医院呼吸与危重症医学科

第二十七章　VV ECMO的撤机

Giacomo Grasselli, Paolo Mangili, Simone Sosio, and Nicolò Patroniti

G. Grasselli, P. Mangili, S. Sosio
Department of Emergency Medicine, San Gerardo Hospital, University of Milano-Bicocca, Via Pergolesi 33, Monza 20900, Italy. e-mail: jaku71@gmail.com.

N. Patroniti
Department of Health Sciences, Department of Urgency and Emergency, Milano-Bicocca University, San Gerardo Hospital, Via Pergolesi 33 , Monza (MB) 20900, Italy.
e-mail: nicolo.patroniti@unimib.it.

27.1　引言

　　体外呼吸支持的撤除是患者管理中至关重要的一步，但是对于ICU医生，决定撤机的时机和方法是个重大挑战。由于缺少明确的标准，常常根据主治医师的个人经验和临床判断来作出决定。然而，有些指征来源于某些学会的指南、各家医院的治疗方案和已发表的一些病例研究。

　　在接下来的内容中，我们将讨论撤机过程的以下几个方面：①患者准备撤机的时机；②如何实施撤机；③撤机过程中如何管理通气。

27.2　准备撤机患者的评估

　　如前所述，随着自身肺功能改善，体外呼吸支持将逐渐减少。为了决定某一患者能否撤除ECMO，我们建议根据病程中以下功能参数的变化，对其呼吸功能进行全面评估：

　　（1）提高自身肺氧供比例。根据ELSO指南[1]，当自身肺承担全部气体交换的50%~80%时，可以考虑撤除ECMO。在一项大样本ECMO治疗ARDS研究中，Mol等报道当患者自身肺能提供至少占80%的全身氧供时，才可以撤除

ECMO[2]。

（2）呼吸力学的改善，如呼吸系统（ARDS患者）静态顺应性的增加，和（或）气道阻力的下降（重症哮喘患者）。

（3）气体交换的改善：多数学者认为，当患者处于"适度呼吸机状态"（如，$FiO_2 \leqslant 0.6 \sim 0.5$ 和PEEP相对较低）时，动脉血 PaO_2 和 $PaCO_2$ 维持在适当水平，可以考虑撤机，但并没有提供这些参数的明确临界值水平。

27.3　停机步骤

在自身肺功能改善的同时，减少体外呼吸支持。

严重低氧的患者需要高血流量体外呼吸支持：一旦自身肺开始恢复并明显改善动脉氧合，体外血流量可逐渐降低（图27.1）。另一方面，对于单纯高碳酸血症患者来说，从开始阶段，体外血流量即维持低流量，且辅助程度由膜肺通气量决定。在第一阶段，尤其对于低氧血症患者来说，膜肺通气氧浓度常维持在100%。随着气体交换改善，建议先降低呼吸机氧浓度而不是调整膜肺通气氧浓度，以避免对自身肺形成氧毒性。

在撤机阶段，可能会采用不同的机械通气策略。

对于某些患者，如有严重出血性并发症的，优先考虑的是应尽快停用ECMO，对于这些患者来说，尽管仍然处于控制性机械通气阶段，仍要停用ECMO。在更多情况下，ECMO用于帮助从控制性机械通气过渡到辅助性自主呼吸模式，如压力支持通气（PSV）或神经调节性辅助通气（NAVA）[3-4]。在这种情况下，镇静、呼吸驱动和人工肺通气之间存在复杂的相互作用，例如，增加膜肺通气量是一个很有效的方式，可以控制患者的自主呼吸做功，并可能降低镇静药剂量。换言之，调控体外膜肺辅助已成为有助于患者撤离呼吸机的一种治疗策略。

最后，在有些情况下需要尽可能地减少有创机械通气时间，如处于严重免疫功能抑制状态。对于这些患者，ECMO支持状态时也可以拔除气管插管，且在脱离呼吸机后才能撤除体外生命支持。

27.4　ECMO停机试验

一旦患者根据上述标准决定准备撤机，应推荐进行体外生命支持的临时停机试验。静脉—静脉ECMO不提供血流动力学支持。基于这一原因，停机试验阶段不用像静脉—动脉ECMO那样，停止或减少体外血流量。

静脉—静脉ECMO的停机试验应按照以下步骤来实施：

（1）如果患者处于控制性机械通气模式，则呼吸机设置（呼吸频率、平台压、吸入氧浓度和PEEP）需要调整至认为可接受脱离ECMO的水平。如果患

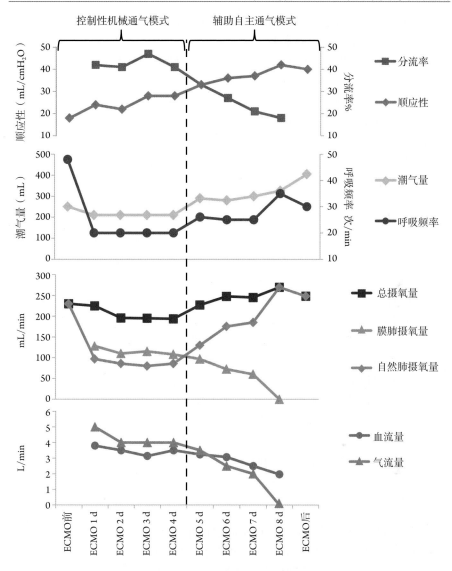

图27.1 1例ARDS患者的每日通气管理

图中显示了每天呼吸机和ECMO设置的主要参数、气体交换和血流动力学。一旦自身肺功能改善，患者将转换成辅助机械通气（虚线），并且机械通气和ECMO支持的气体流量也逐渐降低。

者处于辅助自主通气模式（如PSV、ACV和NAVA），则可能需要调整吸气相支持的水平和谨慎地调控镇静水平。

（2）一旦呼吸机设置被调整至上述水平，则需要关闭膜肺通气。需要谨记将空氧混合器的流量计调整至0是不够的，必须将进气管道夹闭，因为即使在空氧混合器关闭时，仍有氧气可以从流量表泄漏过去。当膜肺通气停止后，氧气将会在20 min后被完全消耗掉，当回路中额外的氧气被用完时，监测体外回路中静脉血氧饱和度将会是患者的实际混合静脉血氧饱和度。

（3）仍维持体外管路血流量，且不需要调整肝素的剂量。

关于停机试验时间并没有明确规定：有些中心建议试验时间为1~6 h，但是如果有必要的话，可以将试验时间延长至数小时。在这一阶段，患者需要严密监测，尤其要额外关注以下几个方面：

①血流动力学稳定：在ECMO撤机阶段，除了标准血流动力学参数（心率、动脉压、心脏充盈压）以外，还推荐监测连续混合静脉血氧饱和度（如果可能的话），以评估氧供是否足够。

②气体交换是否足够（动态监测动脉血气）。

③如果患者处于辅助自主通气模式，需要仔细评估呼吸模式（潮气量、呼吸频率、分钟通气量）和呼吸力学（呼吸困难的征象、辅助肌肉的使用）。

如果患者在试验阶段仍能维持稳定，且最重要的是，其呼吸负荷可接受，则体外支持可以最终撤除，并可以像下述的那样拔除插管（图27.2）。

对于一些病情特别不稳定患者，一些中心倾向于断开体外回路并保留原位插管，以保证在患者情况突然恶化时能快速重新建立体外支持（图27.3）。静脉插管可以在原位保留48 h。为了避免血栓形成，需要在插管内注入一点肝素液体，且按原剂量继续给予全身抗凝。

27.5 拔管

经皮插管可以直接拔除，一些中心建议在拔管前停用肝素30~60 min。在移除插管前，在插管部位周围进行荷包缝合，在快速拔管后，将缝线打结并局部压迫至少30 min。建议定期检查插管部位有无出血或血肿形成的迹象。

当给处于自主呼吸患者拔除静脉插管（尤其是颈静脉插管）时，有经插管侧孔进入发生空气栓塞的潜在风险。为了避免这一并发症，在拔除插管时需要在呼吸机上给予一次Valsalva动作。

在拔管后，我们进行一次下肢静脉和插管血管的血管超声检查以排除血栓性事件。

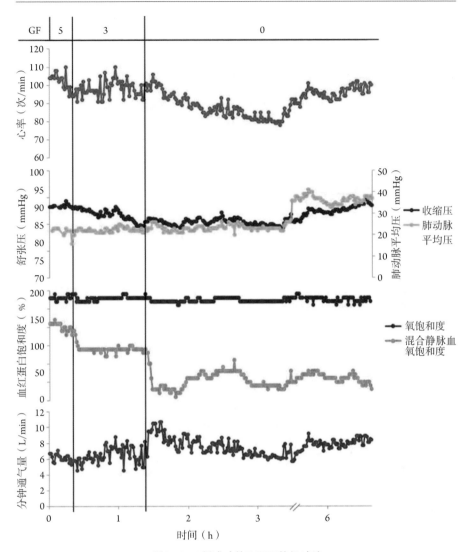

图27.2　1例成功的ECMO停机试验

ECMO气流量（GF）从5 L/min降低到3 L/min再到0 L/min，尽管混合静脉血氧饱和度（SvO_2）有所下降，但动脉血氧饱和度（SaO_2）仍能维持稳定，并伴有分钟通气量和血流动力学驱动的适当增加，该患者最终成功拔管。

27.6　无效治疗的停机

　　当患者的病情进展至永久性和不可逆性脑、肺和（或）心功能损伤，且没有恢复或器官移植的希望，对于这些无效的治疗应当停止体外支持。根据ELSO指南[1]，在ECMO建立前应向家属解释这种可能性。

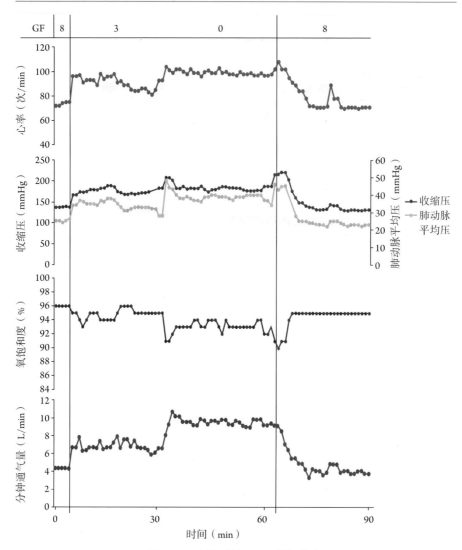

图27.3　1例失败的ECMO停机试验

ECMO气流量（GF）从3 L/min降低到0 L/min，而膜肺通气关闭后，患者分钟通气量双倍增加且动脉血氧饱和度下降，而心率和动脉压上升。由于无法接受患者每分钟通气量的增加和动脉血氧饱和的下降，所以将气流量调回8 L/min，从而让患者休息。

声明

本文作者宣称无任何利益冲突。

参考文献

[1]　ELSO guidelines[Z/OL]. http://www.elso.med.umich.edu/guidelines.html.

[2]　Mols G, Loop T, Geiger K, Farthmann E, Benzing A. Extracorporeal membrane oxygenation: a ten-year experience[J]. Am J Surg, 2000, 180(2): 144–154.

[3]　Karagiannidis C, Lubnow M, Philipp A, et al. Autoregulation of ventilation with neurally adjusted ventilatory assist on extracorporeal lung support[J]. Intensive Care Med, 2010, 36(12): 2038–2044.

[4]　Mauri T, Bellani G, Grasselli G, et al. Patient-ventilator interaction in ARDS patients with extremely low compliance undergoing ECMO: a novel approach based on diaphragm electrical activity[J]. Intensive Care Med, 2013, 39(2): 282–291.

译者：倪布清，南京医科大学第一附属医院心脏大血管外科
审校：李欣，复旦大学附属中山医院心血管外科体外生命支持亚专科

第四部分

ECMO用于器官获取

第二十八章 心脏搏动和心脏停搏的器官供体

Marinella Zanierato, Francesco Mojoli, and Antonio Braschi

M. Zanierato
SC Anestesia e Rianimazione 1, Fondazione IRCCS Policlinico S. Matteo, V.le Golgi 19, Pavia 27100, Italy. e-mail: m.zanierato@smatteo.pv.it.

F. Mojoli, A. Braschi
SC Anestesia e Rianimazione 1, Fondazione IRCCS Policlinico S. Matteo, V.le Golgi 19, Pavia 27100, Italy. Dipartimento di Scienze Clinico-chirurgiche, Diagnostiche e Pediatriche, Sezione di Anestesia Rianimazione e Terapia Antalgica, Università degli Studi di Pavia, V.le Golgi 19, Pavia 27100, Italy. e-mail: francesco.mojoli@unipv.it; antonio.braschi@unipv.it.

28.1 引言

目前，器官移植是一种有效的终末期疾病治疗方法。但是，有限的供体器官数量无法满足临床实际需求。人们通过以下几种方式增加供体器官来源途径：脑死亡供体（BDD）合理地进行器官维护管理、放宽边缘供体的纳入标准以及接受心脏死亡器官捐献（DCD）。DCD又被称为心脏停搏器官供体（NHBD）[1]。在法律或社会习俗抵触使用BDD的国家，DCD供体器官是器官移植的唯一来源[2]。根据马斯特里赫特（Maastricht）标准，NHBD分为以下四种类型：到院前已经宣告死亡未尝试心肺复苏（Ⅰ型）、心肺复苏失败后死亡（Ⅱ型）、撤除生命支持系统后等待心脏停搏（Ⅲ型）以及脑死亡后心脏停搏或脑死亡同时心脏停搏（Ⅳ型）。Ⅰ型与Ⅱ型是指在意外心脏停搏和心肺复苏不成功基础上的不可控型的供体。相反，Ⅲ型与Ⅳ型是可控型供体。

当医生做出决定认为治疗是"徒劳"的并紧接着停止生命支持治疗时，比如机械通气或器官灌注支持，Ⅲ型供体就产生了（表28.1）。

NHBD在临床应用中出现的主要问题是长时间的热缺血会造成移植器官功能受损，移植术后容易出现并发症。当前，热缺血时间（WIT）的定义尚

表28.1　马斯特里赫特 NHBD 分型

分型	描述	另一种分型
I	抵达医院前死亡	不可控
II	不成功心肺复苏	不可控
III	等待心脏停搏	可控
IV	脑死亡同时心脏停搏	可控

未明确。在可控型的DCD供体中，WIT定义为撤除生命支持治疗与开始冷灌注之间的间隔时间[4]，或撤除生命支持治疗与心脏停搏之间的间隔时间，这段时间也被称为"濒死期"[5]。热缺血期间的病理生理特点是持续性的低血压，持续存在的器官低灌注状态会明显加重DCD供体器官的损伤。研究发现，持续低灌注时间超过2 h，对器官移植来说是不可接受的[6]。在不可控型的心脏死亡供体中，WIT的影响将更加显著，因为循环停止的确切时间未知[7]。此外，在心脏停搏和冷灌注开始之前，会经历不同时长与有效性未知的心肺复苏（CPR）过程。有研究显示，在器官保存措施开始之前，使用自动胸外按压设备可改善器官灌注[8]。静态低温保存可能不是DCD供体移植物保存的最佳策略，低氧和再灌注损伤可能加重缺血性组织的损伤。研究及临床实践已经在追踪防止热缺血损伤策略的进展以及改善NHBD保存方法。

28.2　DCD供体的保存方式

目前，存在两种器官供体灌注保存技术。

28.2.1　原位灌注冷保存

在20世纪70年代早期，这种技术被首次应用并进一步改进完善，通过从股动脉插至主动脉的三腔二囊（DBTL）导管来进行冷灌注（4 ℃），胸部和腹部的球囊分别在降主动脉与肾动脉分叉处下方扩张。灌注系统通过导管灌注进行15~20 L的低温保存液，肾脏温度降低至10 ℃~15 ℃。通过插入至股静脉的Foley导管进行引流[9]。供体肾脏切除术在低温保存液灌注的2 h内进行。此项技术用于保存可控型DCD供体和部分原因导致的不可控型DCD供体肾脏。但是，这项灌注技术会带来一些不利影响。另一方面，移植术后出现的移植物功能恢复延迟（DGF）与急性肾小管坏死（ATN）发生率较高[10]。

28.2.2　体外膜肺氧合（ECMO）灌注保存技术

ECMO被广泛应用于提供循环和呼吸支持。在DCD供体中，ECMO保证供体器官的血液温度与氧合，从而在死亡到器官摘取这段时间内提供有效的灌注。体外灌注保存技术存在两种不同的灌注方式：

（1）通过体外循环（CPB）进行全身冷却（TBC）或核心温度冷却至18 ℃。这种方式最初应用于BDD供体心脏与肺。在20世纪90年代初期，应用于NHBD供体器官，并且肾移植和肝移植初步获得满意临床效果。但进一步临床应用发现，肾移植术后出现移植物功能恢复延迟的发生率较高[12-13]。

（2）"选择性"ECMO灌注保存，针对腹腔脏器进行灌注。ECMO灌注保存有两种不同方式：①低温ECMO灌注。为了避免TBC技术带来问题，许多移植中心进行选择性低温ECMO[11]。ECMO系统中存在变温水箱，将系统管路与股静脉—动脉连接。通过对侧股动脉插入阻断球囊阻断胸主动脉，同时结扎双侧股动脉。通过低温ECMO灌注，保持腹腔脏器温度在4 ℃，并且维持氧合血液灌注。但有研究发现，低温ECMO灌注保存提高细胞功能方面能力有限，低温状态导致细胞代谢活动几乎完全停止[14]。所以，低温情况下，细胞修复过程在低温ECMO灌注过程中受损。②常温ECMO（NECMO）灌注。常温ECMO灌是指保存腹腔脏器时，维持温度在37 ℃左右，并保持氧合血液灌注[15]。目前，有研究证据表明，NECMO能有效地逆转缺血性病变，改善器官组织微循环，提高移植物的功能[16]。

28.3 NECMO灌注保存技术

通过外科手术或经皮途径，将15~19 Fr和21~24 Fr的灌注导管分别插入股动脉和股静脉，并连接于ECMO环路。ECMO环路包括贮血室、离心泵、热交换器、空气源（氧气或空气）以及氧合器（图28.1）。在该环路使用前需使用生理盐水预冲排气。对侧股动脉插入Fogarty球囊导管，插入降主动脉，球囊扩张阻止血液灌注心脏和脑。通过胸部平片可以确定阻隔球囊的位置。泵流量维持在1.7~3 L/min之间，温度维持在35.5 ℃~37.5 ℃，pH维持在7.0~7.4[17-18]。在基线和应用NECMO整个期间监测氧合器后动脉血气，来确定氧合指数和酸碱平衡状态。氧浓度和氧流量经调整保持二氧化碳分压在30~45 mmHg之间并维持动脉氧合饱和度在98%~100%之间。碳酸氢钠可以用于纠正代谢性酸中毒。供体肝素化应当在插管前开始，使用足量肝素化（3 mg/kg），灌注保存期间再根据ACT值调整，肝素剂量维持在1.5 mg/kg。

继续进行NECMO，直到器官恢复冷灌注。对腹腔脏器进行仔细探查后，可以使用动脉插管灌注冰冻保存液，进行原位逆行冲洗与灌注肝脏和肾脏。灌注肝脏时，还需要静脉插管单独灌注门静脉。NECMO停止灌注保存后，远端连接氧合器与近端连接保存液灌注端的动脉夹闭，可以通过静脉回流吸引剩余液体[17,19]。

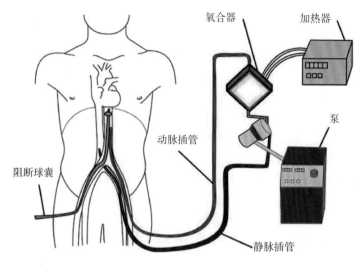

图28.1　常温体外膜肺氧合（NECMO）

28.4　NECMO的生理特点

1997年，西班牙与日本对ECMO灌注保存进行实验研究[11,19]。研究报道这种技术在可控条件下可以保证组织灌注，对器官功能发挥保护性作用。保护作用包括修复器官热缺血损伤，在生理温度下提供足够的氧气和营养保证自我代谢能力，进而帮助修复损伤的细胞，冷缺血前纠正酸中毒，恢复已经消耗的ATP，调节钙离子稳态以及清除自由基。持续性常温灌注避免冷缺血发生是NECMO的另一个明显优势[20]。一方面，常温灌注可以改善腹腔移植物（肾脏和肝脏）的质量并逆转缺血性损伤。血液相比于晶体液来说，可以更好地维持细胞膜完整性，帮助组织损伤恢复。另一方面来说，虽然低温能快速降低代谢，但常温是保证恢复代谢过程、修复损伤细胞、重新激活代谢产物能量水平的最佳条件。根据Net等研究报道[16]，NECMO可以对热缺血供体器官进行缺血预处理，为DCD供体提供更多的活力。在21世纪初，这项技术在美国、西班牙和日本应用于临床实践。

28.5　在不可控NHBD中NECMO灌注保存的应用

在西班牙、法国和意大利，NECMO灌注保存对不可控型NHBD是一种不错的方法[21-23]。有目击证人的院外难治性心脏骤停（CA）患者被认为符合资格。紧急医疗服务到达有目击证人的CA现场，根据国际标准指南开始高级生命支持，并使用自动胸部按压系统[24]。如果心脏停搏持续20~30 min，并且无法明确可逆原因，这种情况下，心脏停搏被认为是不可逆的且进一步抢救是无效的[25]。此时，如果患者符合Ⅱ型供体标准，那么持续进行自动胸外按压并转至医院。若心电图消失且呼吸活动消失至少5 min后，可在医院内宣布死亡。随后注射肝素，并使用自动胸外按压重新开始体外心脏按压。同时，进行股动脉插管，开始NECMO后，撤除机械通气和胸外按压装置。Fogarty球囊导管经对侧股动脉插入降主动脉并扩张。如果之前已提交捐赠同意书，NECMO将持续进行维持。在ECMO灌注保存期间，供体将被进行相关医学的评估。捐赠的标准包括以下：有目击证人的心脏骤停；没有CPR的无血流时间最多不得超过15~20 min；肾脏捐赠年龄>60岁、肺和肝脏捐赠年龄为50~55岁、死因或推测死因明确以及非出血性腹部损伤[21-22]。心脏停搏和器官灌注之间的间隔时间与心脏停搏和器官获取之间的间隔时间分别限定在120 min和240 min以内。明确时间范围有两个好处：给亲属更多的时间（最多4 h）来接受死亡并考虑捐赠，同时在可控的生理条件下延长器官灌注。相应地，我们还可进行肝脏和肾脏检查，评估其生理功能[26]。已有报道表明，进行NECMO的DCDⅡ型肾脏比低温保存的肾脏发生DGF和原发移植物无功能（PGNF）的比例更低[27]。尽管NHBD的DGF水平即使在NECMO下发生率仍然很高（16%~20%），但术后DGF是暂时性的，并且不会影响移植后结果。在接受NECMO的NHBD肾脏中，1年移植物生存率据报道高达87.4%[24]。但是NHBD肝脏的临床应用存在一些问题，其功能对受体的生存率起决定作用。主要问题是由于原来的病例变为不可控型的DCD肝脏移植物，特别是缺血性胆管疾病，移植术后原发性移植肝无功能发生率较高[25]。尽管Fondevila等报道其来源于不可控的DCD中进行肝移植方面取得令人鼓舞的结果，但受体和移植物1年生存率分别为82%和70%，其中仅有10%的移植物是来自于Ⅱ型DCD供体[28]。最近一项马德里的研究报道使用不可控型DCD供体的肺移植[29]，该项目开发一种新的多器官保存方法，也被称为"双体温保存法"。这个方法中，腹腔脏器经NECMO保存，而胸腔脏器通过持续性肺脏保存液低温灌注保存[29,30]。

28.6　在可控型NHBD中NECMO的应用

在美国和北欧，NECMO适用于那些由重症医务人员和其他专科医生认为的"治疗无效"的患者[31-32]。与发生不可逆转神经损伤患者的亲属讨论撤除生命支持治疗时，器官捐献是一个合适的提议。Migliocca等报道称已在可控型的DCD供体中，将NECMO应用于腹腔脏器灌注，他们报道了较低的DGF发生率（8%），并且建议将这项技术扩大至1/3的肾脏供体人群。

在治疗撤除之前和家属同意之后，NECMO的插管已准备在ICU的床旁。此时撤除生命支持治疗而安慰性治疗措施仍然继续。如果发生死亡，将在"无接触"期后（通常约为5 min）宣布死亡并开始NECMO。球囊导管放置于胸主动脉来避免氧合血液回流至心脏，避免功能性恢复。在一些临床中心，如果患者60 min内没有发生心脏死亡，那么该患者将不再作为DCD捐赠的候选人[17,33]。来源于ECMO保护的DCD供体的肾移植生存率与来源于BDD的生存率相当[34]。尽管某些中心报道了理想的肝移植生存率结果，但移植肝的生存率一直低于移植肾。肝移植中需筛选与明确供体特异性危险因素。在DCD肝移植中，不断积累的经验发现与移植物生存率相关的供体特异性危险因素，即供体WIT>20~30 min、冷缺血时间>8~10 h以及供体年龄>40~60岁[35]。但是，某些中心也报道了可观的DCD预后并且与DCD-BDD在肝移植方面的结果是相同的。

28.7　ECMO对BDD的帮助

在一些国家，ECMO已应用于支持脑死亡的多器官供体，这些供体不可能完成心脏或呼吸衰竭的死亡评估[13,36]。当供体血流动力学不稳定，需要三种不同的变性肌力药和血管加压药，或者Inotrope评分>30以维持平均动脉压>60 mmHg时，ECMO支持治疗是一种选择。其他需要ECMO支持的供体为$PaO_2/FiO_2<200$ mmHg（FiO_2为100%并且高呼气末正压通气）以及排除呼吸暂停试验的低氧血症[37-38]。在这些病例中，ECMO在脑死亡评估时开始进行。尽管此种方法并不常用，但一些单中心已证实，在不稳定BDD中早期应用ECMO支持，对增加供体人群和保存供体器官来说是一种可行的策略。其可降低血管活性药物的剂量，也可降低PGNF的发生率，尤其是心脏移植后。在ECMO作用下，呼吸暂停试验应在通过氧合器的气流量降到零时进行，这样氧气供应和通气完全依赖于呼吸机[36]。在特定的BDD中，及时应用ECMO可恢复潜在的供体器官，否则就会失去供体器官。

28.8　未来展望

未来的器官获取策略将着重于精确评估用于移植的DCD器官的活力。为实现该目的，基本的操作必将包括常温体外的循环辅助阶段[38]。理论上，无论是肾脏和肝脏获取后进行常温机器灌注（NMP），还是肺获取后进行体外肺灌注（EVLP）都可保证有氧代谢的生理状态，能提供相应器官特定的底物以此逆转热缺血损伤[39,40]。对供体器官本身进行精确的评估需要投入大量时间，但从长远看却能节省时间。根据需要，移植的器官进行3~6 h的体外灌注对逆转缺血性损伤和评估移植前器官是必要的。此外，常温体内和体外再灌注提供了宝贵的平台，可为缺血/再灌注损伤和移植后急性排斥提供可能的治疗方法。

声明

本文作者宣称无任何利益冲突。

参考文献

[1] Howard RJ. The challenging triangle: balancing outcomes, transplant numbers and costs[J]. Am J Transplant, 2007, 7(11): 2443–2445.

[2] Bernat JL, D'Alessandro AM, Port FK, et al. Report of a national conference on donation after cardiac death[J]. Am J Transplant, 2006, 6(2): 281–291.

[3] Koostra G, Daemen JH, Oomen AP. Categories of nonheart-beating donors[J]. Transplant Proc, 1995, 27(5): 2893–2894.

[4] Reich DJ, Mulligan DC, Pl A, et al. ASTS recommended practice guidelines for controlled donation after cardiac death organ procurement and transplantation[J]. Am J Transplant, 2009, 9(9): 2004–2011.

[5] Levvey BJ, Westall GP, Kotsimbos T, et al. Definitions of warm ischemic time when using controlled donation after cardiac lung doors[J]. Transplantation, 2008, 86(12): 1702–1706.

[6] Sohrabi S, Navarro A, Asher J. Agonal period in potential non-heart beating donors[J]. Transplant Proc, 2006, 38(8): 2629–2630.

[7] Hoogland ERP, Snoeijs MGJ, Winkens B, et al. Kidney transplantation from donors after cardiac death: uncontrolled versus controlled donation[J]. Am J Transplant, 2011, 11(7): 1427–1434.

[8] Wigginton JG, Miller AH, Benitez FL, et al. Mechanical devices for cardiopulmonary resuscitation[J]. Curr Opin Crit Care, 2005, 11(3): 219–223.

[9] Wind J, Hoogland ERP, van Heurn LWE. Preservation techniques for donors after cardiac death kidneys[J]. Curr Opin Organ Transplant, 2011, 16(2): 157–161.

[10] Snoeijs MG, Dekkers AJ, Buurman WA, et al. In situ preservation of kidneys from donors after cardiac death: results and complications[J]. Ann Surg, 2007, 246(5): 844–852.

[11] Kyoma I, Hoshino T, Nagashima N, et al. A new approach to kidney procurement from non-heart beating donors: core cooling on cardiopulmonary bypass[J]. Transplant Proc, 1989, 21(1 Pt 2): 1203–1205.

[12] Hoshino T, Maley WR, Stump KC, et al. Evaluation of core cooling technique for liver and kidney procurement[J]. Transplant Proc, 1987, 19(5): 4123–4128.

[13] Ko WJ, Chen YS, Tsai PR, et al. Extracorporeal membrane oxygenation support of donor abdominal organs in non-heart-beating donors[J]. Clin Transplant, 2000, 14(2): 152–156.

[14] Lee CY, Tsai MK, Ko WJ, et al. Expanding the donor pool: use of renal transplants from nonheart-beating donors supported with extracorporeal membrane oxygenation[J]. Clin Transplant, 2005, 19(5): 383–390.

[15] Rojas-Pena A, Reoma JL, Krause E, et al. Extracorporeal support: improves donor renal graft function after cardiac death[J]. Am J Transplant, 2010, 10(6): 136–1374.

[16] Net M, Valero R, Almenara R, et al. The effect of normothermic recirculation is mediated by ischemic preconditioning in NHBD liver transplantation[J]. Am J Transplant, 2005, 5(10):

2385-2392.

[17] Magliocca JF, Magee JC, Rowe SA, et al. Extracorporeal support for organ donation after cardiac death effectively expands the donor pool[J]. J Trauma, 2005, 58(6): 1095-1101.

[18] Fondevila C, Hessheimer AJ, Maathius MHJ, et al. Superior preservation of DCD livers with continuous normothermic perfusion[J]. Ann Surg, 2011, 254(6): 1000-1007.

[19] Valero R, Cabrer C, Oppenheimer F, et al. Normothermic recirculation reduces primary graft dysfunction of kidneys obtained from nonheart-beating donors[J]. Transplant Int, 2000, 13(4): 303-310.

[20] Farney AC, Singh RP, Hines MH, et al. Experience in renal and extrarenal transplantation with donation after cardiac death donors with selective use of extracorporeal support[J]. J A Coll Surg, 2008, 206(5): 1028-1037.

[21] Garcìa-Valdecasas JC, Fondevila C. In-vivo normothermic recirculation: an update[J]. Curr Opin Organ Transplant, 2010, 15(2): 173-176.

[22] Abboud I, Viglietti D, Antoine C, et al. Preliminary results of transplantation with kidneys donated after cardiocirculatory determination of death: a French single-center experience[J]. Nephrol Dial Transpl, 2012, 27(6): 2583-2587.

[23] Geraci PM, Sepe V. Non-heart-beating organ donation in Italy[J]. Minerva Anestesiol, 2011, 77(6): 613-623.

[24] Sanchez-Fructuoso AI, Marques M, Prats D, et al. Victims of cardiac arrest occurring outside the hospital: a source of transplantable kidneys[J]. Ann Intern Med, 2006, 145(3): 157-164.

[25] Baskett PJ, Steen PA, Bossaert L, et al. European Resuscitation Council guidelines for resuscitation 2005. Section 8. The ethics of resuscitation and end-of-life decisions[J]. Resuscitation, 2005, 67(Suppl 1): S171-S180.

[26] Fondevila C, Hessheimer AJ, Ruiz A, et al. Liver transplant using donors after unexpected cardiac death: novel preservation protocol and acceptance criteria[J]. Am J Transplant, 2007, 7(7): 1849-1855.

[27] Jimènez-Galanes Marchàn S, Meneu-Diaz JC, Elola-Olaso A, et al. Liver transplantation using uncontrolled nonheart-beating donors under normothermic extracorporeal membrane oxygenation[J]. Liver Transplant, 2009, 15(9): 1110-1118.

[28] Fondevila C, Hessheimer AJ, Flores E, et al. Applicability and results of Maastricht type II donation after cardiac death liver transplantation[J]. Am J Transplant, 2012, 12(1): 162-170.

[29] Gàmez P, Còrdoba M, Ussetti U, et al. Lung Transplant Group of the Puerta de Hierro Hospital: lung transplantation from out-of-hospital non-heart-beating lung donors[J]. J Heart Lung Transplant, 2005, 24(8): 1098-2005.

[30] Meneses JC, Gàmez P, Mariscal A, et al. Development of a non-heart-beating donor program and results after the first year[J]. Transplant Proc, 2012, 44(7): 2047-2049.

[31] Abt PL, Fisher CA, Singhal AK. Donation after cardiac death in the US: history and use[J]. J Am Coll Surg, 2006, 203(2): 208-225.

[32] Detry O, Seydel B, Delbouille MH, et al. Liver transplant donation after cardiac death: experience at the University of Liege[J]. Transplant Proc, 2009, 41(2): 582-584.

[33] Sohrabi S, Navarro C, Wilson C, et al. Renal graft function after prolonged agonal time in non-heart-beating donors[J]. Transplant Proc, 2006, 38(10): 3400-3401.

[34] Gravel MT, Arenas JD, Chenault R, et al. Kidney transplantation from organ donors following cardiopulmonary death using extracorporeal membrane oxygenation support[J]. Ann Transplant, 2004, 9(1): 57–58.

[35] Monbaliu D, Pirenne J, Talbot T. Liver transplantation using Donation after Cardiac Death donors[J]. J Hepatol, 2012, 56(2): 474–485.

[36] Yang HY, Lin CY, Tsai YT, et al. Experience of heart transplantation from hemodynamically unstable brain-dead donors with extracorporeal support[J]. Clin Transplant, 2012, 26(5): 792–796.

[37] Hsieh CE, Lin HC, Tsui YC, et al. Extracorporeal membrane oxygenation support in potential organ donors for brain death determination[J]. Transplant Proc, 2011, 43(7): 2495–2498.

[38] Hosgood SA, Nicholson ML. Normothermic kidney preservation[J]. Curr Opin Organ Transplant, 2011, 16(2): 169–173.

[39] Brockmann J, Reddy S, Coussios C, et al. Normothermic perfusion a new paradigm for organ preservation[J]. Ann Surg, 2009, 250(1): 1–6.

[40] Oto T. Lung transplantation from donation after cardiac death (non-heart-beating) donors[J]. Gen Thorac Cardiovasc Surg, 2008, 56(11): 533–538.

译者：顾劲扬，上海交通大学医学院附属新华医院普通外科 / 移植科

审校：吉冰洋，中国医学科学院阜外医院体外循环中心成人体外循环科

第二十九章　肺修复

Franco Valenza, Jacopo Fumagalli, Valentina Salice, and Luciano Gattinoi

F. Valenza，L. Gattinoni
Dipartimento di Anestesia Rianimazione (Intensiva e Subintensiva) e Terapia del dolore ,Fondazione IRCCS Ca' Granda-Ospedale Maggiore Policlinico , Milano , ItalyDipartimento di Fisiopatologica Medico-Chirurgica e dei Trapianti ,Università degli Studi di Milano , Milano , Italy.
e-mail: franco.valenza@unimi.it.

J. Fumagalli，V. Salice
Dipartimento di Anestesia Rianimazione (Intensiva e Subintensiva) e Terapia del dolore ,Fondazione IRCCS Ca' Granda-Ospedale Maggiore Policlinico , Milano , Italy.

29.1　简介

　　肺移植是终末期肺病的一项有效治疗方案。然而，多器官供体来源可用于移植的供肺数量远不能满足移植受者的需求，以至于多达15%~20%的患者在移植等待期间死亡[18]。

　　长期以来，为解决器官供需平衡的尝试从未停止，其中包括肺源分配评分系统的应用和标准化供体管理协议的实施[7]。近10年来，一些研究者试图通过放宽供肺选取标准来增加器官来源，但结果颇具争议。

　　近期研究证实，经体外肺灌注（Ex vivo lung perfusion，EVLP）处理的高危供肺移植是安全和可行的[15-16]，该技术为肺移植的发展开创了新的纪元。实际上，EVLP不仅增加了可用于移植的供肺数量，而且向既往供肺可用性评估的观念发出了严峻的挑战，使得以往不会被用于移植的供肺也能安全用于移植，并取得了与标准供肺类似的结果[1,4-5,8,20-22]。

　　移植前肺功能的体外评估和处理的概念可追溯到1970年[9]。然而，直到Ingemansson等报道了EVLP的实际临床应用，该技术才重新受到关注。报告中，起初被弃用的供肺经EVLP修复后获得了满意的肺功能，并在6例受体中用于双肺移植，术后3月生存率为100%[8]。EVLP的重要价值在Cypel等的研究中进一步得到证实。该研究显示，高危供肺经EVLP修复后用于临床移植并未体现出劣势[4]。自此，一些肺移植中心开始尝试开展EVLP的临床项目（表29.1）。

29.2 方法

图29.1展示了EVLP的环路装置。它由一台储血器（图29.1）、与储备器连接的内置热交换器的氧合装置（装置2）、离心泵（3）、白细胞动脉滤器（4）和无肝素涂层的聚乙烯管道组成。该装置须用Steen溶液TM（Vitrolife，哥德堡，瑞典）预充，这是一种专门研制的缓冲溶液，含有正常细胞外液成分和调节胶体渗透压的白蛋白，灌注液中还包含有甲基强的松龙、抗生素和肝素。EVLP开始之前，将低温保存的供肺置于一个特殊容器（XVIVO，Vitrolife）中，灌注液的温度逐步提升直至达到37 ℃的目标温度，时间大约为30 min，一旦肺洗出液的温度超过32 ℃，即开始供肺的机械通气。在EVLP中，氧合装置的使用不同于传统方式，流经人工肺的气体由CO_2和空气组成，通过主动增加CO_2并排出O_2，使得灌洗液的血气成分接近于肺动脉血水平。在大多数EVLP方案中，供肺的通气和灌注要持续4 h，最后再对肺功能进行最终评估。评估的内容包括供肺的灌注指标（灌注液流量、温度、肺动脉压力、肺血管阻力）、通气指标（潮气量、气道压力、动态顺应性、呼吸频率、

表 29.1 已发表的有关 EVLP 的临床经验

作者	期刊	EVLP 供体		
		年份	DBD	DCD	EVLP →移植肺
Ingemansson	Ann Thor Surg	2009		×	是
Pego-Fernandez	Rev Bras Cir Cardiovasc	2010	×		否
Cypel	New Engl J Med	2011	×	×	是
Madeiros	J Heart Lung Transpl	2011	×		否
Sedaria	Ann Thor Surg	2011	×		否
Cypel	J ThoracCardiovascSurg	2012	×	×	是
Aigner	Am J Transplantation	2012	×		是
Valenza	TranspProc	2012	×		是
Zych	J Heart Lung Transpl	2012	×	×	是
Wallinder	J ThoracCardiovascSurg	2012	×		是
Wallinder	Eur J Card-Thor Surg	2013	×		是

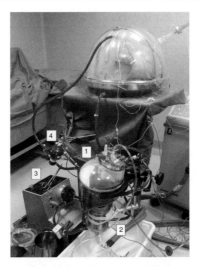

图29.1 离体肺灌注的环路装置
它由一台储血器（1）、与储血器连接
的内置温度交换器的氧合装置（2）、
离心泵（3）、白细胞动脉滤器（4）
和无肝素涂层的聚乙烯管道组成。

呼气末正压和吸入氧浓度），以及氧分压（PO_2）和二氧化碳分压（PCO_2）
的检测。供肺可用性的最终评估项目还包括胸部X线检查以及纤维支气管镜检
查，如结论认为适于移植，则使用保存液灌洗供肺并于低温保存，等待移植。

尽管所有EVLP方法都涵盖再灌注、修复、功能评估和低温保存四个部
分，但具体条件不尽相同，目前主要形成了Toronto和Lund两大流派。两者的
具体差异见表29.2。

29.3 临床应用

EVLP技术用于评估和（或）修复边缘供体来源的供肺功能。

EVLP肺评估最初应用于心死亡的器官捐献。当肺脏无血流通过时，无法
确定PaO_2/FiO_2比值，该比值是评估供肺是否可用于移植的重要指标。EVLP可
重建肺循环，从而使供肺评估成为可能，而事实上，EVLP的首例临床应用确
实是为了1例心死亡的器官捐献者的供肺评估[16]。该捐献者生前在心脏重症监
护室突发急性心肌梗死，经心肺复苏无效死亡。鉴于肺移植器官短缺、急需寻
找更多肺源的现状，EVLP作为心死亡供体的评估工具有重要价值。此外，脑
死亡供体（brain death determination，DBD）中也可能会遇到肺功能无法确定的
情况，此时EVLP也可以提升对肺功能的生理性指标和客观指标的评估能力，

表 29.2 Lund 和 Toronto EVLP 方法的比较

项目	Lund	Toronto
持续时间（h）	1.5	4
灌洗液流量，供体心排量（%）	100	40
肺动脉压力（mmHg）	<20	10~15
左心房	开放	关闭
FiO_2（%）	50	21
潮气量，供体体重（mL/kg）	5~7	7
呼吸频率（次 /min）	15~20	7
灌洗液成分	有细胞	无细胞

从而扩大应用范围。从这个角度上讲，EVLP极大改变了供肺获取和可用性的评估方案，正如本中心采用的EVLP流程图所示（图29.2）。

EVLP同样可对起初合格而在捐献过程中恶化至无法用于移植的供肺进行功能修复。供肺的功能会随着时间的推移而减退，国际资料显示，仅有15%~25%的多器官捐献者的供肺被用于移植[6,12]。在最近一份Nord Italia Transplant移植项目（NITp）的报告中，我们观察到一组201例潜在肺供体中的肺捐献率为29%[13]。事实上，低PaO_2/FiO_2比、胸部X线片改变、神经源性炎性肺水肿、吸入性损伤、重症监护室治疗相关性并发症（如气压伤和肺水肿）在脑死亡的多器官捐献者中很是常见[2,14,19]，并会加重肺移植后排异。Ingemansson等首先证实了被其他中心拒绝使用的脑死亡供体肺，经EVLP修复后可安全用于移植[8]。Cypel等的研究进一步显示，高危供肺经EVLP修复后用于临床移植并无劣势，从而催生了该技术的一系列临床应用（表29.2）。

供肺修复着实具有一系列优点：EVLP可通过灌注时使用高渗溶液使水肿的供肺脱水；通过对缺血肺温和的再灌注和通气，减轻缺血—再灌注损伤；同样，彻底清除肺血管中的微血栓也是EVLP的一个间接的作用。EVLP过程中及降温期间肺通气的优化对于供肺保护至关重要。最后，EVLP期间供肺经历的两次冷处理也可能发挥了预适应的作用。

总之，EVLP能同时进行供肺评估和修复，使得边缘供体来源的肺移植更加安全。

29.4 发展前景

我们认为EVLP真正的潜力在于修复已经损伤的供肺。

EVLP可能只需要12 h，就可以修复病损供肺[3]。事实上，在EVLP期间还

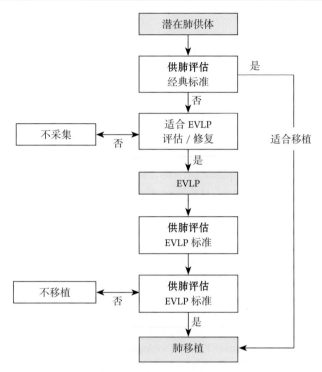

图29.2　临床EVLP流程图

移植供肺首先按经典标准进行评估（氧合、吸烟史、年龄、有无分泌物、胸部X线片）：如果结论可行，则进入移植程序。如供肺不符合经典标准，可接受EVLP，然后采用EVLP标准接受二次评估（肺动脉压力、肺血管阻力、氧合、分泌物、胸部X线片、外科医生判断）。EVLP后评估如结论可行，仍进入移植程序。

可加入基因、细胞或药物治疗。Martins等在猪肺移植模型中的研究显示，用腺病毒介导的人IL-10处理供肺可减轻缺血—再灌注损伤，并提升移植后的肺功能；转染阻止了炎性细胞因子（如IL-6）在肺组织和血浆中的释放[11]。Lee等在一个大肠杆菌内毒素损伤的人EVLP研究中发现，采用同种异体人间充质干细胞或条件培养基处理可恢复正常的体液平衡[10]。我们的研究也证明，在EVLP期间应用沙丁胺醇可降低肺动脉压力并改善呼吸力学[17]。

目前，众多关于EVLP的研究仍在进行中。这些研究将有助于EVLP技术流程的改进，并可能为其开发新的用途。总而言之，这些研究结果都强调了移植前器官修复的重要性。

声明

本文作者宣称无任何利益冲突。

参考文献

[1] Aigner C, Slama A, Hotzenecker K, et al. Clinical ex vivo lung perfusion-pushing the limits[J]. Am J Transplant, 2012, 12(7): 1839–1847.

[2] Avlonitis VS, Fisher AJ, Kirby JA, et al. Pulmonary transplantation: the role of brain death in donor lung injury[J]. Transplantation, 2003, 75(12): 1928–1933.

[3] Cypel M, Rubacha M, Yeung J, et al. Normothermic ex vivo perfusion prevents lung injury compared to extended cold preservation for transplantation[J]. Am J Transplant, 2009, 9(10): 2262–2269.

[4] Cypel M, Yeung JC, Liu M, et al. Normothermic ex vivo lung perfusion in clinical lung transplantation[J]. N Engl J Med, 2011, 364(15): 1431–1440.

[5] Cypel M, Yeung JC, Machuca T, et al. Experience with the first 50 ex vivo lung perfusions in clinical transplantation[J]. J Thorac Cardiovasc Surg, 2012, 144(5): 1200–1206.

[6] de Perrot M, Snell GI, Babcock WD, et al. Strategies to optimize the use of currently available lung donors[J]. J Heart Lung Transplant, 2004, 23(10): 1127–1134.

[7] Egan TM, Murray S, Bustami RT, et al. Development of the new lung allocation system in the United States[J]. Am J Transplant, 2006, 6(5 Pt 2): 1212–1227.

[8] Ingemansson R, Eyjolfsson A, Mared L, et al. Clinical transplantation of initially rejected donor lungs after reconditioning ex vivo[J]. Ann Thorac Surg, 2009, 87(1): 255–260.

[9] Jirsch DW, Fisk RL, Couves CM. Ex vivo evaluation of stored lungs[J]. Ann Thorac Surg, 1970, 10(2): 163–168.

[10] Lee JW, Fang X, Gupta N, et al. Allogeneic human mesenchymal stem cells for treatment of E. coli endotoxin-induced acute lung injury in the ex vivo perfused human lung[J]. Proc Natl Acad Sci U S A, 2009, 106(38): 16357–16362.

[11] Martins S, de Perrot M, Imai Y, et al. Transbronchial administration of adenoviralmediated interleukin-10 gene to the donor improves function in a pig lung transplant model[J]. Gene Ther, 2004, 11(24): 1786–1796.

[12] Oto T, Levvey BJ, Whitford H, et al. Feasibility and utility of a lung donor score: correlation with early post-transplant outcomes[J]. Ann Thorac Surg, 2007, 83(1): 257–263.

[13] Porro GA, Valenza F, Coppola S, et al. Use of the Oto lung donor score to analyze the 2010 donor pool of the Nord Italia Transplant program[J]. Transplant Proc, 2012, 44(7): 1830–1834.

[14] Snell GI, Paraskeva M, Westall GP. Donor selection and management[J]. Semin Respir Crit Care Med, 2013, 34(3): 361–370.

[15] Steen S, Ingemansson R, Eriksson L, et al. First human transplantation of a nonacceptable donor lung after reconditioning ex vivo[J]. Ann Thorac Surg, 2007, 83(6): 2191–2194.

[16] Steen S, Sjoberg T, Pierre L, et al. Transplantation of lungs from a non-heart-beating donor[J]. Lancet, 2001, 357(9259): 825–829.

[17] Valenza F, Rosso L, Coppola S, et al. beta-adrenergic agonist infusion during extracorporeal

lung perfusion : effects on glucose concentration in the perfusion fluid and on lung function[J]. J Heart Lung Transplant, 2012, 31(5) : 524–530.

[18]　Van Raemdonck D, Neyrinck A, Verleden GM, et al. Lung donor selection and management[J]. Proc Am Thorac Soc, 2009, 6(1) : 28–38.

[19]　Venkateswaran RV, Dronavalli V, Patchell V, et al. Measurement of extravascular lung water following human brain death : implications for lung donor assessment and transplantation[J]. Eur J Cardiothorac Surg, 2013, 43(6) : 1227–1232.

[20]　Wallinder A, Ricksten SE, Hansson C, et al. Transplantation of initially rejected donor lungs after ex vivo lung perfusion[J]. J Thorac Cardiovasc Surg, 2012, 144(5) : 1222–1228.

[21]　Wallinder A, Ricksten SE, Silverborn M, et al. Early results in transplantation of initially rejected donor lungs after ex vivo lung perfusion : a case-control study[J]. Eur J Cardiothorac Surg, 2014, 45(1) : 40–44.

[22]　Zych B, Popov AF, Stavri G, et al. Early outcomes of bilateral sequential single lung transplantation after ex-vivo lung evaluation and reconditioning[J]. J Heart Lung Transplant, 2012, 31(3) : 274–281.

译者：励逐元，同济大学附属上海市肺科医院胸外科

　　　谢冬，同济大学附属上海市肺科医院胸外科

审校：杜心灵，华中科技大学同济医学院附属协和医院心脏大血管外科

第五部分

ECMO患者的监护

第三十章　ECMO期间的患者护理

Michela Bombino, Sara Redaelli, and Nicolò Patroniti

M. Bombino, S. Redaelli
General Intensive Care Unit, Department of Emergency and Urgency, San Gerardo Hospital, Via Pergolesi 33, Monza (MB) 20900, Italy. e-mail: michela.bombino@gmail.com; sara.redaelli14@gmail.com.

N. Patroniti
Department of Health Sciences, Department of Urgency and Emergency, University of Milano-Bicocca, San Gerardo Hospital, Via Pergolesi 33, Monza (MB) 20900, Italy. e-mail: nicolo.patroniti@unimib.it.

30.1　前言

　　ECMO支持患者的日常护理是一项复杂的多学科工作。像其他危重症患者一样，对于ECMO支持的患者，需要对其原发病、其他器官功能衰竭的情况和治疗措施进行再评估。患者与ECMO循环管路之间的复杂关系使得我们有时很难了解清楚患者的病情到底发生了什么变化。护理工作还包括监测ECMO管路和防止并发症的发生。本书的其他章节将专门讨论管理这些患者时容易遇到的问题（并发症、监测和机械通气）。这一章我们将重点讨论一般护理管理及其与ECMO设备的关系。ECMO支持患者的日常治疗从护理开始，我们需要全面仔细评估患者的器官功能，发现存在的问题并制定每日的护理计划。

30.2　ECMO患者日常护理

　　重症监护室日常护理是一项基本的治疗措施，一般用于改善患者卫生、提高患者舒适度、预防医源性感染和评估皮肤的完整性[1]。ECMO支持患者的病情通常不稳定，严重依赖ECMO的氧合、持续的抗凝和众多可能脱出的管道，这些因素使得其护理管理更具挑战性和危险性。除与其他ICU患者一样的床上擦浴、口腔卫生、更换床单和衣服[2]等护理外，护理此类患者时更需注意出血风险，对ECMO的管道采取必要的特殊防范措施。

口腔护理过程中，为避免对口腔黏膜造成创伤，应使用无负压吸引或控制性低压吸引的棉签[3]；固定气管导管的位置，应每日更换2~3次以保护口腔黏膜和唇结合处；在放置防褥疮敷料等操作前，就需要固定好气管导管；留置经鼻气管导管或经鼻胃管的患者，每天也要更换其固定位置以保护鼻孔。如需去除头发，推荐使用电动剃刀。

像固定其他导管一样，必须事先检查气管导管的位置，排除感染或出血的迹象。在没有出血的情况下，首选透明的半透膜固定。常规更换导管贴膜须按照美国感染病学会指南[4]的标准进行操作。当必须更换新的导管贴膜时，须沿导管插入的方向取下以减少导管移位的风险。为了识别导管移位，必须检查插管位置和导管绕线末端的距离并在最初护理开始时予以记录；同时，检查导管固定系统的完整性（图30.1）。在股血管VA或VV转流的ECMO患者中，插管和管路至少需沿着大腿长轴固定40 cm的长度，保护好与导管接触的皮肤。如果是颈内静脉置管，应该用绷带将导管固定于患者头部。不要牵拉ECMO管道。此外，在进行VA ECMO期间，为避免下肢缺血，需密切评估患者周围脉搏、皮肤温度和颜色；在VV ECMO中，需通过每天测量大腿围以评估远端静脉回流的情况和插管部位附近血肿形成的风险。

为了尽量减少管道扭曲和对血流的影响[3]，背部卫生护理、更换床单和评估皮肤完整性可通过翻动患者或通过具有升举功能的抄网式担架来实现（图30.2）。根据我们的经验，日常护理可能引起一些生命体征的变化，比如心动过速、血压升高和动脉血氧饱和度下降（图30.3）。这些不良反应主要与植物神经系统的刺激反应有关，尤其是在最初的护理阶段进行口腔护理和搬动

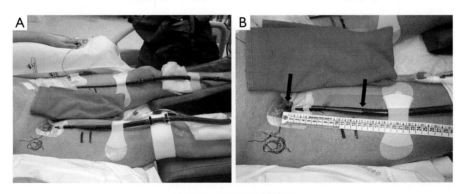

图30.1　ECMO插管护理

A. ECMO插管和管路沿着下肢长轴行局部药物治疗和固定；B. 测量并评估插管是否移位。

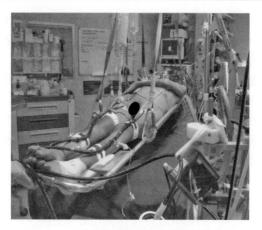

图30.2 可升降的抄网式担架辅助更换床单

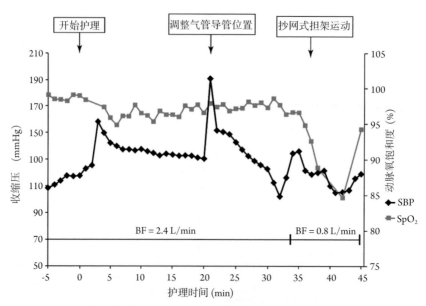

图30.3 日常护理期间典型的生命体征（收缩压，SBP）和动脉氧合（脉搏氧饱和度，SpO$_2$）变化

过程中。所以可能需要给患者额外的脉冲式镇静来帮助完成这些护理任务。

　　在容量相对不足的患者中，担架的升高和侧向的移动都有可能影响ECMO管道的位置，主要是引流导管在血管内的位置，使进入ECMO系统的有效血流减少，因此患者氧饱和度下降。

　　最后，当患者进入脱机阶段，处于轻度镇静状态时，护理工作会引起患者呼吸做功的剧烈增加（呼吸频率和分钟通气量增加），在进行日常护理期间需要更高水平的通气支持。

因此，我们建议日常护理应该由2~3位护士（至少1位具有ECMO管理经验）和1位专门监控插管和管路的医护人员来完成，要确保管路没有扭曲或牵拉。日常护理应当在有医务人员在场、能够处理管路问题、调整镇静药或调整机械通气参数时才应进行。日常护理最好安排在日班完成，如果不是必需，夜班应避免这些护理工作。最后，如果患者病情极不稳定，如持续的活动性出血，根据临床病情变化，日常护理必须延迟或取消。

30.3　ECMO患者的日常评估

医生和护士每天需对患者至少进行三次全面的评估。简便的方法是按从头到脚的顺序评估。

30.3.1　头部和镇静

随着ECMO新技术的发展，ECMO支持时患者走动是可能的（见本章第5部分）。但是，为了降低ECMO危重患者氧耗（VO_2）和改善全身氧合，许多监护病房给予深度镇静和肌松剂。在这些病例中，评估镇静的适当程度比较困难；最近出版的指南推荐：生命体征（心率和动脉收缩压）联合客观的脑功能测量如脑电双频指数（BIS）可用于评估患者的镇静是否适当[5]。

有报道表明，ECMO治疗危重症患者有较高的镇静需求。这些文献主要是针对新生儿和儿科患者，缺乏针对成人患者的数据[6]。另有一些文献报道了人工氧合器与镇静和镇痛药物之间的相互关系[7-9]。有两项关于抗生素、镇静药和镇痛药在ECMO患者中的药代动力学研究正在进行[10-11]。

患者不会一直平静合作，医护人员必须迅速处理患者突发的激动和谵妄，确保导管不移位甚至被拔出。尤其是在夜间，医护人员不能离开处于浅镇静状态、表面上平静的患者，突然的觉醒或噩梦都能够导致导管移位甚至脱出这样的灾难性后果。

在最近报道的一些病例中，神经系统并发症（卒中和出血）发生率相对较高（4%~9%）[12-13]。瞳孔反应是镇静患者的神经系统窗口，每天必须进行多次评估。

30.3.2　气道和机械通气

如前所述，经口或经鼻气管插管的黏膜出血风险很高，如果ECMO应用时间过长，必须制定气管切开计划使患者舒适并为脱机做准备[14]。经皮穿刺技术优于外科手术，后续可能出现的出血问题需要经验丰富的耳鼻咽喉专家协助解决。如果还有其他外科手术计划，需在手术前后4~6 h停止抗凝，必要时输注血小板。严格检查ECMO环路有无血凝块形成，如有必要，更换ECMO环路。

ECMO运行期间需要回答的几个日常问题：

（1）通气设置是否是"保护性"的？

这是在ECMO准备启动阶段最基本的问题，而且它在日后的工作中仍具有实际意义。我们应时刻谨记，自主呼吸时，高跨肺压力波动具有损伤肺脏的潜在危险，尤其是在ECMO运行早期，肺部毛细血管渗漏增加时期就追求自主呼吸，肺损伤风险更高。另一方面，不必要的长时间深度镇静甚至肌松状态，会增加膈肌功能障碍和多发性神经病变的风险。先前我们认为的"肺休息性通气设置"有待商榷。根据我们自己的经验，体外生命支持组织（ELSO）指南[15]建议的理想PEEP（10 cmH$_2$O）、气道峰压（20 cmH$_2$O）以及呼吸频率（5~10次/分）很难实现。因为在ECMO开始阶段，存在毛细血管渗漏，气管内导管会出现泡沫状水肿渗出液，就像"溺水"患者一样。其他一些ECMO中心只会在急性高渗出时期消退后、没有肺出血的情况下谨慎地降低PEEP[3,16-17]。如果出现呼吸性酸中毒，必须缓慢纠正以避免酸碱平衡快速改变和其对脑循环的毒性作用[15]。

（2）患者是否可以进入脱机模式进而脱离ECMO？

我们每天都需要评估患者是否可以脱离ECMO支持。在VA ECMO中，决定脱机的关键是在每天尝试降低ECMO流量后用心脏超声评估患者的心脏功能[18-20]（见第十八章）。在VV ECMO支持的呼吸系统疾病的患者中，我们需要评估其肺部自主呼吸和气体交换是否允许撤离ECMO。将氧供原理用于ECMO支持的患者，测定自体肺和人工肺对氧合的贡献比例，就很容易评估自体肺氧合改善的程度。我们建议通过肺动脉导管对ECMO患者进行监测，通过对动脉和肺动脉导管采集血液行血气分析来评估分流率和自体肺对VO$_2$的贡献，通过对人工肺入口和出口的动脉血气分析评估ECMO的作用。真正的挑战是评估患者的通气耐受能力，在没有ECMO支持下能否承受这种通气负担。这项工作往往需要花费数天甚至数周的时间。如果出现危及患者生命的严重出血并发症，而且病情允许撤离ECMO的话，必须确切评估能否控制机械通气设置达到"保护性"肺通气，同时满足患者的气体交换需求。

（3）是否存在并发症？

在急性呼吸窘迫综合征（ARDS）初期不会出现大量胸腔积液，但是在ECMO治疗期间，由于液体超负荷或心功能失调，患者可能产生大量胸腔积液。由于抗凝的原因，胸腔穿刺会导致血胸的发生。因此，在胸腔穿刺治疗前，应该尝试加强利尿、连续性肾脏替代治疗（CRRT）或增加正性肌力药物等方法。

对合并气胸的处理也一样。ELSO指南[15]建议在没有血流动力学异常或气胸没有加重的情况下，对于压缩50%的气胸的患者必须采取保守疗法。因为放置胸腔引流管很容易出血，常常需要开胸探查[21-23]。肺部超声和胸部X线检查都可以监测气胸的发生，如果增加ECMO血流能维持足够的氧合[24]（图30.4），可以尝试降低机械通气气道压力，以减少气胸的发生。

（4）气体交换功能是否持续恶化？

患者血氧饱和度下降与其自身和ECMO设备都可能相关。首先，我们暂时性地将机械通气和ECMO吸入氧浓度调到100%。如果患者正在进行全ECMO支持并且自身肺没有参加气体交换，我们需要仔细检查ECMO设备是否出故障，如：ECMO流量是否减少？人工肺的氧气供应是否合适？出口端血液是否鲜红，并且与入口端颜色是否完全不同等等？

如果患者自身的肺持续参与气体交换，我们必须评估患者和呼吸机：双肺呼吸音存在与否，胸廓扩张度是否正常？是否存在气道分泌物堵塞，导致吸气峰压升高？是否存在呼吸机故障？患者的代谢需求是否增加？心排血量的增加可以使得ECMO对氧合的贡献程度相应下降，所以我们也必须评估患者的血流动力学。

30.3.3　血流动力学和容量状态

ECMO患者的血容量指标容易受插管位置的影响，评估比较困难。在VV（股静脉—股静脉）模式中，中心血流动力学不会被ECMO环路干扰，我们

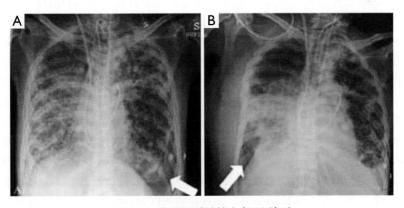

图30.4　1例严重肺结核患者双侧气胸

胸片提示左侧（A）和右侧（B）自发性气胸。双侧胸腔都没有留置引流管，使用ECMO保证氧合的情况下，降低呼吸机通气压力，患者最终存活。箭头提示胸膜腔内出现气体（通过Mauri等获得Edizioni Minerva Medica杂志社允许后再版[24]）。

选用肺动脉导管来监测患者的血流动力学，可以提供全面的患者气体交换和肺动脉高压的信息。中心静脉压和肺毛细管压力联合超声心动图有助于评估患者的容量状态。另一个参数是引流管路的负压。如果血容量相对偏低，插管周围的下腔静脉壁塌陷，首先表现的是引流管路的"抖动"。热稀释法计算ECMO患者的心排血量具有一定的局限性[25]，但其变化趋势仍然值得关注。如果ECMO引流插管位于右心房，我们可以使用肺动脉导管的心室腔作为注射部位来测量心排血量[26]。

在VV ECMO中，中心静脉氧饱和度受来自人工肺的动脉化血液干扰，因此不能用来评估其心排血量是否满足患者的代谢需求。人工肺入口端的血氧饱和度能够被准确的监测，氧饱和度低肯定是低灌注的表现。

肺动脉高压在ECMO治疗ARDS患者中很常见，我们必须理解其与心排血量、氧合和CO_2的关系。持续数日的顽固性肺动脉高压是预后不良的表现。我们通过超声心动图和肺动脉导管的持续测压来评估是否存在进行性加重的右心衰竭以及是否需要进行特殊治疗（一氧化氮吸入、西地那非、波生坦等）。

30.3.4 感染的评估和检查

如果ARDS的病因是感染，我们需要评价抗感染治疗的效果，并识别是否有新的感染发生。ECMO患者发生感染的风险非常高，主要与ECMO运行时间、患者年龄、VA模式和免疫抑制相关[27-31]。由于ECMO的影响，临床上常规用来诊断ICU患者新发感染的方法变得不适用[32]。患者对ECMO管道表面的炎症反应能够影响白细胞计数，胸片也不宜用于诊断ARDS新的渗出表现。ECMO的温度控制使发热反应变得迟钝。发热患者进行ECMO治疗时，由于ECMO管路的冷却效应，将导致更高的氧需求。若怀疑有新发感染，应仔细观察一些细微的信号，如患者体温和ECMO温度控制设置存在0.3 ℃~0.5 ℃温差、花斑皮肤、脓性分泌物和血流动力学变化等，同时需结合C反应蛋白、降钙素原等感染标志物的实验室检查[33]。ECMO运行期间最为常见的感染是继发性呼吸机相关性肺炎和菌血症。我们至少每周一次监测气道定植菌，当然其作用也有争议。如果患者ICU住院时间超过15 d，需化验直肠拭子以监测多重耐药微生物。如果怀疑有新发感染（化脓性分泌物，高血流动力学状态下有相应的生物标志物明显增高等），需送检血培养和其他标本。抗菌药物的治疗需根据临床经验进行调整，后期需根据微生物培养的结果进行调整。2008年ELSO建立了一个"感染性疾病特别小组"，旨在解决ECMO治疗期间感染的诊断、治疗和预防问题。他们得出的结论是：在ECMO管道内给予初始剂量抗生素后，没有理由再进行单独的预防性抗菌药物治疗，并且强调感染预防的重要性（如勤洗手，确保循环管路的密闭性，减少ECMO管路和其他导管的操作，抬高床头，保持口腔卫生和污物的清除）[32,34]。

30.3.5　腹部与营养

腹部脏器必须评估肝脾肿大情况和肠功能。由于血流不畅，肝脏肿大在ECMO患者中是很常见的。但如果患者出现严重的右心功能衰竭，继发性肝功能不全将会成为一个大难题，可能需要进行右心室减压。

有文献报道ECMO支持的成人患者发生腹腔间隔室综合征[35-36]，多发生于VA模式。其主要原因是液体容量超负荷，根据我们的经验，另一个可能的原因是自发性腹膜后出血（图30.5）。因此测定腹腔内压力很有必要。VA和VV股股模式中，腹腔间隔室综合征的进展将会对ECMO血流量产生影响，因此必须经颈静脉建立新的引流插管。如果出现肠、肾和呼吸功能的继发损害，则需要行外科手术减压。

1983年初，Iapichino等就指出：即使ECMO患者处于深度麻醉和肌松状态，也应该安全地给予有效的营养支持[37]。其他ECMO中心也报道了相同的发现[38-40]。目前尚无成人ECMO患者营养需求方面的数据[41]。澳大利亚和新西兰危重症研究中心已经开始着手这方面的研究[42]。

根据我们的经验，即使在ECMO运行早期，为严重ARDS患者进行肠内营养，大多数患者也能很好耐受。仅少数出现严重胃出血或持续腹腔间隔室综合征的病例需要改为胃肠外营养。严重的腹泻会对股股–ECMO患者的护理造成麻烦，排泄物可能污染穿刺部位。腹泻患者发生直肠损伤的风险高，应避免使用粪便处理设备或者仅非常短时间使用。此时，增加肠外营养来改变饮食结构或者降低肠内营养速度可能是不错的选择。

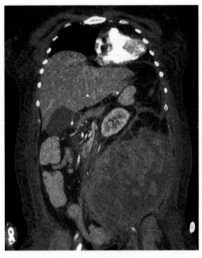

图30.5　1例VV ECMO患者自发性腰部
血肿导致的腹腔间隔室综合征

30.3.6　肝脏和肾脏功能

ECMO期间需要仔细评估和监测患者的肝肾功能，有证据显示肝肾功能不全与不良预后紧密相关[13]。多种原因（严重脓毒症、药物、心源性休克、右心功能衰竭、溶血）能够引起肝功能损害，原发性肝损害一般可以治愈。在一些情况下，体外肝脏支持[43]、血浆置换或吸附对肝功能的恢复可能是有价值的。

由于液体超负荷导致的严重肾功能损害必须在病程早期行持续肾脏替代治疗（CRRT）。如果ECMO患者需要CRRT治疗，必须考虑到一些关键问题：

（1）通过插入一根新的透析管，使CRRT回路与ECMO系统保持独立。如果是这样，我们需面对在一个充分抗凝的患者中放置一个新导管引发出血的风险。

（2）如果CRRT系统和ECMO环路相连：

1）必须知道ECMO入口端和出口端的压力情况和压力报警，因为这些压力的变化会使CRRT机器停止工作。在一些CRRT系统，调节报警设置可以允许CRRT和ECMO环路相连。

2）尽量避免ECMO环路出现负压。例如，从皮肤穿刺口到离心泵泵头的引流管路。由于管路负压的存在，CRRT操作过程中，空气进入ECMO循环的危险更高。

3）CRRT机器可以连接人工肺侧口来监测压力差（阻力），同时方便抽取血气来评估人工肺的性能。泵后氧合器前后都是正压，如果CRRT系统的入口和出口都可以是正压，则可以直接与氧合器的前后侧孔连接；如果CRRT机器不允许入口端正压，可以人为增加CRRT流入端的阻力，适当形成负压，但这将增加凝血和溶血的风险。

4）我们选择将CRRT机器流入端接在氧合器端口后，将流出端接在氧合器端口前（后—前配置）。这种方法将产生含氧血再循环，不但提高了氧合器氧合的效率，还比前—后配置更安全。如果空气进入CRRT环路，用后—前配置方法，氧合器还具有气泡收集器功能。

5）CRRT系统要求增加肝素用量。使用枸橼酸钠局部抗凝的CRRT机器既能够用于肝素抗凝ECMO患者，也可以用于因肝素诱导的血小板减少症而使用其他抗凝药物的ECMO患者。

30.3.7　血液和输血管理

危重症患者通常在进入ICU后3 d就出现贫血。ARDS患者行ECMO治疗时需要有一个较高的血细胞压积来维持良好的携氧和输氧能力。每天有大量的血液（70~100 mL/d）被用来监测血气（患者和ECMO）、凝血功能和生化常规。因此，常规的输血量是平均2 d补充1个单位浓缩红细胞。如果发生出血，输血需求将会显著增加，这也会影响ECMO患者的预后[44-45]。

为了避免出血并发症，必须做到"不伤害"：不进行肌肉或皮下注射，不进行胸腔穿刺术，不放置胸管以及不更换鼻饲管或导尿管。

患者的出血可能是局部的，也可能是全身性的。首先控制出血部位，例如，用纱布压迫插管部位或填塞鼻腔、口腔。如果临时停用肝素后依然存在广泛持续的出血，应行血栓弹力图和常规凝血指标化验，明确是否存在潜在的病理凝血状态。如果发生重大出血，必须启动大量输血预案并尝试成分输血（浓缩红细胞、鲜冰冻血浆、血小板、纤维蛋白原、氨甲环酸），外科医生或放射介入科医生尽早会诊，行影像学检查，明确出血部位[46]。如果停用肝素，必须严密监测ECMO回路，增加跨膜压差，防血凝块形成。

30.4　ECMO患者的影像学检查

胸部X线和超声检查是ECMO患者日常床旁影像学检查[47]，为医生提供了大量信息，只有少数情况下需要其他特殊影像。如果怀疑有隐匿的出血部位和感染源，或者长时间ECMO治疗需要评估肺实质病变的进展，则有必要进行CT扫描[48]。安全转运ECMO患者离开ICU对护理提出了很高的要求，我们要权衡转运风险和检查获益之间的关系。只要ICU医护人员仔细准备，是可以安全完成转运外出检查的（见第三十九章）。

30.5　物理疗法及其应用

由于缺少活动、炎症、药物因素（糖皮质激素、肌肉松弛药、神经肌肉阻断药、抗生素）以及危重病相关的神经肌肉综合征的存在[49-51]，ICU患者发生肌肉功能障碍较为常见。对于预计需长期卧床休息的患者，尽早根据临床状况选择适当的干预措施（被动或主动的物理疗法、运动或者行走）预防或减缓肌肉退化是非常重要的[52]。许多文献报道了等待肺移植患者在ECMO期间配合有效的物理疗法和行走[53-59]，可以使这类特定患者获得更好的身体状态等待移植，与那些术前行机械通气的患者相比可减少移植后机械通气的天数，提高术后存活率[53]。双腔颈静脉插管更加方便管理，能允许ECMO患者走动，接受有效的物理治疗。尽管文献报道了物理治疗有令人满意的效果，但是欧洲危重病医学会（ESICM）建议[52]：对于血流动力学不稳定、需吸入高浓度氧或者高水平的机械通气支持患者，不应该进行主动理疗；对需ECMO治疗的严重ARDS患者是否进行理疗仍存争议，主要担心物理治疗过程中出血、意外脱管、患者体力不支导致肺部通气不足、持续的咳嗽和支气管出血或血流动力学障碍等。因此，对于严重ARDS患者，尤其是那些股静脉插管患者，在最后脱机阶段，物理治疗应该局限在逐渐增加上肢活动，脱离ECMO后再进行全身的物理治疗。

声明

本文作者宣称无任何利益冲突。

参考文献

[1] Fulbrook P, Grealy B. Essential nursing care of the critically ill patient[M]. In: Elliott D, Aitken L, Chaboyer W. Critical care nursing. Mosby/Elsevier, Sydney. 2007.

[2] Coyer FM, O'Sullivan J, Cadman N. The provision of patient personal hygiene in the intensive care unit: a descriptive exploratory study of bedbathing practice[J]. Aust Crit Care, 2011, 24(3): 198–209.

[3] Strickland R, Buttery J, Frantzis P. Royal Adelaide Hospital General ICU ECMO guidelines[R/OL]. www.icuadelaide.com.au/files/manual_ecmo.pdf. Accessed 29 Apr 2013.

[4] Happ MB, Tate AJ, Hoffman LA, et al. Wash and wean: bathing patients undergoing weaning trials during prolonged mechanical ventilation[J]. Heart Lung, 2010, 39(6 Suppl): S47–S56.

[5] Barr J, Fraser GL, Puntilllo K, et al. Clinical practice guidelines for the management of pain, agitation, and delirium in adult patients in the intensive care unit[J]. Crit Care Med, 2013, 41(1): 263–306.

[6] Shekar K, Roberts JA, Mullany DV, et al. Increased sedation requirements in patients receiving extracorporeal membrane oxygenation for respiratory and cardiorespiratory failure[J]. Anaesth Intensive Care, 2012, 40(4): 648–655.

[7] Wildschut ED, Ahsman MJ, Allegaert K, et al. Determinants of drug absorption in different ECMO circuits[J]. Intensive Care Med, 2010, 36(12): 2109–2116.

[8] Mousavi S, Levcovich B, Mojtahedzadeh M. A systematic review on pharmacokinetic changes in critically ill patients: role of extracorporeal membrane oxygenation[J]. Daru, 2011, 19(5): 312–321.

[9] Shekar K, Roberts JA, McDonald CI, et al. Sequestration of drugs in the circuit may lead to therapeutic failure during extracorporeal membrane oxygenation[J]. Crit Care, 2012, 16(5): R194.

[10] Shekar K, Roberts JA, Welch S, et al. ASAP ECMO: Antibiotic, Sedative and Analgesic Pharmacokinetics during Extracorporeal Membrane Oxygenation: a multi-centre study to optimise drug therapy during ECMO[J]. BMC Anesthesiol, 2012, 12: 29.

[11] Shekar K, Roberts JA, Smith MT, et al. The ECMO PK Project: an incremental research approach to advance understanding of the pharmacokinetic alterations and improve patient outcomes during extracorporeal membrane oxygenation[J]. BMC Anesthesiol, 2013, 13: 7.

[12] The Australia and New Zealand Extracorporeal Membrane Oxygenation (ANZ ECMO) Influenza Investigators. Extracorporeal membrane oxygenation for 2009 influenza A(H1N1) acute respiratory distress syndrome[J]. JAMA, 2009, 302(17): 1888–1895.

[13] Brogan TV, Thiagarajan RR, Rycus PT, et al. Extracorporeal membrane oxygenation in adults with severe respiratory failure: a multi-center database[J]. Intensive Care Med, 2009, 35(12): 2105–2114

[14] Pierson DJ. Tracheostomy and Weaning[J]. Respir Care, 2005, 50(4): 526–533.

[15] Extracorporeal Life Support Organization (ELSO) . Patient specific supplements to the ELSO general guidelines[R/OL]. 2009. http：//www.elsonet.org/index.php/resources/guidelines. html.

[16] Camboni D，Philipp A，Lubnow M，et al. Support time-dependent outcome analysis for veno-venous extracorporeal membrane oxygenation[J]. Eur J Cardiothorac Surg，2011，40(6)：1341–1346.

[17] Combes A，Bacchetta M，Brodie D，et al. Extracorporeal membrane oxygenation for respiratory failure in adults[J]. Curr Opin Crit Care，2012，18(1)：99–104.

[18] Aissaoui N，Luyt CE，Leprince P，et al. Predictors of successful extracorporeal membrane oxygenation (ECMO) weaning after assistance for refractory cardiogenic shock[J]. Intensive Care Med，2011，37(11)：1738–1745.

[19] Platts DG，Sedgwick JF，Burstow DJ，et al. The role of echocardiography in the management of patients supported by extracorporeal membrane oxygenation[J]. J Am Soc Echocardiogr，2012，25(2)：131–141.

[20] Firstenberg MS，Orsinelli DA. ECMO and ECHO：the evolving role of quantitative echocardiography in the management of patients requiring extracorporeal membrane oxygenation[J]. J Am Soc Echocardiogr，2012，25(6)：641–643.

[21] Marasco SF，Preovolos A，Lim K，Salamonsen RF. Thoracotomy in adults while on ECMO is associated with uncontrollable bleeding[J]. Perfusion，2007，22(1)：23–26.

[22] Huang PM，Ko WJ，Tsai PR，et al. Aggressive management of massive hemothorax in patients on extracorporeal membrane oxygenation[J]. Asian J Surg，2012，35(1)：16–22.

[23] Joshi V，Harvey C，Nakas A，et al. The need for thoracic surgery in adult patients receiving extracorporeal membrane oxygenation：a 16-year experience[J]. Perfusion，2013，28(4)：328–332.

[24] Mauri T，Foti G，Zanella A，et al. Long-term extracorporeal membrane oxygenation with minimal ventilatory support：a new paradigm for severe ARDS[J]? Minerva Anestesiol，2012，78(3)：385–389.

[25] Reuter DA，Huang C，Edrich T，et al. Cardiac output monitoring using indicator-dilution techniques：basics，limits，and perspectives[J]. Anesth Analg，2010，110(3)：799–811.

[26] Jansen JRC. The thermodilution method for the clinical assessment of cardiac output[J]. Intensive Care Med，1995，21(8)：691–697.

[27] Schmidt M，Bréchot N，Hariri S，et al. Nosocomial infections in adult cardiogenic shock patients supported by venoarterial extracorporeal membrane oxygenation[J]. Clin Infect Dis，2012，55(12)：1633–1641.

[28] Conrick-Martin I，O'Gorman J，Lenehan D，et al. Nosocomial infections in a cohort of extracorporeal life support patients[J]. Crit Care Resusc，2012，14(3)：198–201.

[29] Bizzarro MJ，Conrad SA，Kaufman DA，et al. Infections acquired during extracorporeal membrane oxygenation in neonates，children，and adults[J]. Pediatr Crit Care Med，2011，12(3)：277–281.

[30] Sun HY，Ko WJ，Tsai PR，et al. Infections occurring during extracorporeal membrane oxygenation use in adult patients[J]. J Thorac Cardiovasc Surg，2010，140(5)：1125–1132.

[31] Aubron C，Cheng AC，Pilcher D，et al. Infections acquired by adults who receive

extracorporeal membrane oxygenation: risk factors and outcome[J]. Infect Control Hosp Epidemiol, 2013, 34(1): 24–30.

[32] Lynch W. Infections and ECMO. In: Annich G, Lynch W, MacLaren G, Wilson J, Bartlett R (eds) ECMO extracorporeal cardiopulmonary support in critical care, 4th edn[M]. Extracorporeal Life Support Organization, Ann Arbor, 2012.

[33] Pieri M, Greco T, De Bonis M, et al. Diagnosis of infection in patients undergoing extracorporeal membrane oxygenation: a case-control study[J]. J Thorac Cardiovasc Surg, 2012, 143(6): 1411–1416.

[34] Kao LS, Fleming GM, Escamilla RJ, et al. Antimicrobial prophylaxis and infection surveillance in extracorporeal membrane oxygenation patients: a multi-institutional survey of practice patterns[J]. ASAIO J, 2011, 57(3): 231–238.

[35] Augustin P, Lasocki S, Dufour G, et al. Abdominal compartment syndrome due to extracorporeal membrane oxygenation in adults[J]. Ann Thorac Surg, 2010, 90(3): e40–e41.

[36] Maj G, Calabrò MG, Pieri M, et al. Abdominal compartment syndrome during extracorporeal membrane oxygenation[J]. J Cardiothorac Vasc Anesth, 2012, 26(5): 890–892.

[37] Iapichino G, Pesenti A, Radrizzani D, et al. Nutritional support to long-term anesthetized and curarized patients under extracorporeal respiratory assist for terminal pulmonary failure[J]. JPEN J Parenter Enteral Nutr, 1983, 7(1): 50–54.

[38] Scott KL, Boudreaux K, Thaljeh F, et al. Early enteral feedings in adults receiving venovenous extracorporeal membrane oxygenation[J]. JPEN J Parenter Enteral Nutr, 2004, 28(5): 295–300.

[39] Lukas G, Davies AR, Hilton AK, et al. Nutritional support in adult patients receiving extracorporeal membrane oxygenation[J]. Crit Care Resusc, 2010, 12(4): 230–234.

[40] Umezawa Makikado LD, Flordelís Lasierra JL, Pérez-Vela JL, et al. Early enteral nutrition in adults receiving venoarterial extracorporeal membrane oxygenation: an observational case series[J]. JPEN J Parenter Enteral Nutr, 2013, 37(2): 281–284.

[41] 41. Kagan I, Singer P. Nutritional imbalances during extracorporeal life support. In: Singer P (ed) Nutrition in intensive care medicine: beyond physiology[M]. World Rev Nutr Diet. Karger, Basel. vol 105, 2013: pp 154–159.

[42] Nutrition therapy in adult patients requiring Extracorporeal Membrane Oxygenation[Z/OL]. http: // www.anzicrc.monash.org/nutrition-ecmo.html . Accessed 30 Apr 2013.

[43] Peek GJ, Killer HM, Sosnowski MA, Firmin RK. Modular extracorporeal life support for multiorgan failure patients[J]. Liver, 2002, 22(Suppl 2): 69–71.

[44] Lamb KM, Cowan SW, Evans N. Successful management of bleeding complications in patients supported with extracorporeal membrane oxygenation with primary respiratory failure[J]. Perfusion, 2012, 28(2): 125–131.

[45] Aubron C, Cheng AC, Pilcher D, et al. Factors associated with outcomes of patients on extracorporeal membrane oxygenation support: a 5-year cohort study[J]. Crit Care, 2013, 17(2): R73.

[47] Smith AH, Hardison DC, Bridges BC, Pietsch JB. Red blood cell transfusion volume and mortality among patients receiving extracorporeal membrane oxygenation[J]. Perfusion, 2012, 28(1): 54–60.

[49]　Barnacle AM, Smith LC, Hiorns MP. The role of imaging during extracorporeal membrane oxygenation in pediatric respiratory failure[J]. AJR Am J Roentgenol, 2006, 186(1): 58–66.

[48]　Lidegran MK, Ringertz HG, Frenckner BP, Lindén VB. Chest and abdominal CT during extracorporeal membrane oxygenation: clinical benefits in diagnosis and treatment[J]. Acad Radiol, 2005, 12(3): 276–285.

[49]　Deem S. Intensive-care-unit-acquired muscle weakness[J]. Respir Care, 2006, 51(9): 1042–1052.

[50]　De Jonghe B, Lacherade JC, Durand MC, et al. Critical illness neuromuscular syndromes[J]. Crit Care Clin, 2007, 23(1): 55–69.

[51]　Schweickert WD, Hall J. ICU-acquired weakness[J]. Chest, 2007, 131(5): 1541–1549.

[52]　Gosselink R, Bott J, Johnson M, et al. Physiotherapy for adult patients with critical illness: recommendations of the European Respiratory Society and European Society of Intensive. Care Medicine Task Force on Physiotherapy for Critically Ill Patients[J]. Intensive Care Med, 2008, 34(7): 1188–1199.

[53]　Olsson KM, Simon A, Strueber M, et al. Extracorporeal membrane oxygenation in non intubated patients as bridge to lung transplantation[J]. Am J Transplant, 2010, 10(9): 2173–2178.

[54]　Fuehner T, Kuehn C, Hadem J, et al. Extracorporeal membrane oxygenation in awake patients as bridge to lung transplantation[J]. Am J Respir Crit Care Med, 2012, 185(7): 763–768.

[55]　Hayes D Jr, Kukreja J, Tobias JD, et al. Ambulatory venovenous extracorporeal respiratory support as a bridge for cystic fibrosis patients to emergent lung transplantation[J]. J Cyst Fibros, 2012, 11(1): 40–45.

[56]　Garcia JP, Iacono A, Kon ZN, Griffith BP. Ambulatory extracorporeal membrane oxygenation: a new approach for bridge-to-lung transplantation[J]. J Thorac Cardiovasc Surg, 2010, 139(6): e137–e139.

[57]　Javidfar J, Brodie D, Wang D, et al. Use of bicaval dual-lumen catheter for adult venovenous extracorporeal membrane oxygenation[J]. Ann Thorac Surg, 2011, 91(6): 1763–1768.

[58]　Nosotti M, Rosso L, Tosi D, et al. Extracorporeal membrane oxygenation with spontaneous breathing as a bridge to lung transplantation[J]. Interact Cardiovasc Thorac Surg, 2013, 61(1): 55–59.

[59]　Rahimi RA, Skrzat J, Reddy DR, et al. Physical rehabilitation of patients in the intensive care unit requiring extracorporeal membrane oxygenation: a small case series[J]. Phys Ther, 2013, 93(2): 248–255.

译者：姚海军，复旦大学附属华山医院虹桥院区重症医学科
审校：胡萍，中南大学湘雅医院心脏大血管外科
　　　金振晓，空军军医大学西京医院心血管外科

点评

　　本章节主要介绍了ECMO支持期间患者的护理工作内容，包括ICU患者的日常护理、ECMO特殊的护理和物理治疗，强调在护理操作过程中要确保ECMO管道的安全，并协助医生对患者进行全面的病情评估和治疗，包括神经系统、呼吸系统、血流动力学、腹腔脏器功能、全身营养、感染状况、影像学检查和血液管理等。

——胡萍，金振晓

第三十一章　超声心动图在VA ECMO和VV ECMO中的应用

Nicola Bianco, Leonello Avalli, and Fabio Sangalli

N. Bianco, F. Sangalli

Department of Anaesthesia and Intensive Care Medicine, San Gerardo Hospital, University of Milano-Bicocca, Via Pergolesi 33, Monza 20900, Italy.
e-mail: colabianco@gmail.com; docsanga@gmail.com.

L. Avalli

Cardiac Anesthesia and Intensive Care Unit, Department of Urgency and Emergency, San Gerardo Hospital, Via Pergolesi 33, Monza (MB) 20900, Italy. e-mail: l.avalli@hsgerardo.org.

31.1　引言

在体外膜肺氧合（ECMO）成功治疗流行性甲型H1N1流感病毒感染后，有研究表明在治疗严重呼吸衰竭过程中，ECMO相较于传统通气支持有着更高的生存优势[1-2]。在呼吸支持方面，静脉—静脉ECMO（VV ECMO）引起了更大的关注[3]。同样动脉—静脉ECMO（VA ECMO）作为一种常用的治疗策略，对早期急性心源性休克危重患者的复苏建立、心室辅助装置的植入及心脏移植治疗发挥了重要的作用。对心跳呼吸骤停的患者，早期使用VA ECMO（ECMO辅助心肺复苏术）变得越来越普遍，并能使神经学功能正常患者的出院率比不使用的患者提高两倍（表31.1）[4]。

与此同时，ICU医生开始对超声心动图和一些超出传统心外科领域的超声技术更加熟悉。这些改变使超声引导在体外辅助的使用指征、位置确认、患者监护中应用成为可能。根据其辅助方式的不同（VV ECMO或VA ECMO），超声监测的目标会有所不同。在循环辅助期间，当选择合适的患者及穿刺置管部位以后，注意力就应该集中在机械循环的正常运转（导管的位置，血栓

表 31.1　VV ECMO 的适应证和目的

常见适应证

　　心源性休克

　　心脏骤停

　　心脏手术中不能从体外循环中脱机

　　心肌炎

　　中毒或脓毒症导致的严重心肌抑制

　　肺或心脏移植术后移植物衰竭

体外支持目的

　　过渡到恢复：从支持到病情恢复或从体外支持系统脱机

　　过渡到其他过渡方法：从支持到其他中期或长期机械支持物（如人工心脏）的置入

　　过渡到移植：从支持到心脏移植

　　治疗方案的选择：从支持到心功能恢复或确定最佳的治疗方案时

形成等）和心功能上，之后需要监测心功能恢复情况和决定患者何时可以脱离支持。在呼吸支持的过程中，在评估了适当的插管位置后，更重要的是评估支持前后的心脏循环状态。

　　超声心动图的途径有经胸廓（TTE）的和经食管（TEE），其选择应当根据患者的特点（声窗和回声）和心脏血管的区域来决定。在ECMO期间应用超声不仅能对心脏进行评估，而且还能选择最佳置管的位置（特别是经皮操作）和监测外围四肢血管灌注。

　　尽管超声在危重病患者管理当中扮演了一个很重要的角色，但是现在很少有公开数据概括危重病患者在体外循环治疗期间超声技术的运用和经验体会。由于ECMO是通过在心肺衰竭患者大血管内插管来提供氧合及血流动力学支持，所以超声心动图将在ECMO支持患者的整个护理过程中发挥基础性作用。在这一章我们主要概括体外循环期间超声的目标及模式。

31.2　VA ECMO

　　如前所述，VA ECMO的最主要的目的在于支持不同病因所致的心力衰竭患者的循环功能（急性或者慢性剧烈的失代偿）。除了这个传统的适应证，在过去的十年里，VA ECMO已经能够为难治性心脏骤停患者提供循环和呼吸支持，允许对某些死亡率接近100%的患者进行诊断评估和治疗。

　　相较于其他机械性的心脏辅助设施，ECMO拥有成本低的优势，而且即使在心肺复苏操作中，也易于在手术室外（包括重症监护病房、心导管室和急诊室）快速安装。但依然存在一定的局限性，包括其只是一种短时期的支持，还存在一定的风险，如严重的感染、血栓形成、出血、引起左心室后负荷增加。

接下来，我们将详细分析在ECMO支持的不同阶段应如何进行全面的超声评估。对于置管过程，我们选择适用于大多数人的外周置管。中央置管（右心房到升主动脉）多数在特殊心脏手术中使用（无法脱离体外循环）。这种情况下，可在术中行经食管超声检查以帮助体外循环撤机。

31.3 VA ECMO支持的适应证

31.3.1 心源性休克

应仔细评估心源性休克患者的病情：结合患者的病史、体格检查及心脏彩超来综合评估患者的状况以及临床情况，这些有可能是循环辅助设备置管的禁忌证（表31.2）。

心脏超声有助于排除新的可逆性病因，该病因可解释为什么患者出现血流动力学不稳定（比如心脏压塞、未诊断的心脏瓣膜疾病、左心室功能失调），

表31.2 ECMO禁忌证

一般情况

重度或不可逆转的心功能不全且不适合进行心脏移植或人工心脏替代治疗

重度或不可逆转的神经功能损伤

恶性肿瘤终末期

颅内出血

年龄[a]

VA ECMO

主动脉夹层

重度主动脉反流

无目击者的心脏骤停

持续心肺复苏[b]

VV ECMO

心脏骤停

心源性休克

重度肺动脉高压

注：[a]在不同临床中心，年龄限制亦不同。虽然在年龄超过80岁的患者中效果并不差，但它常常被认为是"过度"治疗的；[b]在不同方案中，在难治性心脏骤停患者中，心肺复苏时间也并不一致。在我们中心，时间限制为45 min，但也有文献报告时间限制为90 min。

避免不必要的ECMO治疗。在检查期间，了解左心室的收缩和舒张功能、右心室的功能和大小、瓣膜（功能和组织学异常）、心包是很重要的，同时要重点注意是否存在明显心包积液。准确地评估主动脉瓣和主动脉（包括升主动脉和降主动脉）尤为重要。VA ECMO可能导致主动脉瓣严重反流从而影响左心室的负荷，而主动脉夹层则是VA ECMO的绝对禁忌证。在右心房置入静脉导管之前，要求评估右心房是否存在任何可能对导管的功能及置管位置有不利影响的结构上的异常，诸如发现明显的卵圆孔未闭、房间隔缺损、房间隔膨胀瘤、明显的希阿里网（Chiari network）、心脏起搏器、植入式心脏复律除颤仪、三尖瓣疾病（三尖瓣狭窄或者三尖瓣置管）。

31.3.2 难治性心脏骤停

为心脏骤停患者建立ECMO支持的标准指南时，最重要的是依据患者的临床病史和开始进行心肺复苏的时间（比如从心跳停止到心肺复苏开始的这段时间）（表31.2）。对于此类患者，超声心动图的评估被心脏和心脏瓣膜的解剖学所限制，这种条件下对心功能的检测变得很困难。对于有PEA（无脉性电活动）的患者，从假的PEA（心脏有收缩但因为严重紊乱和外在压力不足以产生搏动）中区分出真正的PEA（心脏无收缩，"机械电分离"）是重要的。特别是对于这些患者，寻找清晰明显的、可以解释心脏骤停（ALS评分为4Hs或者4Ts）的异常是非常重要的。同样重要的是注意心脏的大小，特别是右心室大小（排除肺栓塞）和确认是否存在心包积液。可以通过评估胸部压力来计算经肺动脉和主动脉的血流。对于这些患者，排除主动脉夹层（置管禁忌证）同样重要。（图31.1）

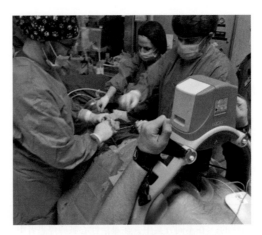

图31.1 心肺复苏过程中行ECMO置管

31.4　置管

超声对于ECMO置管起着至关重要的作用，因为它能帮助纠正ECMO置管的位置。评价动脉和静脉血管对于选择最好的置管位置也是很重要的。超声可以确定动脉和静脉的位置，以及存在潜在解剖学变形和严重的动脉（闭塞、狭窄、动脉瘤和粥样硬化）、静脉（血栓形成）系统病理学改变的情况。如果发现血管存在明显的病变，可以评估其他血管以确定合适的插管部位。这些情况必须尽快地检测出来，尤其是对于那些心脏骤停的患者。

对于选择导管尺寸来说，评估血管的大小，尤其是动脉，是十分重要的。动脉导管的大小是ECMO可以达到最大血流量的决定性因素，导管越大血流量就越大。依据我们在成人中应用的经验，按照患者的体格使用15~19 F的导管可以提供全部的循环支持。要想得到以毫米为单位的插管尺寸，用F号除以3就可以了。从这一计算公式可以得知，使用直径大于5~5.5 mm的导管在动脉内置管是安全的。动脉血管超声检查提示我们，如果导管的直径提供的血流能完全满足患者的需求，可以使用最小的导管。如果血管大小和导管的大小接近，就意味着要放置外周循环灌注导管以防止置管的肢体缺血。

在置管的过程中，导丝在置管套管之前最先经皮插入并置入在心脏和大血管内。因为存在导管和导丝产生的强烈的心脏超声尾影，置管时必须非常小心。

在外周VA ECMO中，静脉导管最好是置入右心房中部以能够完全地将中心静脉血引入循环。经食管超声常用于引导置管。动脉端导管通常位于对侧股动脉，管尖位于髂动脉或腹主动脉。这些区域无法使用经食管超声观察清楚。然而，通常不需要为了明确导管的位置而完善影像学检查。经食道超声在血管扩张前可以确认用于经皮动脉导管穿刺的导丝位于主动脉血管腔内，这样可以减少再次动脉置管的风险。

31.5　监测ECMO支持

应用ECMO期间，每天做一次心脏超声评估是非常重要的，不但可以监测心功能还可以监测相关辅助设备以及各种并发症。在ECMO辅助各个阶段都应运用超声技术监测各个环节，ECMO支持分为三个阶段：刚建立的早期阶段，维持运行的中间阶段，撤机及拔管的最后阶段。

31.5.1　初始阶段（建立之后）

在ECMO运行的开始阶段，确认静脉引流是否足以维持心指数是很重要的。如果不能，心脏超声有助于明确病因并确认处理之后是否有效。它能够明确是否存在低血容量并予以解决，检查导管的位置，探测可能阻塞静脉导管的栓子（图31.2）。

遇到低流量状况时，排除动脉导管的问题也是很重要的，例如，主动脉夹层（上机前未监测出来或因为置管导致的医源性夹层）和严重的主动脉反流。

对于因为难治性心脏骤停需要ECMO治疗的患者，在ECMO治疗一开始就可以进行心脏评估，这样就可以知道心脏机械活动的恢复情况。这可能是自发恢复也可能是介入治疗后恢复（血运重建、心包积液引流或肺栓塞药物溶解）的。在这一阶段，也可以探测是否存在收缩力异常和明显的瓣膜缺陷。

31.5.2 中间阶段（维持支持）

依据病因的不同，ECMO上机时间有长有短。ECMO支持可以使用几个小时或者几天（例如，发生了无节律的心脏骤停、临时低体温、中毒），在一些情况下（例如，心肌炎、需要长期心室辅助的搭桥患者和心脏移植患者）也可以使用一段相当长的时间。

在后续治疗的日子里，心脏超声不仅可以监测心脏功能的恢复情况，而且可以避免并治疗潜在的问题以及机械辅助本身固有的问题。

和持续监测整个以及局部心脏收缩力一样重要的是，要确认心腔引流是否通畅，避免心腔扩张，特别是左心室。在VA ECMO中，左心室的前负荷通常是减少的（因为肺动脉血流减少了），但后负荷却是增加的（因为动脉端加压反流的血液）。在所有严重左心室功能紊乱的病例中，尤其是伴有严重的三尖瓣反流的患者，左心室会扩张，主动脉瓣有可能无法打开。动脉压波形脉搏性的消失提示着上述情况的发生。这会导致血液瘀滞，在升主动脉、左心室及肺静脉形成血栓，最终给机械性辅助治疗和撤机带来问题（图31.3~图31.4）。心脏超声的表现如下：左心功能受损并扩张，主动脉瓣打开困难，严重的升主动脉自发造影回声及严重的三尖瓣反流。在外周VA ECMO，主动脉瓣无法打开

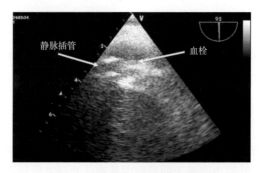

图31.2 引流管被右房血栓完全堵塞

是一个值得关注的问题。这种情况下，应该加强抗凝，通过改善自身心脏的输出（降低ECMO血流及正确使用血管扩张药）来降低心脏后负荷，以促进主动脉瓣的开放和消除左心室自发性造影回声。

我们对待心脏骤停的策略依据是使用低剂量的强心药物（如多巴酚丁胺）使心脏瓣膜持续开放和关闭，同时可以在无禁忌的条件下结合使用主动脉内球囊反搏（IABP）。超声心动图的管理在监测心脏停跳的时候有至关重要的作用。在外周血管ECMO支持时使用IABP现在仍存在一定的争议。无论是支持证据或是反对的证据都是缺乏的。根据我们的经验，使用IABP后左心室的负荷会减少，可以保持ECMO血流的搏动性，对冠状动脉、内脏及肾脏的循环都有积极意义（图31.5）。即使采取了这些措施，如果左心室没有充分引流，肺循环负荷过重的话，左心室的主动引流也是有必要的。不同类型的技术已经在文献中有过介绍，但在成人中最常用的技术是左心室心尖部造

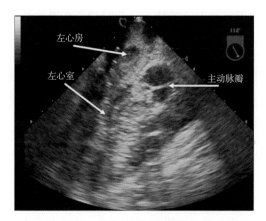

图31.3　左心房血栓

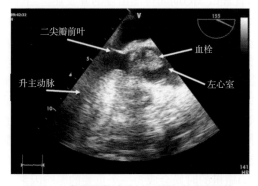

图31.4　紧临冠状动脉开口的降主动脉血栓

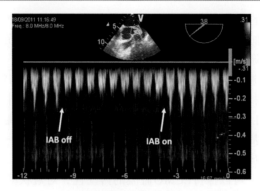

图31.5　在IABP支持停止期间血流动力学的变化情况

口。这种情况下，超声技术可用于确认造口导管正确的位置和功能。最近我们报道了另一种用于经肺引流的技术，此时超声在置管及评估造口的效果上十分重要。

心脏超声可评估经过主动脉的血流，是一个测量心排血量很有价值的工具。温度稀释法其实是不可靠的，因为静脉引流导管导致血液"被盗"。基于"脉搏轮廓"的方法也不靠谱，因为当ECMO血流很高的时候外周动脉的搏动性几乎就消失了。

在治疗的整个过程中，持续监测导管所在肢体的灌注是很重要的。希望能够尽早发现肢体缺血并置入外周再灌注导管保证其有效性（图31.6）。

31.5.3　中间阶段（监测并发症）

ECMO支持治疗的一般是极其危重的患者，由于其潜在的疾病进程、危重疾病、抗凝、设备本身，尤其是心脏手术等原因，导致患者并发症增加。超声技术有助于发现和管理ECMO期间可能出现的并发症。当怀疑出现ECMO故障的时候，超声是第一选择，尤其是栓子形成、导管移位以及心脏压塞时。目前正在开展许多ECMO患者的经胸和经食管超声研究。因为经胸超声受到空间限制，经食管超声通常用于发现一些并发症。该技术可以快速评估导管位置、心室充盈及心脏功能，心包积血对心腔的压迫以及导管相关性血栓形成。

对于ECMO患者，想要发现心脏压塞和明显的心包积液是很困难的，因为心脏处于分流的状态。也许，心包积血对心腔有着明显的压迫，但是因为心包积血并不会影响导管血流，所以可能不会有明显的血流动力学改变。

心包积液可能会导致心腔受压，也许不会影响血流动力学及ECMO血流，但是在尝试从ECMO撤机的时候会成为一个重要的影响因素。

ECMO所用的导管有时很粗，这可能会成为导致并发症的常见因素，尤

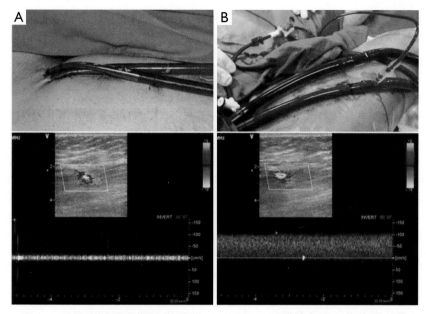

图31.6　在股动脉放置远端再灌注管前（A）及后（B）时的胫前动脉血流变化情况

其是栓子形成或动静脉阻塞。静脉导管内血栓形成不仅会减少ECMO血流，还会因为肺栓塞的出现让临床状况变得很复杂。除此之外，静脉ECMO导管拔出后，原来包绕在导管周围的组织栓子可能会留在心脏内。如果静脉导管在手术中被拔除（比如置入心室辅助装置或心脏移植时），我们推荐在术中用经食管超声检查下腔静脉以确认是否存在静脉导管脱落物。如果没有检查下腔静脉，可能最终会引起肺栓塞。

31.5.4　最后阶段（恢复和撤机）

在最后阶段，心脏超声在评估患者是否恢复及是否能够撤机方面扮演着重要的角色。在VA ECMO中，可能直接用心脏超声检查评估患者病情，有时可以使用肺动脉导管来进一步指导。决定撤机及撤机时间是很复杂的。在患者动脉导管波形上看到搏动性增加是心脏恢复的标志。对于VA ECMO，在开始72 h内就尝试撤机是很少见的[10]。按照惯例，只有当病因（缺血、心律失常、感染等）得到控制且血流动力学平稳后，才有撤机的可能。

患者状况的恢复和ECMO撤机是建立在大量临床、血流动力学和超声心动图变量的基础上。这部分内容在以前的章节中已经阐述。超声心动图提示停止ECMO支持的参数包括：适当的左心室射血分数、左心室射血流出道速度时间积分>10 cm、无左室扩张和心脏压塞的迹象[11-12]。很少有公开资料概括ECMO撤机阶段的方法和体会。Konishi等的一项研究中认为，对于使用VA ECMO治疗的病毒性心肌炎患者，利用多普勒技术对降主动脉进行评估可有助于判断心肌的恢复情况[13]。笔者认为：ECMO血流和自身血流汇聚的位置有助于判断心排血量是否已恢复到一个较好的水平。在另一项研究中，通过速度矢量图像和组织多普勒来评估左心室心衰时的血流动力学变化与功能变化[14]，22例进行体外生命支持（ECLS）治疗的心源性休克患者在ECMO血流变化导致严重负荷变化时予以完善影像学检查。负荷的变化包括显著的后负荷减少（平均动脉压），前负荷增加（左心室舒张末期容积）以及速度时间积分的增加。速度时间积分的参数增加，这和组织多普勒收缩速度不一样。作者总结道，速度时间积分参数是依赖于负荷变化而变化的，像传统的多普勒心脏超声数据。通过组织多普勒我们发现三尖瓣导管的收缩速度和负荷没有关联，在ECMO撤机时有着显著的预测价值。最终存活下来的患者的组织多普勒速度更高（>6 cm/s）。

在ECMO撤机时，常用的方法是以0.5~1.0 L/min的速度降低ECMO血流，然后评估临床状况与血流动力学参数（包括心率、血压、动脉脉搏波形、右侧桡动脉氧分压水平、中心静脉压及肺动脉压的变化）和心脏超声参数（心脏每搏输出量、心室大小、心室容积和射血分数）。通常我们不会把ECMO流速降至1~2 L/min，因为低流速时管路血栓风险大为增加。如果流速低至1 L/min，患者血流动力学依然稳定，患者就可以撤机了。在准备拔管的时候，ECMO流速会提升到测试前的水平，这时停止使用抗凝药，将有助于止血。缓慢逐步的撤机有助于准确预测患者撤机的最佳时间。然而，因为要避免发生血栓的缘故，血泵并不能完全停下来，这意味着拔管是个很精细的过程，需要快速评估血流动力学及超声检查以帮助确认并治疗偶发事件。

拔管及止血后，利用超声确认置管血管及其周围组织是否存在损伤（撕裂伤、假性动脉瘤、血肿形成）是很有价值的。

31.6 VV ECMO

对于需要体外循环支持的重症呼吸衰竭患者，进行相应的支持治疗是十分必要的。而此时，VV ECMO通常是最好的选择。它具有较少的血管并发症，可以保持良好的肺灌注从而有利于抗生素更好地渗透到肺，而且可以更好地将氧输送到身体上半身（特别是大脑和心脏）。而VA ECMO过程中则不具备以上这些优点。

在应用VV ECMO时，确保心功能足以维持循环是最为重要的。因此，在建立VV ECMO之前，全面评估患者的心脏超声和血流动力学参数是必不可少的。对于VA ECMO，这些检查必须完善，尤其是三尖瓣反流导致的肺动脉压力、右心室的功能及大小是急性呼吸窘迫综合征患者心功能不全的决定性因素。

VV ECMO整体上对心功能没有显著影响。事实上，当血流从身体引出然后回流到右心，右心的前负荷没有什么变化，对于正常的左心也没有什么不利的血流动力学影响。在应用VV ECMO期间，肺循环内的血液氧含量增高，混合静脉血氧饱和度也提升了。这有两个好处。第一，可以降低肺血管阻力，使得右心室后负荷降低。其次，通过提高氧输送量可以改善左心室功能及冠状动脉的循环。低氧所致的炎症反应及肺血管阻力增加会对右心功能有着负面影响。在采用VV ECMO期间，超声证实了改善氧合及酸碱平衡对于右心功能的益处。

在采用VA ECMO期间，超声有助于引导置管。静脉导管可置入股静脉或者颈内静脉。整体而言，动脉端导管尖端应放置在右心房中部，不能接触房间隔及三尖瓣，相比引流管的尖端，更接近身体中央。如果静脉端导管比动脉端导管更接近近心端，或者两根导管的尖端过于接近，就可以产生再循环，导致系统效率降低以及大量已氧合的血液进入肺循环和体循环。超声有助于发现导管位置异常，比如导管顶着房间隔，穿过未闭的卵圆孔进入左心房，在冠状窦内，穿过三尖瓣或者瓣下结构。导管位置错误会导致血管或者心脏损伤以及ECMO血流不足。

影像定位技术常被推荐用于Avalon Elite导管置入定位[16]。这些双腔插管经由右颈内静脉置入。单腔插管通常由下腔静脉及上腔静脉置入，用于血液引流。其他管腔的导管通过放置于三尖瓣的侧孔将血液引流到右心房。准确定位是非常重要的，使导管头端位于下腔静脉—右房交界处正下方，同时回流侧孔位置能够确保回流血液流经三尖瓣[17]。

尽管VV ECMO是呼吸衰竭患者的选择，但有些时候心肺功能不足以维持患者血流动力学稳定。而且，在感染性休克患者或者肺动脉高压患者治疗期间可能会出现心功能不全。因此，即使对于主要需要呼吸支持的患者，"回声动力"方法（基于超声和血液动力学的结合）对于早期发现和治疗潜在的心功能恶化是很明智的办法，而且还可以观测是否需要更改为循环支持模式（VA ECMO或VAV ECMO）。

31.7　结论

超声在ECMO患者病程的不同阶段都扮演着基石的作用，从适应证到置管、监测以及撤机都是如此。无论在循环支持还是在呼吸支持方面，超声都可以为评估患者的心功能、选择合适的患者方面提供有价值的信息。超声还可以帮助选择最佳血管穿刺部位、指导置管、监测疾病的发展、发现并发症、判断患者的恢复情况及指导撤机等。

声明

本文作者宣称无任何利益冲突。

参考文献

[1] Davies A, Jones D, Bailey M, Beca J, Bellomo R, Blackwell N, et al, Australia and New Zealand Extracorporeal Membrane Oxygenation (ANZ ECMO) Influenza Investigators. Extracorporeal membrane oxygenation for 2009 influenza A(H1N1) acute respiratory distress syndrome[J]. JAMA, 2009, 302(17): 1888–1895.

[2] Firstenberg MS, Blais D, Louis LB, Stevenson KB, Sun B, Mangino JE. Extracorporeal membrane oxygenation for pandemic (H1N1) 2009[J]. Emerg Infect Dis, 2009, 15(12): 2059–2060.

[3] Peek GJ, Mugford M, Tiruvoipati R, Wilson A, Allen E, Thalanany MM, et al, CESAR Trial Collaboration. Efficacy and economic assessment of conventional ventilatory support versus extracorporeal membrane oxygenation for severe adult respiratory failure (CESAR): a multicentre randomised controlled trial[J]. Lancet, 2009, 374(9698): 1351–1363.

[4] Cardarelli MG, Young AJ, Griffith B. Use of extracorporeal membrane oxygenation for adults in cardiac arrest (E-CPR): a meta-analysis of observational studies[J]. ASAIO J, 2009, 55(6): 581–586.

[5] Koenig PR, Ralston MA, Kimball TR, Meyer RA, Daniels SR, Schwartz DC. Balloon atrial septostomy for left ventricular decompression in patients receiving extracorporeal membrane oxygenation for myocardial failure[J]. J Pediatr, 1993, 122(6): S95–S99.

[6] O'Connor TA, Downing GJ, Ewing LL, Gowdamarajan R. Echocardiographically guided balloon atrial septostomy during extracorporeal membrane oxygenation (ECMO) [J]. Pediatr Cardiol, 1993, 14(3): 167–168.

[7] Avalli L, Maggioni E, Sangalli F, Favini G, Formica F, Fumagalli R. Extracorporeal Membrane Oxygenation: An Alternative to Surgical and Transeptal Venting in Adult Patients[J]. ASAIO J, 2011, 57(1): 38–40.

[8] Sedgwick JF, Burstow DJ, Platts DG. The role of echocardiography in the management of patients supported by extracorporeal membranous oxygenation (ECMO) [J]. Int J Cardiol, 2010, 147(Suppl): S16.

[9] Platts DG, Sedgwick JF, Burstow DJ, Mullany DV, Fraser JF. The role of echocardiography in the management of patients supported by extracorporeal membrane oxygenation[J]. J Am Soc Echocardiogr, 2012, 25(2): 131–141.

[10] Chen Y-S, Lin J-W, Yu H-Y, Jerng J-S, Ko W-J, Chang W-T, et al. Cardiopulmonary resuscitation with assisted extracorporeal life-support versus conventional cardiopulmonary resuscitation in adults with in-hospital cardiac arrest: an observational study and propensity analysis[J]. Lancet, 2008, 372(9638): 554–561.

[11] Scherer M, Sirat AS, Moritz A, Martens S. Extracorporeal membrane oxygenation as perioperative right ventricular support in patients with biventricular failure undergoing left ventricular assist device implantation[J]. Eur J Cardiothorac Surg, 2011, 39(6): 939–944.

[12] Santelices LC, Wang Y, Severyn D, Druzdzel MJ, Kormos RL, Antaki JF. Development of a hybrid decision support model for optimal ventricular assist device weaning[J]. Ann Thorac Surg, 2010, 90(3): 713–720.

[13] Konishi H, Misawa Y, Nakagawa Y, Fuse K. Doppler aortic flow pattern in the recovering heart treated by cardiac extracorporeal membrane oxygenation[J]. Artif Organs, 1999, 23(4): 367–369.

[14] Aissaoui N, Guerot E, Combes A, Delouche A, Chastre J, Leprince P, et al. Twodimensional strain rate and Doppler tissue myocardial velocities: analysis by echocardiography of hemodynamic and functional changes of the failed left ventricle during different degrees of extracorporeal life support[J]. J Am Soc Echocardiogr, 2012, 25(6): 632–640.

[15] Marasco SF, Lukas G, McDonald M, McMillan J, Ihle B. Review of ECMO (extra corporeal membrane oxygenation) support in critically ill adult patients[J]. Heart Lung Circ, 2008, 17(Suppl 4): S41-S47.

[16] Avalon Laboratories. Avalon Elite_ bi-caval dual lumen catheter[Z/OL]. Available at: http://www.avalonlabs.com/html/pulmonary_support.html. Accessed 25 Nov 2011.

[17] Javidfar J, Wang D, Zwischenberger J, Costa J, Mongero L, Sonett J, et al. Insertion of bicaval dual lumen extracorporeal membrane oxygenation catheter with image guidance[J]. ASAIO J, 2011, 57(3): 203–205.

译者：帖红涛，重庆医科大学附属第一医院心胸外科

审校：张海波，首都医科大学附属北京安贞医院心外科

第三十二章　血流动力学监测

Fabio Guarracino and Rubia Baldassarri

F. Guarracino, R. Baldassarri
Cardiothoracic Anaesthesia and Intensive Care Medicine, Azienda Ospedaliero Universitaria Pisana,
Pisa, Italy. e-mail: fabiodoc64@hotmail.com.

32.1　前言

ECMO支持的重症患者，常规需要高级血流动力学监测以评估心血管功能或体外转流的效果。为了评估呼吸循环衰竭的严重程度和衰竭器官的可恢复性，监测的关注对象应该是对生命有潜在威胁的循环和（或）呼吸疾病。恰当的血流动力学监测同时也能帮助我们判断ECMO撤机的最佳时机。

VA ECMO用于不同原因引起的难治性心源性休克的治疗，包括心脏外科术后、心脏移植术后、心肌病、心肌炎、急性冠状动脉综合征等。VV ECMO用于各种原因引起的严重呼吸衰竭的治疗，主要包括：成人呼吸窘迫综合征（ARDS）、肺炎、创伤、肺移植早期供体衰竭等[1-2]。一般情况下，VA ECMO和VV ECMO被分别用于循环和呼吸支持，但呼吸衰竭需要体外支持的患者，往往也会出现循环衰竭[3]。

32.2　血流动力学监测

ECMO支持的患者血流动力学监测的目的在于提供器官和外周灌注是否充分的信息[4]。

32.2.1　VA ECMO

严重心脏功能不全，接受VA ECMO支持的患者，由于严重的心源性休克或者应用体外循环的原因，容易发生低心排血量综合征。充分的血流动力学监测应该首先说明ECMO支持是否有效，其次要提示心脏疾病情况和评估患者心脏功能[5]。

ECMO应充分支持患者的基本心脏功能以获得最佳的组织灌注，同时为患者提供足够的流量和氧供。

血流动力学监测的主要目标在于评估患者全身的组织灌注。此外，良好的心肺监测应该正确评价患者的血流动力学概况，以便指导治疗和追踪疾病的进展。氧输送或者血流动力学状态的优化依赖于对血流动力学进行正确分析。因此，VA ECMO患者最适当的血流动力学监测应该关注于患者心功能的评估[在机械支持的不同环节对心功能进行连续的超声心动图评估、心排血量和混合静脉血氧饱和度（SvO_2）的测量]，循环支持效果和器官灌注情况的评估（连续监测SvO_2、尿量和血乳酸水平等）。

32.2.1.1　心排血量

虽然超声心动图仍是评估心脏功能最好的工具，但连续监测心排血量也切实可用。在这些监测系统之中，Swan-Ganz肺动脉导管（PAC）仍被认为是血流动力学监测的金标准[6]。虽然PAC的应用在某些情况下仍有争议，但抛开其局限性和禁忌证，肺动脉导管技术给我们提供了关于重症患者血流动力学参数的许多信息[7-8]。肺动脉压和左右心腔压可以通过肺动脉导管直接测量，心排血量和SvO_2可通过最新的监测工具连续监测。此外，通过PAC可以计算其他衍生的血流动力学参数，包括全身和肺血管的阻力[4]。

由于PAC是一项有创技术，同时，通过肺动脉导管收集的血流动力学数据在某些情况下可能会有误差（例如：三尖瓣反流）。因此，微创或完全无创的心排血量监测系统最近进入临床。最普遍采用的心排血量测量技术列于表32.1。

表32.1　微创心排血量监测技术

Fick原理
脉冲多普勒技术
超声心动图
脉搏波形分析
生物阻抗
生物反应

32.2.1.2 SvO_2

ECMO支持的重症患者，维持组织充足的氧供/氧耗平衡是基本原则。通过对ECMO辅助过程中出现的不同病理生理变化的管理，使体外辅助设备发挥最佳的组织灌注效果。

通过Swan-Ganz肺动脉导管在主肺动脉测量的SvO_2被广泛认为是反映全身组织灌注的一个良好指标，可以反映患者自身心脏功能和体外辅助支持的总体效果。根据Fick原理，SvO_2与5个主要变量（图32.1）有关：

$$SvO_2 = SaO_2 - (VO_2/CI \times Hb \times PO)$$

SaO_2，动脉血氧饱和度；CI，心指数；PO，氧气亲和力；Hb，氧合血红蛋白含量。

SvO_2并不总是与组织有效氧分压（PvO_2）相一致，后者还与其所在的氧合血红蛋白解离曲线位置有关。ECMO支持期间，血流动力学参数或血红蛋白含量以及动脉血氧的持续改变使得SvO_2的变化趋势成为一个更好的指标，比测定SvO_2绝对值更有意义，后者只是反映了氧耗（VO_2）氧供（DO_2）匹配情况

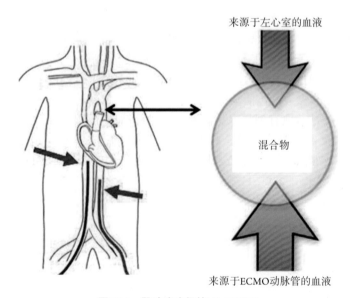

图32.1 股动脉途径的VA ECMO

左侧：箭头指向静脉（蓝色箭头）和动脉（红色箭头）管路。右侧：黑色双向箭头指向降主动脉的近端部分，在这个位置来自动脉管的氧合血与来自患者左心室的低氧合血混合。降主动脉动脉管的置入使来自ECMO管路的氧合血与左心室射出的低氧合血之间产生混合。

而已[9]。正如Fick公式所展现的那样，在连续监测过程中，任何SvO_2决定因素的变化都能使SvO_2产生重大变化。由于公式中5个组成成分之间的关系存在算法上的不同，在临床上很少出现只有一个变量独立于其他变量发生改变的情况。因此，SvO_2的"正常"值很难定义。研究表明，SvO_2波动于60%~80%之间意味着外周灌注比较合适。

虽然ECMO支持期间SvO_2的测量大体上能够正确反映组织灌注的效果，但某些情况下SvO_2并不能充分反映全身灌注情况。虽然SvO_2表示DO_2与VO_2之间匹配程度，可是通过主肺动脉计算的SvO_2并不能反映血流局部分布以及不同身体区域的差异性灌注。在VA ECMO支持期间应该考虑到，由于自身缺氧血与氧合血在降主动脉水平混合从而使冠状动脉和（或）大脑缺氧的情况。

32.2.2　VV ECMO

VV ECMO支持的患者通常不表现出心脏功能损害，严重的呼吸功能衰竭需要体外支持的患者，其慢性肺高压与右心功能不全对传统的治疗通常没有反应。因此，即使在本身不需要体外循环支持的情况下，心功能不全与呼吸衰竭也会同时存在。由于VV ECMO不提供循环支持，它对系统的血流动力学影响较小。但是，这未必完全正确，因为肺动脉血流增多会增加肺血管阻力和右心室后负荷，导致右心衰竭。因此，VV ECMO支持的患者同样需要完善的血流动力学监测。

VV ECMO支持呼吸功能，提供充足的氧合并清除CO_2。监测应该关注体外呼吸辅助支持效果和患者本身呼吸功能两方面[10]。SaO_2与SvO_2是监测呼吸功能最好的指标。根据指南，当SaO_2>80% 和SvO_2>70%时，VV ECMO的呼吸支持被认为是充分的[11]。近期文献报道，组织低氧和低灌注与预后不良相关。因此，对于VV ECMO支持患者，较高的SaO_2有利于维持组织器官充足灌注[5]。在VV ECMO支持患者，动脉血氧合与血流量密切相关，通过管路的流量越高则氧合越好。相反，由于CO_2弥散性较高，低血流量即能满足CO_2排出的需要。从患者动脉采集血样进行血气分析能够直接有效的反映氧合及CO_2排出等各项呼吸功能指标。

由于种种原因，低氧血症以及因此导致的低SvO_2会在VV ECMO支持过程中频繁出现。再循环是其中一个重要原因。再循环是VV ECMO中不可避免的问题，这取决于有多少先前注入右心房的已氧合血液再次进入体外ECMO管路内[12]。这种现象完全与静脉管路的物理参数相关，也与同一管路近远端腔开口的位置相关[13-14]。再循环主要导致右心房的血液氧合效率降低、氧输送下降及全身和（或）局部灌注不足。由于再循环问题的存在，从ECMO管路的静脉管路所测得的SvO_2并不一定有价值。通过Swan-Ganz导管在肺动脉直接采集血样测量SvO_2，是能够反映全身灌注情况更好的指标。VV ECMO期间引起低氧血症的另一重要原因是来自于体外支持的氧合血液与来自于患者腔静脉的缺氧血液的混合。在右心房，血氧含量下降，组织中的氧含量相比其需求量更低。

32.2.2.1 花斑综合征

尽管有充足的氧供和流量的保证，经皮VA ECMO支持的患者仍然会面临局部低灌注的问题[2]。通常，VA ECMO的流出道插管均置于降主动脉的上部。由于ECMO能够提供近80%的全身血流，通过患者主动脉瓣的本身血流也仍然存在，来自于动脉管路的氧合血与来自于患者左心室的低氧合血会产生混合（图32.2）。因此，升主动脉内的血氧含量会下降。由于冠状动脉和主动脉血管解剖位置的原因，心肌与大脑会主要承担低氧合血灌注的风险[15]。冠状动脉的低灌注会导致心肌缺血从而使心脏功能恶化，阻碍器官功能的恢复。大脑的低灌注会导致中到重度的神经系统并发症，这些并发症会对患者的预后产生负面影响[16]。

局部灌注的改变会导致严重的器官功能不全。SvO_2的绝对值在正常范围变化并不能反映应身体的某些区域（主要在冠状动脉和大脑血流）DO_2和VO_2之间不匹配现象的发生（表32.2）。因此，应该采用多种方法联合监测。冠状动脉的血流灌注可以通过超声心动图测量，大脑的血流可通过神经监测系统评估，如：近红外光谱技术（图32.2）。

近红外光谱技术提供的全身SvO_2和局部SrO_2双重监测，能够更好地评估血流动力学，更好地显示组织灌注任何有意义的改变[17]。

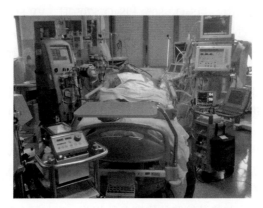

图32.2 图中显示了一个使用多途径监测的ECMO病例
注意经食管超声探头的位置以及NIRS监测显示的经颅血氧饱和度。

表32.2 联合NIRS与SvO₂监测获得的ECMO流量信息

近红外光谱技术	静脉血氧饱和度	流量
正常	正常	充足
减少	减少	减少
减少	正常	正常但不充足

32.3 总结

（1）对于ECMO支持患者的血流动力学监测，应该主要关注循环和（或）呼吸支持的效果。

（2）在VA ECMO任何关于全身组织灌注的信息以及在VV ECMO任何关于气体交换的信息都应该通过合适的工具迅速获得。

（3）应该根据潜在疾病或体外支持的不同形式选择最合适的监测系统。

（4）血流动力学监测应该提供关于疾病预后和衰竭器官可恢复性的信息。

（5）血流动力学监测应该指导治疗的同时评估患者对治疗的反应。

（6）恰当的血流动力学监测应该使得临床处理措施和体外支持策略最优化。

声明

本文作者宣称无任何利益冲突。

参考文献

[1] Sidebotham D, McGeorge A, McGuinness S, et al. Extracorporeal membrane oxygenation for treating severe cardiac and respiratory disease in adults: part 1—overview of extracorporeal membrane oxygenation[J]. J Cardiothorac Vasc Anesth, 2009, 23(6): 886–892.

[2] Sidebotham D, McGeorge A, McGuinness S, et al. Extracorporeal membrane oxygenation for treating severe cardiac and respiratory failure in adults: part 2-technical considerations[J]. J Cardiothorac Vasc Anesth, 2010, 24(1): 164–172.

[3] Marasco SF, Lukas G, McDonald M, McMillan J, Ihle B. Review of ECMO (extra corporeal membrane oxygenation) support in critically ill adult patients[J]. Heart Lung Circ, 2008, 17(Suppl 4): S41–S47.

[4] Porhomayon J, El-Solh A, Papadakos P, Djalal N. Cardiac output monitoring devices: an analytic review[J]. Intern Emerg Med, 2012, 7(2): 163–171.

[5] Guarracino F, Zangrillo A, Ruggeri L, Pieri M, Calabrò MG, Landoni G, Stefani M, Doroni L, Pappalardo F (2012) Beta-Blockers to optimize peripheral oxygenation during extracorporeal membrane oxygenation: a case series[J]. J Cardiothorac Vasc Anesth, 2012,

26(1)：58–63.

[6] Chatterjee K. The Swan-Ganz catheters：past，present，and future. A viewpoint[J]. Circulation，2009 119(1)：147–152.

[7] Pinsky MR，Vincent JL. Let us use the pulmonary artery catheter correctly and only when we need it[J]. Crit Care Med，2005，33(5)：1119–1122.

[8] Barnett CF1，Vaduganathan M，Lan G，Butler J，Gheorghiade M. Critical reappraisal of pulmonary artery catheterization and invasive hemodynamic assessment in acute heart failure[J]. Expert Rev Cardiovasc Ther，2013，11(4)：417–424.

[9] Chauhan S，Subin S. Extracorporeal membrane oxygenation，an anesthesiologist's perspective：physiology and principles[J]. Part 1. Ann Card Anaesth，2011，14(3)：218–229.

[10] Schmidt M1，Tachon G，Devilliers C，Muller G，Hekimian G，Bréchot N，Merceron S，Luyt CE，Trouillet JL，Chastre J，Leprince P，Combes A. Blood oxygenation and decarboxylation determinants during venovenous ECMO for respiratory failure in adults[J]. Intensive Care Med，2013，39(5)：838–846.

[11] ELSO Guidelines for Cardiopulmonary Extracorporeal Life Support，Extracorporeal Life Support Organization[R/OL]，Version 1：1.April 2009 Ann Arbor，MI. Available at www. elso.med.umich.edu.

[12] Walker JL，Gelfond J，Zarzabal LA，Darling E. Calculating mixed venous saturation during veno-venous extracorporeal membrane oxygenation[J]. Perfusion，2009，24(5). doi：10.1177/0267659109354790.

[13] Bonacchi M，Harmelin G，Peris A，Sani G. A novel strategy to improve systemic oxygenation in venovenous extracorporeal membrane oxygenation：the "χ-configuration"[J]. J Thorac Cardiovasc Surg，2011，142(5)：1197–204.

[14] Mennen MT，Rosenfeldt FL，Salmonsen RF. Veno-right ventricular cannulation reduces recirculation in extracorporeal membrane oxygenation[J]. Perfusion，2012，27(6)：464–469.

[15] Wong JK，Smith TN，Pitcher HT，Hirose H，Cavarocchi NC. Cerebral and lower limb near-infrared spectroscopy in adults on extracorporeal membrane oxygenation[J]. Artif Organs，2012，36(8)：659–667.

[16] Slater JP，Guarino T，Stack J，Vinod K，Bustami RT，Brown JM 3rd，Rodriguez AL，Magovern CJ，Zaubler T，Freundlich K，Parr GV. Cerebral oxygen desaturation predicts cognitive decline and longer hospital stay after cardiac surgery[J]. Ann Thorac Surg，2009，87(1)：36–44.

[17] Hoffman GM. Pro：near-infrared spectroscopy should be used for All cardiopulmonary bypass[J]. J Cardiothorac Vasc Anesth，2006，20(4)：606–612.

译者：童洪杰，金华市中心医院重症医学科
审校：金振晓，空军军医大学西京医院心血管外科
　　　刘洋，空军军医大学西京医院心血管外科

点评

　　ECMO 支持期间的血流动力学监测非常重要。本章根据 VA ECMO 和 VV ECMO 两种支持形式讲述了 ECMO 支持期间血流动力学监测的重要性、监测的主要内容及重要关注点。

——金振晓，刘洋

第三十三章　VA ECMO支持期间的呼吸监测

Daniela Pasero, Pietro Persico, Tommaso Tenaglia, and Vito Marco Ranieri

D. Pasero, P. Persico, T. Tenaglia
Anaesthesiology and Critical Care Department, Città della Salute e della Scienza, Ospedale S. Giovanni Battista-Molinette, Corso Bramante, 88, Turin 10126, Italy.
e-mail: danielacristina.pasero@gmail.com.

V. M. Ranieri , MD
Città della Salute e della Scienza, Ospedale S. Giovanni Battista-Molinette,Corso Bramante, 88, Turin 10126, Italy. Department of Anesthesia and Critical Care, University of Turin, Turin, Italy.
e-mail: marco.ranieri@unito.it.

对于严重心源性休克患者，VA ECMO是一种有效的支持方法。静脉管道通过右心房将血液引流至体外后，经过氧合通过动脉管道灌注回体内。当肺循环血量急剧下降时，动脉血的氧合大部分通过氧合器进行[1.2]。因此，在ECMO支持时期，虽然最先受影响的不是肺功能，但是患者的肺功能往往难以有效评价。为什么在VA ECMO支持期间需要了解患者的肺功能？主要是为了判断心脏功能恢复后撤除VA ECMO的时机。

33.1　VA ECMO支持期间，肺功能是如何恶化的？

肺功能恶化最主要的原因是左心室淤血。在VA ECMO支持期间，如果左心功能被完全抑制，从支气管动脉回流至左心房的血液不畅，左室扩张，心脏与肺功能均会受到影响。左室淤血会增加肺静脉压力，引起肺水肿。虽然在VA ECMO支持期间，由于氧合器提供气体交换功能，肺功能的优劣可能表现不明显。但当心功能恢复，撤除VA ECMO时，肺功能的状态就会变得很重要。肺组织持续充血可能影响肺功能，造成严重的呼吸衰竭，导致撤机困难[3]。一项研究显示，长时间的VA ECMO支持会造成肺组织损伤，在形态学方面表现为肺水肿、肺泡出血和肺实质坏死。组织学的改变可以解释撤机后肺顺应性的下降[4]。最近一项观察性研究显示，由于反复心源性休克接受VA ECMO支持治疗的患者，需要长时间机械循环支持，体外支持期间27%的患者出现急性肺损伤，并且低氧血症导致撤机失败的发生率增加，早期死亡率增加（87%）。此类并发症涉及多种机制，例如在VA ECMO置管前就存在未被发现的肺损伤，或者持续存在的肺水肿，全身性炎症反应综合征以及多器官功能障碍[5]。此外，Chen等观察到，在VA ECMO最初的96 h内出现的肺功能损伤是预测撤机失败与预后不良的主要危险因素[6]。早期充分降低左心室的负荷可能预防或者降低这种现象发生的概率。

33.2　如何监测肺功能

胸部X线检查可以用于评价水肿的程度，但不能完全评价真实的肺功能，且可能存在一定的误导作用。通过肺动脉导管进行血流动力学监测，可以评价左房和左室去负荷后的压力，间接反应肺淤血的情况。此外，在VV ECMO期间使用PiCCO导管进行血流动力学监测，有助于计算血管外肺水指数，评估肺水肿的程度[7]。但是，这种监测方法在应用VA ECMO期间无效，因为心脏的泵血功能主要依赖于体外机器，由于心排血量中流经肺组织的部分大幅下降，故不能测出血管外肺水指数。一项研究发现，胸部超声是一种对肺实质进行有效监测的方法。这项技术可以在床旁实施，费用不高，在一些特殊病例中比胸部X线检查更敏感。当出现3条以上B线、典型的高回声区（环状伪影）时，诊断间质水肿的敏感性为97%，特异性为95%。此外，胸部超声检查对诊断胸膜渗出和肺实变的敏感度很高，甚至高于胸部X线检查。所以，部分临床中心建议使用胸部超声检查来鉴别急性呼吸窘迫综合征和肺水肿[8-10]。

33.3　肺部处理

虽然，机械循环支持期间很少发生肺损伤，但VA ECMO支持期间进行机械通气需要采用保护性策略，减少通气相关性肺损伤。VA ECMO替代肺的气体交换功能，机械通气时潮气量和分钟通气量需要降低，优化呼气末正压（PEEP），减少肺不张的发生。有研究者认为，大潮气量高吸气峰压的机械通气方式与不伴有原发肺损伤的患者进行机械通气期间发生急性肺损伤的危险性相关[11,12]。通常，基于肺保护的目的，建议吸气正压控制在20~25 cmH$_2$O以内，PEEP控制在10~15 cmH$_2$O，呼吸频率低于10次/min，FiO$_2$保持在30%左右[13]。体外支持期间，需要常规监测呼吸力学。水肿或者急性肺损伤的发生，炎症反应或者炎性浸润均可以改变肺的顺应性[4,14]。然而，呼吸机不能提供肺气体交换功能的确切评估指标。实际情况中，虽然顺应性正常，但是由于急性肺水肿而造成氧合能力急剧降低。因此，在VA ECMO支持期间，温和的肺通气策略，防止肺不张显得尤为重要，而左室去负荷是减少肺淤血水肿的最重要措施。

如何达到降低左心室负荷的目标？推荐以下几种方式：

（1）成人中最常用的技术是主动脉内球囊反搏，目的是减少后负荷，增加冠状动脉灌注[5]。

（2）另外一种选择是使用整合于环路中的跨间隔管道对左房减压，减少肺静脉的血流量，从而减轻肺淤血[3]。

（3）经皮肺动脉置管，将肺循环和左房的残血引流至ECMO环路的静脉端。

（4）使用经皮入路，置入微型轴流血泵microaxial flow泵，直接引流左室的血液[16]。

有研究报道，可以使用Seldinger技术微创开胸，置入动脉高流量管道，尖端插入左室尖端（经心尖左室出口，TLVV）。通过该系统引流血液，可能会降低心室壁张力和肺淤血的发生概率。TLVV与静脉流入道在氧合器之前连接。右室功能正常，肺功能良好的情况下，该系统有助于从VA ECMO转换到短期左室辅助设备（L-VAD）。L-VAD的优势在于可以利用回路中的氧合器，逐步评价肺功能[17]。笔者所在的临床中心在2010年1月—2012年6月间，有16例因心源性休克接受外周VA ECMO支持的患者接受TLVV置入术。所有的患者分两步转换成短时的L-VAD治疗：第一阶段，患者撤除右心辅助，不依赖氧合器进行气体交换；在第二阶段，从患者动脉入口以及氧合器位置之前这两个位置采血进行血气分析，氧合器和机械通气的FiO_2相同时，作为基础。再将氧合器的混合气体FiO_2设置成21%后，继续采上述两处的血气，以此决定是否可以移除氧合器[18]。此外，持续监测呼气末CO_2可以作为基础指标，指导个体化的通气设置以保证足够的PCO_2和pH。若局部pH在分钟通气量降低的时候依然保持高水平，需要在呼吸通路内增加死腔以优化局部pH。

在VA ECMO支持期间，如果患者没有合并原发性呼吸衰竭，可以保持自主呼吸。然而，ECMO对呼吸控制系统来说是个特殊的挑战，因为ECMO大幅减少静脉血进入肺循环且变异度大，而主动脉血流、平均动脉压力和CO_2保持稳定。有病例报道，氧合器的气流量减少，造成$PaCO_2$升高，患者呼吸形式不受影响。ECMO血流减少，增加回流至右房右室的静脉血可以影响患者的呼吸形式，导致呼吸频率增加[19]。此现象的机制只在VA ECMO实验模型中被描述过：肺动脉和右室或者左房压力的急性升高会改变呼吸形式，而不依赖于中枢的控制[20-21]。为更好地了解VA ECMO支持期间呼吸控制的机制需要进行进一步的临床研究。

33.4　总结

在VA ECMO支持期间，合理的呼吸监测非常困难，肺功能保护的关键在于降低左房左室的负荷与合适的保护性肺通气策略。未来，需要进一步的研究来评价VA ECMO支持期间（血液从右心房右心室和肺循环引流至ECMO环路）神经系统对呼吸的影响。

声明

本文作者宣称无任何利益冲突。

参考文献

[1]　Sayer GT, Baker JN, Parks KA. Heart rescue: the role of mechanical circulatory support in the management of severe refractory cardiogenic shock[J]. Curr Opin Crit Care, 2012, 18(5): 409–416.

[2]　Bakhtiary F, Keller H, Dogan S, Dzemali O, Oezaslan F, Meininger D, Ackermann H, Zwissler B, Kleine P, Moritz A. Venoarterial extracorporeal membrane oxygenation for treatment of cardiogenic shock: clinical experiences in 45 adult patients[J]. J Thorac Cardiovasc Surg, 2008, 135(2): 382–388.

[3]　Aiyagari RM, Rocchini AP, Remenapp RT, Graziano JN. Decompression of the left atrium during extracorporeal membrane oxygenation using a transseptal cannula incorporated into the circuit[J]. Crit Care Med, 2006, 34(10): 2603–2606.

[4]　Koul B, Willen H, Sjoberg T, Wetterberg T, Kugelberg J, Steen S. Pulmonary sequelae of prolonged total venoarterial bypass: evaluation with a new experimental model[J]. Ann Thorac Surg, 1991, 51(5): 794–799.

[5]　Boulate D, Luyt CE, Pozzi M, Niculescu M, Combes A, Leprince P, Kirsch M. Acute lung injury after mechanical circulatory support implantation in patients on extracorporeal life support: an unrecognized problem[J]. Eur J Cardiothorac Surg, 2013, 44(3): 544–549.

[6]　Chen YS, Ko WJ, Chi NH, Wu IH, Huang SC, Chen RJ, Chou NK, Hsu RB, Lin FY, Wang SS, Chu SH, Yu HY. Risk factor screening scale to optimize treatment for potential heart transplant candidates under extracorporeal membrane oxygenation[J]. Am J Transplant, 2004, 4(11): 1818–1825.

[7]　Banach M, Soukup J, Bucher M, Andres J. High frequency oscillation, extracorporeal membrane oxygenation and pumpless arteriovenous lung assist in the management of severe ARDS[J]. Anestezjol Intens Ter, 2010, 42(4): 201–205.

[8]　Gardelli G, Feletti F, Nanni A, Mughetti M, Piraccini A, Zompatori M. Chest ultrasonography in the ICU[J]. Respir Care, 2012, 57(5): 773–781.

[9]　Lichtenstein DA, Meziere GA. Relevance of lung ultrasound in the diagnosis of acute respiratory failure: the BLUE protocol[J]. Chest, 2008, 134(1): 117–125.

[10]　Copetti R, Soldati G, Copetti P. Chest sonography: a useful tool to differentiate acute

cardiogenic pulmonary edema from acute respiratory distress syndrome[J]. Cardiovasc Ultrasound, 2008, 6: 16.

[11] Gajic O, Dara SI, Mendez JL, Adesanya AO, Festic E, Caples SM, Rana R, St Sauver JL, Lymp JF, Afessa B, Hubmayr RD. Ventilator-associated lung injury in patients without acute lung injury at the onset of mechanical ventilation[J]. Crit Care Med, 2004, 32(9): 1817–1824.

[12] Gajic O, Frutos-Vivar F, Esteban A, Hubmayr RD, Anzueto A. Ventilator settings as a risk factor for acute respiratory distress syndrome in mechanically ventilated patients[J]. Intensive Care Med, 2005, 31(7): 922–926.

[13] Peek GJ, Elbourne D, Mugford M, Tiruvoipati R, Wilson A, Allen E, Clemens F, Firmin R, Hardy P, Hibbert C, Jones N, Killer H, Thalanany M, Truesdale A. Randomised controlled trial and parallel economic evaluation of conventional ventilatory support versus extracorporeal membrane oxygenation for severe adult respiratory failure (CESAR) [J]. Health Technol Assess, 2010, 14(35): 1–46.

[14] Mendler N, Heimisch W, Schad H. Pulmonary function after biventricular bypass for autologous lung oxygenation[J]. Eur J Cardiothorac Surg, 2000, 17(3): 325–330.

[15] Avalli L, Maggioni E, Sangalli F, Favini G, Formica F, Fumagalli R. Percutaneous leftheart decompression during extracorporeal membrane oxygenation: an alternative to surgical and transeptal venting in adult patients[J]. ASAIO J, 2011, 57(1): 38–40.

[16] Kawashima D, Gojo S, Nishimura T, Itoda Y, Kitahori K, Motomura N, Morota T, Murakami A, Takamoto S, Kyo S, Ono M. Left ventricular mechanical support with Impella provides more ventricular unloading in heart failure than extracorporeal membrane oxygenation[J]. ASAIO J, 2011, 57(3): 169–176.

[17] Massetti M, Gaudino M, Saplacan V, Farina P. From extracorporeal membrane oxygenation to ventricular assist device oxygenation without sternotomy[J]. J Heart Lung Transplant, 2013, 32(1): 138–139.

[18] Ricci D, Boffini M, Barbero C, El Qarra S, Marchetto G, Rinaldi M. Minimally invasive tricuspid valve surgery in patients at high risk[J]. J Thorac Cardiovasc Surg, 2014, 147(3):996–1001, doi: 10.1016/j. jtcvs.2013.03.018 . [pii: S0022–5223(13)00320–6] [Epub ahead of print]

[19] Bekteshi E, Bell HJ, Haouzi A, El-Banayosy A, Haouzi P. Control of breathing during acute change in cardiac preload in a patient with partial cardiopulmonary bypass[J]. Respir Physiol Neurobiol, 2010, 170(1): 37–43.

[20] Lloyd TC Jr. Effect of increased left atrial pressure on breathing frequency in anesthetized dog[J]. J Appl Physiol, 1990, 69(6): 1973–1980.

[21] Lloyd TC Jr . Effect on breathing of acute pressure rise in pulmonary artery and right ventricle[J]. J Appl Physiol, 1984, 57(1): 110–116.

译者: 方芳, 复旦大学附属中山医院麻醉科
审校: 吉冰洋, 中国医学科学院阜外医院体外循环中心成人体外循环科

第三十四章 ECMO中的神经系统监测

Paolo Zanatta, Enrico Bosco, Alessandro Forti, Elvio Polesel, and Carlo Sorbara

P. Zanatta
Department of Anesthesia and Intensive Care, Unit of Cardiac Anesthesia and Intensive Care, Treviso Regional Hospital, Treviso, Italy.Intraoperative and Intensive Care Neuromonitoring in Cardiac Surgery, Anesthesia and Intensive Care Department, Treviso Regional Hospital, Piazzale Ospedale 1, Treviso 31100, Italy. e-mail: pzanattalion@gmail.com.

E. Bosco
Department of Anesthesia and Intensive Care, Unit of Neuro Surgery Anesthesia and Intensive Care, Treviso Regional Hospital, Treviso, Italy. Intraoperative and Intensive Care Neuromonitoring in Neuro Surgery, Anesthesia and Intensive. Care Department, Treviso Regional Hospital, Piazzale Ospedale 1, Treviso 31100, Italy. e-mail: ebosco@ulss.tv.it.

A. Forti
Department of Anesthesia and Intensive Care, Unit of Cardiac Anesthesia and Intensive Care, Treviso Regional Hospital, Treviso, Italy. Cardiac Anesthesia, Anesthesia and Intensive Care Department, Treviso Regional Hospital, Piazzale Ospedale 1, Treviso 31100, Italy.
e-mail: alefortidoc@me.com.

E. Polesel
Director of Cardiac Surgery Unit, Treviso Regional Hospital, Piazzale Ospedale 1, Treviso 31100, Italy. e-mail: epolesel@ulss.tv.it.

34.1 引言

由于临床患者病情的复杂性和不稳定性（比如多数患者在开始进行体外生命支持前常处于昏迷状态），体外膜肺氧合（ECMO）过程中的神经系统监测是重症监护病房中最具挑战性的任务之一。

在此背景下，神经系统监测作为临床检查的一个方面，常因患者多器官衰竭、镇静和低温等情况而难以实施。尤其当低温治疗时，临床评估也因更高的假阳性率而受到质疑。而联合应用多种神经生理学监测手段则能克服这一局限，并且可以提供更多关于脑功能、血流速度和脑氧合情况等方面的信息。这一策略不仅可以监测神经系统保护的水平，同时也可以监测体外治疗中需密切维持的血流动力学参数和呼吸指标。

由于可用的微型技术和患者病情严重程度的不同，神经系统监测可以临时使用或持续观测。此外，神经系统监测在神经功能异常的诊断及预后判断中发挥着关键作用。

34.2　联合监测方法的价值

由于在ECMO过程中脑损害的发病机制是多因素的，应当使用监测脑功能信息的设备，如脑电图和体感诱发电位。栓塞、低灌注这些易于导致脑损伤的循环方面的病理机制也应予以监测，这类方法有经颅多普勒（TCD），近红外光谱（NIRS）、颈静脉氧饱和度（SjO$_2$）或与脑损伤相关的生物标志物等[1-3]（图34.1）。

34.3　脑功能的神经生理监测

脑功能可以通过脑电图和体感诱发电位直接测得，其波型与脑血流量[4-5]直接相关。脑血流灌注的逐渐减少最初引起突触信号传递的变化，最终导致神经元

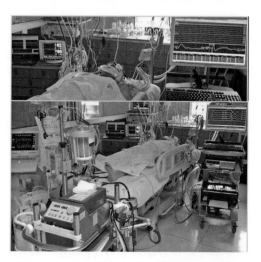

图34.1　心脏术后ECMO中持续的神经系统联合监测，其上方重点可见神经生理监测设备，近红外光谱和经颅多普勒

无法维持细胞膜两侧的电化学梯度从而导致经元死亡。正常情况下，脑血流量约为50~80 mL/（100 g·min）。人体能够很好地耐受流量低至30 mL/（100 g·min）的中等程度的低灌注，不会引起神经元的功能损伤；当血流减至低于维持功能的极限值25 mL/（100 g·min）时，脑电图和体感诱发电位都开始发生改变。功能极限与时间无关，而损伤范围则和时间相关。坏死区域将随时间的延长而增加。

当血流为12~15 mL/（100 g·min）时，脑电图和体感诱发电位消失，尽管一些专家认为皮质体感电位消失时的血流量比低于产生等电位脑电图时的脑血流量低20%[6]。

功能区域与坏死组织之间的部位为局部的缺血过渡区，该区域的脑组织处于电学静止状态，不表现其功能，但并未坏死[7]。此缺血过渡区是脑梗死灶向周边扩展所形成的动态区域，其从功能障碍向结构损伤的演变取决于缺血的时间和治疗的效果。

缺血过渡区可因血流增加而恢复功能，也可因缺血状态的持续而发生坏死，从而引入了一种脑功能康复的基本理念，即通过改善氧供（DO_2）和减少$CMRO_2$（脑代谢），减少缺血再灌注损伤，以避免或尽可能减少继发性损伤。毋庸置疑的是，缺血时间的长短、部位的大小都和脑损伤的严重程度相关。脑组织对于缺血损伤的耐受性存在区域性差异，这一差异取决于代谢活性、不同缺血易感性、侧支循环供血效果及毛细血管密度等。脑电图（EEG）和体感诱发电位（SEP）振幅的减小、EEG的减速和SEP潜伏期的增加均提示脑血流量已达保持功能的血流低限。

这些变化在患者体外灌注的过程中极为重要，因为它们可在发生不可逆性脑损伤之前及时给出警告。如能及时采取合适措施增加脑血流量（增加泵速或采用血管收缩剂）或总体上提高DO_2和减少脑代谢（提高镇静深度和降低体温），可使脑组织灌注不至于达到维持功能的低限。

34.3.1　脑电图（EEG）

许多文献认为，脑血流量的逐渐减少将使EEG发生衰减（振幅减小和频率减慢），具体表现为α波（8~13 Hz）和β波（>14 Hz）减少及θ波（5~7 Hz）和δ波（0.5~4 Hz）增加。这些改变可以是广泛性的（全脑缺血）或区域性的（局灶缺血）。缺血程度与脑电图改变的严重程度相关。EEG无法对全脑皮质进行评估，且对于皮质下结构改变的分辨力较差。此外，在镇静和麻醉时，双侧大脑半球的不对称性对于诱导脑电图形的抑制具有重要意义。

EEG发生变化具有延迟性，其延迟在心脏停搏后只有10 s[8]，在栓塞损伤后长达3 min[9]。总体上，同体感诱发电位相比，EEG在预测神经系统预后上是次要的。近来的一些研究指出，缺氧后昏迷急性期的高质量EEG对神经系统预后的判断具有较高价值。高品质的EEG应是不含任何抑制时段的连续图形，而等电位或低电压及爆发抑制被认为是与不良结局有关的EEG象[10]。此外，非惊厥性癫痫持续状态为最重要的可被测得的EEG图形之一，迅速识别是早期治疗的保证。

傅里叶频谱分析是EEG量化分析的一项成熟方法，可较简便地解释早期识别脑的局部缺血，也可为严格的分组研究提供数据[11]。傅里叶频谱分析的数据可通过压缩谱分析（CSA）或谱密度调制分析（DSA）的形式予以呈现。CSA和DSA均以图表形式表现，其原理是基于示踪总功率的减少和（或）θ和δ慢波组分功率的增加（图34.2~图34.3）。

34.3.2 体感诱发电位（SEP）

在监测脑局部缺血方面，SEP较脑干听觉诱发电位和视觉诱发电位应用更广，因其可直接显示出大脑中动脉灌注区域功能与灌注的联系。SEP对于麻醉药物所引起的抑制不太敏感，更容易监测得到，这是因为皮质体感电位激发部位定位于大脑半球的凸面。

产生N20波的皮质发生器位于大脑中动脉的血流分布区。血流减少到低于产生电活动阈值时会导致皮质神经元活动的去同步化，并随着N20波振幅的减小，发挥功能的神经元数量也减少。

许多研究建议使用N20顶叶振幅作为脑低灌注的诊断标准[5,12]。一般认为，对于脑血流量的减少，振幅变化较SEP的潜伏期更为敏感，其原因是脑白质（轴突部）的代谢需求较灰质（神经元胞体部）少[13]。尽管如此，中枢传导时间仍然是经常测量的指标：这一变量反映了脊髓髓质、躯干及其他皮质下大脑半球区域之间的电传导特性。N20波的振幅减小超过50%和中枢传导时间增加超过基线值的20%或1 ms时[14]，提示有重要临床意义[15]。

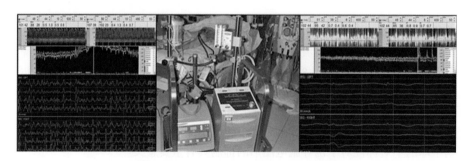

图34.2 ECMO过程中的TCD-EEG组合

左侧：EEG上（下图）非惊厥性癫痫持续状态诱发了TCD（上图）血流速度的增加。右侧：TCD中较多的微小气栓导致了EEG信号（下图）振幅的进一步减小。

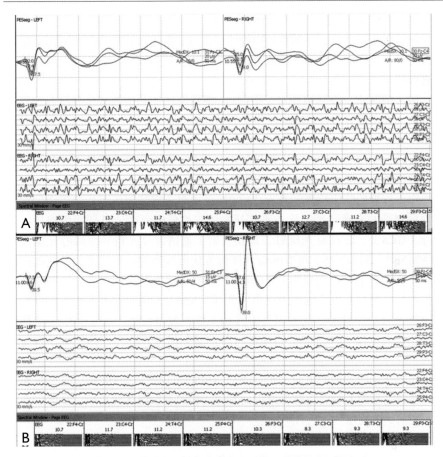

图34.3　结局良好的患者可能出现的两种神经生理现象

双侧具有正常振幅并伴有中、长潜伏期的SEP。上方A图显示非惊厥性癫痫持续状态，下方B图显示低电压的θ和δ波。

麻醉和低温均可降低ECMO过程中的脑代谢并影响脑功能。低体温和麻醉使EEG产生逐步的、均匀的改变，且当温度低于30 ℃时，对于SEP亦然。轻中度的低温（体温>30 ℃）与EEG波幅降低和频率减小相关。在22 ℃~25 ℃时EEG变为等电位[16]。

对于稳定状态的30 ℃以上的低温，SEP表现为潜伏期的延长和外周及皮质电位振幅增大。在28 ℃~30 ℃时，SEP的振幅减少[17]。SEP的N20和P14波分别在15 ℃~26 ℃和15 ℃~20 ℃鼻咽温度之间消失[16-17]。

除氯胺酮外，多数麻醉药对于皮质EEG和SEP作用相似。这些麻醉药物最初导致EEG描记速度增加，包含α波的消失和β波的出现，随后为逐渐的同步化和后—前减速，接着θ波和δ波出现。增加麻醉剂量将出现爆发抑制图像，其后的等电位期逐渐增加直到等电位图像出现。

随后逐步同步化，并随着θ波和δ波的出现，脑电波速度会逐步减慢。增加麻醉剂量将出现明显被抑制的波形，随后等电位线越来越频繁，直至彻底出现一直线状态。

通常情况下，静脉镇静对于引起SEP潜伏期增加和振幅减小并没有关联。阿片类药物可能导致EEG的减缓和高幅δ波的出现。然而其对于SEP的作用可以忽略不计。

最后，肌松剂对神经电生理信号没有影响；相反，它去除肌肉干扰，带来更好的信噪比，从而导致SEP幅值的增大。

作为标准的临床检查的补充，SEP提高了对于多病因所致昏迷患者的神经学预后判断的准确性[18]。就心脏停搏和治疗性低温而言，已证明由格拉斯哥评分（GCS）、瞳孔对光反射、角膜反射、血清神经元特异性烯醇化酶和短潜伏期SEP（N20/N25）组成的综合评价方法可提高神经系统预后判断的准确性。事实上，早期皮质双侧SEP（即N20/P25）缺失对于死亡或以植物状态存活等不良结局具有较高的预测价值。然而，N20/P25的存在并不表示有好的神经系统预后[18]。目前已证实仅有事件相关性诱发电位（P300）和中潜伏期皮质体感诱发电位（MLSEP）的存在与严重脑创伤患者的良好神经学预后显著相关[20-21]。

作用于正中神经的电刺激可导致MLSEP的出现，因为SEP的应答可反映更为综合和完整的大脑痛觉感受过程，其包括初级和次级体感皮质：岛叶、前扣带回和前额叶皮层。

早先无疼痛相关性方法的研究证实，疼痛相关性的MLSEP可能是预测良好神经系统预后的一种方法。假设仅有高强度的刺激才能产生MLSEP，则这一方法可以对缺血边缘区的静态的脑网络进行检测，并且是一种有效的脑活力的动态检测方法：它可以被看作是一种神经生理学上的GCS评分，医生通过这一方法能够评估大脑对于疼痛刺激的反应。有趣的是，这一方法可能会成为评估异常EEG波形（如非惊厥性癫痫持续状态）患者脑结构连接的工具。

SEP是一种稳定的信号，它具有可重复性，且对于温度改变、麻醉深度变化和电信号干扰具有较强的抵抗力。它还可以提供皮质下结构的信息，SEP直接提供了体感区域并间接反映了其余大脑中动脉灌注区域的功能信息。此外，探索对于疼痛刺激的神经生理反应可使医生有机会获得EEG为等电位线的患者的脑功能信息。

神经生理评估也为测试如运动、听觉和视觉等其他脑功能提供了可能性，从而有助于更好地判断神经系统预后。

34.3.3　持续脑功能监测

同步而持续的监测EEG和SEP具有重要价值，因为它们的改变可迅速引导医生采取更积极的临床措施[25]。例如，持续的EEG监测有利于对非惊厥性癫痫发作和癫痫持续状态作出更有效的诊断和治疗，而持续性的SEP监测能通过短、中、长潜伏期提示大脑连接性和体感整合功能的丧失。尽管所采取的大多数干预措施和麻醉操作会对神经系统产生影响，但遗憾的是，麻醉和重症监护医生仍缺少具有持续EEG/SEP监测功能的设备。

34.4　脑血流速度和微栓塞信号的神经超声监测

经颅多普勒是唯一能实时持续评估脑血流动力学改变的方法，亦可检测脑栓子的情况。血流流速峰值骤降和波谱的消失提示存在血流灌注改变的情况，它们之间存在直接的因果关系。ECMO过程中脑血管阻力增加，TCD表现为舒张末期脑血流速度减慢，这可能提示颅内压升高[26-27]。

超声对于识别血管腔内的栓子十分敏感。接受ECMO治疗的患者可能有脑或体循环的微气栓，这是因为空气可经中心静脉通道进入ECMO回路内。这一现象出现于高流量时，此时，全部血液不流经肺循环[28]。现有的氧合器和微创环路在去除来自体外循环的微小气泡方面效果较差，对于心脏手术中的体外循环亦然[29]。因此，要求在安装和管理ECMO中的输液通道时应尽可能地小心细致。在静脉内导管和输液通道之间置入一个空气过滤器可避免该危险状况的发生。

34.5　脑代谢的监测

脑氧饱和度可通过有创或无创的方法测得，两者都需要连续的红外光谱。总血红蛋白和氧合血红蛋白吸收光谱的差异可用于估计氧饱和度。有创的方法可通过放置于颈静脉球部导管末端的传感器而实现。无创监测时，红外光源由置于头皮上的两块粘片发出。接近红外光源的传感器收集主要从皮肤和骨质反射的红外光，而远端的传感器接收来自大小为1 cm^{3}的脑组织样本所反射的光线[30-31]。因为脑组织内的血流75%为静脉血，不同的信号可用于估计脑静脉血氧饱和量。由于探测深度较浅，NIRS对于存在脑萎缩的老年患者可能具有局限性。

NIRS测量双侧额叶，SjO$_2$仅测量单侧，因此识别优势颈内静脉（在多数个体为右侧）仍是一个问题。在被推荐用于鉴别的方法中，通过CT扫描分析颈静脉裂孔的大小是其中一种。此外，也可通过选择性地压迫左、右颈静脉，观察哪侧受压后所致的舒张期脑血流速度的衰减明显，来判断哪一侧为优势颈内静脉。

对脑氧饱和度的代谢测量方法（NIRS和SjO$_2$）可反映脑氧供需之间的平衡。脑氧供给取决于脑血流量和动脉含氧水平。由于脑氧供需的不匹配是造成神经系统损伤的原因之一，脑氧饱和度的测定是评价脑组织是否有合适血流灌注的必需工具。该方法在ECMO中也具有很高的可操作性。脑局部缺血状态可能由同时存在如下情况所致：低于自我调节极限的低血压、贫血、动脉氧饱和度不足、低PCO$_2$、高温和脑血管收缩。

由于局部脑氧饱和度的绝对值受到多种变量的影响，故其正常范围尚不明确。一般认为低于40%或者由基线值发生25%的变化为临界水平[32]。由NIRS测得脑氧饱和度低于40%或由SjO$_2$测得低于50%与脑局部缺血相关[34]。正常的SjO$_2$并不一定意味着不存在区域性的脑缺血，但低SjO$_2$明确提示存在广泛和（或）局灶性的缺血。

34.6 总结

ECMO中的神经生理监测正是为了维持脑血流稳定。脑功能的完整性对患者的治疗结局和生活质量具有重大意义。EEG和SEP是信息量最大的神经生理学检测方法，作为临床神经系统评估的自然延伸，它们在急性神经功能异常的预后判断方面扮演了主要角色。它们的联合应用是动态脑功能监测的独特范例。

TCD可以观察脑血流速度和脑血管阻力，并间接反映颅内压的情况。TCD在探测体外循环过程中的微小栓塞的风险方面也十分重要。代谢检测方法如NIRS和SjO$_2$也使监测氧摄取率、体循环血流、氧合程度和全身血管阻力成为可能。

由于ECMO支持患者的复杂性和现有技术的局限，目前尚不可能同时评估脑功能、血流和氧合状态。在目前的实践中，较为可能的是用NIRS持续监测，而且定期或在患者病情发生变化时检测SEP、EEG和TCD。

声明

本文作者宣称无任何利益冲突。

参考文献

[1] Zanatta P, Messerotti Benvenuti S, Bosco E, Baldanzi F, Palomba D, Valfrè C. Multimodal brain monitoring reduces major neurologic complications in cardiac surgery[J]. J Cardiothorac Vasc Anesth, 2011, 25(6): 1076–1085.

[2] Edmonds HL Jr. Multimodality neurophysiologic monitoring for cardiac surgery[J]. Heart Surg Forum, 2002, 5(3): 225–228.

[3] Luyt CE, Landivier A, Leprince P, Bernard M, Pavie A, Chastre J, Combes A. Usefulness of cardiac biomarkers to predict cardiac recovery in patients on extracorporeal membrane oxygenation support for refractory cardiogenic shock[J]. J Crit Care, 2012, 27(5): 524. e7–524.e14.

[4] Sundt TH Jr, Sharbrough FW, Plepgras DG, et al. Correlation of cerebral blood flow and electroencephalographic changes during carotid endarterectomy with results of surgery and hemodynamics of cerebral ischemia[J]. Mayo Clin Proc, 1981, 56(9): 533–543.

[5] Florence G, Guerit JM, Gueguen B. Electroencephalography and somatosensory evoked potentials to prevent cerebral ischemia in the operating room[J]. Neurophysiol Clin, 2004, 34(1): 17–32.

[6] Prior PF. EEG monitoring and evoked potentials in brain ischemia[J]. Br J Anaesth, 1985, 57: 63–81.

[7] Astrup J. Energy requiring cell functions in the ischemic brain[J]. J Neurosurg, 1982, 56(4): 482–97.

[8] de Vries JW, Bakker PF, Visser GH, Diephuis JC, van Huffelen AC. Changes in cerebral oxygen uptake and cerebral electrical activity during defibrillation threshold testing[J]. Anesth Analg, 1998, 87(1): 16–20.

[9] McGrail KM. Intraoperative use of electroencephalography as an assessment of cerebral blood flow[J]. Neurosurg Clin N Am, 1996, 7(4): 685–692, Review.

[10] Cloostermans MC, van Meulen FB, Eertman CJ, Hom HW, van Putten MJ. Continuous electroencephalography monitoring for early prediction of neurological outcome in postanoxic patients after cardiac arrest: a prospective cohort study[J]. Crit Care Med, 2012, 40(10): 2867–2875.

[11] Isley MR, Edmonds HL Jr, Stecker M, American Society of Neurophysiological Monitoring. Guidelines for intraoperative neuromonitoring using raw (analog or digital waveforms) and quantitative electroencephalography: a position statement by the American Society of Neurophysiological Monitoring[J]. J Clin Monit Comput, 2009, 23(6): 369–390.

[12] Horsch S, De Vleeschauwer P, Ktenidis K. Intraoperative assessment of cerebral ischemia during carotid surgery[J]. J Cardiovasc Surg, 1990, 31(5): 599–602.

[13] Prior P. The rationale and utility of neurophysiological investigations in clinical monitoring for brain and spinal cord ischaemia during surgery and intensive care[J]. Comput Methods Programs Biomed, 1996, 51(1–2): 13–27, Review.

[14] Guerit JM, Witdoeckt C, de Tourtchaninoff M, et al. Somatosensory evoked potential monitoring in carotid surgery. I. Relationships between qualitative sep alterations and intraoperative events[J]. Electroencephalogr Clin Neurophysiol, 1997, 104(6): 459–469.

[15] Thiel A, Russ W, Zeiler D, et al. Transcranial Doppler sonography and somatosensory evoked potential monitoring in carotid surgery[J]. Eur J Vasc Surg, 1990, 4(6): 597–602.

[16] Kochs E. Electrophysiological monitoring and mild hypothermia[J]. J Neurosurg Anesthesiol, 1995, 7(3): 222–228.

[17] Stecker MM, Cheung AT, Pochettino A, Kent GP, Patterson T, Weiss SJ, Bavaria JE. Deep hypothermic circulatory arrest: I. Effects of cooling on electroencephalogram and evoked potentials[J]. Ann Thorac Surg, 2001, 71(1): 14–21.

[18] Robinson LR, Micklesen PJ, Tirschwell DL, Lew HL. Predictive value of somatosensory evoked potentials for awakening from coma[J]. Crit Care Med, 2003, 31(3): 960–967.

[19] Oddo M, Rossetti AO. Predicting neurological outcome after cardiac arrest[J]. Curr Opin Crit Care, 2011, 17(3): 254–259.

[20] Daltrozzo J, Wioland N, Mutschler V, Kotchoubey B. Predicting coma and other low responsive patients outcome using event-related brain potentials: a meta-analysis[J]. Clin Neurophysiol, 2007, 118(3): 606–614.

[21] Zhang Y, Su YY, Ye H, Xiao SY, Chen WB, Zhao JW. Predicting comatose patients with acute stroke outcome using middle-latency somatosensory evoked potentials[J]. Clin Neurophysiol, 2011, 122(8): 1645–1649.

[22] Zanatta P, Messerotti Benvenuti S, Bosco E, Baldanzi F, Longo C, Palomba D, Salandin V, Sorbara C. Intraoperative neurophysiological monitoring of the afferent pain pathway in cardiac surgery patients[J]. Clin Neurophysiol, 2011, 122(10): 2093–2099.

[23] Madl C, Kramer L, Domanovits H, Woolard RH, Gervais H, Gendo A, Eisenhuber E, Grimm G, Sterz F. Improved outcome prediction in unconscious cardiac arrest survivors with sensory evoked potentials compared with clinical assessment[J]. Crit Care Med, 2000, 28(3): 721–726.

[24] Farag E, Abd-Elsayed A, Manno EM. Sensory evoked potentials and the search for the Holy Grail method to predict the outcome after hypoxic-ischemic coma[J]. Minerva Anestesiol, 2012, 78(7): 741–742.

[25] Bosco E, Marton E, Feletti A, Scarpa B, Longatti P, Zanatta P, Giorgi E, Sorbara C (2011) Dynamic monitors of brain function: a new target in neurointensive care unit[J]. Crit Care, 2011, 15(4): R170.

[26] Newell DW, Aaslid R. Transcranial Doppler clinical and experimental uses[J]. Cerebrovasc Brain Metab Rev, 1992, 4(2): 122–143.

[27] Burrows FA. Transcranial Doppler monitoring of cerebral perfusion during cardiopulmonary bypass[J]. Ann Thorac Surg, 1993, 56(6): 1482–1484.

[28] Zanatta P, Forti A, Bosco E, Salvador L, Borsato M, Baldanzi F, Longo C, Sorbara C, Longatti P, Valfrè C. Microembolic signals and strategy to prevent gas embolism during extracorporeal membrane oxygenation[J]. J Cardiothorac Surg, 2010, 5: 5.

[29] Zanatta P, Forti A, Minniti G, Comin A, Mazzarolo AP, Chilufya M, Baldanzi F, Bosco E, Sorbara C, Polesel E. Brain emboli distribution and differentiation during cardiopulmonary bypass[J]. J Cardiothorac Vasc Anesth, 2013, 27(5): 865–875.

[30] Cui W, Kumar C, Chance B. Experimental study of migration depth for the photons measured at sample surface[J]. Proc SPIE, 1991, 1431: 180–191.

[31] Edmonds HL. Multimodality neuromonitoring for perioperative brain protection[J]. Semin Anesth Perioper Med Pain, 2005, 24(4): 186–194.

[32] Daubeney PEF, Pilkington SN, Janke E, et al. Cerebral oxygenation measured by nearinfrared spectroscopy: comparison with jugular bulb oximetry[J]. Ann Thorac Surg, 1996, 61(3): 930–934.

[33] Yao FF, Chia-Chih A. Cerebral oxygen desaturation is associated with early postoperative neuropsychological dysfunction in patients undergoing cardiac surgery[J]. J Cardiothorac Vasc

Anesth, 2004, 18(5): 552–558.

[34]　Kadoi Y, Saito S, Goto F, et al. Decrease in jugular venous oxygen saturation during normothermic cardiopulmonary bypass predicts short-term postoperative neurologic dysfunction in elderly patients[J]. J Am Coll Cardiol, 2001, 38(5): 1450–1455.

译者：兰青，复旦大学附属华山医院神经外科

审校：郭铮，上海交通大学医学院附属上海儿童医学中心体外循环科

　　　王伟，上海交通大学医学院附属上海儿童医学中心体外循环科

点评

    ECMO技术在国内的逐步推广和改进使其救治存活率不断提高，因此其对患者的长期影响就应当受到应有的重视。神经系统并发症是影响ECMO存活率的重要因素。神经系统的预后是影响患者长期生活质量的主要指标。在ECMO过程中注重神经系统的灌注质量以降低死亡率，减少并发症发生率，对于进一步提高机械辅助的水平具有相当重要的意义。

——郭铮，王伟

第三十五章　ECMO患者的监测：体外环路

Stefano Isgrò, Francesco Mojoli, and Leonello Avalli

S. Isgrò
Urgency and Emergency Department, San Gerardo Hospital, Via Pergolesi 33, Monza 20900, Italy.
e-mail: stefano.isgro@gmail.com.

F. Mojoli
SC Anestesia e Rianimazione 1, Fondazione IRCCS Policlinico S. Matteo, V.le Golgi 19, Pavia
27100, Italy. Dipartimento di Scienze Clinico-chirurgiche, Diagnostiche e Pediatriche, Sezione di
Anestesia Rianimazione e Terapia Antalgica, Università degli Studi di Pavia, V.le Golgi 19, Pavia
27100, Italy. e-mail: francesco.mojoli@unipv.it.

L. Avalli
Cardiac Anesthesia and Intensive Care Unit, Department of Urgency and Emergency, San Gerardo
Hospital, Via Pergolesi 33, Monza (MB) 20900, Italy. e-mail: l.avalli@hsgerardo.org.

35.1　简介

ECMO应用时必须严密监测环路相关不良事件。急性ECMO故障可能会威胁到患者生命，需要紧急更换[1-3]。而更换过程中临时暂停辅助会给患者带来进一步伤害。

体外环路包括插管、管道、血泵和人工膜肺。任何一部分受损或障碍都可能导致患者严重后果。本章我们将阐述ECMO的主要机械并发症和监测技术。关于各种ECMO技术和材料的介绍，我们将在本书相关章节另作详细描述。

35.2　ECMO功能障碍

在ECMO辅助，尤其是长期辅助中，管路系统功能障碍在ECMO中心ICU里并不少见[3,6]。虽然整个管路的各个部分都有可能受损或功能丧失，但是最主要的还是膜肺和泵两部分。

35.2.1 膜肺功能丧失

现代ECMO治疗膜肺功能丧失主要是气体交换功能受限或阻塞（比如栓塞、血栓等）。ECMO技术中血液和异物表面接触，炎性反应和凝血系统被激活[3,7]。根据表面膜的成分和电负荷，蛋白沉积变形，产生凝血酶。由此需要经静脉持续给予抗凝药以阻止和延迟凝血系统激活，但在抗凝不足和过量之间寻找一个合适的平衡点（比如出血和循环栓塞）是很困难的[7]。当抗凝不足时，循环凝血系统激活，导致消耗性凝血障碍，凝血因子水平急剧降低（尤其是纤维蛋白原和血小板），纤溶系统过度激活，导致机体出血（图35.1）[7]。

近年来膜肺的一个显著技术进步是由无孔硅胶膜发展到微孔中空纤维膜。新交换膜可以更有效地进行血气交换，降低跨膜压和预充量，但相应的不良反应是血液通过微孔纤维经常发生渗漏，气体交换速率降低。最新的聚甲基戊烯中空纤维膜已经解决这个问题[4]，可以辅助更长时间，减少更换膜肺概率。然而，即便是聚甲基戊烯中空纤维膜，血凝块逐步堆积导致部分或全部阻塞血流通道，气体交换面积逐步减小的问题依旧仍未解决（图35.2）[2,6]。

35.2.2 循环/泵功能丧失

虽然更多的耐用性材料和更好的生物相容性涂层技术被应用，但血液相容性依然有限，需要严密监测ECMO系统。需要经常仔细检查整个回路的每个部分，是否有血凝块和管路扭曲，尤其在血液湍流的部位（比如配件、开关和插

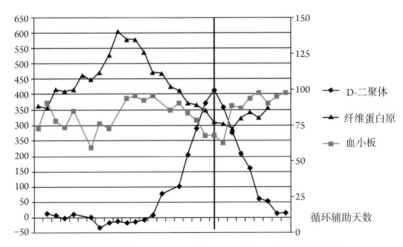

图35.1　1例长期VV ECMO支持中血小板、纤维蛋白原水平

D-二聚体从基线到膜肺更换（黑色垂直线）的时相变化曲线，可以看出"循环凝血系统激活"。

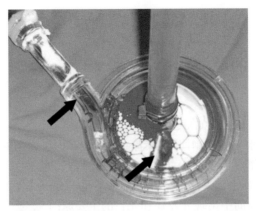

图35.2　泵头更换后显示的泵头内血栓（黑色箭头所示）

管接口）。泵驱动技术和患者人群（成人*vs.*儿童）不同导致相应并发症也可能不同。理论上最常用驱动泵是离心泵和滚压泵，而实际上后者仅用于儿童。总体并发症发生率没有明显差异[8]，但儿童使用滚压泵发生溶血明显偏高（不是住院生存率）[5]。滚压泵特有的并发症是管道崩脱和随之产生的气栓，而离心泵特有的并发症是泵头与主机失耦联导致停泵和泵头内血栓形成。一些中心采用两个泵/膜肺并联，一旦其中一个系统瘫痪，备用系统可以立刻启用。还有一些中心常规备有一套随时可用的设备[8]。更换整个回路或者膜肺应在预期的时间内择期进行，以减少在更换过程中循环辅助（VA ECMO）或者O_2/CO_2交换（VV ECMO）暂停导致的并发症。目前为止还没有更换整个回路的临床标准，但是以下几点可供参考：

（1）回路里凝血激活。

（2）回路的部件里有大量血栓形成。

（3）回路/膜肺技术故障。

35.3　监测技术

35.3.1　血流和转速

为监测ECMO泵的电源/机械故障，需要持续显示每分钟转速（rotation per minute，RPM，滚压泵和离心泵均适用）并设置报警限值。使用滚压泵时对RPM监测尤其重要，RPM和血流直接相关（回路完整和管道封闭的前提下）。而使用离心泵时，在设定的RPM下血流主要由ECMO回路（插管、管道、膜肺）内的血流阻力和患者体内容量状态决定。因此低容量状态和高RPM状态下，血流可能会突然下降，插管贴壁产生负压和（或）ECMO辅助中断。这种情况常会导致泵头失耦联，需要紧急重新启动ECMO。必须密切监测血流和设置报警。不同公司也研发出基于不同技术的流量仪安置在回路上监测血流。

35.3.2 抗凝

如上所述，需要对ECMO系统实施适度的抗凝以避免管路系统血栓形成。恰当的抗凝水平是控制回路/患者血栓形成和出血之间的平衡。因为监测参数易变，会随患者状态（比如原有的凝血异常、ECMO回路和辅助时间、败血症）和回路而变化，评估最佳抗凝水平是很有挑战性的[9]。出血和血栓形成仍是ECMO辅助中出现并发症和死亡的主要原因[7]，必须严格对ECMO系统进行抗凝检测。

普通肝素可经胃肠外给药、迅速起效、可逆性且经济的特性使其在临床被广泛使用，成为最常使用的抗凝药物。但肝素仍不是一个理想抗凝药物，抗凝效应不可预期，需要严密监测。剂量变化和个体差异较大。抗凝效应不能被精确监测，每次检测结果都需要仔细解读（详见后文），临床判断和处理有时比较复杂[7,10]。普通肝素通过与抗凝血酶Ⅲ（antithrombin Ⅲ，AT Ⅲ）耦合起效，而肝素AT Ⅲ耦合物会被消耗，因此必须经常监测AT Ⅲ水平并维持稳定。此外，肝素还可能引起肝素诱导性血小板减少症[11-12]。

床边监测肝素抗凝的手段有激活全血凝固时间（activated clotting time，ACT）、活化部分凝血活酶时间（activated partial thromboplastin time，aPTT）和粘弹性试验，也可进行一些常规（aPTT，D-二聚体）或特殊（肝素血浆水平—抗Xa活性）的凝血监测。

aPTT是监测肝素抗凝的标准试验，测量37 ℃条件下血浆体内凝血通路。因此不能反映血小板和其他血细胞与可溶性凝血因子之间相互作用，只能反映凝血酶产生的这部分凝血过程[13]。

ACT在ECMO中心广泛使用，同时也是体外循环中大剂量的肝素抗凝和床旁监测的经典监测手段[9,14]。ACT也可用于监测小剂量肝素：新鲜全血标本注入加温容器，使用带负电荷的激活剂（硅藻土或高岭土）激活凝血过程。ACT计算从凝血激活到血凝块形成所需的时间。ECMO中抗凝强度维持ACT在180~220 s之间。败血症、D-二聚体、血小板功能异常、血小板减少症、低纤维蛋白原血症和低温都会影响这个参数。

ACT和aPTT相关性较差[9,14]，在做临床决策时需要同时参考两项监测结果。

粘弹性试验对肝素活性的变化非常敏感，有些中心选择其作为抗凝治疗的一个附加监测。然而，血栓弹性描记法在这方面的应用还是有限的[7]。

以下是我们中心抗凝监测草案：

（1）血小板：

1）12~24 h检测血小板水平。

2）血小板水平低于50 000 u/mm³输注血小板。

（2）AT Ⅲ：

1）每天检测血浆AT Ⅲ水平直到参数稳定，之后每2~3 d监测1次。

2）进行替代治疗，维持活度>100%。根据以下公式追加剂量：

需要追加的单位=体重（kg）×[预期AT Ⅲ（%）–测量AT Ⅲ（%）]/1.4。

（3）ACT：

肝素首剂后第1、3 h监测，之后每6~8 h监测1次。目标值需结合ACT和其他凝血试验分析。

（4）标准凝血试验：

1）aPTT、纤维蛋白原和D-二聚体每天检测3次，aPTT维持在50~60 s之间（理想aPTT为基础值的1.5~2倍），纤维蛋白原>200 mg/dL。

2）根据血气分析中钙离子浓度，维持在生理水平。

（5）血栓弹性描记法：

根据临床表现和标准凝血试验确定凝血基础状态（全高岭土+肝素酶TEG描记）和高岭土图形中的R值。

新型肠外直接凝血酶抑制剂阿加曲班[15-17]和比伐卢定[18]已有多例个案报道，但在ECMO中的应用仍不多见。

35.3.3　压力

无论滚压泵或离心泵，都需要在管路多个部位安装压力探头，进行简单有效的监测和报警。为了监测压力和抽取血样，制造商通常都会预留一个接口或三通接头（Luer-lock，鲁尔接口）。根据患者的年龄以及各中心的经验和常规流程，监测的部位各不相同。常用的部位有：

（1）膜肺的进出端（膜肺前和膜肺后），提供氧合器的跨膜压和血流阻力。压力阶差增加意味着膜肺血栓形成（图35.3）[2]。经氧合器血流阻力根据以下公式计算：R=（入口压—出口压）/BF，压力单位为mmHg，BF为L/min[R=mmHg/（L·min）]。每个制造商都会提供与产品相对应的流量阻力图以比较不同血流条件下的阻力。

（2）静脉端可监测引流血液所产生的负压，以防止过度抽吸（离心泵ECMO）[4]。过度负压作用于静脉管路可以产生气泡（空穴作用）和溶血[5]、腔静脉—右房内皮损伤和气栓形成[3]。为避免上述情况，滚压泵辅助时应配备负压自适应伺服器已调整泵速。

（3）进入患者前管路的压力，显示"体循环压力"（滚压泵ECMO）。

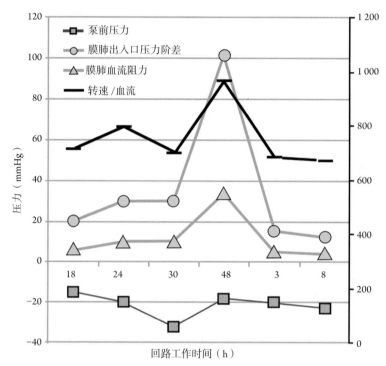

图35.3 1例因膜肺阻力迅速升高而紧急更换膜肺的ECMO患者压力监测图
（D-二聚体和其他凝血指标均在正常范围）

35.3.4 膜肺气体交换

最初设计人工膜肺的目的是供给血液O_2并排除CO_2，全部或部分替代自体肺功能。医疗器械发展协会对临床使用的膜肺最低标准要求是：通过每升血液可以提供45 mL O_2并排出38 mL CO_2。这就要求每一个单独膜肺在最高流量之下，都可以通过膜肺的气体交换使正常静脉血达到正常动脉血的O_2和CO_2含量。

不管如何，膜肺性能会随着使用时间而逐步下降，而且有时氧合器衰败很快。和自体肺一样，人工膜肺气体交换异常也可以根据Riley的三室模型划分为理想腔、分流腔和死腔[19]。有研究试图替换膜肺中的中空纤维以期血流和气体达到最佳匹配实现气体交换最大化。然而，在中空纤维膜肺中理想腔经常和分流腔（有血流而无气体）、死腔（有气体而无血流）混杂在一起。心脏外科手术体外循环使用的现代中空纤维膜肺内死腔比例大约为10%~30%[20-22]。图35.4~图35.5显示两例体外膜肺辅助中高气流（10 L/min）条件下出现分流腔和死腔的情况：在开始体外辅助后早期就出现分流腔和死腔，分别占经膜肺血流和气体的15%和35%。

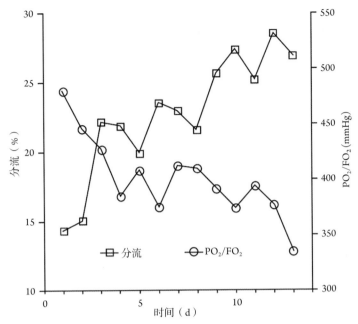

表35.4　人工膜肺中的氧气交换：分流和PO_2/FO_2的时相曲线
在体外辅助开始时便出现分流，而且随着时间推移而增加，表现为膜肺
氧交换能力随时间逐步下降。这个特殊的病例PO_2/FO_2和分流比的情况
几乎是完全镜像曲线。

　　膜肺气体交换性能在长期使用中逐步下降这与中空纤维腔内液体聚体和血
液侧的血凝块堆积有关。

　　聚甲基戊烯中空纤维膜肺的应用能够明显减少血浆渗漏[4]。然而仍然存在
血浆水分缓慢滤过聚甲基戊烯微孔膜，甚至有液体在纤维腔内聚集的现象。当
气流通过液体明显聚集的中空纤维时，膜肺效能因"分流效应"逐步下降。这
些病例可经过短期高速气流清除积液使中空纤维通畅来处理。近来研制的具有
定期清洁功能的体外肺辅助装置可以避免这个问题的发生。

　　尽管使用生物相容性涂层和全身抗凝，血栓和细胞成分在纤维外表面仍可
沉积，且其速率不易预测[23]。这些沉积物增加了血液通过纤维进行气体交换时
弥散通路的阻力，导致死腔和分流腔形成。实际上沉积假膜的厚度几乎可以达
到中空纤维壁的厚度，从而彻底终止气体交换，此时只要有血流通过即产生分
流效应。如果在中空纤维周围形成广泛血栓而彻底终止血流，气体仍可通过纤
维腔产生死腔效应。

　　长期进行呼吸和（或）循环辅助时必须监测膜肺的气体交换功能，尤其
在大体重、清醒、危重患者中，气体交换能力不足时将不能满足患者的代谢需

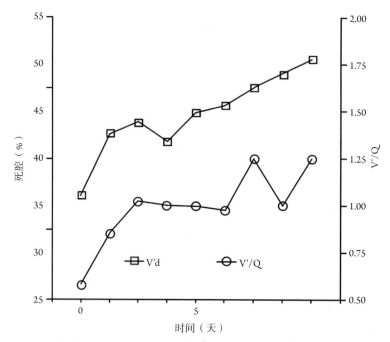

表35.5　人工膜肺中的CO_2排除监测：死腔和V'/Q的时相曲线
在开始体外辅助时便出现死腔，表现为膜肺CO_2排除随时间逐步下降。这个特殊病例V'/Q和死腔比曲线几乎完全一致。

求。监控膜肺还有助于预判更换体外环路的时间，避免紧急和危险的操作。

最后，监测膜肺性能还可以提供辅助管理中其他的有用信息：膜肺在机体气体交换中的占比有助于确认和正确处理气体交换异常的原因，在VV ECMO中还可用于指导脱机过程。

膜肺的O_2和CO_2排出功能可能随时间推移而下降，且二者下降的速率不一，因此都应进行监测。如图24.3（本书第284页）这样的一个病例：第一次因CO_2排出明显逐步下降，而氧供比较满意而更换膜肺；第二次因氧供和CO_2排出平行下降而更换膜肺。

临床上监测氧气交换性能最简单的方法是测量膜肺动脉端（常和氧合器膜后压力监测在同一部位）的氧分压（PO_2）和吸入氧浓度（FO_2），据此计算膜肺的PO_2/FO_2。在膜肺出入口同时抽取两个血样标本，还可以计算膜肺的分流比（图35.6）。

一般来说，PO_2/FO_2和分流比可以提供膜肺性能同样的信息：在图35.4这些参数的时相曲线几乎是同步。PO_2/FO_2逐步下降和膜肺内分流比例增加几乎是同时变化。但也有例外，因为PO_2/FO_2还依赖吸入氧浓度的变化。图24.4

$$\text{膜肺分流计算}$$

$$\frac{Q_s}{Q_{CEC}} = \frac{(C_{cap}O_2 - C_{OUT}O_2)}{(C_{cap}O_2 - C_{IN}O_2)}$$

$$C_{cap}O_2 = 0.0031 \times P_AO_2 + 1.39 \times Hb \times Sat_{TC}$$

$$P_AO_2 = (P_{ATM} - P_{H2O}) \times FiO_2 - P_aCO_2/RQ$$

$$Sat_{TC} = X - (HbCO + MetHb)$$

图35.6 分流的定义

CEC,体外循环;C,浓度;$C_{cap}O_2$,毛细血管氧浓度;RQ,呼吸商;χ在$PaO_2 > 250$ mmHg、$150\sim250$ mmHg、<150 mmHg时分别为1、0.99和0.98。

（本书第285页）显示1例突然PO_2/FO_2明显下降而分流比并没有相应上升的情况。高代谢状态下（比如寒战）可表现为低静脉血氧饱和度和低PO_2/FO_2而分流比保持稳定,并没有膜肺效能下降的依据。

为了纠正膜肺CO_2排出能力下降,经常需要逐步增加通气量直到制造商推荐的最大值（一般$10\sim12$ L/min）。因此,膜肺的通气/灌注（the ventilation/perfusion,V'/Q）比（气流和血流的比）逐步增加,这个参数在临床应用中比较容易调节,可持续监测CO_2排出能力。需要注意的是CO_2排出和通气量并不是线性关系[24]：当逐步增加气流,CO_2排出能力相应增加程度在下降,气流超过10 L/min,几乎不可能再增加。图24.1（本书第280页）~图24.2（本书第283页）显示CO_2排出和通气量的关系。图35.5显示长期体外辅助中膜肺V'/Q比例的时相曲线：膜肺中增加的死腔被相应增加的V'/Q处理和抵消。无论如何,应该指出V'/Q比例还是和ECMO的通气量有关,同时受临床目标（动脉血CO_2和pH）和患者代谢生成的CO_2影响。这意味着V'/Q比例改变还受膜肺CO_2排出能力下降以外的因素影响。

膜肺气体交换中的死腔（%）可以按以下公式计算：

$$死腔（\%）=（血PCO_2 - 气PCO_2）/血PCO_2$$

血PCO_2和气PCO_2分别是膜肺血出口和气体出口端的CO_2分压。最近为体外肺辅助研发的集成在气体出口的CO_2探测仪,可以连续监测CO_2分压和体外CO_2排出。

总之,膜肺气体交换中相对比较容易监测PO_2/FO_2和V'/Q比例,进而评估其变化趋势，而分流和死腔的计算相对比较复杂但更可信。在我们圣杰勒德医院急诊科，至少每天测量一次膜肺分流比和死腔比，如临床需要精确评估膜肺效能再随时测量。

声明

本文作者宣称无任何利益冲突。

参考文献

[1] Da Broi U，Adami V，Falasca E，et al. A new oxygenator change-out system and procedure [Internet] [J]. Perfusion 21：297–303，2006，21(5)，Available from：http：//prf.sagepub.com/cgi/doi/10.1177/0267659106074771.

[2] Schaadt J. Oxygenator thrombosis：an international phenomenon[J]. Perfusion，1999，14(6)：425–435.

[3] Annich GM. ECMO：extracorporeal cardiopulmonary support in critical care，Red book. Extracorporeal Life Support Organization[R]. Ann Arbor:Michigan，USA. 2012.

[4] Palanzo D，Qiu F，Baer L，et al. Evolution of the extracorporeal life support circuitry[J]. Artif Organs，2010，34(11)：869–873.

[5] Barrett CS，Jaggers JJ，Cook EF，et al. Pediatric ECMO outcomes：comparison of centrifugal versus roller blood pumps using propensity score matching[J]. ASAIO J，2013，59(2)：145–151.

[6] Cornelissen CG，Dietrich M，Gromann K，et al. Fibronectin coating of oxygenator membranes enhances endothelial cell attachment[J]. Biomed Eng Online，2013，12：7. Available from：http：// eutils.ncbi.nlm.nih.gov/entrez/eutils/elink.fcgi?dbfrom=pubmed id=23356939 retmode= ref cmd=prlinks.

[7] Oliver WC. Anticoagulation and coagulation management for ECMO[J]. Semin Cardiothorac Vasc Anesth，2009，13(3)：154–175.

[8] Mielck F，Quintel M. Extracorporeal membrane oxygenation[J]. Curr Opin Crit Care，2005，11(1)：87–93.

[9] Muntean W. Coagulation and anticoagulation in extracorporeal membrane oxygenation[J]. Artif Organs，1999，23(11)：979–983.

[10] Baird CW，Zurakowski D，Robinson B，et al. Anticoagulation and pediatric extracorporeal membrane oxygenation：impact of activated clotting time and heparin dose on survival [Internet] [J]. Ann Thorac Surg，2007，83(3)：912–919; discussion 919–920. Available from：http：//linkinghub.elsevier.com/retrieve/pii/S0003497506018790.

[11] Arepally GM，Ortel TL. Clinical practice. Heparin-induced thrombocytopenia[J]. N Engl J Med，2006，355(8)：809–817.

[12] Sakr Y. Heparin-induced thrombocytopenia in the ICU：an overview [Internet] [J]. Crit Care，2011，15(2)：211. Available from：http：//ccforum.com/series/annualupdate.

[13] Favaloro EJ，Lippi G. Coagulation update：what's new in hemostasis testing[J]? Thromb

Res, 2011, 127(Suppl 2): S13–S16.

[14] De Waele JJ, Van Cauwenberghe S, Hoste EAJ, et al. The use of the activated clotting time for monitoring heparin therapy in critically ill patients[J]. Intensive Care Med, 2003, 29(2): 325–328.

[15] Young G, Yonekawa KE, Nakagawa P, et al. Argatroban as an alternative to heparin in extracorporeal membrane oxygenation circuits[J]. Perfusion, 2004, 19(5): 283–288.

[16] Beiderlinden M, Treschan T, Görlinger K, et al. Argatroban in extracorporeal membrane oxygenation[J]. Artif Organs, 2007, 31(6): 461–465.

[17] Zayac EA, Pivalizza EG, Levine RL. Thrombelastography in a patient with heparininduced thrombocytopenia treated with argatroban[J]. Anesth Analg, 2008, 106(1): 351–352.

[18] Pappalardo F, Maj G, Scandroglio A, et al. Bioline(R) heparin-coated ECMO with bivalirudin anticoagulation in a patient with acute heparin-induced thrombocytopenia: the immune reaction appeared to continue unabated [Internet] [J]. Perfusion, 2009, 24(2): 135–137. Available from: http://prf.sagepub.com/cgi/doi/10.1177/0267659109106773.

[19] Riley RL, Cournand A. Analysis of factors affecting partial pressures of oxygen and carbon dioxide in gas and blood of lungs: theory[J]. J Appl Physiol, 1951, 4(2): 77–101.

[20] Fried DW, Zombolas TL, Leo JJ, et al. Clinical oxygen transfer comparison of the Terumo Capiox SX18 and SX25 membrane oxygenators[J]. Perfusion, 1998, 13(2): 119–127.

[21] Segers PAM, Heida JF, de Vries I, et al. Clinical evaluation of nine hollow-fibre membrane oxygenators[J]. Perfusion, 2001, 16(2): 95–106.

[22] Jegger D, Tevaearai HT, Mallabiabarrena I, et al. Comparing oxygen transfer performance between three membrane oxygenators: effect of temperature changes during cardiopulmonary bypass[J]. Artif Organs, 2007, 31(4): 290–300.

[23] Lehle C, Philipp A, Gleich O, et al. Efficiency in extracorporeal membrane oxygenationcellular deposits on polymethypentene membranes increase resistance to blood flow and reduce gas exchange capacity[J]. ASAIO J, 2008, 54(6): 612–617.

[24] Zhou X, Loran DB, Wang D, et al. Seventy-two hour gas exchange performance and hemodynamic properties of NOVALUNG®iLA as a gas exchanger for arteriovenous carbon dioxide removal[J]. Perfusion, 2005, 20(6): 303–308.

译者：朱丹，上海市胸科医院心外科

审校：郭震，上海交通大学附属胸科医院体外循环与生命辅助亚专科

点评

　　ECMO辅助中的环路监测是保证其运行和患者安全的重要手段之一，除了管路的常规检查外，泵功能、抗凝和膜肺气体交换性能的监测尤为重要。持续的监测除了可以早期发现潜在的危险因素，还可以为并发症的预防和下一步的处理未雨绸缪。本章重点阐述了管路监测方面的内容，其中对于氧合器交换性能的监测和计算令人耳目一新。

——郭震

第六部分

ECMO的并发症

第三十六章　体外生命支持的并发症及处理

Antonio Rubino, Richard Haddon, Fabrizio Corti, and Fabio Sangalli

A. Rubino, R. Haddon
Anaesthesia and Intensive Care, Papworth Hospital NHS Trust, Papworth Everard CB23 3RE, UK
e-mail: antoniorubino81@gmail.com; richard.john.haddon@gmail.com.

F. Corti
Department of Cardiac Surgery, San Gerardo Hospital, University of Milano-Bicocca, Via Pergolesi 33, Monza 20900, Italy. e-mail: fabrizio.corti@tre.it.

F. Sangalli
Department of Anaesthesia and Intensive Care Medicine, San Gerardo Hospital, University of Milano-Bicocca, Via Pergolesi 33, Monza 20900, Italy. e-mail: docsanga@gmail.com.

由于技术的复杂性以及患者危重的病情，ECMO支持期间发生并发症的风险很高[1]。大多数并发症会威胁患者生命、影响预后。因此，正确预防及早期识别并发症的症状及体征有助于降低不良事件的发生率。

体外生命支持的并发症可以分为循环管路相关和患者相关并发症。

36.1　循环管路相关并发症

36.1.1　循环管路血凝块形成及血栓栓塞

由于血液与体外管道表面的相互作用，血凝块可在管道中形成，进而形成血栓并可能引起毁灭性后果[2]。

血栓可以在循环管路中的任何部位（氧合器、泵头、管道）形成（图36.1~图36.2）。

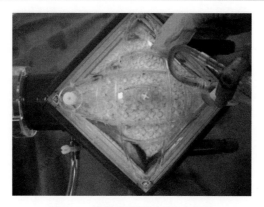

图36.1　膜肺静脉端形成的血凝块

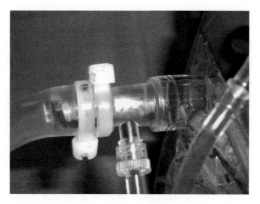

图36.2　管道中形成的血凝块

36.1.2　气栓

气栓的产生与离心泵在进血管与泵头之间产生的高负压有关。如果空气在此处进入，就会出现大量气栓。

36.1.3　循环管路破裂

体外循环装置中的任何组件都可能出现破裂。有些破裂可能比较大，引起血液丢失；有些破裂可能不明显，不容易被发现。当出现在静脉端时，大量气体被吸入，在离心泵产生的高负压的作用下形成气栓（图36.3）。根据破裂的位置决定是更换部分管道还是更换全部管道。

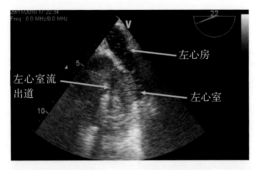

图36.3 左心室内大量气栓

36.2 患者相关并发症

36.2.1 插管并发症

插管困难与解剖结构（血管大小、解剖变异、手术史、病态肥胖）及患者临床状况（低流量时脉搏消失或者心脏骤停、血管收缩）有关。根据我们的经验，这种情况很少发生。一旦发生，除非患者可以很容易进行中心插管，否则可能导致无法插管。血管并发症好发于插管过程中，并且经皮穿刺插管较切开插管更常见。

36.2.1.1 目标血管并发症

动脉插管，尤其是经皮穿刺动脉置管，可能会发生严重并发症。血管后壁穿孔可能引起难以控制的出血，继而出现灌注不足。反过来，出血还可能导致筋膜间隙综合征或者腹膜后血肿（由血管损伤部位决定）。另外，也可能导致动静脉瘘或假性动脉瘤，需要即刻或后期手术修复（图36.4）。

导丝和扩张器也可能导致动脉夹层或者误插管至血管外，使得ECMO循环无法进行。

这些并发症需要严密监测及积极干预。预防这些并发症的技巧详见第三十七章。

36.2.1.2 下肢缺血

下肢缺血是股动脉插管的风险之一（图36.5）。在经外周血管行VA ECMO时，动脉插管通常选择股动脉，静脉插管选择对侧股静脉。同时，需要考虑是否放置远端肢体灌注管，远端肢体灌注管通过T形连接管与动脉管道相连（图36.6）。在动脉插管置入股动脉前放置远端灌注管较为容易，因为这样可

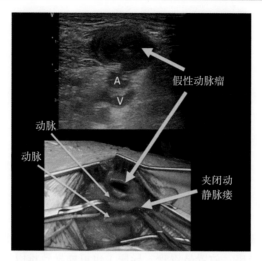

图36.4　医源性股部血管动静脉瘘合并股动脉假性动脉瘤

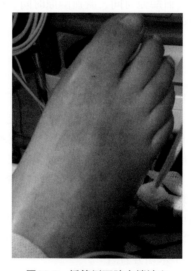

图36.5　插管侧下肢末梢缺血

以避免在置入动脉插管后股动脉搏动减弱的情况下置管。在紧急VA ECMO置管时，动脉插管优先置入，此时应首选手术切开插管，而非经皮穿刺动脉插管。

36.2.2　出血

出血是ECMO支持期间最常见的并发症，其主要原因是全身抗凝和由管路

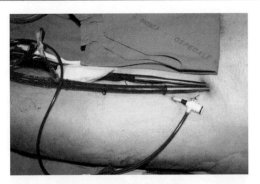

图36.6　插管侧下肢远端灌注管

黏附及剪切力所致的血小板激活和血小板功能障碍。因此，即使一些常规操作（例如，气管内吸痰、放置鼻胃管、导尿）也可能导致难以控制的出血，需要进一步治疗及调整抗凝方案。

为减少出血，在行侵入性手术操作之前，持续监测凝血功能指标（激活全血凝固时间、活化部分凝血酶原时间、凝血酶原时间、血小板计数、血栓弹力图/血栓形成仪）是必要的。

36.2.2.1　插管部位出血

插管部位也是最常见的出血部位，尤其是手术切开插管。插管周围缓慢渗血可能与小血管断裂有关，可以通过压迫止血或者补充凝血因子等方法应对。有时也需要再缝合或者调整抗凝方案。采用Seldinger技术行经皮穿刺插管的，出血相对较少。相对于静脉插管，动脉插管出血风险更高。无论何时发现插管部位出血，在实施任何干预措施前应首先评估插管是否处于正确位置，以排除插管位置不佳，并防止意外脱管。

在一项队列研究中，400多例其他治疗无效的严重急性呼吸窘迫综合征（ARDS）患者行体外生命支持（ECLS）治疗，31.4%的患者发生插管部位出血，其中26.7%的患者是手术切开置管[3]。

在中心插管的ECMO支持中，置管部位出血说明手术可能存在问题，需要小心监测和及时手术修补，以避免心脏压塞等严重并发症。

36.2.2.2　胃肠道出血和呼吸道出血

在止血与抗凝微妙的平衡中，即使微小创伤都可以引起口咽部、气道、胃、直肠和胆囊等黏膜部位出血。护理的常规操作，比如吸痰、支气管镜检查、导尿都有可能引发难以控制的出血。

胃肠道出血可见于食管炎、胃炎、十二指肠溃疡或其他疾病。内镜检查常可准确识别出血部位，如需进一步评估，应考虑血管造影。ECLS患者的处理方式应与其他胃肠道活动性出血患者的处理方式一样，确保纠正凝血功能，必要时考虑内镜检查，对难以控制的出血则行外科手术干预。

36.2.3　凝血功能障碍（血小板减少、肝素诱导性血小板减少症和弥散性血管内凝血）

ECMO管理的一个关键就是要调整止血与抗凝达到微妙的平衡，这需要持续的临床和实验室检查监测，进行凝血因子、纤维蛋白原和血小板的替代治疗。这部分内容详见第七章。

晶体液预充建立ECLS时，由于血容量增加，血细胞、血小板及蛋白被稀释，液体进入细胞间隙，引起水肿。此外，贫血状态需要较高的流量，以达到足够的灌注及足量的气体交换，这样会导致泵后压力升高。因此，足够的红细胞比容在ECLS辅助时尤为重要[4]。

ECLS患者血小板减少很常见，其诱发原因包括原发病、药物或者血液暴露于循环管路表面等。

血液与人工表面的相互作用引起蛋白吸附（包括纤维蛋白原和白蛋白），血小板黏附于此，引发瀑布效应，导致血栓形成（图36.7），并激活内源性凝血途径，引起炎症因子释放和凝血酶生成[5]。

ECLS第一个4 h内血小板计数可下降到基础水平的40%[6]。尽管有中心指出血小板数不得低于100 000/uL，但是习惯上及体外生命支持组织指南建议血小板输注的指标是血小板计数<80 000/uL。

即使血小板计数高于最低水平80 000~100 000/uL，血小板功能也可能已受

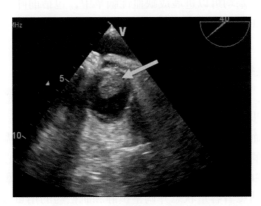

图36.7　升主动脉血栓（箭头处）

损。这种情况下，建议使用激肽释放酶抑制药（氨甲环酸或者抑肽酶）改善血小板功能[4]。

由于具有廉价、床旁监测方便、易于滴定、可被鱼精蛋白拮抗等特点，全身肝素化是ECLS患者抗凝的金标准。肝素尽管有以上优点，但不能阻止血小板与管道表面的相互作用，而且还会进一步激活血小板，加速血小板消耗[6]。

肝素抗凝相关的一种罕见情况是肝素诱导性血小板减少症（HITT），白色血栓形成和血小板计数<10 000/uL是其特征。目前可用于诊断HITT的检验方法有很高的假阳性率。如果ECLS患者确实发生HITT，即使输注血小板，血小板计数也持续<100 000/uL。在这种情况下，如果没有其他可以解释血小板减少的原因，应该考虑更换其他抗凝剂，如阿加曲班。

如果出现血尿，且血色素（一般情况下，血色素低于10 mg/dL）检查也证实，应怀疑另外一个可能引发ECLS患者凝血功能障碍的问题——溶血。当离心泵吸引力显著超过血液引流所需负压（入口高负压），就相当于高流量血流通过很小的引流口，或者泵后管路有严重堵塞造成高速射流，都很容易发生溶血。泵头内的血凝块可能会加重溶血的发生[5]。

36.2.4　神经系统并发症

ECLS最严重的并发症是颅内出血，这往往是致命性的，其发生率从1.6%到18.9%不等。严格的抗凝管理、及时纠正血小板数目以及积极预防肾功能衰竭似乎是减少这一致命并发症的重要手段，而ECMO支持的持续时间并非该并发症的独立风险因素[6]。体外生命支持组织注册数据库报道，在需要心脏支持的成人中，中枢系统出血发生率为2%，其总体生存率为8%，而VV ECMO支持的患者中枢系统出血的发生率为4%，患者总体生存率却较高，达21%。

除了出血，脑梗死（1%~8%）和癫痫（2%~10%）也是常见并发症。大脑不同部位的血栓栓塞均可以进展成缺血性脑卒中，包括前叶、枕叶、基底神经节和顶叶。癫痫在临床影像学上可表现为脑水肿。

36.2.5　心脏并发症

胸部并发症，比如心脏压塞、左室扩张及气胸，引起管道受压或者心房容量减小，会进一步导致循环动力学不稳定及干扰ECMO流量。低血压合并泵前负压增高可能与血容量不足及患者镇静不够有关，但是首先需要排除以上并发症。任何胸内压的突然改变，例如张力性气胸，都可能增加心包内压力，减少静脉回流，导致ECMO流量降低，其病理生理机制与心脏压塞相似。首先可以通过快速补液评估患者容量状态并调整镇静和肌松药的用量，若ECMO流量没有改善，建议行胸片或者超声心动图检查。

胸腔内病变对ECMO流量的影响，在小儿患者中已经做了详尽的描述，但是在成人ECMO患者中并没有阐述清楚。

左室扩张是一个与VA ECMO相关的突出问题，胸片显示肺水肿或者气管插管内吸出泡沫痰是其最早表现。严重的左室扩张可以经食管超声心动图确诊。二尖瓣或者主动脉瓣反流会使问题更加严重，增加泵流量有助于降低肺血流，改善左室扩张问题。

左室扩张并非只发生在中心插管的VA ECMO，在外周插管的VA ECMO中，尽管左心室可以充分减压，但仍然会有血液通过支气管循环回流至左心房。因此，如果左室收缩力极度低下，左心压力增高也可导致左室扩张[7]。

左室扩张导致的室壁压力升高不仅增加心肌能量消耗，导致缺血，而且还降低左室恢复的可能性。在这种情况下，必须通过手术或经皮插管进行左室引流减压。

36.2.6　感染／脓毒症

ECMO患者较其他外科ICU患者发生院内感染的风险更高[8]。

ECMO患者一般有多种留置导管，除了ECMO插管外，还可能有肺动脉导管、桡动脉导管，这必然增加血流感染的风险。

同时由于患者气管插管时间长，有创置管多，以及频繁应用抗生素治疗，因此，合并呼吸机相关性肺炎风险较高。

一般院内感染的临床症状及体征可能不会在此类患者中表现出来，这让诊断更加困难。特别是因为使用热交换器调节体温，发热的临床表现往往不明显。在微生物培养结果回报前应早期经验性给予广谱抗生素治疗。

声明

本文作者宣称无任何利益冲突。

参考文献

[1] Smedira NG, Moazami N, Golding CM, McCarthy JF, Apperson-Hansen C, Blackstone EH, Cosgrove DM III. Clinical experience with 202 adults receiving extracorporeal membrane oxygenation for cardiac failure: survival at five years[J]. J Thorac Cardiovasc Surg, 2001, 122(1): 92–102.

[2] Gaffney AM, Wildhirt SM, Griffin MJ, Annich GM, Radomski MW. Extracorporeal life support[J]. BMJ, 2010, 341(2): c5317–c5317.

[3] Hemmila MR, Rowe SA, Boules TN, Miskulin J, McGillicuddy JW, Schuerer DJ, Haft JW, Swaniker F, Arbabi S, Hirschl RB, Bartlett RH. Extracorporeal life support for severe acute

respiratory distress syndrome in adults[J]. Trans Meet Am Surg Assoc CXXII NA, 2004, 240(4): 193–205.

[4] ELSO Guidelines for Cardiopulmonary Extracorporeal Life Support. Extracorporeal Life Support Organization[R/OL], Version 1.3 (2013) Ann Arbor. Accessed on Jan 2014. www. elsonet.org.

[5] Reynolds MM, Annich GM. The artificial endothelium[J]. Organogenesis, 2011, 7(1): 42–49.

[6] Kasirajan V, Smedira NG, McCarthy JF, Casselman F, Boparai N, McCarthy PM. Risk factors for intracranial hemorrhage in adults on extracorporeal membrane oxygenation[J]. Eur J Cardiothorac Surg, 1999, 15(4): 508–514.

[7] Guirgis M, Kumar K, Menkis AH, Freed DH. Minimally invasive left-heart decompression during venoarterial extracorporeal membrane oxygenation: an alternative to a percutaneous approach[J]. Interact Cardiovasc Thorac Surg, 2010, 10(5): 672–674.

[8] Burket JS, Bartlett RH, Vander Hyde K, Chenoweth CE. Nosocomial infections in adult patients undergoing extracorporeal membrane oxygenation[J]. Clin Infect Dis, 1999, 28(4): 828–833.

译者：王海燕，上海交通大学附属第六人民医院麻醉科
审校：金振晓，空军军医大学西京医院心血管外科
　　　刘宇，中国人民解放军北部战区总医院心血管外科

点评

  ECMO相关并发症发生率较高，很多的并发症可能影响预后。其并发症主要包括血栓、气栓、管路破裂等循环管路并发症以及插管相关的各部位出血、凝血功能障碍、神经系统、心脏、感染等并发症。正确预防及早期识别ECMO的并发症，有助于降低不良事件的发生率。

——金振晓，刘宇

第三十七章　常见及罕见问题的处理

Lisen Hockings and Alain Vuylsteke

L. Hockings
Anaesthesia and Intensive Care, Papworth Hospital NHS Foundation Trust, Cambridge, CB23 3RE, UK.

A. Vuylsteke
Anaesthesia and Intensive Care, Papworth Hospital, Cambridge, CB23 3RE, UK.
e-mail: a.vuylsteke@nhs.net.

37.1　患者的选择

患者的选择没有绝对的准入或排除标准，每家医院根据自己的经验总结了相应的适应证和禁忌证。

不同的ECMO支持方式有不同的适应证[1-3]。

对患者是否需要ECMO支持存在疑问时，应征求ECMO经验丰富的医生的意见。

如果不考虑ECMO辅助后的下一步计划，ECMO运行后会有许多问题。ECMO通常被用作"桥接"手段，等待患者恢复或者过渡到其他治疗，如心脏移植。

37.2　ECMO支持类型

我们认为VA ECMO对所有的患者都是适用的。

如呼吸衰竭患者，因低氧血症、酸中毒或机械通气等原因可能导致严重的血流动力学障碍，这时临床医生可能倾向于选用外周或中心VA ECMO支持模式。

　　由于中心VA ECMO置管要切开胸骨，必须十分谨慎。ECMO管路的位置安排和固定非常重要，要便于患者的搬动及避免感染（纵隔炎）。相对于其他操作而言，胸骨切开创伤较大，会增加随后外科操作的难度，也会影响是否向其他支持模式转换的判断。

　　外周VA ECMO（股静脉—股动脉）可能造成上下半身差异氧合，即ECMO管路提供的血流量氧合身体的一部分，自身的呼吸循环系统支持身体另一部分的氧合（肺部是否有交换气体的能力取决于疾病的转归过程）。这种情况下，患者可能看起来比较"粉红"，但实际上冠状动脉严重缺氧。外周VA ECMO主要用于"桥接"（如 e-CPR），或者过渡到更为持久的心脏支持（如心室辅助装置或心脏移植）。动脉插管相关并发症比较常见，如肢体缺血和插管移位、脱出。

　　其他形式的外周VA ECMO（如另接一根插管到腋动脉或锁骨下动脉），主要用于保证足够的脑供氧（但并不一定能改善心肌氧供）[4]。新增的动脉回血管路在连续不断的剪切应力作用下，可能会使固定插管的缝线断开，发生插管脱出等危险并发症。

　　呼吸衰竭患者的血流动力学紊乱通常会随着酸碱平衡、氧合以及胸腔内压力的降低而得到改善。上述情况通过VA ECMO和VV ECMO支持都可解决[5]。

　　VV ECMO的创伤相对较小且允许患者适当活动。

　　有些患者可能适合单级双腔插管，这种插管的优点是只需要一个插管位点，但是由于其流量限制，有些患者无法使用[1,6-7]。

37.3　置管

37.3.1　其他管路的位置安排

　　设计ECMO置管策略时，所有的中心静脉通路（如中心静脉导管、透析管、肺动脉漂浮导管）和动脉监测导管的位置都需要重新考虑。只要有可能，在建立ECMO前，应留出充分时间安排好其他管路的位置以及液体输注方式。

　　ECMO管路可以连接透析管路或输液管路，但反复操作可能会增加感染和空气栓塞风险。为了确保操作安全性，操作人员应遵循严谨的方案并经过严格的训练。

　　右侧颈内静脉是VV ECMO最佳的插管位置，可以插入较大型号的插管，而且在成人患者中，只有该部位可以安全插入单极双腔插管。我们建议从一开始就将右侧颈内静脉准备好。ECMO开始前，右侧颈内静脉的各种置管操作都比较安全，如果右侧颈内静脉已经有其他置管，不要拔除，应通过该置管放入导引钢丝，引导ECMO插管的置入，可以降低再次穿刺的风险。

　　如果双侧颈内静脉都插入较大型号的插管，需要考虑是否存在颅内静脉回流障碍。小心地将患者头部固定在适当的位置，可以改善大脑静脉的回流。建立VV ECMO之前，要保证颈内静脉回流通畅。一旦在置管前发现颈内静脉血栓，应立即重新评估VV ECMO的风险/收益，或者考虑其他置管位置。若颈内静脉不能置管，VV ECMO支持将不得不使用股静脉—股静脉置管，其辅助效能可能会有所降低。

这些病情不稳定的患者可以考虑经锁骨下静脉置入多腔静脉导管，但是必须考虑到气胸和血栓形成风险。实时超声图像动态监测腋静脉/锁骨下静脉插管可以提高此类操作安全性[8,9]。

肺动脉内漂浮导管可以测量肺动脉压。因为注入的液体会部分进入ECMO管路循环，热稀释法测量心排血量并不精确，同时混合静脉血氧饱和度也没有意义。VA ECMO患者在影像上看到漂浮导管示踪标志进入肺动脉，可用于测定肺动脉的血流量，但VV ECMO使用漂浮导管的价值不确定。当肺动脉内没有漂浮导管而肺部仍有机械通气时，可以使用呼气末CO_2浓度评估肺动脉血流量。

动脉插管可导致远端肢体缺血，在多数病例中应考虑插入远端灌注管。由于股静脉插管的存在，如果远端灌注管血流量偏大，超过股静脉回流量，会造成插管侧静脉相对性回流障碍，有形成远端奢灌的风险。此外，静脉插管的压迫也可能导致肢体动脉缺血。

是否更换及如何更换ECMO管路应该根据患者具体情况决定，无菌条件下再次穿刺建立ECMO管路系统可以降低感染风险。

外周VA ECMO患者应优先选用右上肢动脉穿刺置管监测动脉血氧饱和度（其他动脉监测位点可能会漏诊早期差异性氧合）。如不能进行右上肢动脉穿刺，应将经皮血氧饱和度探头置于右侧上肢。

如果时间允许，即使是心源性休克的患者，在建立VA ECMO之前应优先穿刺建立动脉测压和血样采集通路，在搏动性血流状态下动脉穿刺较易成功。

我们认为，超声影像的使用是必须的。

由于ECMO系统产生持续的中心静脉内负压，如果需要在ECMO运行过程中建立中心静脉通路，就会有气体进入循环系统和气体栓塞的潜在风险。

37.3.2　置管地点及技术

随着经验的不断累积、指征的放宽和便携式ECMO机器及管路的应用，ECMO置管操作可以在医院内不同场所完成。有些国家甚至开始尝试在院外进行置管操作。操作者的技术熟练程度、ECMO支持的紧迫性和现场可利用的设备都会影响ECMO置管的技术细节。

手术室和导管室的血管造影设备都能提供实时图像，可以预防插管过程中的不良事件（特别是插管末端位置不良，如进入肝静脉），尽早识别扩张血管壁过程中发生的导丝扭曲、打折等问题。经皮血管穿刺置管时应使用实时超声影像引导，我们认为这是ECMO置管操作的金标准。

在紧急情况下，实时超声影像指导下的经皮穿刺置管、经胸或经食管超声心动图的联合应用可以保证置管操作的安全性，用于确认插管是否处于最佳位置，既适用于VV ECMO，也适用于VA ECMO。经胸超声心动图，尤其是剑突下切面，经常被用于确认导丝的位置（是否在正确的血管内）以及插管的位置。如果有足够多的熟练超声影像操作者，可以利用超声图像全程显示J型安全导丝的置入路径。与操作者进行细致的交流可以避免导丝出现意外的打折或移位。胸骨旁/心尖超声多普勒有助于确定双腔导管的位置和方向（回流氧合血流应直对三尖瓣）。

经皮穿刺插管建立ECMO所使用的导丝和插管都很长，最好由两人密切配合完成。第一操作者负责穿刺、扩张皮肤/皮下组织/血管，第二操作者（可能更加重要）则需要一直控制导丝和插管的末端。优秀的团队合作和清晰简明的沟通对于安全、及时和有效地经皮置管是极为重要的。

考虑到建立ECMO时潜在的紧张气氛，这些技术性和非技术性技巧都非常重要。在极端条件下，即使没有影像学的帮助，也应尝试置管。新型的插管不做扩皮操作也能建立置管，但是这些技术实际上增加了操作的风险，因此仅可在特殊环境下使用。

37.3.3　超声影像应用要点

在ECMO置管过程中，超声影像的指导是非常有价值的，如选择最佳的插管位置，确认血管的通畅程度和指导插管型号的选择。

我们提倡使用无菌、实时超声技术来引导置管，最大限度地减少插管相关的问题。

股动静脉超声检查应达到腹股沟韧带远侧。

股静脉：置管时应尽量远离大隐静脉，在连续的扩皮和置管过程中避免造成大隐静脉的撕裂和离断。

股动脉：股动脉超声成像时应包括短轴和长轴。在长轴图像上测量血管半径，可以避免血管口径估测过大，导致操作者选择过粗的动脉插管。ECMO管路直径以mm为单位，相当于法制单位的1/3（例如：21 Fr的插管外径是7 mm）。股动脉插管应置入股总动脉，位于腹股沟韧带远侧，在股浅动脉和股深动脉分叉处近侧。股动脉插管太靠近股浅和股深动脉分叉处可能会给后期撤管后的修补增加难度。在动脉插管逆行插入主动脉远端前，先将远端灌注导管的导丝顺行性置入股总动脉会相对容易些。在急诊病例中，也可以先置入股动脉插管，然后再置入远端灌注导管，但这要求更高的技术和耐心。

37.3.4　外周VA ECMO：远端灌注导管的置入

远端灌注导管的导丝应该置入股总动脉，导丝直接滑入股浅动脉而不是股深动脉。采用实时超声图像可以引导这些操作。由于置入角度的原因，导丝总是指向股深动脉，在导丝接近股深动脉和股浅动脉分叉处时，将穿刺针旋转180°就可以将导丝导向股浅动脉。

37.3.5　困难置管

即使经验丰富的操作者也会遇上置管困难的情况。发生困难置管时，两人密切协作可以减少挫折感。只要有可能，尽可能使用Seldinger连续扩张置管方法，可最大限度减少长期出血并发症的发生。当需要外科手术切开置管时，最好在手术室由经验丰富的心脏外科医生完成。

在连续扩张过程中，长锥形尖端的扩张器有助于最为困难的皮下组织的扩张。当皮下扩张器在推送过程中遇到阻力时，我们建议转动扩张器，给皮肤和皮下组织施加一定的转动应力，同时将扩张器向后退。这样，软组织会给扩张器腾出一定空间，然后再将扩张器向前推送。插管操作的全过程中，术者应保持导丝滑动自如。

如果需要做一个小的皮肤切口，应将手术刀片的钝面紧贴导丝将皮肤切开，可以减少出血并发症的发生。皮肤切口过大或者多次皮肤切口会增加插管位点的出血风险。

37.3.6　导丝打折

在置管过程中，导丝可能发生打折，必须快速鉴别，避免将大扩张器或插管捅到血管外面去。将导丝后退直到打折部位完全退出体外（但不要把导丝完全退出）。如果打折的导丝不能拉直（不幸的是这很常见），通常需要更换一个小一点的扩张器进入血管，然后将打折的导丝撤出，更换一根新的导丝。

任何时候都要保证有备用导丝包可以随时取用。进行多部位置管时，如果一根导丝打折了，可以使用另外一根插管套包内的导丝。当第一根插管置入成功后，不要立即丢弃导丝。时刻注意所用导丝的长度，长的多级静脉插管是不可能用短的动脉插管导丝来完成的。当使用较长的导丝来完成动脉置管时，一定要对留在体外导丝长度心中有数（这个问题可以通过实时超声影像显示导丝J型头的位置来解决）。

有人建议使用长鞘管，可以将原来的导丝替换为硬度更大的导丝，尽可能减小连续扩张和置管过程中导丝打折的风险。但这会延长置管时间和增加操作难度。

37.3.7　右心室穿孔

右心室穿孔是公认的颈内静脉置管并发症，特别是Avalon插管需要贯穿整个右心房时[10]。频发室性早搏就提示导丝在右心室里。右心室穿孔几乎不可避免地导致心包填塞。如果穿孔是导丝引起的，心脏压塞形成较慢，若是插管引起，则发生迅速。一旦发生插管穿透右心室情况，应立即夹闭插管，不要移除。上文提到的超声影像技术可降低该风险的发生率。

这种少见的情况一旦发生，最好的处理办法就是紧急外科修补。由经验丰富的心胸外科医生在手术室里完成插管操作，或者外科医生随时处于准备状态，能增加操作安全性，但也不能确保绝对的安全。

其他血管也会发生损伤，如下腔静脉、冠状静脉窦、门静脉等[10-11]。即使是股静脉插管，如果置入过深，也可能导致房间隔穿孔。

37.3.8　清醒置管

需要行中心置管的ECMO支持患者和大多数VV ECMO支持患者都需要在麻醉和机械通气的状态下进行插管（传统的呼吸衰竭治疗方法失败，需要建立ECMO插管，希望能过渡到脏器移植）。但是还有一些情况，患者可以在清醒状态下进行置管。只要条件允许，应该向患者解释清楚并征得同意。

根据既定计划，患者的镇痛和血流动力学参数必须由指定的经验丰富的医生或者ICU医生在置管过程中全程管理，一旦患者在操作过程中不能耐受或有并发症发生，这位医生能够立即进行麻醉和气道管理。需要准备大量的局麻药，同时也要考虑局麻药物的毒性作用和不良反应。

37.3.9　ECMO CPR

尽早决定是否需要ECMO CPR，因为建立ECMO本身需要一定的时间。一旦考虑实施ECMO CPR，ECPR小组成员及设备就应该随时待命[12]。

预先完成ECMO管路预充可以缩短建立ECMO的时间[12-13]。

原来的CPR小组应按照国际指南继续进行复苏操作。尽量缩短中断CPR操作的时间，同时应考虑进行低温治疗[14-15]。为了便于插管，尽量降低锐器损伤，穿刺、置入导丝时可暂停胸外按压，直至导丝进入血管[16]。自动CPR装置可以节省人手，缓解持续胸外按压的疲劳，使医护人员专注于ECMO CPR操作。但该装置可能引起胸腔或腹腔脏器隐匿性损伤，继而引起其他问题，必须有一个人在复苏过程中专门管理自动心肺复苏装置，并随时排除故障。只要有可能，都应使用实时超声成像指导置管操作。在CPR过程中，通过血管内血液的性状来区分动脉血和静脉血是非常困难的，静脉血反而可能出现比动脉血更加明显的搏动。除颤操作时必须注意人员安全，只有当所有操作者都离开患者后才可以放电。ECMO建立后，再寻找导致心脏骤停的病因并给予相应治疗。

37.4　ECMO运行期间的维护

37.4.1　低流量报警

流量过低报警在ECMO运行期间最常见，应立即寻找可能的原因。如果是报警参数设置高于目前的流量（如改变泵参数设置后）就很容易排除。报警参数设置在低于目前流量或预期流量500 mL/min是比较合适的。

低流量报警原因包括：

（1）静脉插管原因导致的引流不足：这种情况不常见，但也并非不可能发生，因为流量受插管型号的制约。

（2）管路或插管扭曲、打折、阻塞。

（3）氧合器血栓形成：表现为高跨膜肺压差和低流量。氧合器内有肉眼可见的血栓形成，也可能看不到血栓，虽然泵转速下降后跨膜肺压差会轻度下降，但流量不会增加。

（4）VA ECMO中，患者出现高血压或血管收缩会导致低流量（泵后负荷增加），通常见于突发状况而触犯警报，如患者咳嗽或苏醒。

（5）空气栓塞："低流量"或"无流量"报警可能是系统内出现空气栓塞的第一个表现，气泡会造成超声流量探头无法探测血流。尤其需要注意的是，泵头内的空气会完全阻断血流（详见第三十六章）。

37.4.2　引流不足

在设定的泵速下，进入ECMO管路的血流量下降，称之为引流不足或者"抽吸下降"[3]。监测泵前管路内的压力，如果压力低于-100 mmHg，则提示静脉引流不足。如果没有泵前负压监测装置，首先观察到的是流量不稳定，回流管路轻轻晃动，随后整条引流管路发生"抖动"，接下来出现"低流量"报警。这通常同时伴随着泵前负压低于-100 mmHg。过度负压吸引（相对于正常静脉回流压力）会导致静脉壁贴在插管的引流口上，阻塞静脉插管的引流。ECMO管路晃动和抖动是引流不足最明显的表现，但双腔插管很少发生这种情况。最快的解决办法就是降低泵的转速（使静脉不再贴壁），流量反而会上升，然后再解决可能存在的容量紊乱的问题。

引流不足一个比较常见的原因就是插管的位置可能太低（插管位于下腔静脉内）。此外，还要仔细考虑影响静脉回流的其他次要因素：

（1）出血（包括显性和隐性的）。

（2）过度利尿。

（3）其他形式的血容量下降。

（4）咳嗽、紧张、腹腔内压升高。

引流不足可能提示有张力性气胸或心脏压塞，如果简单的干预不能解决问题，就需要使用超声心动图、胸片或其他超声波检查等来解决问题。如果排除了潜在的问题，仍然存在引流不足，而患者又需要更高流量支持（当前流量不够高），可以考虑再放置一根引流插管来解决问题。

37.4.3　再循环（VV ECMO）

ECMO静脉引流管路里的血液氧合状况高于患者实际静脉血液氧合状况，就提示再循环存在。换句话说，就是进入ECMO循环管路中的部分血液是氧合过的ECMO回流血液，而不是患者体内需要被氧合的静脉血。氧合器前血液的血气分析即可证实。如果静脉引流管和动脉回流管的两根插管在右心房里位置靠得太近，就很容易发生再循环，此时就需要调整插管的位置。ECMO流量越高，再循环流量会随之增大，ECMO的效能反而下降。双腔静脉插管再循环流量较低[1]，这刚好弥补了这种插管流量低、整体效能不足的缺点。

37.4.4　支持不足

37.4.4.1　VV ECMO：持续低氧合

如果ECMO循环可以提供3~5 L的流量到右心房，但患者本身的心排血量明显高于该流量，这仍然会导致机体缺氧。当然这要比没有VV ECMO支持好一些，实际上这是一种肺内分流。

改善组织氧供的方法包括：增加ECMO流量（减小分流量），增加携氧能力（输血），降低机体氧耗（控制脓毒症、预防发热、积极降温、甚至适度的亚低温治疗）。这些措施与非ECMO支持的组织氧供不足患者中的解决方法类似。

可以通过调整合适的插管位置、改善容量甚至再放置一根引流插管来提高ECMO循环的流量。

37.4.4.2　VA ECMO：血管麻痹

在血管麻痹状态下，即使VA ECMO流量达到4~6 L时，患者也可能一直处于低血压状态。当似乎"足够的"ECMO流量建立后，要通过有效的血管收缩解决血管麻痹的问题。应该积极寻找血管麻痹的诱因并加以处理。脓毒症是最常见的原因，高排低阻型心源性休克急性脊髓损伤也是其重要诱因。

37.4.4.3 外周VA ECMO：肺水肿

肺水肿发生在主动脉瓣反流情况下，左心室舒张和充盈缓慢，如果反流量大于左心射血量，就会发生肺水肿。超声心动图可以明确诊断。可以采取的措施包括：增加呼气末正压，在病情允许的范围内降低ECMO流量，增加心肌收缩力、增加心排血量。如果上述措施均无效，要考虑进行中心ECMO、左心室辅助装置或双心室辅助装置，并行主动脉瓣替换/修补、左室流出道重建手术。

孤立的左心衰竭和剩余充分的右心功能是ECMO引起肺水肿的另外一个原因。患者静脉血并不能完全引流到ECMO管路中，剩余静脉血通过右心室泵入肺循环，然而衰竭的左心却不能将这些血液完全排空。可行的处理方法包括：增加ECMO流量，增加呼气末正压和降低心肌（右心）收缩力，所有外源性正性肌力药物都可能增强右心功能，加重肺水肿。

所有这些处理都应该在超声心动图监测下进行，并在完成后重新评估。所有这些措施处理后，患者仍存在肺水肿和持续性低氧，可以考虑再增加一根插管，进行高流量VA ECMO。

37.4.4.4 外周VA ECMO：差异性紫绀

差异性紫绀发生在患者自主心功能恢复，但患者存在低氧性呼吸衰竭的情况下。未氧合的血液通过肺循环到达左心室并被排出到升主动脉，患者自身的心排血量可以满足主动脉弓第一分支（冠状动脉、头臂干、左颈总动脉）的血供，造成心肌和大脑缺氧，导致严重后果。处理措施包括早期诊断和治疗呼吸衰竭病因（特别是肺水肿的病因，需要确定肺水肿的机制），暂时降低左心排血量，减轻心肌和脑缺氧：

（1）增加ECMO流量（考虑使用高流量 VA ECMO）。

（2）降低外源性正性肌力药物剂量。

（3）同时建立VV ECMO和VA ECMO（VVA ECMO），或当心肌收缩力恢复以后，将VA ECMO改成VV ECMO。

（4）考虑转换为中心VA ECMO，或外周VA ECMO的动脉回路接一根分叉到锁骨下动脉或腋动脉[4]。

37.5 ECMO运行中心脏骤停

37.5.1 VV ECMO

当VV ECMO支持患者发生心脏骤停需要CPR时，按照预案进行并确保管路安全[14-15]。除颤也应按照指南进行。如果心脏停止的原因是低氧血症，而在此之前患者一直使用VV ECMO支持，那么我们应该寻找ECMO的潜在问题——电源、氧气供应、确认FiO$_2$是1.0、气流量与血流速度相匹配等。补液和输血扩容增加ECMO流量，改善组织供氧。

其他与ECMO相关的心脏骤停的原因包括出血和空气栓塞（见第三十六章）。

37.5.2　VA ECMO

VA ECMO患者发生心脏骤停对血流动力学影响不大，特别是心脏基本功能良好的患者发生心脏骤停时。

在有些情况下，心脏骤停可以通过监护仪上显示的心律失常（如心搏骤停或室颤）来识别，有脉搏的患者脉搏消失（无主动脉内球囊反搏支持的情况下）或主动脉内球囊反搏的触发模式变得没有规律。

正在接受VA ECMO的患者发生心脏骤停时，不用立即进行CPR，因为ECMO循环在正常工作的状态下可以保证有效的心排血量。

寻找并处理可纠正的因素，包括患者本身和循环管路的有关问题。若患者部分依赖于ECMO支持，那么心脏骤停后应增加ECMO流量至管路可以承受的高限。

在室颤/室速时，应立即除颤，长时间心律失常对ECMO撤机有很大影响，而且过度的心室膨胀会导致心肌缺血。心脏停搏时，心腔内的瘀滞血液会形成血栓，当心脏搏动恢复后，就会增加脑卒中和周围器官血栓栓塞的风险。

ECMO相关的原因包括泵失灵、氧合器障碍、出血和空气栓塞。

37.6　清醒ECMO和ECMO患者的移动

外周VA和VV清醒ECMO目前已可行且均有报道[7,17-19]。

清醒ECMO可以防止ICU内长期镇静带来的很多不良反应，包括心血管系统适应能力的下降、压创等等，还可以降低患者精神失常的发生率和大剂量镇静药物的使用。患者可以适当锻炼并与家属交流。我们常规为该类患者提供游戏机。潜在的风险是清醒患者过度活动导致插管位置移动，增加ECMO管路的管理难度。随着支持时间的延长清醒ECMO患者可能出现抑郁。清醒ECMO需要谨慎选择患者，从一开始就向患者解释和强调与医生配合的重要性，清晰简明的ECMO团队管理计划都有助于缓解这些问题。

ECMO患者的移动应该由相应级别的医生进行管理，并准备好相关的设备。患者移动过程中，管路安全管理十分困难，很多机构都建立了自己的操作规程[4,19]。在我们医院，ECMO患者活动需要在ECMO专家的指导下进行。除了那些帮助ICU里非ECMO患者活动的医护团队必须在场外,至少有一名受过专门培训的ECMO成员专门负责管理插管和管路。

当ECMO支持后发现没有任何办法可以解决现有的疾病,患者和治疗团队也随之进入困境。这时,清醒的患者可以参与制定临终计划。

37.7　各种实验室问题

37.7.1　抗凝不足

有些ECMO支持患者存在肝素抵抗,很难达到预定的抗凝目标。首先要确认肝素已经使用,然后监测凝血因子、抗Xa因子及AT-Ⅲ水平,并及时咨询血液科医生。当患者存在抗凝血酶缺乏时,应考虑给予抗凝血酶替代物。

凝血问题非常复杂,我们对其的认知相当有限。

37.7.2　发热和白细胞计数升高

ECMO患者感染是很常见的问题。ECMO支持时间的延长将增加院内感染的风险[20-24]。ECMO患者预防性使用抗生素存在争议,各中心之间的差异很大。不能简单地因为ECMO就使用抗生素。

ECMO患者的感染诊断比较困难:

(1)发热可能因为ECMO管路的原因而被掩盖。

(2)体外生命支持、心脏术后及大量输血患者都会发生系统性炎症反应综合征。

(3)使用类固醇治疗呼吸衰竭或心力衰竭也会导致白细胞计数升高。

(4)脓毒症(呼吸系统或全身)患者ECMO支持时,继发感染很难与原发疾病鉴别。

(5)脓毒症、重症脓毒症或脓毒性休克患者白细胞计数不一定升高,尤其在免疫抑制患者中。

ECMO支持患者的感染无明确的诊断标准。在一些情况下,患者出现对升压药物的依赖可能是继发感染仅有的表现。在体温和白细胞升高时,要全面寻找感染源并适当进行细菌培养。如果可能,更换全部管路,并根据可能的感染源、抗菌谱以及患者是否过敏等经验性应用抗生素治疗。

假丝酵母菌是成人ECMO患者中最常见的真菌感染,应经验性使用抗真菌药物[20-21,23]。

ECMO辅助下抗生素的药代动力学仍有待研究。如果有可能应监测血药浓度。

如果感染的存在不明确,就不要更换ECMO管路。如果已经明确插管部位是引起感染的原因（如插管部位脓肿形成），要考虑更换插管位置。如果是VV ECMO，更换插管时应该从股静脉—股静脉模式转换成双腔颈内静脉插管，反之亦然。

37.7.3　血小板减少症

ECMO患者发生血小板减少很常见。输注血小板的指征在不同医院有不同的标准，根据使用的ECMO类型和疾病转归过程也会有所不同。若有出血，则血小板应维持在正常水平[>（50~100）×10⁹/L][19,24]。如果怀疑肝素诱导血小板减少症（HIT），应立即停止使用肝素，根据所在医院的规程送检血样进行HIT筛查，并更换抗凝方法，更换肝素涂层管路为普通管路。阿加曲班和比伐卢定目前已成功应用于HIT病例中[25-26]。

37.7.4　血浆游离血红蛋白增加

游离血红蛋白的监测可以作为判断溶血的方法。ECMO引起游离血红蛋白升高的潜在因素包括：ECMO管路里的血栓、离心泵的过度抽吸（潜在的引流不足和红细胞机械性损伤）和明显的引流不足。血样采集过程中红细胞破坏也会引起血样中游离血红蛋白升高，所以以小心采集样本、并多次复查。如果游离血红蛋白持续升高，要综合考虑循环管路、插管、泵速、抗凝策略等因素，必要时更换ECMO管路[19]。

37.8　X线

37.8.1　插管位置

X线可用于判断插管位置。不同类型插管的X线图像表现不同。目前使用的许多单腔插管顶端透明塑料头引流孔可以透过射线，插管的实际位置比X线上显示的位置更靠近我们想要达到的位置。但多级插管例外，因为管壁内加强钢丝一直到插管的顶端。超声和超声心动图可以探查到任何材质管路的尖端。定期查看插管的位置非常重要，有利于避免灾难性的脱管事件。插管位置的微小变化可能影响ECMO支持效率（如再循环）。临床监测插管位置还包括让护士在插管进入皮肤处做标记并测量。

37.8.2　气胸的管理

保护性通气策略旨在尽量减小气压伤和呼吸机相关性肺损伤，但ECMO支持患者仍然常常发生气胸。ECMO支持患者的肋间引流管会增加出血的风险，开胸手术虽然可以解决问题，但实际上增加了并发症的发生率及死亡率。

体外生命支持组织指南推荐ECMO支持患者气胸的保守治疗策略如下：

（1）少量气胸（肺压缩≤50%，无血流动力学变化及没有扩大迹象），最好等待自行吸收，无需特殊处理。

（2）有症状的气胸（肺压缩>50%，继续扩大或有血流动力学障碍），应进行外科引流。

有时我们也会对相对无症状的气胸进行引流，比如患者有希望撤离ECMO，肺的复张有助于撤机。

ECMO支持患者的所有操作都应由经验丰富的医生进行，并保证抗凝在最佳水平。进行这些操作的时候，应该终止全身肝素化，确保血小板数量足够高，可以使用抗纤溶药如氨甲环酸。

声明

本文作者宣称无任何利益冲突。

参考文献

[1] Javidfar J, Brodie D, Wang D, Ibrahimiye AN, Yang J, Zwischenberger JB, et al. Use of Bicaval Dual-Lumen Catheter for Adult Venovenous Extracorporeal Membrane Oxygenation[J]. Ann Thorac Surg, 2011, 91(6): 1763–1769, Elsevier Inc.

[2] Bréchot N, Luyt C-E, Schmidt M, Leprince P, Trouillet J-L, Léger P, et al. Venoarterial extracorporeal membrane oxygenation support for refractory cardiovascular dysfunction during severe bacterial septic shock[J]. Crit Care Med, 2013, 41(7): 1616–1626.

[3] Combes A, Bacchetta M, Brodie D, Müller T, Pellegrino V. Extracorporeal membrane oxygenation for respiratory failure in adults[J]. Curr Opin Crit Care, 2012, 18(1): 99–104.

[4] Javidfar J, Brodie D, Iribarne A, Jurado J, Lavelle M, Brenner K, et al. Extracorporeal membrane oxygenation as a bridge to lung transplantation and recovery[J]. J Thorac Cardiovasc Surg, 2012, 144(3): 716–721.

[5] Peek GJ. Adult respiratory ECMO. In: Annich GM, Lynch WR, MacLaren G, Wilson JM, Bartlett RH (eds) ECMO: extracorporeal cardiopulmonary support in critical care, 4th edn[M]. Extracorporeal Life Support Organisation, Ann Arbor, USA, 2012.

[6] Bermudez CA, Rocha RV, Sappington PL, Toyoda Y, Murray HN, Boujoukos AJ. Initial experience with single cannulation for venovenous extracorporeal oxygenation in adults[J]. Ann Thorac Surg, 2010, 90(3): 991–995, Elsevier Inc.

[7] Garcia JP, Kon ZN, Evans C, Wu Z, Iacono AT, McCormick B, et al. Ambulatory venovenous extracorporeal membrane oxygenation: innovation and pitfalls[J]. J Thorac Cardiovasc Surg, 2011, 142(4): 755–761.

[8] Fragou M, Gravvanis A, Dimitriou V, Papalois A, Kouraklis G, Karabinis A, et al. Realtime

ultrasound-guided subclavian vein cannulation versus the landmark method in critical care patients: a prospective randomized study*[J]. Crit Care Med, 2011, 39(7): 1607–1612.

[9] Troianos CA, Hartman GS, Glas KE, Skubas NJ, Eberhardt RT, Walker JD, et al. Guidelines for performing ultrasound guided vascular cannulation[J]. Anesth Analg, 2012, 114(1): 46–72.

[10] Hirose H, Yamane K, Marhefka G, Cavarocchi N. Right ventricular rupture and tamponade caused by malposition of the Avalon cannula for venovenous extracorporeal membrane oxygenation[J]. J Cardiothorac Surg, 2012, 7: 36.

[11] Javidfar J, Wang D, Zwischenberger JB, Costa J, Mongero L, Sonett J, et al. Insertion of bicaval dual lumen extracorporeal membrane oxygenation catheter with image guidance[J]. ASAIO J, 2011, 57(3): 203–205.

[12] Chen Y-S, Yu H-Y, Huang S-C, Lin J-W, Chi N-H, Wang C-H, et al. Extracorporeal membrane oxygenation support can extend the duration of cardiopulmonary resuscitation*[J]. Crit Care Med, 2008, 36(9): 2529–2535.

[13] Varon J, Acosta P. "Extracorporeal membrane oxygenation in cardiopulmonary resuscitation: are we there yet?" [J]. Crit Care Med, 2008, 36(9): 2685–2686.

[14] Field JM, Hazinski MF, Sayre MR, Chameides L, Schexnayder SM, Hemphill R, et al. Part 1: executive summary: 2010 American Heart Association guidelines for cardiopulmonary resuscitation and emergency cardiovascular care[J]. Circulation, 2010, 122(18 suppl 3): S640–S656.

[15] Nolan JP, Soar J, Zideman DA, Biarent D, Bossaert LL, Deakin C, et al. European resuscitation council guidelines for resuscitation 2010 section 1. Executive summary[J]. Resuscitation, 2010, 81(10): 1219–1276.

[16] Stub D, Bernard S, Pellegrino V, Smith K, Walker T, Stephenson M, et al. Issues in establishing the refractory Out-of-hospital cardiac arrest treated with mechanical CPR, hypothermia, ECMO and early reperfusion (CHEER) study[J]. Heart Lung Circ, 2012, 21: S163.

[17] Olsson KM, Simon A, Strueber M, Hadem J, Wiesner O, Gottlieb J, et al. Extracorporeal membrane oxygenation in nonintubated patients as bridge to lung transplantation[J]. Am J Transplant, 2010, 10(9): 2173–2178.

[18] Fuehner T, Kuehn C, Hadem J, Wiesner O, Gottlieb J, Tudorache I, et al. Extracorporeal membrane oxygenation in awake patients as bridge to lung transplantation[J]. Am J Respir Crit Care Med, 2012, 185(7): 763–768.

[19] MacLaren G, Combes A, Bartlett RH. Contemporary extracorporeal membrane oxygenation for adult respiratory failure: life support in the new era[J]. Intensive Care Med, 2012, 38(2): 210–220.

[20] Bizzarro MJ, Conrad SA, Kaufman DA, Rycus P. Infections acquired during extracorporeal membrane oxygenation in neonates, children, and adults*[J]. Pediatr Crit Care Med, 2011, 12(3): 277–281.

[21] Aubron C, Cheng AC, Pilcher D, Leong T, Magrin G, Cooper DJ, et al. Infections acquired by adults who receive extracorporeal membrane oxygenation: risk factors and outcome[J]. Infect Control Hosp Epidemiol, 2013, 34(1): 24–30.

[22] Hsu MS, Chiu KM, Huang YT, Kao KL, Chu SH, Liao CH. Risk factors for nosocomial

infection during extracorporeal membrane oxygenation[J]. J Hosp Infect, 2009, 73(3): 210–216, Elsevier Ltd.

[23] Sun H-Y, Ko W-J, Tsai P-R, Sun C-C, Chang Y-Y, Lee C-W, et al. Infections occurring during extracorporeal membrane oxygenation use in adult patients[J]. J Thorac Cardiovasc Surg, 2010, 140(5): 1125.e2–1132.e2.

[24] Brodie D, Bacchetta M. Extracorporeal membrane oxygenation for ARDS in adults[J]. N Engl J Med, 2011, 365(20): 1905–1914.

[25] Scott LK, Grier LR, Conrad SA. Heparin-induced thrombocytopenia in a pediatric patient receiving extracorporeal support and treated with argatroban[J]. Pediatr Crit Care Med, 2006, 7(3): 255–257.

[26] Ranucci M, Ballotta A, Kandil H, Isgrò G, Carlucci C, Baryshnikova E, et al. Bivalirudinbased versus conventional heparin anticoagulation for postcardiotomy extracorporeal membrane oxygenation[J]. Crit Care, 2011, 15(6): R275, BioMed Central Ltd.

译者：范昊哲，浙江大学医学院附属金华医院重症医学科
审校：邓丽，哈尔滨医科大学附属第一医院心外科
　　　金振晓，空军军医大学西京医院心血管外科

点评

    本章主要讲述了成人ECMO中常见以及罕见问题的处理。对于患者的选择、支持类型以及如何置管都给予了较为详细的阐述并列举了置管过程中所遇到的问题。同时对于ECMO维护过程中以及相关实验室问题也给予了解答。本章内容特别提到了有关清醒ECMO患者的置管和移动策略以及超声和X线在ECMO中的具体应用，对临床实践颇具指导意义。

——邓丽，金振晓

第七部分

ECMO患者的转运

第三十八章　航空转运：固定翼飞机和直升机

Antonio F. Arcadipane and Gennaro Martucci

A. F. Arcadipane, G. Martucci

Department of Anesthesia and Critical Care , ISMETT (Mediterranean Institute for Transplantation and Advanced Specialized Therapies) , Via Tricomi 5 , Palermo 90127 , Italy.

e-mail: aarcadipane@ismett.edu; gmartucci@ismett.edu.

38.1　前言

体外生命支持（ECLS）是一种针对心肺功能衰竭最特殊的专业技术手段，仅能在有经验的中心开展。如果没有移动设备，不可能转运一个需要ECMO的患者。如果一个患者需要转诊延长后续的治疗，ECMO转运则不可避免[1]。

医疗中心和医生之间的合作日益增多、ECLS指征放宽、ECLS设备的逐渐小型化和大型中心ECMO良好的预后得到认可，在不久的将来可能会增加患者转移的需要。[2]。

航空转运是用于长距离转运危重患者或者是道路交通欠发达、地形上有障碍的时候所采取的转运方式。航空转运常需要固定翼和旋转翼飞行器（直升机）。ECMO转运从定义上来说是二次转运，即为了专科治疗，从一个医院转诊到大的医院。

转运危重患者的目的是尽可能安全地在途中继续当前的ICU治疗，同时如果需要，可以提供额外的急救处理。这一目标只能在小型的、空间狭窄的飞机、直升机和救护车里实现。所以，某种程度上，ECMO转运团队就是一个移动的被扩展的ECMO中心。

本章节阐述ECMO安全转运方面的基本概念、转运前的准备工作和转运中的实际问题。首先介绍的是关于ECMO转运的历史、生理学和转运队伍资源管理方面的内容，这些只是所有转运的基础，更多的是介绍丰富的ECMO航空转运经验。

38.2 院间航空转运的历史

航空转运最初源自军队，慢慢进入普通民众的健康服务中[3]。在第一次世界大战中，用一架未经改装的法国战斗机运输大量塞尔维亚受伤的士兵，开启了航空转运的先河。1916年，Eugene Chassaing医生建议法国政府对飞机进行改造，使其可以容纳两个担架。1944年4月23日第二次世界大战期间在缅甸，是有记载的第一次使用直升机转运伤员。美国空军第一次专门使用直升机运送伤员是在1950—1953年的朝鲜战争期间。在越南战争期间直升机医疗救援明确显示出了其有效性：超过40万患者在冲突中通过飞机运送到医院。

随着飞机硬件的发展，医用转运飞机的专业化得到进一步发展。军用飞机进行战地救护目前仍在许多国家应用和发展（例如，美国军方在伊拉克战争中UH-60应用黑鹰直升机进行医疗转运）。从军方的应用开始，空中救援被引入到普通人的生活中。现在主要用于现场救援和在现代化医院体系内的转运。

最开始老百姓使用飞行器作为救护车是很偶然的。在加拿大北部、澳大利亚以及北欧国家，因为地广人稀导致一年里有好几个月道路不通。因此空中救援很快确立了其在偏远地区的地位，同期在其他发达国家的发展却很缓慢。

1947年，J. Walter Schaefer在美国洛杉矶建立了第一个飞机空中救护服务机构。1970年，第一个正式平民空中救援直升机是Christoph号，隶属于德国慕尼黑Harlaching医院。第一次空中救援的成功使得这一理念在德国迅速普及，到目前为止总共有约80架直升机。美国军方在1985年底开始ECMO转运[4]，针对暴力性外伤的急救处理，危重症飞机转运团队作为重症监护室急救范畴的扩展在1994年开始应用。2005年，对ARDS特殊治疗的新需求，推动了急性肺损伤行动小组的诞生[5-6]。最近几年，许多国际性医疗中心报道医院之间的ECMO转运，经验逐年增多[7-8]。

用于民用医学急救体系中的直升机机型有许多种，最常见的是Bell 206型、Bell 407型和Bell 412型，Eurocopter AS350型、BK117型、EC130型、EC135型和EC145型，Sykorsky S 76型，AgustaWestland 109型和139型。这些机型正常配置可以容纳1名患者和3~5名医护人员。如果需要，某些机型也可以同时转运2名患者。

在我们ISMETT中心的ECMO项目中，用的是一架AgustaWestlan 139型直升机。它能搭载一名ECMO患者、ECMO设备（图38.1）和ECMO小组成员[9]。ECMO小组成员包括一名麻醉医生、一名灌注师和一名心脏外科医生或胸外科医生，剩余空间还可以容纳另外两个人（比如护士和住院医生）（图38.2）。

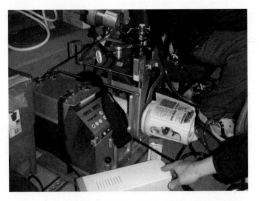

图38.1 ISMETT的ECMO系统中操作单元和氧合器、泵（图中用的是Maquet Rotaflow系列、PLS管路）用一块钢板一起固定在直升机地板上

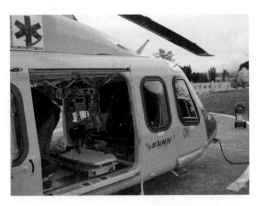

图38.2 AgustaWestlan 139型直升机客舱内景

虽然许多型号的飞机本身的用途不是本章节谈及的内容，但是它们都进行过医疗转运，比如：小型公务机或涡轮螺旋桨飞机。

C-130大力神运输机是最好的选择，因为它可以允许转运救护车直接进入机舱，而不需要搬动患者和担架，对患者的处理只在救护车内进行。另一方面，动用如此大型的飞机，会带来若干组织的关注。因为它是一种军用运输方式，需要医疗机构和国家空军的密切协作，也比较耗时，同时，C-130需要抵达离医院最近的机场，人们还必须考虑着陆区和转诊医院的距离。另外，C-130转运花费相当高，只能有选择性使用。

38.3　怎么选择正确的ECMO转运工具？

在欧洲、美国和澳大利亚对空中医疗转运的应用情况有很大不同，与转运医院之间的距离、医疗服务的历史和发展以及军方、地方和保险政策之间的合作有关。

空中转运最主要的优点是节约时间，通常是二级转运的首选方式之一[10-11]。空中运输的距离至少要大于80 km，尽管它还受可能存在的组织拖延以及救护车转运等因素影响。选择空中运输的标准是相较于地面转运，至少要节约2 h的时间。

固定翼飞机是空中转运的重要组成部分，当超过350~400 km的距离且伴有恶劣天气时，首选固定翼飞机。传统飞机最大的弊端是需要机场安排人员，并且大部分医院远离机场，需要陆地运送患者，另外还需要考虑起飞和着陆的时间。

中等大小的飞机有足够的空间进行医疗工作，飞行距离范围达500~1 500 km，最大时速可达250节（1节=1.852 km/h）。虽然小型喷气式飞机最大飞行距离可达5 000 km，最快飞行时速可达450节，但是它的流线型形状严重限制了客舱空间，不利于危重患者的医疗护理。

直升机一般巡航速度是120~150节（220~280 km/h），有效飞行半径为 50~400 km。比固定翼飞机的好处是直升机的活动范围更大，起降点更分散[12]，所以在未开发道路的地区更能体现它的优点[13]。

H1N1流行之际，偏远或医疗水平不高的地区有许多地理障碍，但是通过空中转运，可以运送先进的医疗技术到这些地区。采用一种合适的转运工具和多学科转运小组是成功进行ECMO救治的关键条件，不仅能确保危重患者安全到达转诊医院，而且也可以提高后续康复出院的概率[15-16]。

选择直升机还是固定翼飞机，取决于成本效益分析和使用条件。如：转运距离、起降地点、天气条件和病情急缓等都会对选择产生影响。

38.3.1　转运前准备

避免在转运时发生严重不良事件取决于良好的预判、有效的沟通以及对患者病情的正确评估[17]。虽然转运之前稳定患者病情是必不可少的，但这很浪费时间，因此稳定病情需要考虑到达目的地医院所需的时间[18]。

将接受ECMO支持的患者从一个设施转移到另一个设施不应被视为一个特殊事件，而应被视为ECMO运输计划的一个组成部分。在运输前，所有治疗方案必须与转诊医院进行探讨。在某些情况下，转诊中心会派遣ECMO小组亲自前来评估患者并明确转运要求。然后运输涉及医院、转运团队和接诊ECMO中心之间的复杂关系。通常情况，提倡及早转诊，ECMO中心才能够有机会救治患者，而不是丧失ECMO支持的机会。

在医院之间的初步沟通过程中，ECMO小组组长必须在转诊医院明确一些所需设备和用品是否可用：2~4个单位的浓缩红细胞，一台超声仪器，一个大的无菌手术巾以完全覆盖患者，一个小的无影灯，以便在无法行经皮插管的情况下手术分离血管。这些要求是我们ECMO方案的一部分。就要求血液制品而言，一些中心要求有大量的浓缩红细胞可供使用，而我们的方案只要求有安全的红细胞供应即可，因为做手术的地方血源供应有限。

手术开始之前，转运团队通常要向患者家属阐明ECMO的作用及转运的方式。

38.3.2　设备

得益于离心泵的出现、更短的管路和监控器的小型化，ECMO的装置正变得越来越小[19]。重要的是携带有限的一次性物品，而不是将所有可能的物品存放在庞大的应急套件中。考虑到如果转移前患者病情足够稳定，则很少使用该设备。应在每次出发前检查试剂盒。清晰的物品清单能加快清点的速度，避免浪费时间进行寻找。

转运需要的氧气瓶的数量取决于转运距离和氧气瓶尺寸容量。转运前确保所有氧气瓶均已充满。仪器、救护车和飞机上所有软管和接头均必须相互配套，监护仪要和其他装置要一致（例如，饱和度导线和动脉血压传感器连接导线）。

ECMO装置必须通过国家或国际飞行安全部门证明，否则飞行员将不允许携带ECMO装置。出发前核对专门的清单是设备和药物系统安全检查的一部分。

38.3.3　回程前

ECMO患者的稳定不仅要最大程度优化氧输送，而且需要仔细评估血流动力学。必须对ECMO管路的功能进行测试。每逢有疑问，必须做胸部X线，检查插管位置，必要时重新调整。离开转诊医院前，给予一切必要的药物治疗和干预[20-21]。

所有的血管通路、输液管、监护仪和引流管/瓶必须检查两遍，确保安全无误。备用血管通路必须保留，所有不必要的药物在出发前必须暂停使用。特别要注意监测ECMO插管的位置，防止ECMO管路折曲、缠绕等，确保供氧管和膜肺之间的连接。

38.3.3.1　检查项目

（1）转运途中是否有足够的微量泵？

（2）哪些药物是必需的？哪些药物是能暂时停用的？

（3）是否有足够的和泵相配套的管道？

（4）备用电池容量和可用的壁式插座数目？

在ICU的安全环境里准备药物和注射泵比在摇晃的直升机或小型飞机（可能照明不良）的密闭环境内更容易。在许多直升机和小型飞机里，天花板的高度有限，静脉输液单纯靠重力作用不能保证达到满意的液体量，往往需要加压袋或加压输液泵。避免使用玻璃瓶装液体。当心增压后的静脉管路中产生气栓。

作为一项安全检查，在离开前转运团队必须停止工作再次核对，核对检查的项目包括以下内容：

（1）患者姓名和诊断。

（2）所有的病史资料包括放射线和实验室检查，患者病历具有法律意义，是整个治疗的一部分。

（3）目的地名称，转运交通工具最短的路线。

（4）最新的天气情况。

（5）转运负责人的姓名和电话号码。

（6）转运路途所需时间，计算后续所需的医疗气体、药物和其他用品数量。

（7）转运B计划方案。

38.3.4　转运途中

在直升机中，内部噪音水平通常>95 dB，因此正常对话是不可能的。听诊是不切实际的，而是依靠监视器报警声音。不管意识状态如何，必须为所有患者使用耳塞，以防止听力受损。车厢照明可能很差，因为强光照明可能会使机组人员分心并对飞行员夜视产生不利影响。这些情况可能造成难以观察监护仪、患者青紫、静脉和肢体活动等。起飞和降落时晃动得最严重，可能引起不稳定骨折患者疼痛；这也使得流体输注速率的精确调整变得困难[18]。

固定翼飞机内部噪音较小些，但是，起飞和降落时的加速度和减速度力量更强烈些。

转运途中意外的发生大部分是由设备有关的问题、血管通路的管理、监测不当和队员间交流沟通不充分造成的。

38.3.4.1　监测项目

（1）监测心律和ST段的三导联（或更多）心电图。

（2）有创压力监测（在危及生命紧急置管建立ECMO时，如果穿刺太浪费时间或不可取，可以行无创血压监测；但是，在转运前需要全方位监护，所以，值得花费时间进行有创血压监测）。

（3）血氧饱和度监测，对于长途转运，无论全选项的Cardiohelp系统（Maquet）或者便携式选择性监测ABG机器，必须进行SvO_2监测。

（4）如可能，监测呼气末CO_2。

（5）温度：飞机到达一定高度，温度会明显下降，对危重患者增加了低温的风险。

转运途中自始至终必须对患者和设备进行全面的评估和监测。另外，还有特别重要的事情要注意：

（1）患者移入和移出转运工具时的工作，包括上或下担架和直升机。

（2）起飞和降落时，患者、管路和氧供的安全问题。

（3）海拔高度对氧合器气体交换的影响。

（4）对转运期间紧急情况的识别和处理。

38.3.4.2　海拔高度的影响

随着海拔高度的增加，温度和气压将降低，动脉氧分压也随之降低，这将影响膜肺气体交换能力。此外，根据Boyle'定律，当空气压力降低时，气体体积将增加。在直升机2 000英尺（1英尺=0.3048米）的标准海拔高度，气体体积大约增加8%。固定翼飞机转运情况下，这种问题较小，但仍旧存在。气胸、脑积气、气泡栓塞和腹腔积气的出现和机舱压力降低成比例发生。所有外科引流保持开放畅通，不能钳闭。气管插管气囊充满空气可能造成气管损伤。气管插管气囊应该用生理盐水充满[22]或者自带严格的压力监测，飞行中可以调节其压力。肺动脉导管球囊应该充分放气。这些是对潜在ECMO支持患者稳定和评估病情的一些思考，在所有患者身上都应实施。

38.3.4.3　加速度/减速度力量的影响

仰卧位时，患者容易受到来自纵断面方向持续加速度或减速度力量冲击的影响，血流随患者方位的改变，要么流向足部，要么流向头部。理论上，血流方向的变化能造成脑供血不足或灌注过多（如果力量冲击超过脑血流自身调节）的发生，颅内病变的患者有病情恶化的风险。这种冲击力量也能影响心脏前负荷和后负荷，进一步使血流动力学代偿期的患者出现病情恶化。

无论如何，管路相关意外是最主要的问题。在空中转运过程中，必须确保管路和患者安全无误，在起飞和降落时严密监测管路相关情况，避免插管位置变动或折曲缠绕，避免管路意外移位。对危重患者护理时，移动患者被认为是比较危险的操作之一。

　　在不利环境下，安全的程序是：将患者从一种交通工具转移到另一种交通工具时应始终检查所有监控参数，不要漏过其中任何一个。

　　通过用中空毛毯、电热毯和或补液加温器进行低温预防或体温复升，在这期间必须监测体温的变化情况。

38.3.4.4　安全性

　　保证患者和航空医学人员小组的安全是首要的。所有人员都应该经过空中转运的培训。医生还需要对医院间的直升机转运进行额外培训，以能够在重症监护室外进行各种危重症的处理。

　　不能对机组人体施加任何压力，更改正常安全操作。不管患者情况如何，机长对飞行条件是否合适有最终话语权。另外一方面，患者应用了ECMO后通常情况会稳定些，完全可以等待更容易更安全的转运飞行条件。

致谢

　　我们感谢ISMETT中心的语言服务部的科学编辑Warren Blumberg在文本编辑上提供的帮助。

声明

　　本文作者宣称无任何利益冲突。

参考文献

[1]　Wagner K, et al. Transportation of critically ill patients on extracorporeal membrane oxygenation[J]. Perfusion, 2008, 23(2): 101–106.

[2]　Patroniti N, et al. The Italian ECMO network experience during the 2009 influenza A(H1N1) pandemic: preparation for severe respiratory emergency outbreaks[J]. Intensive Care Med, 2011, 37(9): 1447–1457.

[3]　Martin T. Aeromedical transportation. A clinical guide[R]. 2nd edn. Ashgate Company, Aldershot/Hampshire, 2006.

[4]　Cannon JW, et al. Transport of the ECMO patient: from concept to implementation. In: Annich G (ed) ECMO: extracorporeal cardiopulmonary support in critical care, 4th edn[M]. Extracorporeal Life Support Organization, Ann Arbor, pp 451–478, 2012.

[5]　Midla GS. Extracorporeal circulatory systems and their role in military medicine: a clinical review[J]. Mil Med, 2007, 172(5):523–526.

[6]　Dorlac GR, et al. Air transport of patients with severe lung injury: development and utilization of the acute lung rescue team[J]. J Trauma, 2009, 66(4 Suppl): S164–S171.

[7]　Schaible T, et al. A 20-year experience on neonatal extracorporeal membrane oxygenation in a

referral center[J]. Intensive Care Med, 2010, 36(7): 1229–1234.

[8] Forrest P, et al. Retrieval of critically ill adults using extracorporeal membrane oxygenation: an Australian experience[J]. Intensive Care Med, 2011, 37(5): 824–830.

[9] D'Ancona, et al. Extracorporeal membrane oxygenator rescue and airborne transportation of patients with influenza A (H1N1) acute respiratory distress syndrome in a Mediterranean undeserved area[J]. Interact Cardiovasc Thorac Surg, 2011, 12(6): 935–937.

[10] Hinds CJ, et al. Principles of safe secondary transport. In: Intensive care: a concise textbook, 3rd edn[M]. Saunders, Edinburgh/New York, 2008: pp 543–545.

[11] Michaels AJ, et al. Pandemic flu and the sudden demand for ECMO resources: a mature trauma program can provide surge capacity in acute critical care crises[J]. J Trauma Acute Care Surg, 2013, 74(6):1493–1497.

[12] McVey J, et al. Air versus ground transport of the major trauma patient: a natural experiment[J]. Prehosp Emerg Care, 2010, 14(1): 45–50.

[13] Diaz MA, et al. When is the helicopter faster? A comparison of helicopter and ground ambulance transport times[J]. J Trauma, 2005 58(1): 148–153.

[14] Taylor CB, et al. A systematic review of the costs and benefits of helicopter emergency medical services[J]. Injury, 2010, 41(1): 10–20.

[15] Noah MA, et al. Referral to an extracorporeal membrane oxygenation center and mortality among patients with severe 2009 influenza A (H1N1) [J]. JAMA, 2011, 306(15):1659–1668.

[16] Michaels AJ, et al. Adult refractory hypoxemic acute respiratory distress syndrome treated with extracorporeal membrane oxygenation: the role of a regional referral center[J]. Am J Surg, 2013, 205(5): 492–499.

[17] Beckmann U, et al. Incidents relating to the intra-hospital transfer of critically ill patients. An anlaysis of the reports submitted to the Australian Incident Monitoring Study in Intensive Care[J]. Intensive Care Med, 2004, 30(8): 1579–1585.

[18] Waldmann C, et al (eds). Oxford desk reference: critical care[M]. Oxford University Press, Oxford/New York, 2008: pp 580–581.

[19] Arlt M, et al. First experience with a new miniaturized life support system for mobile percutaneous cardiopulmonary bypass[J]. Resuscitation, 2008, 77(3): 345–350.

[20] Linden V, et al. Inter-hospital transportation of patients with severe acute respiratory failure on extracorporeal membrane oxygenation – national and international experience[J]. Intensive Care Med, 2001, 27(10): 1643–1648.

[21] Cornish JD, et al. Inflight use of extracorporeal membrane oxygenation for severe neonatal respiratory failure[J]. Perfusion, 1986, 1: 281287.

[22] Bassi M, et al. Endotracheal tube intracuff pressure during helicopter transport[J]. Ann Emerg Med, 2010, 56(2):89–93.

译者：闫宪刚，复旦大学附属儿科医院厦门分院心血管中心
审校：陈秦生，华为技术有限公司消费者BG医疗健康

点评

随着我国医疗环境的不断改变，ECMO这项医疗技术会被更广泛地应用，但受到医院、医生、设备的相关限制，目前这项技术只是在一线城市被广泛使用。

可靠的空中转运机制可以帮助更多的病患，即使身在偏远地区，也可以通过可靠的ECMO小组及空中转运团队转移到一线城市的大医院进行后续治疗。

目前ECMO患者的转运主要受到以下一些因素限制：

（1）可靠的电源。因为ECMO患者需要大量设备，这些都需要有足够的电量支持。

（2）相关的法律规定。对于很多患者，可能需要接受医院的ECMO团队飞到患者身边，经家属同意后，行置管手术。

（3）转运的费用。对于固定翼飞机和直升机，费用都远远高于救护车。

在大量ECMO空中转运来临之前，我们需要的是完善我们的相关流程。这些流程要符合我们的实际情况，另外我们需要在医生群体中做更多的推广，让大家认识到这个转运方式。

——陈泰生

第三十九章　陆地转运：救护车

Stefano Isgrò, Roberto Rona, and Nicolò Patroniti

S. Isgrò, R. Rona
Urgency and Emergency Department, San Gerardo Hospital, via Pergolesi 33, Monza 20900, Italy.
e-mail: stefano.isgro@gmail.com.

N. Patroniti
Department of Health Sciences, Department of Urgency and Emergency, Milano-Bicocca University, San Gerardo Hospital, Via Pergolesi 33, Monza (MB) 20900, Italy.
e-mail: nicolo.patroniti@unimib.it.

39.1　引言

由于患者临床状况不稳定、诊断/治疗手段不足、严重病情恶化和仪器设备失灵等因素，医院之间危重成人/儿童患者的转运是一个高风险的过程。当地的医疗技术、人员和设备已无法满足这些患者的治疗需求，必须集中到区域性三级医疗中心进行治疗。做出这些患者转运的决定需要仔细考虑各种风险和获益[1-3]。

在转诊医院建立ECMO，确保患者病情趋于稳定，否则无法转运，患者病情稳定后才能安全转运到目的地。然而，增加一个ECMO系统使转运过程更加复杂，需要一个多学科的、训练有素、装备齐全的ECMO团队在转诊医院稳定患者病情，管理ECMO系统，帮助患者转运到三级医疗机构。近年来，国际上发表了一些大型ECMO陆地转运的病例研究，包括成人和儿童病例[3-15]。在意大利甲型流感病毒暴发期间，ECMO陆地转运显得极为重要[16]。

本章节将讨论救护车陆地转运的具体问题，对于空中转运问题的综合分析将在另外章节阐述。

39.2 陆地转运和空中转运的比较

当计划转运时，首先要确定转运方式，选择用救护车代替固定翼飞机或直升机，需要考虑以下因素：

（1）转诊医院到三级医疗机构的距离：陆地转运的平均距离在各个中心有所不同，通常<100 km。尽管如此，一些文献报道患者安全陆地转运的距离可达300~500 km[5,8,13]。

（2）训练有素的空中或陆地转运人员。

（3）地理障碍和（或）恰当的交通路线。

（4）当地资源。

（5）患者空中转运禁忌证的特殊问题。

（6）气象条件[6-7,15]。

救护车陆地转运的优缺点详见表39.1。所采用的车辆是一个移动的ICU单元，为陆地转运定制，配备一个ICU呼吸机和一套恰当的监护系统。救护车提供额外的空间来适应扩大的电力、氧气和燃料供应。救护车特殊技术要求详见表39.2。当空中转运患者时，需要救护车负责从机场/直升机停机坪到目的医

表39.1 ECMO陆地转运（救护车）的特点

优点	缺点
不受天气影响	最大覆盖距离有限
24 h转运	路面不平整、其他车辆、交通堵塞等影响转运的安全性
无需空中转运和再次转运	转运速度相对较慢
不需要空中应急医疗小组	
同时可进行多个治疗单元的转运	

表39.2 ECMO救护车陆地转运的技术要求

要求	理由
充足的空间（可扩展）	
救护车担架和固定座要加固	支持增加的重量（ECMO泵、加热器、呼吸机）
加固吸震器	减轻道路不平额外对设备的影响（特别是ECMO泵头）
增加压缩氧的储备	提供给机械通气和ECMO膜肺100%氧气
增加电池容量	支持空气制热/制冷、呼吸机、监护仪、输液泵、ECMO泵和水箱
增加油箱容量	避免转运途中燃料供应的需求

院之间的转运；另外，救护车可以被装载到大型固定翼运输机上，避免在上下飞机时浪费时间并减少搬运患者的风险[6]。

39.3 设备

每个ECMO中心会开发定制可移动金属车或支架杆，来轻松装载患者身上的所有设备，使患者安全地上下救护车。我们定制的支架杆（图39.1）伸展高度为100 cm，能够提供双层支撑。把支架杆放置在床板上，位于患者脚的上方，可以装载ECMO单元（驱动泵、加热器和控制台）、一个ICU呼吸机和一套ICU监护仪。另外，支架杆上一个特殊设计的铁柱可以悬挂输液泵、压力袋和液体。电源板固定在一个杆上，连接众多电源线。患者和支架单元牢固地装载在救护担架上（最大载重为250 kg），放在救护车内时，再用绳索固定，防止患者和支架单元滚落以及设备的移位（图39.2）。

所有用于插管、EMCO管道预充和应急处置的设备材料都列在检查清单上并装入背包内。在出发前，必须检查背包和各种电子设备，耗材使用后应立即补齐。

39.4 转运前的准备

ECMO团队抵达现场，从有关医务人员那里获取临床信息并负责患者病情。避免不必要的延误转运是非常重要的。ECMO启动后患者平躺在担架上，争取达到最稳定的临床状态。装载设备的支架杆安放在担架车上，仔细看护，

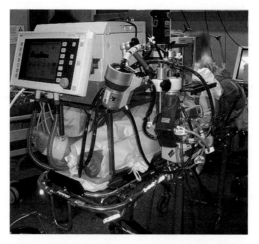

图39.1 患者安置好后，定制的转运钢支架杆放在其脚端，要特别注意担架车的承重分布

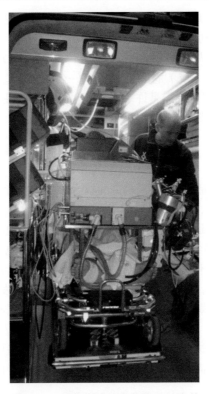

图39.2　患者及担架车整体安放在转运车上特殊的ICU单元内并做好固定

要注意的是，转运时最多3名ECMO小组成员坐在患者的右侧（负责ECMO主泵、呼吸机和监护仪管理），另外2名可以坐在患者的头端（负责药物输注和人工气道管理）。

特别注意所有物品和患者的重心要平衡。所有设备都要再次检查，比如，电池容量是否充足，固定是否牢靠等。经过这些步骤，患者才最终被转移到救护车上。在这个转移过程中，至少要准备两个小氧气筒供应ECMO膜肺和呼吸机的氧气。一旦装载完毕，各种设备的电源和气源就将由救护车上的动力系统和气瓶代替。

39.5　团队

　　ECMO团队由来自多学科、经验丰富、训练有素的成员组成，能够经外周血管插管运行VV ECMO或VA ECMO，并应对各种严重不良事件（见下文）。

团队最少由3名成员组成[5,17]，最多可达15名成员[7,10,18]，这取决于转诊医院的距离（例如：需要两名司机，支援车辆）、成员到场情况、物流和当地实际情况等。更多见的是，团队至少包括一名灌注师，负责ECMO安装和管理，两名熟练的医生[外科医生和（或）危重症医生]，一名或两名危重症护士兼司机。虽然首选Seldinger技术置管，但是许多团队还包括一名心脏外科医生，以在必要时可以直接切开血管或开胸抢救。

39.6　不良事件

主要不良事件包括设备/车辆相关的技术故障和患者相关的并发症。就我们所了解的情况来看，目前陆地转运ECMO患者还没有发生过致命的不良事件。2002年Foley等报道在100例ECMO转运（80%为陆地转运）中轻微不良事件发生率是17%[7]。最常发生的问题是因为电池或车辆电源故障造成的突发断电[8,10,17-18]，哪怕是在有备用电池的情况下[7]。其他常见并发症有膜肺受损、管路破裂和泵管脱开。Linden等报道救护车减震器也会发生故障[6]。ECMO插管不慎移位或掉出无疑是一种非常可怕的事故，但是据我们了解，目前在院外转运中从未报道过。气管插管、静脉输液通路和胸腔/腹腔引流管也可能移位，需要中途停下来进行应急处理。额外的ECMO管路可能有助于患者的位置调整。正确的管理需要丰富的转运医学经验、对患者的仔细照料以及设备的装卸、操作和处理[3]。

监护仪、呼吸机和ECMO设备（照明、防冲击/震动的离心泵头、改良电池组的容量等）的技术进步将为患者提供更安全的转运。

声明

本文作者宣称无任何利益冲突。

参考文献

[1]　Vincent J-L, Abraham E, Kochanek P, et al. Textbook of critical care. In: Chapter 225: Transport medicine[M]. Saunders, USA: Elsevier, 2011.

[2]　Warren J, Fromm RE, Orr RA, et al. Guidelines for the inter- and intrahospital transport of critically ill patients[J]. Crit Care Med, 2004, 32(1): 256–262.

[3]　Annich GM, Gail M, Annich E. ECMO: extracorporeal cardiopulmonary support in critical care, Red book[M]. Extracorporeal Life Support Organization, USA, 2012.

[4]　Bennett JB, Hill JG, Long WB, et al. Interhospital transport of the patient on extracorporeal cardiopulmonary support[J]. Ann Thorac Surg, 1994, 57(1): 107–111.

[5]　Rossaint R, Pappert D, Gerlach H, et al. Extracorporeal membrane oxygenation for transport of hypoxaemic patients with severe ARDS[J]. Br J Anaesth, 1997, 78(3): 241–246.

[6]　Lindén V, Palmér K, Reinhard J, et al. Inter-hospital transportation of patients with severe acute respiratory failure on extracorporeal membrane oxygenation-national and international experience[J]. Intensive Care Med, 2001, 27(10): 1643–1648.

[7]　Foley DS, Pranikoff T, Younger JG, et al. A review of 100 patients transported on extracorporeal life support[J]. ASAIO J, 2002, 48(6): 612–619.

[8]　Huang S-C, Chen Y-S, Chi N-H, et al. Out-of-center extracorporeal membrane oxygenation for adult cardiogenic shock patients[J]. Artif Organs, 2006, 30(1): 24–28.

[9]　Zimmermann M, Bein T, Philipp A, et al. Interhospital transportation of patients with severe lung failure on pumpless extracorporeal lung assist[J]. Br J Anaesth, 2006, 96(1): 63–66.

[10]　Coppola CP, Tyree M, Larry K, et al. A 22-year experience in global transport extracorporeal membrane oxygenation[J]. J Pediatr Surg, 2008, 43(1): 46–52; discussion 52.

[11]　Haneya A, Philipp A, Foltan M, et al. Extracorporeal circulatory systems in the interhospital transfer of critically ill patients: experience of a single institution[J]. Ann Saudi Med, 2009, 29(2): 110–114.

[12]　Javidfar J, Brodie D, Takayama H, et al. Safe transport of critically ill adult patients on extracorporeal membrane oxygenation support to a regional extracorporeal membrane oxygenation center[J]. ASAIO J, 2011, 57(5): 421–425.

[13]　Isgrò S, Patroniti N, Bombino M, et al. Extracorporeal membrane oxygenation for interhospital transfer of severe acute respiratory distress syndrome patients: 5-year experience[J]. Int J Artif Organs, 2011, 34(11): 1052–1060.

[14]　Chenaitia H, Massa H, Toesca R, et al. Mobile cardio-respiratory support in prehospital emergency medicine[J]. Eur J Emerg Med, 2011, 18(2): 99–101.

[15]　Clement KC, Fiser RT, Fiser WP, et al. Single-institution experience with inter-hospital extracorporeal membrane oxygenation transport: a descriptive study*[J]. Pediatr Crit Care Med, 2010, 11(4): 509–513.

[16]　Patroniti N, Zangrillo A, Pappalardo F, et al. The Italian ECMO network experience during the 2009 influenza A(H1N1) pandemic: preparation for severe respiratory emergency outbreaks[J]. Intensive Care Med, 2011, 37(9): 1447–1457.

[17]　Bulpa P, Evrard P, Dive A, et al. Inter-hospital transportation of patients with severe acute respiratory failure on extracorporeal membrane oxygenation[J]. Intensive Care Med, 2002, 28(6): 802.

[18]　Rosengarten A, Elmore P, Epstein J. Long distance road transport of a patient with Wegener's Granulomatosis and respiratory failure using extracorporeal membrane oxygenation[J]. Emerg Med (Fremantle), 2002, 14(2): 181–187.

译者：闫宪刚，复旦大学附属儿科医院厦门分院心血管中心
审校：周成斌，广东省人民医院心外科体外循环室

点评

  院外ECMO建立后常常需要转运到ECMO中心。目前国内外均以陆地转运为主，需要在设备、团队和流程上做相应的调整。从有限的经验看，转运过程中的不良事件与救护车的性能和ECMO的设备与管路有关。因此陆地转运需要改装救护车来适应ECMO的设备、管路及其承载装置。转运前的充分准备也是降低转运风险的重要前提。

——周成斌

第八部分
总结

第四十章　新的指征与挑战

Marco Giani, Alberto Zanella, Fabio Sangalli, and Antonio Pesenti

M. Giani, A. Zanella, A. Pesenti

Dipartimento di Scienze della Salute, University of Milano-Bicocca, Ospedale San Gerardo Nuovo dei Tintori, via Donizetti 106, Monza 20900, Italy. e-mail: marco.giani84@gmail.com; zanella.alb@gmail.com; antonio.pesenti@unimib.it.

F. Sangalli

Department of Anaesthesia and Intensive Care Medicine, San Gerardo Hospital,University of Milano-Bicocca, Via Pergolesi 33, Monza 20900, Italy. e-mail: docsanga@gmail.com.

体外气体交换用于心外科手术替代心肺功能最早始于20世纪40年代。此后，这项技术的巨大发展使其作为心肺功能的支持得以广泛应用。本章节展望一些体外气体交换的未来前景，关于体外气体交换装置的材料和涂层技术不在此详述。

自20世纪70年代Kolobow和Gattinoni从概念上将肺的气体交换功能区分为氧合和CO_2排出[1]。同样的生理理论也适用于体外气体交换：血液通过膜肺直接吸收氧气使血红蛋白迅速饱和，氧合仅需要较少的氧气流量。然而完全替代患者肺功能则需要充足的血流。每升氧合血含150~200 mL氧气；如果静脉血饱和度有70%，一套ECMO系统每升血液中可提供氧气近40~60 mL。与之相反，CO_2的排出则需要大量的气流量，以保持最大的血/气之间的CO_2梯度，从而迅速将体外膜肺内血液中的CO_2排出到空气中。因为少量的血液可以容纳大量的CO_2（每升血液中包含550~600 mL CO_2，多数为碳酸氢根离子），那么相对较小的血流排出CO_2也是充分的。由于这些原因，高流量的体外循环适用于低氧患者，而低流量的体外循环则尤为适用于高碳酸血症患者。体外循环系统的技术发展包括高流量系统（用于难治性低氧血症的静脉—动脉或静脉—静脉体外循环系统）也包括微创低流量系统。

40.1　体外氧合与展望

膜肺中的氧交换量（VO_2ML）可以通过以下公式计算：

$$VO_2ML = BF \times (C_{OUT}O_2 - C_{IN}O_2)$$

BF是血流量，单位为L/min。$C_{OUT}O_2$为体外装置中输出端的血氧含量（每升血液中氧的含量），$C_{IN}O_2$为进入膜肺前的血含氧量。

BF：VO_2ML的主要决定因素是BF。没有$C_{IN}O_2$偏差时（例如，氧合血的再循环或静脉血氧含量的增加），VO_2ML与体外血流量成比例。因此，应该仔细选择插管大小并评价其是否满足患者需求（低氧程度、心排血量、全身氧耗量等）。

$C_{OUT}O_2$：现在膜肺的性能几乎很完善。血液在循环管路的出口端已完全氧合，当吸入高浓度氧气时，氧分压（$P_{OUT}O_2$）可以达到非常高的数值（500~600 mmHg）。

通过提高膜肺的氧浓度，血红蛋白饱和度升高；相反$P_{OUT}O_2$的大幅提高则会导致溶解氧的部分显著增加：$P_{OUT}O_2$从100 mmHg提高至600 mmHg，可使VO_2 ML每升血增加15 mL O_2；在高血流（4 L/min）的情况下，增加的供氧量可以占全身氧耗量的20%~30%。即使先进的膜肺氧合性能已相当完善，在使用数天后其气体交换效率仍会发生中等程度的降低。进一步开展膜涂层技术可能使膜肺的性能维持数天。

$C_{IN}O_2$：再循环是静脉—静脉ECMO（VV ECMO）系统一个特有的问题，用氧合血再次回流到引流管路的比率来显示。高比例的再循环通常提示高$C_{OUT}O_2$，正如上述公式中所示，升高的$C_{OUT}O_2$将显著影响VO_2ML。例如，再循环的比例为50%，通过减少$C_{OUT}O_2$-$C_{IN}O_2$差值，几乎降低了一半的VO_2ML，在功能上浪费了ECMO系统一半的血流。影响再循环的主要因素有插管的位置、形状和特性，以及血流/心排血量的比值和腔静脉的直径。

VV ECMO的运行中再循环的部分难以量化。因为基于粗略的假设，没有再循环的情况下引流管中的静脉氧含量等同于理论上的混合静脉氧含量。有再循环的情况下氧作为计算再循环的参考值是不可信的。大部分计算再循环的经验来源于肾脏病学。在20世纪90年代早期，除了经典的基于血尿素氮稀释的双/三针方法以外，开展了基于盐水注射稀释等新技术方法[2-3]。这些技术被证明是有效的并且被成功地应用到VV ECMO中[4-6]，但它们仍然未被大量用于临床实践。

在20世纪90年代早期，聚丙烯膜肺因其血流阻力小，易于低预充量排气以及高效的气体交换能力逐步替代了以前的硅橡胶膜肺。然而，聚丙烯膜肺使用超过6 h之后会出现血浆渗漏问题。技术的发展导致了新的聚甲基戊烯膜肺的出现[7]，它保留了比硅橡胶膜肺更优越的性能而没有血浆渗漏问题[8]。

此外，ECMO管路肝素涂层技术的发展允许减少抗凝剂量并且避免了大部分继发于激活凝血瀑布的全身高凝反应。短期ECMO不用抗凝剂的可行性促进了该技术在急性心肺功能不全的创伤患者中的应用。最近开发了新的超紧凑型ECMO装置[9]。该装置除了携带性能更好之外，安全性能也显著提升，因为该装置能够连续监测动脉和静脉血压、血液温度、血红蛋白含量、静脉端血氧饱和度，并且能在插管位置改变时快速发现再循环增多的部分。

40.2 体外CO$_2$排出与展望

几乎所有的ARDS患者都需要过度通气[10]，因为严重的低氧血症往往伴随着无效的CO$_2$排出。分钟通气量（VE）高于15 L/min较为常见，因为这些患者估测的功能性残腔（FRC）约为0.5~0.7 L[11]，分钟通气量和功能性残腔的比值显著>30，然而一个健康成人的比值（VE 7 L/min，FRC 2.5 L）低于3。机械通气需求的增加是由于ARDS患者肺的死腔增加，也证实了ARDS是一种微血管疾病：肺的压力确实增高，并且右心衰很常见。死腔是ARDS患者死亡的最强预测指标，因此意义重大。

高潮气量的机械通气也意味着更多机会产生呼吸机相关性肺损伤，尽管潮气量由12 mL/kg降至6 mL/kg，根据患者结局证实肺保护是有效的[10]，然而最近Terragni等的研究证明6 mL/kg的潮气量也能引发严重的肺过度膨胀[13]。进一步减小潮气量而不伴随相应的CO$_2$升高可以通过体外CO$_2$排出技术实现[14]。正如本章引言所解释的，CO$_2$清除所需的血流量远远低于氧合所需的血流量。低血流量意味着可以使用更细的插管，带来更小的创伤。当前一些体外CO$_2$清除（ECCO$_2$R）装置是有效的，采用各种方法以类似于连续静脉—静脉血液过滤（CVVH）的常规流量将大量CO$_2$排出[14-17]。然而，尽管体外循环技术显著进步，排出一个成人大部分CO$_2$产物（50%）仍然需要中高流量的体外血流速度（500~1 000 mL/min）[11-12]。这意味着需要更大口径的血管鞘管、专门的技术经验和设备，而这又限制了该技术的推广应用。一个理想的ECCO$_2$R装置应该可以通过标准的单管双腔透析导管，以200~250 mL/min的流量排出一个成人50%的全部CO$_2$产物。这个目标只能通过排出以碳酸氢根离子形式存在的大部分CO$_2$产物才能实现。

膜肺中的CO$_2$转运是通过CO$_2$的跨膜压差驱动的，与溶解的CO$_2$相关，后者只占血液CO$_2$含量的小部分（约5%），大部分以碳酸氢根离子形式存在（90%以上）。CO$_2$溶解平衡的方式如下：

$$CO_2 + H_2O \longleftrightarrow H_2CO_3 \longleftrightarrow HCO_3^- + H^+$$

体外CO$_2$排出可以通过两种不同的方式[18]：一种是通过血液透析，排出溶解的CO_2和碳酸氢根离子；另一种是血液直接排出CO_2。前者需要血液滤器，并且为了防止电解质和代谢失衡需要补充其他离子（醋酸、氢氧化物和三羟甲基氨基甲烷）代替排出的碳酸氢根离子，而后者仅需要一个膜肺。两种方式都可以通过利用不同CO_2形式之间的平衡转换来提高效率：碱化血液可以增加碳酸氢根离子从而提高碳酸氢根离子的血液透析率，酸化血液可以增加CO_2气体形式提高膜肺的性能。既往曾尝试将这两种方法用于实验动物的短期治疗，可以有效提高CO_2的排出，但未能证实其安全性[19-23]。因此，20多年来，这些方法一直束之高阁。近年来，随着新技术的发展，提高CO_2排出的技术被重新关注，成为一种潜在的增加体外CO_2排出的工具。

Cressoni等通过血液超滤降低了50%的机械通气[24]。一定量的血液超滤液被清除，与此同时丢失的液体被不含碳酸氢根离子的溶液所替代。通过这种方式，血液滤器排出Na^+碳酸氢根离子，然而含有Na^+OH^-的替代溶液回输体内，使得CO_2的排出达到净平衡。Zanella等的研究显示，浓缩乳酸溶液形成的酸化环境显著提高了体外膜肺清除CO_2的能力（VCO_2ML）[25]。在一个低流量的体外系统（500 mL/min）中，调整乳酸输注速率为1、2、5 mEq/min时，可分别提高16%、30%和64%的VCO_2ML。当酸化达到最高速率时，VCO_2ML可达171 mL/min，这一数值已接近于一个成人全身的CO_2产物。图40.1展示了体外循环管路酸化过程中的血气参数。动物模型[26]的初步数据显示，在低流量ECCO$_2$R系统（BF 250 mL/min）中48 h内注射2.5 mEq的乳酸是安全和有效，与未输注乳酸的同样设置相比，可稳定提高VCO_2ML（60%~80%）。由于乳酸是一种代谢化合物和热卡来源物质，为了避免过多摄入以及增加CO_2总体产

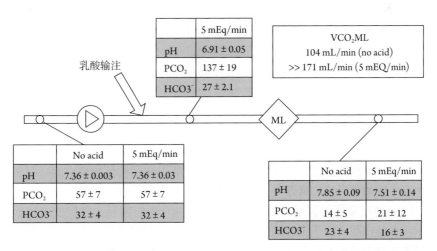

图40.1 在ECMO循环中（BF 500 mL/min，GF 10 L/min），血气参数以及CO_2移除[伴或不伴左旋乳酸的酸化（5 mEq/min）][25]

物，输入乳酸的热卡应该计算入每天总摄入量中。当总热量摄入恒定时，无论输入多少乳酸，由此产生的总VCO_2增加都是微不足道的[27]。通过酸化透析液系统排出CO_2也可以获得较好的结果[28]。在这一系列的实验中并未报道乳酸输注后的并发症。

未来的发展可能使用其他代谢性酸性物质（如柠檬酸），能够起到血液酸化和局部抗凝的双重作用。另一种选择是使用非代谢性酸性物质（例如，盐酸），然而这需要更复杂的透析系统去除强阴离子并防止进行性代谢性酸中毒。

最近研发了新的$ECCO_2R$系统[29]。新特性包括一组集成式气体交换膜，离心式血泵和可持续监测VCO_2ML。这一系统在血流为350~500 mL/min时每分钟仅排出50~100 mL的CO_2。进一步开发超低流量$ECCO_2R$系统可使这一技术得到广泛应用，减少侵袭性，允许监护室以外使用这些设备[30]。

40.3 临床管理的挑战

40.3.1 ECMO用于难治性心脏骤停（RCA）

体外生命支持（Extracorporeal Life Support，ECLS）是心脏和呼吸功能支持有价值的工具，只有在顶级的标准护理和体外支持下才能成为现实。

特别是针对RCA的患者应采取如下标准治疗措施：

（1）应保证最优化的标准ALS护理并建立必不可少的ECLS制度。最重要的是充分的心外按压，从心脏骤停到建立ECLS期间保证最小程度的干扰。使用机械胸部按压设备实现这一目标前景广阔[1]。

（2）严格的流程应显示纳入和排除标准，以让主治医生有可能个案中根据具体情况进行调整。特别是院外RCA患者比院内RCA患者的预后更差[2]。精确的入选标准是避免无效安装ECMO的基础。

（3）无血流时间（即心脏骤停至开始心肺复苏的时间）是神经功能预后的基本决定因素。低血流时间（从开始心肺复苏到恢复自主循环或开始ECLS的时间）也与之相关，应减少至最短时间（理想情况下<45 min）。需实施各种策略追求这一目标。在医院手术室和重症监护室建立ECMO是很常见的，然而只有少数已发表的报道中提及医院外安装ECMO。我们的观点是，基于临床和组织管理原因并不推荐院外ECMO。一个例外是由群体性事件中的心脏事件所体现（例如，马拉松赛跑），在ECMO先进的医疗设施中才能实现。

（4）神经系统损害是致病率和死亡率高的常见原因。继发性缺血脑损伤是永久性神经损伤的重要原因。因此标准化治疗（低温治疗，癫痫发作处理，镇静等）和神经系统监测（临床症状、影像学、脑电图、体感诱发电位等，详见本书的具体章节）是最基础的。

（5）寻找和调查神经系统结局的其他预测因素，减少无效的辅助支持，并提供继续循环支持的适当指征。

（6）心脏骤停恢复自主循环后，心电图提示缺血的患者和具有心源性RCA的患者都应该行早期冠状动脉造影。一些研究显示，相当数量的患者尽管心脏骤停后自主恢复心跳的心电图结果呈阴性，仍然被证实有冠状动脉闭塞，所以应该思考和权衡那些心脏骤停后心电图明显正常患者的禁忌证。

40.3.2　缺血再灌注损伤

再灌注损伤是导致并发症的重要原因之一，特别在心源性休克以及RCA患者中。内皮细胞以及线粒体损伤将导致全身炎症反应，进而引起严重的有效血容量不足的分布性休克。除了尽可能改善ECMO转流前的灌注以外，许多方法被用于减小此类损伤，然而除了低温治疗以外，许多方法都没有用于临床。

使用一氧化氮供体是一项有前景的减少器官缺血再灌注损伤的策略，目前正在探索其不同的使用方式（Shock 2013）。

ECMO离心泵提供一种持续性的血流模式。当人体自身心排血量急剧减少时动脉搏动也随之消失。几项研究显示，搏动性血流对于内皮功能和炎症反应具有保护作用。可采用多种方法来维持一定程度的搏动性血流（详见第九章）其对预后的影响仍有待验证。

40.3.3　评估和再处理移植器官

脑死亡ECMO患者（心脏跳动的供体）常常成为器官供体。这些患者在ECMO的支持下保证足够的器官灌注直至器官被摘取。

近年来两项辅助技术被应用于器官的摘取。无心脏跳动的供体在宣告临床死亡后，第一种技术是通过股动静脉VA ECMO对腹部器官进行灌注，血管腔内阻断降主动脉血流避免心脑灌注。第二种有前景的技术是体外肺灌注。从供体身上获取的边缘供肺通过ECMO装置（详见具体章节）再处理数小时，一旦供肺达到移植标准再将其移植入受体体内。这两种技术在本书的具体章节中均有阐述，这为器官摘取提供了潜在的资源。

40.4 组织管理的挑战

ECMO是一种典型的低利用率高风险技术。因此组织管理方面非常重要，以最终提高患者结局为目标，减少并发症，优化管理模式。在这一方面，一些问题仍需要改进：

（1）转诊至开展ECMO数量多的医疗中心能够改善患者结局。将中心对周边的辐射状模式用于VV ECMO和VA ECMO的管理是必不可少的。转诊患者至ECMO中心的标准化流程非常重要，同时有利于开发可查找程序。每一个ECMO中心至少每年开展10~15例ECMO来保持足够的技术水平，为覆盖的区域提供可查询的技术服务。

（2）ECMO相关的并发症显著影响患者结局。这些应被准确记录并开展系统评估。ECMO团队成员应定期严格检查ECMO运行环节。根据检查结果，定期分析操作和流程。

（3）由于ECMO并发症的发生率和严重程度高，ECMO的插管和管理应由经验丰富的医务人员执行。但另一方面，这也限制了对新医务人员的培训。现场实践培训是目前多数中心的标准培训方式。一些机构正在开展模拟培训技术，这也代表了ECMO教育的发展方向。模拟培训也可能成为持续培训、知识更新以及修订意外事件处理的重要工具。

声明

本文作者宣称无任何利益冲突。

参考文献

[1] Gattinoni L, Pesenti A, Kolobow T, Damia G. A new look at therapy of the adult respira tory distress syndrome: motionl ess lungs[J]. Int Anesthesiol Clin, 1983, 21(2): 97–117.

[2] Hester RL, Ashcraft D, Curry E, Bower J. Non-invasive determination of recirculation in the patient on dialysis[J]. ASAIO J, 1992, 38(3): Ml90–Ml93.

[3] Lindsay RM, Bradfield E, Rothera C, Kianfar C, Malek P, Blake PG. A comparison of methods for the measurement of hemo dialysis access recirculation and access blood flow rate[J]. ASAIO J, 1998, 44(1): 62–67.

[4] Clements D, Primmer J, Ryman P, Marr B, Searles B, Darling E. Measurements of recirculation during neonatal veno-venous extracorporeal me mb rane oxygenation: clinical application of the ultrasound dilution technique[J]. J Extra Corpor Technol, 2008, 40(3): 184–187.

[5] Darling EM, Crowell T, Searles BE. Use of dilutional ultrasound monitoring to detect changes in recirculation during venovenous extracorporeal membrane oxygenation in swine[J]. ASAIO J, 2006, 52(5): 522–524.

[6] Ki: irver EP, Ganushchak YM, Simons AP, Donker DW, Maessen JG, Weerwind PW. Quantification of recirculation as an adjuvant to transthoracic echocardiography for optimiza tion of dual-lumen extracorporeal life support[J]. Inten sive Care Med, 2012, 38(5): 906–909.

[7] Peek GJ, Killer HM, Reeve s R, Sosnowski AW, Firmin RK. Early experience with a polymethyl pentene oxygenator for adult extracorporeal life support[J]. ASAIO J, 2002, 48(5): 480–482.

[8] Toomasian JM, Schreiner RJ, Meyer DE, Schmidt ME, Hagan SE, Griffith GW, Bartlett

RH, Cook KE. A polymethylpentene fiber gas exchanger for long-term extracorporeal life support[J]. ASAIO J, 2005, 51(4): 390–397.

[9] Arlt M, Philipp A, Voelkel S, Camboni D, RupprechtL, Graf BM, Schmid C, Hilker M. Hand-held minimised extracor porea l membrane oxygenation: a new bridge to recovery in patients with out-of-centre cardiogenic shock[J]. Eur J Cardiothorac Surg, 2011, 40(3): 689–694.

[10] The Acute Respiratory Distress Syndrome Network. Ventilation with lower tidal vol umes as compared with traditional tidal volumes for acute lung injury and the acute respiratory distress syndrome[J]. N Engl J Med, 2000, 342(18): 1301–1308.

[11] Patroniti N, Bellani G, Cortinovis B, Foti G, Maggioni E, Manfio A, Pesenti A. Role of absolute Jung volume to assess alveolar recruitment in acute respiratory distress syndrome patients[J]. Crit Care Med, 2010, 38(5): 1300–1307.

[12] Nuckton TJ, Alonso JA, Kallet RH, Daniel BM, Pittet JF, Eisner MD, Matthay MA. Pulmonary dead-space fraction as a risk factor for death in the acute respiratory distress syn drome[J]. N Engl J Med, 2002, 346(17): 1281–1286.

[13] Terragni PP, Rosboch G, Tealdi A, Como E, Menaldo E, Davini 0, Gandini G, Herrmann P, Mascia L, Quintel M, Slutsky AS, Gattinoni L, Ranieri VM. Tidal hyperinflation during low tidal volume ventilation in acute respiratory distress syndrome[J]. Am J Respir Crit Care Med, 2007, 175(2): 160–166.

[14] Terragni PP, Del Sorbo L, Mascia L, Urbino R, Martin EL, Birocco A, Faggiano C, Quintel M, Gattinoni L, Ranieri VM. Tidal volume lower than 6 ml/kg enhances lung protection: role of extracorporeal carbon dioxide removal[J]. Anesthesiology, 2009, 111(4): 826–835.

[15] Livigni S, Maio M, Ferretti E, Longobardo A, Potenza R, Rivalta L, Selvaggi P, Vergano M, Bertolini G. Efficacy and safety of a low-flow veno -venous carbon dioxide removal device: results of an experimental study in adult sheep[J]. Crit Care, 2006, 10(5), IO: Rl51.

[16] Batchinsky AI, Jordan BS, Regn D, Necsoiu C, Federspiel WJ, Morris MJ, Cancio LC. Respiratory dialysis: reduction in dependence on mechanical ventilation by venovenous extra corporeal CO2 removal[J]. Crit Care Med, 2011, 39(6): 1382–1387.

[17] Kluge S, Braune SA, Engel M, Nierhaus A, Frings D, Ebelt H, Uhrig A, Metschke M, Wegscheider K, Suttorp N, Rousseau S. Avoiding invasive mechanical ventilation by extracorporeal carbon dioxide removal in patients failing noninvasive ventilation[J]. Intensive Care Med, 2012, 38(10): 1632–1639.

[18] Gille JP, Lautier A, Tousseul B. EC C0 2R: oxygenator or hemodialyzer[J]? An in vitro study. Int J Artif Organs, 1992, 15(4): 229–233.

[19] Snider MT, Chaudhari SN, Richard RB, Whitcomb DR, Russell GB. Augmentation of CO2 transfer in membrane lungs by the infusion of a metabo lizable organic acid[J]. ASAIO Trans, 1987, 33(3): 345–351.

[20] Nolte SH, Benfer RH, Grau J. Extracorporeal CO2 removal with hemodialysis (ECBicC0 2R): how to make up for the bicarbonate loss[J]? Int J Artif Organs, 1991, 14(12): 759–764.

[21] Nolte SH, Jonit z WJ, Grau J, Roth H, Assenbaum ER. Hemodialysis for ext racor poreal bicarbonate/CO 2 removal (ECBicC0 2R) and apneic oxygenation for respiratory failure in the newborn[J]. Theory and preliminary results in anima l experiments. ASAIO Trans, 1989, 35(1): 30–34.

[22] Gille JP, Bauer P, Bollaert PE, Tousseul B, Kachani-Mansour R, Munsch L. CO2 removal with hemodialysis and control of plasma oncotic pressure[J]. ASAIO Trans, 1989, 35(3): 654–657.

[23] Gille JP, Saunier C, Schrijen F, Hartemann D, Tousseul B. Metabolic CO2 removal by dialysis: THAM vs NaOH infusion[J]. Int J Artif Organs, 1989, 12(11): 720–727.

[24] Cressoni M, Zanella A, Epp M, Corti I, Patroniti N, Kolobow T, Pesenti A. Decreasing pulmonary ventilation through bicarbonate ultrafiltration: an experimental study[J]. Crit Care Med, 2009, 37(9): 2612–2618.

[25] Zanella A, Patroniti N, Isgro S, Albertini M, Costanzi M, Pirrone F, Scaravilli V, Vergnano B, Pesenti A. Blood acidification enhances carbon dioxide removal of membrane lung: an experimental study[J]. Intensive Care Med, 2009, 35(8): 1484–1487.

[26] Zanella A, Mangili P, Redaelli S, Scaravilli V, Giani M, Ferlicca D, Scaccabarozzi D, Pirrone F, Albertini M, Patroniti N, Pesenti A. Regional blood acidification enhances extracorporeal carbon dioxide removal: a 48-hour animal study[J]. Anesthesiology, 2014, 120(2): 416–424.

[27] Zanella A, Giani M, Redaelli S, Mangili P, Scaravilli V, Ormas V, Costanzi M, Albertini M, Bellani G, Patroniti N, Pesenti A. Infusion of 2.5 meq/min of lactic acid minimally increases CO2 production compared to an isocaloric glucose infusion in healthy anesthetized, mechanically ventilated pigs[J]. Crit Care, 2013, 11; 17(6): R268. [Epub ahead of ptint]

[28] Zanella A, Mangili P, Giani M, Redaelli S, Scaravilli V, Castagna L, Sosio S, Pirrone F, Albertini M, Patroniti N, Pesenti A. Extracorporeal carbon dioxide removal through ventilation of acidified dialysate: An experimental study[J]. J Heart Lung Transplant, 2014, 33(5): 536–541. pii: S1053- 2498(13)01560-X. doi: 10.1016/j.healun.2013.12.006 [Epub ahead of print]

[29] Wearden PD, Federspiel WJ, Morley SW, Rosenberg M, Bieniek PD, Lund LW, Ochs BO. Respiratory dialysis with an active-mixing extracorporeal carbon dioxide removal system in a chronic sheep study[J]. Intensive Care Med, 2012, 38(10): 1705–1711.

[30] Wang D, Lick SD, Campbell KM, Loran DB, Alpard SK, Zwischenberger JB, Chambers SD. Development of ambulatory arterio-venous carbon dioxide removal (AVC0 2R): the downsized gas exchanger prototype for ambulation removes enough CO2 with low blood resistance[J]. ASAIO J, 2005, 51(4): 385–389.

译者：李玉萍，同济大学附属上海市肺科医院胸外科
　　　谢冬，同济大学附属上海市肺科医院胸外科
审校：周成斌，广东省人民医院心外科体外循环室

点评

ECMO从20世纪70年代成功进入临床以来，从使用设备、应用领域到围ECMO管理都发生了巨大的变化，并随着新时代的发展，产生了新的适应证和挑战。该章节介绍了ECMO氧合、CO_2排出两大功效的应用前景，针对难治性心脏骤停、缺血再灌注损伤、移植器官和组织管理提出新的问题，使读者了解ECMO面临的挑战，指导未来ECMO的发展方向。

——周成斌

AME JOURNALS

Founded in 2009, AME has rapidly burst into the international market with a dozen of branches set up all over mainland China, Hong Kong, Taiwan and Sydney. Combining the highest editorial standards with cutting-edge publishing technologies, AME has published more than 60 peer-reviewed journals (13 indexed by SCIE and 18 indexed by PubMed), predominantly in English (some are translated into Chinese), covering various fields of medicine including oncology, pulmonology, cardiothoracic disease, andrology, urology and so forth (updated on Jun. 2020).

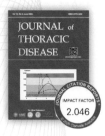
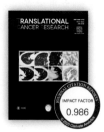
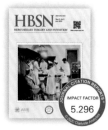
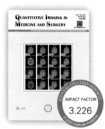
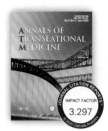

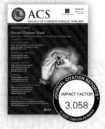
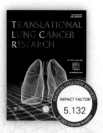
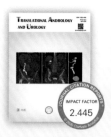
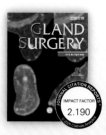
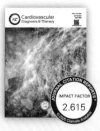

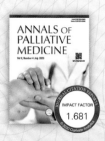
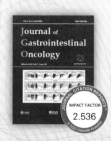
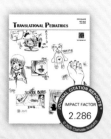

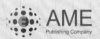
AME Publishing Company

Academic Made Easy, Excellent and Enthusiastic
欲穷千里目、快乐搞学术

AME 医学

emed.amegroups.cn

最前沿医学知识

　　最实用科研干货

　　　　最独到学术见解

AME 书城

AME全系列图书及特刊在线看
单章购买，直达要点，告别
"大部头"

AME 专题

前沿资讯、科研技巧、手术
视频、大牛访谈，应有尽有
更有AME译者倾情翻译特刊
文献，不再为英文烦恼

多渠道检索

按图书
按专家
按文章
按专题
一个关键词，全内容搜索

支持快币兑换

用知识攒快币，
用快币换知识
全频道内容，
快币免费兑换

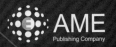

AME 会员快币卡使用指南

快币能做什么

兑换AME电子图书

兑换AME专题文章

兑换AME纸质版图书和其他周边商品

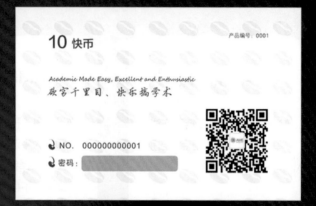

扫描会员快币卡背面二维码进入"AME 科研时间"公众号

点击菜单栏中的"会员中心",登录/注册 AME 会员

进入AME 微服务平台,点击页面中的"快币卡兑换"

输入会员卡号和密码,点击"立即兑换",即可完成兑换

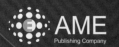

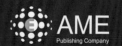
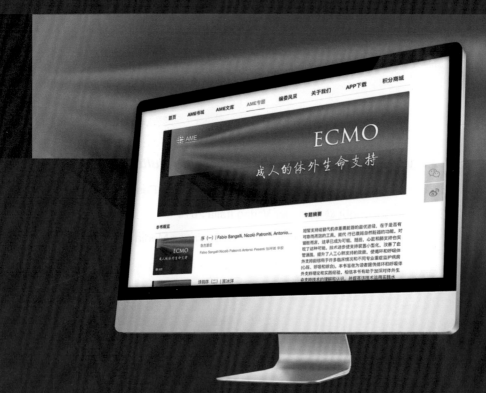